《现代农药》编辑部组织编写

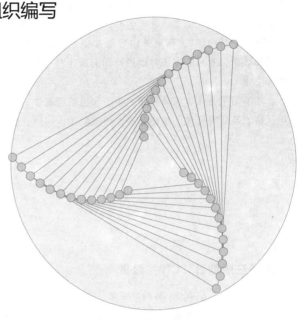

专利农药新品种
手册

ZHUANLI NONGYAO XINPINZHONG SHOUCE

柏亚罗 张晓进 顾 群 等编

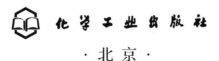

化学工业出版社

·北京·

本书收录了 71 个农药品种，包括杀虫杀螨剂 17 个，杀菌剂 22 个，除草剂 30 个，植物生长调节剂 1 个以及除草剂安全剂 1 个。针对每个品种，在收录中英文通用名称、结构式、分子式、相对分子质量、化学名称、CAS 登录号、理化性质、毒性（包括哺乳动物毒性、生态毒性、环境归趋）、剂型等内容的基础上，对开发与登记、合成路线（包括重要中间体）、分析和残留、专利概况等方面进行详细阐述与分析。为方便查找，本书列出了各农药品种的中英文索引。

本书力求为从事农药科研、生产和销售等的工作人员提供较为全面的参考资料，可供我国从事农药研究开发、生产管理、植保应用、国内外贸易等方面的相关人员查阅。

图书在版编目（CIP）数据

专利农药新品种手册/柏亚罗，张晓进，顾群等编；《现代农药》编辑部组织编写. —北京：化学工业出版社，2011.4

ISBN 978-7-122-10771-8

Ⅰ. 专… Ⅱ. ①柏…②张…③顾…④现… Ⅲ. 农药-手册 Ⅳ. S48-62

中国版本图书馆 CIP 数据核字（2011）第 043448 号

责任编辑：刘　军　　　　　　　　　文字编辑：刘志茹
责任校对：宋　夏　　　　　　　　　装帧设计：王晓宇

出版发行：化学工业出版社（北京市东城区青年湖南街 13 号　邮政编码 100011）
印　　刷：北京永鑫印刷有限责任公司
装　　订：三河市万龙印装有限公司
710mm×1000mm　1/16　印张 24¼　字数 458 千字　2011 年 6 月北京第 1 版第 1 次印刷

购书咨询：010-64518888（传真：010-64519686）　售后服务：010-64518899
网　　址：http://www.cip.com.cn
凡购买本书，如有缺损质量问题，本社销售中心负责调换。

定　　价：98.00 元

本书编写人员名单

柏亚罗　　张晓进　　顾　群
彭玉宁　　万红梅　　冯　坚

前　言

　　自 1994 年我国农药出口大于进口以来，"出口"已经成为我国农药工业点击的热点关键词。随着国内农药产量的逐年、快速提升，我国的农药企业比以往任何时候、比任何国家都渴望走出国门。而欧美农药市场销售总额占据了全球农药市场的近一半，加之欧美严格的农药管理制度使其成为全球农药管理的典范，因此，欧美市场专利过期农药产品自然成为全球非专利产品公司关注的焦点。

　　农药产品基本上可以分为三类：①专利产品（proprietary products），这类产品仍处于强制性的专利保护期内，市场份额约占 30%。②专利技术产品（off-patent proprietary products），这类产品其活性成分的专利保护期已经届满，但终端制剂产品或有一些专利技术（如表面活性剂或安全剂等），或与转基因作物相关联（如孟山都公司的耐农达作物），或与有专利保护的活性成分复配，或有资料保护，从而阻止非专利产品生产商涉足这片市场。这些产品约占全球农药市场 42.5% 的份额。③非专利产品（generic products），这类产品所占市场份额为 27.5%。近年来，专利产品的市场份额已经收缩，显然，每年进入市场的新有效成分的数目在减少。据统计，获得 ISO 通用名的活性成分的数目由 20 世纪 90 年代后期的平均每年 20 个降至近 6 年来的每年 7 个。因此，专利新近过期或即将过期的农药品种必将成为农药企业追捧的热点。

　　在这样的市场背景和发展形势下，《现代农药》编辑部的全体工作人员组织编写了这本《专利农药新品种手册》。

　　20 世纪 80 年代中期至 90 年代初期，世界农药工业的创制工作达到了巅峰阶段，从而诞生了许多新的拥有专利保护的农药品种，转眼 20 年过去了，当时开发的一批产品都将在 2007~2013 年专利期满。本书收录了国际市场中 71 个这样的活性成分，这些产品已经或行将退去保护的外衣，逐步转入非专利产品市场，成为众多农药公司竞相角逐的对象。

　　农药品种在欧盟的保护往往包括三个方面：专利保护、补充保护证书（SPCs）和资料保护，其中补充保护证书并不是每个专利产品都能拥有的。为了弥补专利申请公司由于等待过程而造成的损失，欧盟设立了具有浓厚地方特色的补充保护证书，从而可以使专利保护延长最多 5 年时间。一旦一个农药品种被列入欧盟农药登记指令（91/414），那么其登记资料就可以获得 5 年（现有活性成分）或 10 年（新活性成分）的保护。所以，在三重（或两重）保护的共同作用下，常常使一个产品的保护期超过 20 年，从而使专利到期时间落在 2007~2013

年。而美国的产品保护只包括专利保护（20年）和资料保护（10年）两个方面。

在本书收录的71个农药品种中，包括了杀虫杀螨剂17个，杀菌剂22个，除草剂30个，植物生长调节剂1个以及除草剂安全剂1个。针对每个品种，本书在收录中英文通用名称、结构式、分子式、相对分子质量、化学名称、CAS登录号、理化性质、毒性（包括哺乳动物毒性、生态毒性、环境归趋）、剂型等内容的基础上，对开发与登记、合成路线（包括重要中间体）、分析和残留、专利概况等方面进行阐述，力求为从事农药科研、生产和销售等的工作人员提供较为全面的参考资料。

在对71个品种的汇总中，我们查阅了大量的参考资料，其中部分已在国内期刊以单品种列出，而一些通用性的资料则呈现在"主要参考文献"一页中。本书的大多数内容来自于对国外资料的翻译，尽管在编写过程中我们尽量仔细，并力求忠实于原文，但由于编者水平有限，加之时间仓促，疏漏与不当之处在所难免，恳望读者不吝赐教。

编　者

2010 年 12 月

目　　录

杀虫杀螨剂 ··· 1

啶虫脒（acetamiprid）　··· 1

联苯肼酯（bifenazate）　··· 7

虫螨腈（chlorfenapyr）　·· 12

噻虫胺（clothianidin）　·· 18

甲氨基阿维菌素苯甲酸盐（emamectin benzoate）　·························· 25

乙螨唑（etoxazole）　·· 30

喹螨醚（fenazaquin）　·· 34

唑螨酯（fenpyroximate）　·· 38

氟虫腈（fipronil）　··· 43

噻唑磷（fosthiazate）　·· 52

茚虫威（indoxacarb）　·· 56

虱螨脲（lufenuron）　·· 64

氟酰脲（novaluron）　·· 69

吡蚜酮（pymetrozine）　··· 73

多杀霉素（spinosad）　·· 79

吡螨胺（tebufenpyrad）　·· 86

噻虫啉（thiacloprid）　·· 92

杀菌剂 ··· 98

活化酯（acibenzolar-*S*-methyl）　·· 98

嘧菌酯（azoxystrobin）　··· 104

氰霜唑（cyazofamid）　··· 113

嘧菌环胺（cyprodinil）　··· 120

烯酰吗啉（dimethomorph）　·· 125

噁唑菌酮（famoxadone）　·· 130

咪唑菌酮（fenamidone）　·· 136

腈苯唑（fenbuconazole）　·· 141

环酰菌胺（fenhexamid）　··· 146

咯菌腈（fludioxonil）　··· 151

缬霉威（iprovalicarb）　·· 157

醚菌酯（kresoxim-methyl）　·· 161

叶菌唑 （metconazole） ···························· 167

啶氧菌酯 （picoxystrobin） ···························· 171

嘧霉胺 （pyrimethanil） ···························· 177

苯氧喹啉 （quinoxyfen） ···························· 183

硅噻菌胺 （silthiofam） ···························· 188

螺环菌胺 （spiroxamine） ···························· 192

四氟醚唑 （tetraconazole） ···························· 197

肟菌酯 （trifloxystrobin） ···························· 202

灭菌唑 （triticonazole） ···························· 210

苯酰菌胺 （zoxamide） ···························· 215

除草剂 ···························· 220

氨唑草酮 （amicarbazone） ···························· 220

氟丁酰草胺 （beflubutamid） ···························· 224

唑草胺 （cafenstrole） ···························· 228

唑草酮 （carfentrazone-ethyl） ···························· 231

吲哚酮草酯 （cinidon-ethyl） ···························· 238

环丙嘧磺隆 （cyclosulfamuron） ···························· 242

吡氟酰草胺 （diflufenican） ···························· 246

乙氧磺隆 （ethoxysulfuron） ···························· 252

双氟磺草胺 （florasulam） ···························· 257

氟噻草胺 （flufenacet） ···························· 263

氟啶嘧磺隆 （flupyrsulfuron-methyl-sodium） ···························· 268

呋草酮 （flurtamone） ···························· 273

甲氧咪草烟 （imazamox） ···························· 277

茚草酮 （indanofan） ···························· 283

异噁唑草酮 （isoxaflutole） ···························· 286

硝磺草酮 （mesotrione） ···························· 291

磺草唑胺 （metosulam） ···························· 297

烟嘧磺隆 （nicosulfuron） ···························· 302

烯草胺 （pethoxamid） ···························· 310

氟吡酰草胺 （picolinafen） ···························· 313

丙苯磺隆 （propoxycarbazone） ···························· 317

吡草醚 （pyraflufen-ethyl） ···························· 321

嘧草硫醚 （pyrithiobac-sodium） ···························· 327

砜嘧磺隆 （rimsulfuron） ···························· 332

磺草酮 （sulcotrione） ···························· 338

甲磺草胺（sulfentrazone）·································· 343

磺酰磺隆（sulfosulfuron）··························· 347

噻唑烟酸（thiazopyr）···························· 352

氟胺磺隆（triflusulfuron-methyl）················ 356

三氟甲磺隆（tritosulfuron）······················· 360

植物生长调节剂··· 364

环丙酰草胺（cyclanilide）···················· 364

除草剂安全剂··· 367

吡唑解草酯（mefenpyr-diethyl）················ 367

附录 1 2009～2013 年过专利保护期的农药品种·········· 371

附录 2 农药剂型名称及代码·························· 373

主要参考文献··· 374

农药英文名称索引··· 375

杀虫杀螨剂

啶虫脒（acetamiprid）

$C_{10}H_{11}ClN_4$，222.7

【化学名称】 （E)-N^1-[（6-氯-3-吡啶基）甲基]-N^2-氰基-N^1-甲基乙脒
（IUPAC）

（E)-N-[（6-氯-3-吡啶基）甲基]-N'-氰基-N-甲基乙脒（CA）

【CAS 登录号】 ［135410-20-7］；［160430-64-8］，未标明立体化学结构

【其他名称】 Mospilan、Assail、Gazel、Gazelle、Intruder、Profil、Rescate、
Saurus、Supreme、Tristar（曹达）；Vapcomore(Vapco)；Adjust（拜耳作物科
学）；Epik(Sipcam Inagra)

【理化性质】 原药含量≥990g/kg（欧盟的要求）；外观：无色晶体；熔点：
98.9℃；蒸气压：<$1×10^{-3}$mPa(25℃)；分配系数：$K_{ow}lgP$＝0.80(25℃)；亨
利常数：<$5.3×10^{-8}$Pa·m^3/mol（计算值）；相对密度：1.330(20℃)。溶解
度：在25℃水中溶解度为4250mg/L；可溶于丙酮、甲醇、乙醇、二氯甲烷、氯
仿、乙腈和四氢呋喃等有机溶剂。

稳定性：在pH＝4、5和7的缓冲溶液中稳定，在pH＝9和45℃时缓慢降
解，对光稳定。pK_a＝0.7，弱碱性。

【毒性】

（1）哺乳动物毒性　急性经口 LD_{50}：雄性大鼠 217mg/kg，雌性大鼠
146mg/kg，雄性小鼠 198mg/kg，雌性小鼠 184mg/kg。急性经皮 LD_{50}：雄性和雌
性大鼠均>2000mg/kg。对兔皮肤和眼睛无刺激性。对豚鼠皮肤无致敏作用。吸
入 LC_{50}(4h)：雄性和雌性大鼠均>0.29mg/L。NOEL：大鼠（2 年）7.1mg/kg
(bw)；小鼠（18 个月）20.3mg/kg(bw)；狗（1 年）20mg/kg(bw)。ADI（日
本）：0.066mg/kg。Ames 试验为阴性。

（2）生态毒性　鸟类：鹌鹑 LD_{50} 为 180mg/kg，鹌鹑 LC_{50}>5000mg/L。鱼类
LC_{50}(24～96h)：鲤鱼>100mg/L。水蚤 LC_{50}(24h)>200mg/L。藻类 EC_{50}(72h)>

98.3mg/L；NOEC(72h) 为 98.3mg/L。

（3）环境归趋 植物：在植物表面或体内缓慢降解，生成 5 种确定的代谢产物。

土壤/环境：在黏壤土中 DT_{50} 为 1d；在轻黏土中 DT_{50} 为 $1\sim2$d。总残留物 DT_{50} 为 $15\sim30$d。

【剂型】 主要剂型有：颗粒剂（GR，2%）、可溶液剂（SL，22.5%）、可湿性粉剂（WP，70%）和可溶粉剂（SP，20%）、粉剂（DP）、泡腾片剂（EB）、乳油（EC）、水分散粒剂（WG）、水乳剂（EW）、微乳剂（ME）和悬浮剂（SC）等。

国内对啶虫脒单剂及其混配制剂加工方面的研究报道很多，剂型涉及乳油、微乳剂、水分散粒剂、可溶液剂等。

【开发与登记】 啶虫脒是由日本曹达公司发现、并由 H. Takahashi 等于 1992 年在英国布赖顿植保会议上报道的广谱内吸性杀虫剂，对半翅目和鳞翅目害虫有杀卵和杀幼虫活性，并可有效防治缨翅目成虫和鞘翅目害虫。

啶虫脒用于防治叶菜、果菜、甘蓝类作物、柑橘、梨果、葡萄、棉花、观赏植物和花卉上的吮吸式口器害虫，土壤和叶面应用皆可，并适宜用作种子处理剂。

1995 年，日本曹达公司在日本开发 20% 啶虫脒 WP。

1996 年，啶虫脒进入中国和韩国市场。

1999 年，日本曹达向欧盟递交了啶虫脒作为新产品的登记申请；2000 年 6 月，欧委会（欧盟委会 European Commission 的简称，全书同）宣布资料完成；由于欧盟登记缓慢，所以啶虫脒在欧盟的临时登记有效期延长至 2005 年 4 月；2005 年 1 月 1 日，啶虫脒列入欧盟农药登记指令（91/414）附录 1，登记公司因此获得了其后 10 年的登记资料保护权。

2001 年，啶虫脒进入希腊市场；2002 年，进入法国、西班牙及比利时、荷兰、卢森堡市场。

美国和加拿大根据减风险程序对啶虫脒进行了联合评估，以期作为有机磷和林丹的潜在替代品种使用。2002 年初，啶虫脒在这两个国家获准登记。根据"联邦杀虫剂、杀菌剂和杀鼠剂法案"，为了支持新农药化学品或现有农药新使用的登记，啶虫脒登记商可以获得 10 年期的登记资料保护权，起始时间为新活性物质的首个登记日。没有资料拥有者的许可，其他登记商无权使用保护期内的登记资料。

2002 年，啶虫脒在美国以商品名 Assail 销售用于水果和蔬菜，以商品名 Intruder 销售用于棉花。

杜邦公司获得了啶虫脒在美国棉花上叶面应用的开发权。

2003 年，Cerexagri 公司获得了啶虫脒在美国园艺上应用的销售权。

日本曹达公司将啶虫脒在比利时、法国、英国和荷兰的销售权授予了 Certis Europe 公司，在意大利、西班牙和葡萄牙的销售权授予 Sipcam 公司，而 Efthymiadis 公司获得了啶虫脒在希腊的销售权。

杜邦公司获得了啶虫脒在墨西哥、中美和加勒比海国家的销售权。

住友化学拥有啶虫脒在阿根廷、哥伦比亚和厄瓜多尔的销售权。

曹达授权巴斯夫公司在秘鲁和智利销售啶虫脒。

Calliope（现在的爱利思达生命科学公司）获得了啶虫脒在非洲北部、东西部的销售权。

2004 年，杜邦和 Rallis 公司达成协议，根据协议他们将合作开发茚虫威（由杜邦公司提供）和啶虫脒（由 Rallis 公司提供）。

2005 年，曹达公司在市场上推出啶虫脒与甲基硫菌灵（thiophante-methyl）的复配制剂 Mosiplan-Topsin M Spray。

2005 年，富美实与曹达达成了在非作物市场独家开发和销售啶虫脒的协议；2006 年，富美实将啶虫脒产品引入家庭和白蚁市场。

2005 年 1 月 1 日，啶虫脒列入欧盟农药登记指令（91/414）附录 1，在其后的 10 年里，啶虫脒的登记资料在欧盟得到保护。

2006 年，啶虫脒以商品名 Gazelle 在英国上市，用于果树和保护地作物。

2006 年，啶虫脒活性成分在德国登记。

2007 年，富美实开发了啶虫脒与联苯菊酯（bifenthrin）的复配制剂 Transport，并在美国上市，用于防治白蚁。

2008 年，德国 Staehler 公司获准以商品名 Mospilan 登记啶虫脒，用于梨果、观赏植物、莴苣、黄瓜和番茄。

根据 2010 年 7 月中国官方公布的信息，共有 332 家企业（包括日本曹达株式会社）取得临时登记证 147 个，正式登记证 368 个。其中，原药产品 33 个；制剂加工产品 482 个，包括粉剂、可溶粉剂、可溶液剂、可湿性粉剂、泡腾片剂、乳油、水分散粒剂、水乳剂、微乳剂、悬浮剂等剂型，含复配制剂 61 个，分别与阿维菌素、敌百虫、毒死蜱、二嗪磷、高效氯氰菊酯、甲氨基阿维菌素、联苯菊酯、氯氟菊酯、氯氰菊酯、杀虫单、辛硫磷、仲丁威等进行复配；分装产品 4 个。

总的来说，目前啶虫脒的覆盖范围已相当大，其主要市场包括：澳大利亚、比利时、巴西、保加利亚、加拿大、中国、捷克、法国、德国、希腊、印度、印度尼西亚、以色列、意大利、科特迪瓦、日本、马来西亚、缅甸、巴基斯坦、波兰、罗马尼亚、韩国、西班牙、瑞士、荷兰、土耳其、美国、英国、乌兹别克斯坦等。其主要适用作物包括：苹果、茄子、甘蓝、卷心菜、油菜、谷物、柑橘、芸苔类作物、棉花、黄瓜、开花植物、果菜、葡萄、叶菜、莴苣、西瓜、洋葱、观赏植物、棕榈果、桃、辣椒、梨果、马铃薯、水稻、核果、草莓、甜菜、茶、烟草和番茄等。

【合成路线】

烟酸 $\xrightarrow[\text{PCl}_5]{\text{氯化}}$ 三氯苯甲基中间体 $\xrightarrow[\text{CH}_3\text{OH}]{\text{CH}_3\text{ONa}}$ 6-甲氧基吡啶二甲氧基甲基中间体

$\xrightarrow[\text{PCl}_3]{\text{氯化}}$ 2-氯-5-氯甲基吡啶

$H_3C-C\equiv N \xrightarrow[\text{盐酸}]{\text{CH}_3\text{OH}}$ 乙亚胺酸甲酯盐酸盐

乙亚胺酸甲酯盐酸盐 + $H_2N-C\equiv N \xrightarrow[\text{生成亚胺}]{\text{胺化}}$ N-氰基乙脒

2-氯-5-氯甲基吡啶 + N-氰基乙脒 $\xrightarrow{\text{缩合}}$ 缩合中间体

缩合中间体 $\xrightarrow[\text{(CH}_3)_2\text{SO}_4]{\text{甲基化}}$ 啶虫脒

◆ 关键中间体：烟酸、2-氯-5-氯甲基吡啶、乙腈和 N-氰基乙脒等。

| 烟酸 | 2-氯-5-氯甲基吡啶 | 乙腈 | N-氰基乙脒 |

【分析和残留】 原药分析采用高效液相色谱法（HPLC）；残留测定采用气-液色谱法（GLC）。

国内对啶虫脒原药及其制剂的分析主要采用高效液相色谱法，也有采用气相色谱法、大口径毛细管柱、光散射技术等进行有关啶虫脒的分析研究。

在残留研究方面，我国科研人员分别对啶虫脒在小麦、棉花、油菜、水果、蔬菜、大豆、茶叶、枸杞等作物上的残留量测定方法或残留消解动态进行了大量研究。

【专利概况】 欧洲专利：日本曹达-EP 0456826，专利申请日为 1990 年 10 月 4 日，专利终止日为 2010 年 10 月 3 日。

英国补充保护证书（SPCs）：SPC/GB06/028 EP0456826-啶虫脒，最长有效期至 2015 年 1 月 26 日。

美国专利：日本曹达-US 5304566，专利终止日为 2011 年 4 月 18 日。

1990 年 10 月 6 日，日本曹达株式会社向中国专利局提出申请，2000 年 10 月 4 日，国家专利局公告授权日本曹达株式会社"杀虫剂组合物及其应用"（即啶虫脒组合物）专利。2002 年 6 月，国家知识产权局专利复审委员会宣告该专利无效。

【应用】 啶虫脒为烟碱乙酰胆碱受体拮抗剂，作用于昆虫中枢神经系统的突触。具有内吸、触杀和胃毒作用。

啶虫脒可用于防治多种作物（尤其是蔬菜、水果和茶树）上的半翅目（尤其是蚜虫）、缨翅目和鳞翅目害虫，在土壤和叶面应用。蔬菜上的用量为 75～300g/hm²（1hm² ＝ 10⁴ m²），果园里的用量为 100～700g/hm²。

国内对啶虫脒的应用做了大量研究和田间药效试验，包括用于多种作物防治各种虫害，如水稻象甲、稻飞虱、麦蚜、棉蚜、蔬菜蚜虫、小菜蛾、菜青虫、桃蚜、苹果黄蚜和苹果棉蚜、柑橘蚜虫、柑橘潜叶蛾、梨木虱、烟蚜、烟粉虱和茶小绿叶蝉等。此外也对啶虫脒防治白蚁、蟑螂等的效果进行了研究。

【小结】 啶虫脒是一种广谱内吸性杀虫剂，可用于叶菜、果菜、芸薹属作物、柑橘、梨果、葡萄、棉花以及观赏植物和花卉等，防治吮吸式口器害虫。该产品自 1995 年在日本市场首先开发以来，目前已在世界上许多国家登记用于作物和非作物两大市场。

啶虫脒的欧洲专利已于 2010 年 10 月 3 日终止，美国专利有效期至 2011 年 4 月 18 日。然而，由于登记公司拥有英国补充保护证书（SPCs），所以，啶虫脒在欧盟的专利有效期延长至 2015 年 1 月 26 日。

2002 年，啶虫脒首次在美国获准登记，并获得了从登记日起算的、为期 10 年的登记资料保护权。2005 年 1 月 1 日，啶虫脒被列入欧盟农药登记指令（91/414），并获得了这一天起算的 10 年期资料保护权。非专利产品生产公司如果要进入欧盟或美国市场，要么自行准备一套完整的登记资料，要么与日本曹达公司协商使用其登记资料，并支付一定的补偿费用。

啶虫脒的生产工艺相对简单，所以，许多非专利农药生产商和合同制造商都可以生产。目前，已经有 40 多家公司声称生产啶虫脒，虽然实际公司数量可能稍有出入，但从一个侧面反映出许多公司可以比较容易地生产出符合标准的啶虫脒产品。

很显然，啶虫脒的专利过期对许多非专利产品生产商来说是一个很好的机遇，但是，短期内这些生产商所能涉入的市场可能仅限于登记相对容易且费用不高的国家。

日本曹达公司已将基于啶虫脒产品的开发权授予给很多公司，以追求最大程度地渗入作物和非作物市场，目前，市场已经拥有许多啶虫脒的品牌产品，这一战略的实施以及主要市场昂贵的登记费用有助于曹达公司在啶虫脒的后专利环境中仍能保持一定的市场份额。

参 考 文 献

[1] 农药，2005，(11)：523.

[2] 中国茶叶，2006，(2)：24.

[3] 中国卫生杀虫药械，2006，(4)：275.

[4] 温州农业科技，2008，(1)：22.

[5] 天津化工，2009，(3)：44.

[6] 新华日报，2004-1-8：B1.

[7] 现代农药，2008，(6)：22.

[8] 农药，2005，(11)：514.

联苯肼酯 （bifenazate）

$C_{17}H_{20}N_2O_3$，300.4

【化学名称】 3-(4-甲氧基联苯-3-基）肼基甲酸异丙酯 （IUPAC）

2-[4-甲氧基 (1,1′-联苯)-3-基] 肼基甲酸异丙酯 （CA）

【CAS 登录号】 [149877-41-8]

【其他名称】 Acramite、Floramite （科聚亚）；Mito-kohne （日产化学）

【理化性质】 原药纯度≥95％ （质量分数）；外观：白色、无嗅晶体 （原药为米色固体）；熔点：123～125℃ （纯有效成分）；蒸气压：$<1\times10^{-2}\,mPa$ (25℃)；分配系数：$K_{ow}lgP=3.4$(25℃，pH7)；亨利常数：$1\times10^{-3}\,Pa\cdot m^3/mol$；相对密度：1.31。溶解度：20℃ 时在水中溶解度为 2.06mg/L；在乙腈中溶解度为 95.6g/L，乙酸乙酯中为 102g/L，甲醇中为 44.7g/L，甲苯中为 24.7g/L，正己烷中为 0.232g/L。

稳定性：20℃时贮存 1 年以上稳定；在 50％相对湿度和 25℃条件下，水解 DT_{50} 为 9.10d(pH 4)、5.4d(pH 5)、0.8d(pH 7) 和 0.08d(pH 9)；光解 DT_{50} 为 17h(25℃，pH 5)。pK_a：12.94(23℃)；闪点：≥110℃；表面张力 64.9mN/m(22℃)。

【毒性】

(1) 哺乳动物毒性 大鼠急性经口 $LD_{50}>5000mg/kg$；大鼠急性经皮 $LD_{50}>2000mg/kg$。对兔皮肤有极轻微的刺激性，对兔眼有轻微的刺激性。根据美国环保署和欧盟的标准，联苯肼酯没有被列为对皮肤或眼睛有刺激性的物质。对豚鼠皮肤无致敏作用。大鼠吸入 $LC_{50}>4.4mg/L$。NOEL(90d)：大鼠为 40mg/kg [雄性每日 2.7mg/kg(bw)，雌性每日 3.2mg/kg(bw)]，狗为 40mg/kg [雄性每日 0.9mg/kg(bw)，雌性每日 1.3mg/kg(bw)]；(1 年) 狗为 40mg/kg [雄性每日 1.014mg/kg(bw)，雌性每日 1.051mg/kg(bw)]；(2 年) 大鼠为 20mg/kg [雄性每日 1.0mg/kg(bw)，雌性每日 1.2mg/kg(bw)]；(78 周) 小鼠为 10mg/kg [雄性每日 1.5mg/kg(bw)，雌性每日 1.9mg/kg(bw)]。ADI：0.01mg/kg。Ames 试验呈阴性，对大鼠和兔无致突变、无致畸作用。对大鼠和小鼠无致癌作用。

（2）生态毒性 鸟类：鹌鹑急性经口 LD_{50} 为 1142mg/kg；饲喂 LC_{50}（5d）：鹌鹑为 2298mg/kg（饲料），野鸭为 726mg/kg（饲料）。鱼类 LC_{50}（96h）：蓝鳃太阳鱼为 0.58mg/L，虹鳟鱼为 0.76mg/L。水蚤 EC_{50}（48h）为 0.50mg/L。藻类：羊角月牙藻（*Selenastrum capricornutum*）E_rC_{50}（96h）为 0.9mg/L。蜜蜂：LD_{50}（48h，经口）$>100\mu g/$蜂；（接触）为 $8.5\mu g/$蜂。蠕虫 LC_{50}（14d）$>1250mg/kg$。对伪钝绥螨（*Amblyseius fallacis*）、*Galendromus occidentalis* 和 *Zetzellia mali* 等捕食性螨类无害，对草蛉（*Chrysoperla carnea*）、丽蚜小蜂（*Encarsia formosa*）和步甲（*Poecilus cupreus*）等昆虫也无害（IOBC）。

（3）环境归趋 动物：在动物中，联苯肼酯被认为其生物利用率很低，绝大多数给服药剂随粪便排出体外。吸收程度随剂量而变化，当给服剂量为 10mg/kg 时，可吸收 80%～85%；当给服剂量为 1000mg/kg 时，可吸收 22%～29%。吸收的药剂在动物体内发生氧化作用，生成相应的含氮化合物，也可发生羟基化作用。羟基化代谢物以硫酸盐型结合物或葡萄糖苷酸型结合物出现在尿液中。

植物：由于联苯肼酯为非内吸性化合物，所以施药后，绝大多数残留物滞留在作物表面或表皮上，几乎不发生代谢作用。极微量药剂渗入表皮，其在植物体内的代谢过程与在动物体内相同。

土壤/环境：在需氧土壤中 DT_{50} 约为 7h；在厌氧土壤中 DT_{50} 约 $<1d$。联苯肼酯及其降解物在许多土壤中不发生淋溶。K_{oc}（高效液相色谱法测定）为 1778。在天然水中 DT_{50} 为 45min；田间消散 $DT_{50} \leqslant 5d$。

【剂型】 主要剂型有：悬浮剂（SC，20% 和 43%）、水分散粒剂（WG，80%）以及可湿性粉剂（WP，50%）等。

【开发与登记】 联苯肼酯是一个新颖的杀螨剂，开发用于农业和园艺作物，杀螨谱广，具有快速击倒作用。该产品由尤尼罗尔公司（现科聚亚公司）发现，1996 年报道，尤尼罗尔和日产化学联合开发，2000 年首次进入市场。

联苯肼酯比科聚亚公司之前开发的杀螨剂炔螨特（propargite）效果更好，有望弥补炔螨特在美国抗性治理方面的不足。

1999 年，联苯肼酯在美国首次登记。根据"联邦杀虫剂、杀菌剂和杀鼠剂法案"，为了支持新农药化学品或现有农药新使用的登记，联苯肼酯登记商可以获得 10 年期的登记资料保护权，起始时间为新活性物质的首个登记日。没有资料所有权公司的许可，其他登记商无权使用保护期内的登记资料。

2005 年 12 月 1 日，联苯肼酯被列入欧盟农药登记指令（91/414）附录 1，因此，联苯肼酯登记商获得了从这一天起算的 10 年期登记资料保护权。

根据我国 2010 年 8 月公布的信息，美国科聚亚公司的 97% 联苯肼酯原药和 43% 联苯肼酯悬浮剂在我国取得正式登记。

联苯肼酯的主要市场包括：澳大利亚、加拿大、智利、欧盟、法国、日本、荷兰、韩国、瑞典和美国等。

【合成路线】

方法1：

方法2：

◆ 关键中间体：2-硝基-4-氯苯甲醚、5-苯基-2-甲氧基苯胺、氯甲酸异丙酯等。

| 2-硝基-4-氯苯甲醚 | 5-苯基-2-甲氧基苯胺 | 氯甲酸异丙酯 |

【分析和残留】 产品采用反相高效液相色谱法（rp-HPLC）分析。

【专利概况】 欧洲专利：尤尼罗尔公司（现科聚亚公司）-EP 0641316，专利申请日为 1992 年 11 月 17 日，专利终止日为 2012 年 11 月 16 日。没有获得英国补充保护证书（SPCs）。

美国专利：尤尼罗尔公司（现科聚亚公司）-US 5367093，专利终止日为 2011 年 11 月 21 日。

【应用】 联苯肼酯为神经抑制剂，作用机理不明。该产品为非内吸性杀螨剂，具有显著的触杀作用，持效期长。

联苯肼酯由科聚亚（Chemtura）公司开发，用于防治柑橘、果树、葡萄、蛇麻、坚果、蔬菜、观赏植物、棉花和玉米等作物上的植食性螨类（包括卵和能动期的螨），建议用量为 0.15～0.75kg/hm²。

联苯肼酯在国外的应用领域颇广，主要适用作物包括：金虎尾、苜蓿、苹果、杏、凤梨释迦、鳄梨、香蕉、杨桃、樱桃、柑橘、棉花、葫芦、果菜、番石榴、蛇麻、木菠萝、金橘、龙眼、荔枝、芒果、油桃、黄秋葵、木瓜、西番莲果、桃、梨、薄荷、阿月浑子、大蕉、李子、马铃薯、柚、人参果、绿薄荷、核果、草莓、番荔枝、茶、坚果树、葡萄、西瓜、大蒲桃和白柿等。

【小结】 联苯肼酯是由尤尼罗尔公司（现科聚亚）发现、并于 1996 年报道的新颖杀螨剂。尤尼罗尔和日产化学联合开发，用于农业和园艺作物防治多种螨类，具有快速击倒作用。2000 年，联苯肼酯首次步入市场。

联苯肼酯比科聚亚公司先前开发的杀螨剂炔螨特更高效，有望弥补炔螨特在美国抗性治理方面的不足。

联苯肼酯在欧洲的专利将于 2012 年 11 月 16 日期满，美国专利保护期将终止于 2011 年 11 月 21 日，没有获得英国补充保护证书（SPCs）。

1999 年，联苯肼酯首次在美国取得登记，为此，登记公司获得了 10 年期的登记资料保护权。2005 年 12 月 1 日，联苯肼酯被列入欧盟农药登记指令（91/414）附录 1，公司也因此获得了 10 年的资料保护权。非专利产品生产商意欲进入欧盟市场时，他们要么自行准备一套完整的登记资料，要么与科聚亚公司协商共享其登记资料，并向其支付资料补偿费用。

联苯肼酯的生产工艺相对简单，许多非专利生产商和合同厂家应该都可以生产。然而，到目前为止，全球还没有诞生联苯肼酯的非专利生产厂。

联苯肼酯现已在澳大利亚、加拿大、中国、智利、法国、日本、荷兰、韩国、瑞典和美国等国取得登记。联苯肼酯在欧洲的专利期满后，还存在资料保护问题，所以，联苯肼酯的欧洲市场对非专利产品生产商还不具备吸引力。然而，2011 年，联苯肼酯在美国一旦专利期满后，应该可以向非专利产品生产厂敞开市场大门。

虫螨腈（chlorfenapyr）

$$C_{15}H_{11}BrClF_3N_2O,\ 407.6$$

【化学名称】 4-溴-2-(4-氯苯基)-1-乙氧基甲基-5-三氟甲基吡咯-3-腈（IUPAC）

4-溴-2-(4-氯苯基)-1-乙氧基甲基-5-三氟甲基-1*H*-吡咯-3-腈（CA）

【CAS 登录号】 ［122453-73-0］

【其他名称】 溴虫腈；Phantom、Pylon、Stalker（巴斯夫）；Alert（柑橘、棉花/巴斯夫）；Chu-Jin（中国/巴斯夫）；Grizli（东欧/巴斯夫）；Intrepid（欧洲/巴斯夫）；Kotetsu（日本/巴斯夫，日本农药）；Pirate（棉花/巴斯夫）；Rampage（东南亚/巴斯夫）；Secure（观赏植物/巴斯夫）

【理化性质】 原药含量≥930g/kg（澳大利亚的标准要求）；外观：白色固体；熔点：100～101℃；蒸气压＜1.2×10^{-2}mPa(20℃)；分配系数：$K_{ow}\lg P=4.83$；相对密度：0.355(24℃)。溶解度：几乎不溶于水；可溶于丙酮、乙醚、二甲亚砜、四氢呋喃、乙腈和醇等有机溶剂。

稳定性：在空气中，DT_{50}为 0.88d（10.6h，计算值）；在水中（直接光解），DT_{50}为 4.8～7.5d。对水解稳定（pH 4、7 和 9）。

【毒性】

(1) 哺乳动物毒性 大鼠急性经口 LD_{50}：雄性为 441mg（原药）/kg；雌性为 1152mg（原药）/kg。兔急性经皮 LD_{50}＞2000mg/kg。对兔眼睛有中度刺激，对兔皮肤无刺激。大鼠吸入 LC_{50} 为 1.9mg（原药）/L（空气）。Ames 试验、CHO/HGPRT 试验、小鼠微核试验和程序外 DNA 合成试验（UDS）表明无致突变作用。

毒性分级：世界卫生组织（有效成分）为Ⅱ级；美国环保署（制剂，240g/L）为Ⅲ级；欧盟为：T；R23|Xn；R22|N；R50，R53。

(2) 生态毒性 鸟类急性经口 LD_{50}：野鸭为 10mg/kg，鹌鹑为 34mg/kg；LC_{50}(8d)：野鸭为 9.4mg/kg，鹌鹑为 132mg/kg。鱼类 LC_{50}(48h)：鲤鱼为 500μg/L；LC_{50}(96h)：虹鳟为 7.44μg/L，蓝鳃太阳鱼为 11.6μg/L。水蚤 LC_{50}(96h) 为 6.11μg/L。羊角月牙藻（*Selenastrum capricornutum*）EC_{50} 为 0.132mg/L。蜜蜂 LD_{50} 为 0.2μg/蜂。赤子爱胜蚓（*Eisenia foetida*）NOEC(14d) 为

8.4mg/kg。

（3）环境归趋　动物：大鼠体内超过 60％的经口虫螨腈可以在 24h 内主要通过粪便排出体外，被大鼠吸收的残留物通过 N-脱烷基化作用、脱卤作用、羟基化作用和共轭作用等进行代谢，在动物的蛋、奶以及脂肪和肝脏等组织中发现了虫螨腈的母体化合物和少量的极性代谢物。虽然虫螨腈在母鸡和山羊体内的代谢作用与大鼠相类似，但这两种动物中 80％的经口虫螨腈迅速排出体外，未排出的残留物存在于肾和肝中。在潜在的最大饲喂摄入量下，所有的残留物浓度<0.01mg/kg，而虫螨腈是唯一主要的残留组分。

植物：虫螨腈在棉花、柑橘、番茄、莴苣和马铃薯等作物中发生脱烷基化作用，生成具有杀虫活性的化合物 AC 303268，或者发生脱溴作用，生成毒性较低的代谢产物。虫螨腈在植物的处理部分以外并不发生传输作用。母体化合物是主要的残留组分。

环境归趋：在土壤中，虫螨腈是主要残留物，它在土壤中发生脱溴作用，生成毒性较低的代谢物，这是虫螨腈在土壤中的主要降解途径，而脱烷基化作用并不是它在土壤中的主要降解途径。K_{oc}>10000mL/g，表明虫螨腈很可能被土壤强烈键合。在水中的半衰期 DT_{50}（直接光解）为 4.8～7.5d；在 pH＝4、7 和 9 时不易水解。

【剂型】　虫螨腈的加工制剂主要有悬浮剂（SC，10％、100g/L、240g/L）、微乳剂（ME，5％）和乳油（EC）等。

国内有关虫螨腈剂型加工的研究报道较多。河北农业大学谭玉荣等采用相转移法，通过对溶剂及表面活性剂的筛选和配伍，确定了 10％虫螨腈水乳剂的最优配方，用该配方所制备的 10％虫螨腈水乳剂各项指标合格；中国农业大学理学院分别研究了助溶剂、表面活性剂等不同影响因子对虫螨腈微乳剂理化性质的影响，以及采用湿式超微粉碎法进行 10％虫螨腈悬浮剂的加工；海南大学李嘉诚等研制成功 5.2％甲维盐·虫螨腈微乳剂（ME）。此外，湖南理工大学、湖南国发精细化工科技有限公司等单位还进行了环境友好型虫螨腈纳米制剂的研制及应用研究。

【开发与登记】　虫螨腈是由美国氰胺公司（现巴斯夫公司）开发的一种杀虫/杀螨剂。

美国氰胺公司于 1995 年提出将虫螨腈作为新活性物质在欧盟登记的申请，1997 年全部资料完成。由于欧盟决定拒绝将虫螨腈列入欧盟登记指令（91/414）附录 1，加之相对于市场前景而言，完成新资料所需的费用令人难以接受，因此，巴斯夫公司终止了虫螨腈在欧盟的登记申请。

虫螨腈 1995 年在肯尼亚、泰国和乌兹别克斯坦注册登记。同年，欧盟批准其在西班牙以 Intrepid 商品名进行销售。

1995 年，美国允许虫螨腈紧急豁免销售。

自 1996 年起，日本农药、巴斯夫和日本八洲 3 家公司以 Kotetsu 商品名在日本销售虫螨腈。

1996 年，虫螨腈成为日本领先杀虫剂。

由于得到环境毒理学广泛研究的支持，2001 年虫螨腈得以在美国注册登记。该产品的登记资料因此获得了 10 年期的保护权。

至 2001 年，虫螨腈已在世界上 30 多个国家注册登记。

虫螨腈成为美国 52 亿美元（2001 年）杀白蚁市场的一位新成员。

2002 年，日本农药公司收购了日本三菱化学公司的农用化学品业务。

根据 2010 年 8 月农业部农药检定所公布的信息，巴斯夫欧洲公司先后在我国取得 94.50％虫螨腈原药、10％虫螨腈悬浮剂的正式登记和 240g/L 虫螨腈悬浮剂的临时登记。国内企业取得正式登记的有江苏龙灯化学有限公司和广东德利生物科技有限公司的 100g/L 虫螨腈悬浮剂（后者为分装），临时登记的有允发化工（上海）有限公司的 5％虫螨腈微乳剂、陕西上格之路生物科学有限公司的 20％丁醚·虫螨腈悬浮剂和广东德利生物科技有限公司的 240g/L 虫螨腈悬浮剂（分装）。

【合成路线】

方法 1：

方法 2：

方法 3：

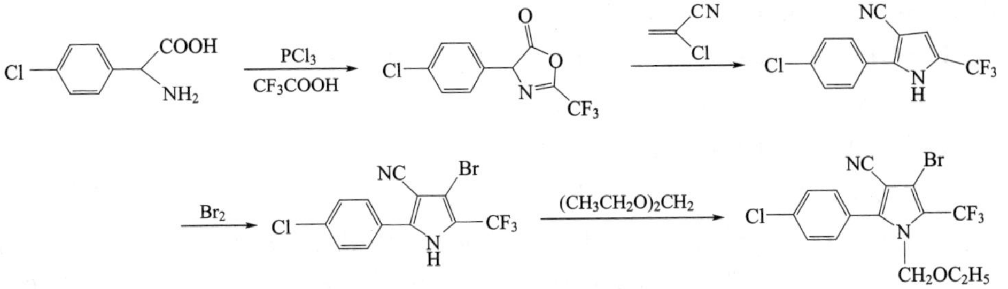

方法 4：

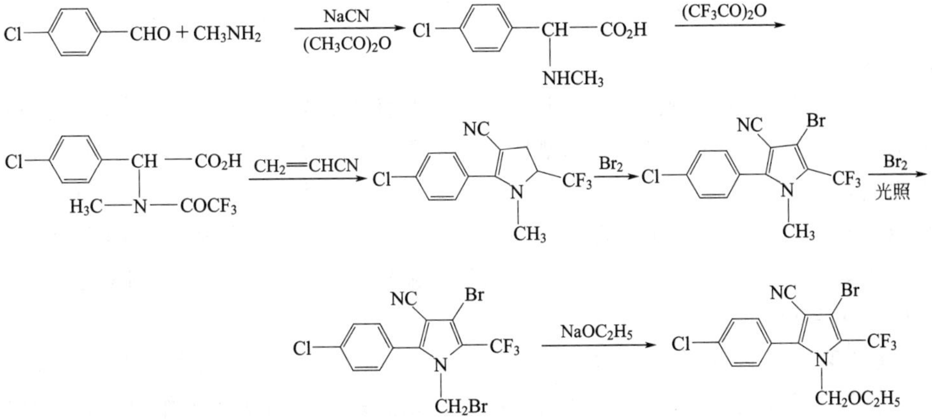

◆ 关键中间体：对氯苯基氨基乙酸、1,1,1-三氟丙-2-酮、三氟乙酸酐、对氯苯甲醛和2-氯丙烯腈等。

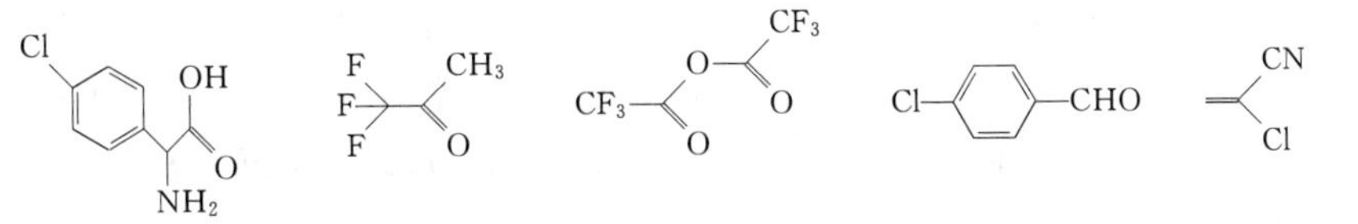

对氯苯基氨基乙酸　1,1,1-三氟丙-2-酮　　三氟乙酸酐　　　对氯苯甲醛　　2-氯丙烯腈

◆ 中间体三氟乙酸酐的合成：

$$CF_3COOH + (Cl_2CHCO)_2O \longrightarrow (CF_3CO)_2O + Cl_2CHCOOH$$

◆ 中间体 2-氯丙烯腈的合成：

$$CH_2=CH-CN \xrightarrow[\text{催化剂}]{Cl_2} ClCH_2CHClCN \xrightarrow[\triangle]{-HCl} CH_2=CCl-CN$$

【分析和残留】 产品以气液色谱法（GLC）分析，残留以高效液相色谱法（HPLC）分析。

国内对虫螨腈分析方法的研究包括气相色谱法和高效液相色谱法。俞幼芬等还对虫螨腈的质谱特征与核磁共振波谱分析进行了研究。

国内文献中有关虫螨腈残留研究的报道比较多，包括虫螨腈在茶叶、蔬菜

（黄瓜、苋菜、甘蓝、茄子等）、牛肉、桑叶、蜂蜜、食用植物油、土壤等处的残留量检测方法以及降解动态研究。

【专利概况】 欧洲专利 EP0347488（巴斯夫），该专利申请日为 1988 年 8 月 5 日，专利终止日为 2008 年 8 月 4 日。

没有获得英国补充保护证书（SPCs）。

美国专利：US 5010098（巴斯夫），该专利已于 2008 年 4 月 22 日届满。

中国专利：美国氰胺公司获中国专利授权，专利号 ZL88106516.1（发明名称：杀虫、杀螨、杀线虫剂芳基吡咯及其组合物的制备方法），该专利已于 2008 年 7 月 28 日到期。1991 年，氰胺公司在中国申请了 2 个有关虫螨腈中间体吡咯啉和甘氨酸制备的专利，专利号分别为 ZL91112749.6 和 ZL95106174.7，将于 2011 年 12 月 16 日到期。

1995～1998 年，氰胺公司申请并取得了有关虫螨腈的悬浮浓缩物组合物、虫螨腈颗粒剂制备方法以及用虫螨腈控制地下白蚁、保护木材的中国专利。2001 年之后，中国相关农药公司则分别取得了虫螨腈微乳剂制备方法以及虫螨腈分别与鱼藤酮、高效氯氰菊酯、苏云金芽孢杆菌、杀虫单、甲氨基阿维菌素苯甲酸盐、丁醚脲、哒螨灵、氟虫腈、阿维菌素、氟铃脲、辛硫磷、多杀霉素等组分的复配制剂专利。

【应用】 在活体内，虫螨腈分子中的 *N*-乙氧基甲基基团发生氧化反应脱去，产生活性物质，该物质为线粒体解偶联剂。杀虫杀螨剂虫螨腈的作用方式主要是胃毒作用，也有一些触杀作用，在植物体内有良好的叶面渗透性，但内吸活性较差。

虫螨腈可用于防治棉花、蔬菜、柑橘、果树、葡萄和大豆上的许多种害虫和螨类，其中包括对氨基甲酸酯、有机磷和拟除虫菊酯类杀虫剂以及几丁质合成抑制剂产生耐药性的害虫和螨类，包括短须螨（*Brevipalpus phoenicis*）、马铃薯甲虫（*Leptinotarsa decemlineata*）、铃夜蛾属（*Helicoverpa* spp.）、棉花实夜蛾属（*Heliothis* spp.）、小菜蛾（*Plutella xylostella*）和叶螨属（*Tetranychus* spp.），还可以以 0.125%～0.50%（质量分数，a.i.）剂量用于防治建筑物及家居中的蚁科 [*Formicidae*，特别是弓背蚁（*Camponotus*）、虹臭蚁（*Iridomyrmex*）、厨蚁（*Monomorium*）和火蚁属（*Solenopsis* spp.）]、姬蠊科 [*Blattellidae*，特别是蜚蠊（*Blatta*）、小蠊（*Blattella*）、大蠊（*Periplaneta*）和夏柏拉蟑螂属（*Supella* spp.）]、木白蚁科 [*Kalotermitidae*，特别是楹白蚁属（*Incisitermes* spp.）] 以及鼻白蚁科（*Rhinotermitidae*）[特别是散白蚁（*Reticulitermes*）、家白蚁（*Coptotermes*）、异白蚁属（*Heterotermes* spp.）] 等。

国内文献报道虫螨腈应用方面的研究主要集中在小菜蛾、甜菜夜蛾、斜纹夜蛾的防治，所用药剂包括虫螨腈的悬浮剂、乳油、可湿性粉剂，以及虫螨腈与毒

16

死蜱、丙溴磷、甲维盐、虫酰肼等的混配制剂，此外，还有虫螨腈针对稻纵卷叶螟防治、家蚕和桑树害虫间的选择性毒力比较等方面的报道。

【小结】 虫螨腈是由美国氰胺公司（现巴斯夫公司）开发的一种杀虫/杀螨剂。继欧盟决定拒绝将虫螨腈列入欧盟登记指令（91/414）附录1之后，巴斯夫公司考虑到相对于市场前景而言，完成新资料所需的费用令人难以接受，因此，终止了虫螨腈在欧盟的登记申请。然而，这并不影响虫螨腈加盟美国52亿美元（2001年）杀白蚁市场的新产品之列。巴斯夫公司已经在毒理学和环境研究方面投入了大量的资金以支持在美国的登记。2001年虫螨腈在美国登记成功，至此，该产品已在世界上30多个国家登记。

虫螨腈在欧洲和美国等主要市场的专利已于2008年到期。但是，许多公司宣称其在生产虫螨腈，这很大程度上反映了虫螨腈在一些没有专利授权或者登记注册相对容易的国家具有很大的市场潜力。

虫螨腈的生产合成涉及一系列的步骤和较复杂的中间体。虽然寻找长期可靠的中间体来源也许很困难，但是这并不能阻碍非专利产品生产厂家生产虫螨腈。

尽管虫螨腈受到知识产权和市场的限制，但其对于众多生产厂家而言还是颇具吸引力的，这些厂家应该能够在那些较易取得登记的国家获得市场份额。

由于资料保护对非专利产品厂商进入市场设置了障碍，他们要进入美国市场是很困难的。然而在进入美国和欧洲市场之前，这些厂商还可以把目标锁定在很多其他的市场。

参 考 文 献

[1] 农药学学报，2007，（4）：423.
[2] 海南大学学报（自然科学版），2005，（3）：224.
[3] 广东化工，2007，（6）：108.
[4] 现代农药，2006，（3）：20.

噻虫胺（clothianidin）

$C_6H_8ClN_5O_2S$，249.7

【化学名称】 (E)-1-(2-氯-1,3-噻唑-5-基甲基)-3-甲基-2-硝基胍（IUPAC）

(E)-N-(2-氯-5-噻唑基）甲基-N'-甲基-N''-硝基胍（CA）

【CAS 登录号】 ［210880-92-5］（以前为 ［205510-53-8］）

【其他名称】 Dantotsu、Fullswing（住友化学武田农化公司）；Poncho（拜耳作物科学公司、住友化学武田农化公司）；Clutch（Arvesta 公司）

【理化性质】 原药含量≥960g/kg（欧盟和美国的标准要求）；外观：无色无臭粉末；熔点：176.8℃；蒸气压：$1.3×10^{-7}$mPa(25℃)；分配系数：$K_{ow}lgP=0.7(25℃)$；亨利常数：$2.9×10^{-11}$ Pa·m³/mol（20℃）；相对密度：1.61 (20℃)。溶解度：在水中溶解度（20℃）为 0.304g/L（pH 4），0.340g/L（pH 10）；在庚烷中溶解度＜0.00104g/L，二甲苯中为 0.0128g/L，二氯甲烷中为 1.32g/L，甲醇中为 6.26g/L，辛醇中为 0.938g/L，丙酮中为 15.2g/L，乙酸乙酯中为 2.03g/L（均为 25℃）。pK_a：11.09(20℃)。

【毒性】

（1）哺乳动物毒性 大鼠（雄、雌）急性经口 LD_{50}＞5000mg/kg。大鼠（雄、雌）急性经皮 LD_{50}＞2000mg/kg。对兔眼睛有轻微刺激性，对皮肤无刺激性。对豚鼠皮肤没有致敏作用。大鼠（雄、雌）吸入 LC_{50}（4h）＞6.1mg/L。NOEL：（2 年）雄性大鼠为每日 27.4mg/kg(bw)，雌性大鼠为每日 9.7mg/kg (bw)；（1 年）雄性狗为每日 7.8mg/kg(bw)，雌性狗为每日 8.5mg/kg(bw)。无致突变作用，对大鼠和小鼠没有致癌作用，对大鼠和兔没有致畸作用。

（2）生态毒性 鸟类：鹌鹑急性经口 LD_{50}＞2000mg/kg；鹌鹑和野鸭饲喂 LC_{50}＞5200mg/kg。鱼类 LC_{50}（96h）：虹鳟＞100mg/L，鲤鱼＞100mg/L，蓝鳃太阳鱼＞120mg/L。水蚤 EC_{50}（48h）＞120mg/L。栅藻（$Scenedesmus\ subspicatus$）E_rC_{50}（72h）＞270mg/L。蜜蜂：直接接触对蜜蜂有害，但如果不在作物花期喷药，或用作种子处理剂，则对蜜蜂无毒。蠕虫 LC_{50}（14d）为 13.2mg/kg（土壤）。

【剂型】 噻虫胺主要剂型有：颗粒剂（GR，0.5%、1.0%和 1.5%）、水分散粒剂（WG，16%和 50%）、可湿性粉剂（WP，0.15%）和悬浮种衣剂〔FS，

Poncho 噻虫胺 600g/L (a.i.)、Poncho Beta［噻虫胺 400＋高效氟氯氰菊酯（β-cyfluthrin 53.3g/L (a.i.)］和 Prosper［噻虫胺 120＋福美双（thiram)120＋萎锈灵（carboxin)56＋甲霜灵 metalaxyl)4g/L (a.i.)]｝等。

【开发与登记】 噻虫胺是由日本武田化学工业公司（现在的住友化学武田农化有限公司）发现、并与拜耳公司联合开发的杀虫剂，2002 年在英国布赖顿植保会议上介绍。关于新烟碱类杀虫剂的发现存在复杂的专利问题，拜耳作物科学和先正达公司是专利争执的主角。但 2008 年，住友化学武田农化公司与先达公司就噻虫胺的专利问题进行过诉讼。

噻虫胺为一种烟碱乙酰胆碱受体拮抗剂。目前，该杀虫剂开发用于种子处理剂，防治早期害虫、土壤和叶面害虫，如蚜虫、甜菜潜叶蛾、小地老虎、玉米根部害虫、跳甲、蛴螬、叶蝉和捻转血矛线虫等。噻虫胺广谱、高内吸，适用于土壤、叶面和种子处理，通过作物的子叶和根吸收。与噻虫胺复配的有效成分主要包括：高效氟氯氰菊酯（β-cyfluthrin）、丙硫菌唑（prothioconazole）、联苯菊酯（bifenthrin）、杀螟丹（cartap）、环丙酰菌胺（carpropamid）、双氯氰菌胺（diclocymet）、杀螟丹＋有效霉素（cartap＋validamycin）、肟醚菌胺（orysastrobin）、杀螟丹＋有效霉素＋嘧菌腙（cartap＋validamycin＋ferimzone）等。

武田和拜耳联合开发噻虫胺，用于水稻、蔬菜、茶、观赏植物和水果等作物。2004 年销售额为 1.18 亿欧元，2005 年为 1.19 亿欧元，2006 年为 1.27 亿欧元。

2002 年武田在日本上市了噻虫胺的 11 个制剂产品；2003 年拜耳公司开始销售噻虫胺产品。

Arvesta 公司获得了噻虫胺产品 Clutch 在北美叶面和土壤应用的销售权，并于 2004 年开始市场开发。

2002 年武田和住友联合投资成立了 Sumika 武田农化公司，2007 年，住友买下了武田 40％的股份。

用作玉米和油菜种子处理剂的噻虫胺（Poncho）经过美国环保署和加拿大有害生物管理局的联合评估后，于 2003 年中期在这两个国家取得登记，这是噻虫胺首次在美国取得登记。

根据"联邦杀虫剂、杀菌剂和杀鼠剂法案"，为了支持新农药化学品或现有农药新使用的登记，噻虫胺登记商在美国获得了为期 10 年的登记资料保护权，起始时间为新活性物质的首个登记日。没有资料拥有者的许可，其他登记商无权使用保护期内的登记资料。

Gustafson 销售噻虫胺种子处理剂 Poncho 250 和 Poncho 125。

2001 年，武田向欧盟递交了噻虫胺作为新活性成分评估的登记申请，2002

年，欧委会宣布噻虫胺的登记资料完成，但到 2006 年，噻虫胺才获准正式登记。2006 年 8 月 1 日，噻虫胺列入欧盟农药登记指令（91/414）附录 1，并从即日起，噻虫胺获得 10 年期的资料保护权。

2003 年，噻虫胺以种子处理剂在英国登记用于糖用甜菜和饲料甜菜，这是噻虫胺首次在欧盟登记，2005 年登记范围扩大到小麦和大麦。

2004 年，在英国上市甜菜种子处理剂 Poncho Beta［噻虫胺＋高效氟氯氰菊酯（β-cyfluthrin)]。

2004 年，噻虫胺在墨西哥获准登记。

2004 年，噻虫胺在美国登记用于草坪和观赏植物。

2005 年，谷物种子处理剂 Deter 和 Redigo Deter（噻虫胺＋丙硫菌唑）在英国上市。

2006 年，Elado（噻虫胺＋高效氟氯氰菊酯）在德国开发。

2006 年，Poncho（47.6％噻虫胺）在意大利开发。

Sungbo 化学公司在韩国开发噻虫胺＋肟醚菌胺的复配产品，用于水稻。

根据欧盟杀生物剂产品指南（98/8），2008 年噻虫胺作为非作物农药在欧盟登记用作木材防腐剂，然而，登记公司必须递交噻虫胺对水和土壤污染的风险资料，以证明其能降低到可接受的水平，否则，该活性成分不能用于室外处理木材。

2008 年，德国管理当局考虑到噻虫胺对蜜蜂的危害而中止了 8 个杀虫种子处理剂的登记，其中包括拜耳公司的两个噻虫胺产品 Poncho 和 Elado。

噻虫胺已广泛用于世界许多国家，其主要市场包括：阿根廷、澳大利亚、奥地利、巴西、加拿大、智利、法国、德国、匈牙利、意大利、日本、墨西哥、荷兰、新西兰、英国和美国等。

根据 2010 年 8 月我国农业部农药检定所公布的信息，日本住友化学株式会社在我国取得 95％噻虫胺原药和 50％噻虫胺水分散粒剂的临时登记。

【合成路线】

方法 1：

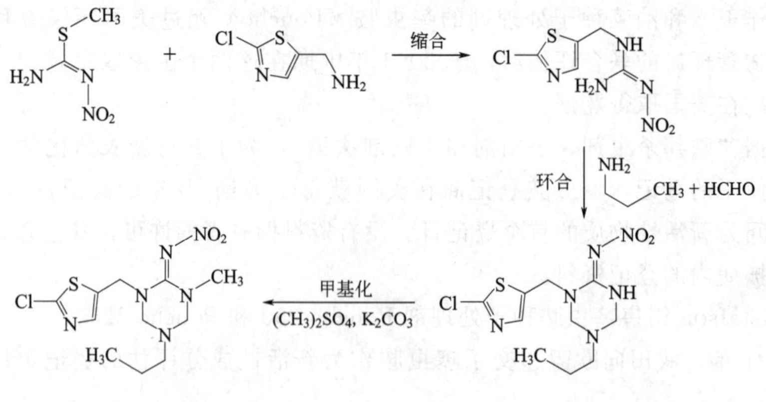

20

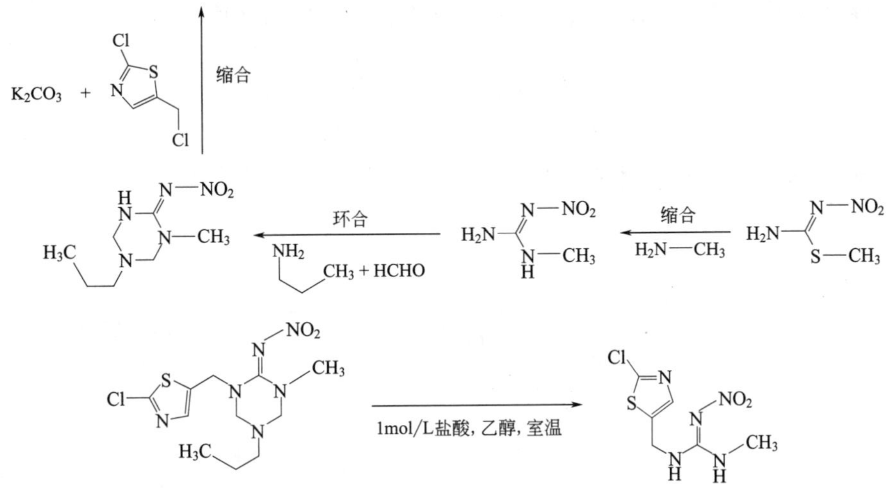

K_2CO_3 + (2-氯噻唑-5-基甲基氯) $\xrightarrow{\text{缩合}}$

$\xleftarrow{\text{环合}}$ (guanidine intermediate) $\xleftarrow[\text{H}_2\text{N}-\text{CH}_3]{\text{缩合}}$ (S-methyl nitroguanidine)

$\text{H}_2\text{N}-\text{CH}_2-\text{CH}_3 + \text{HCHO}$

$\xrightarrow{\text{1mol/L 盐酸, 乙醇, 室温}}$

方法 2：

$CH_3SCN \xrightarrow[\text{HCl}]{CH_3SH/(C_2H_5)_2O} (CH_3S)_2C=NH\cdot HCl \xrightarrow[\text{CH}_2\text{Cl}_2]{K_2CO_3} (CH_3S)_2C=NH$

$(CH_3S)_2C=NH \xrightarrow[\text{Ac}_2\text{O}]{\text{发烟 HNO}_3} (CH_3S)_2C=NNO_2 \xrightarrow{CH_3NH_2} (CH_3S)(CH_3NH)C=NNO_2$

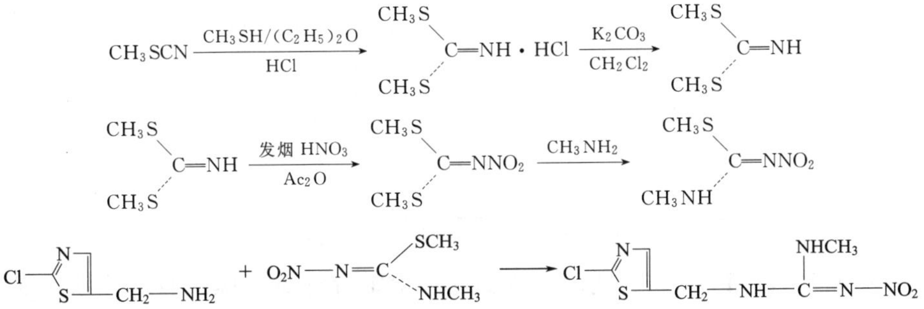

方法 3：

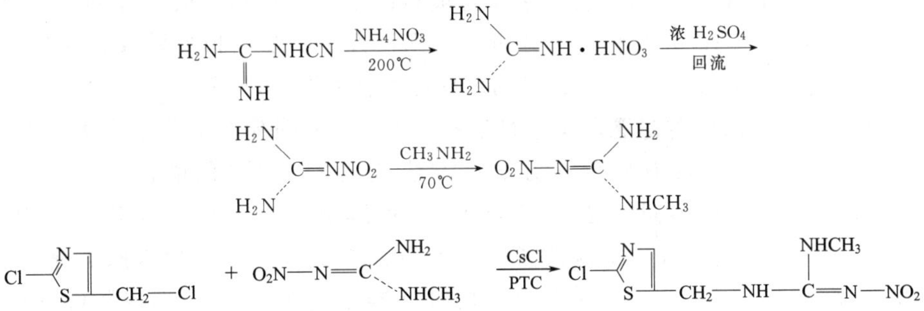

$H_2N-C(=NH)-NHCN \xrightarrow[\text{200℃}]{NH_4NO_3} (H_2N)_2C=NH\cdot HNO_3 \xrightarrow[\text{回流}]{\text{浓 H}_2\text{SO}_4}$

$(H_2N)_2C=NNO_2 \xrightarrow[\text{70℃}]{CH_3NH_2} O_2N-N=C(NH_2)(NHCH_3)$

方法 4：

21

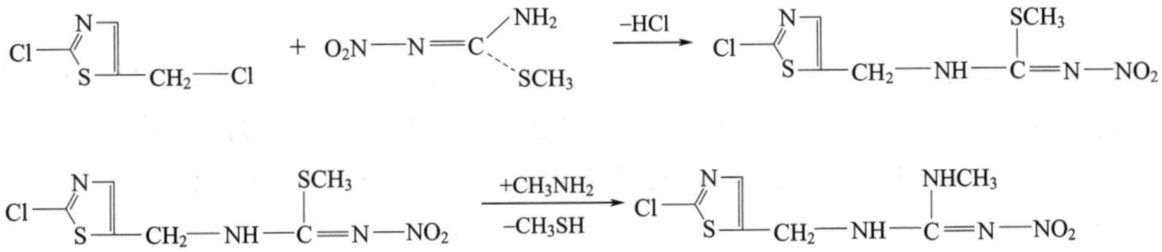

◆ 关键中间体：2-氯-5-氨甲基噻唑和 2-氯-5-氯甲基噻唑等。

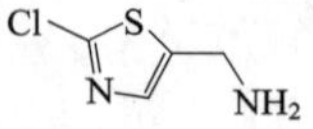

2-氯-5-氨甲基噻唑 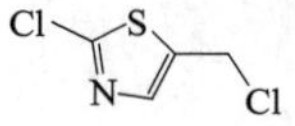　　2-氯-5-氯甲基噻唑

◆ 中间体 2-氯-5-氨甲基噻唑与 2-氯-5-氯甲基噻唑的合成：

方法 1：

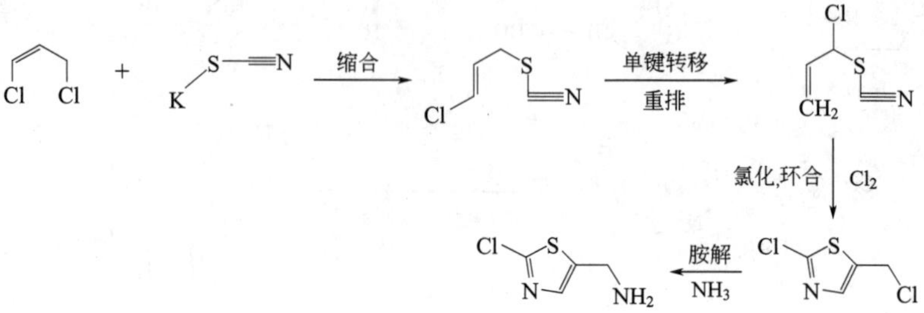

方法 2：

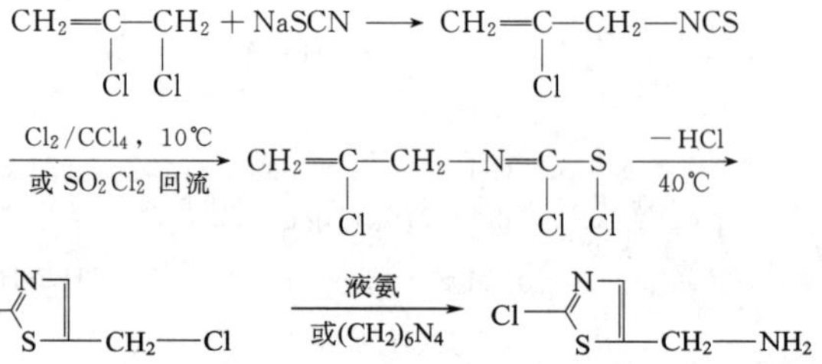

$$CH_2=CH-CH_2 + NaSCN \longrightarrow CH_2=C-CH_2-NCS$$

【分析和残留】　分析：我国农业部农药检定所对 50％噻虫胺水分散粒剂的分析方法进行了研究。采用高效液相色谱法，以甲醇＋0.05％H₃PO₄ 为流动相，使用以 ZORBAX80 Extend-C₁₈、5μm 为填料的不锈钢柱和二极管阵列检测器，在 265nm 波长下进行分离和定量分析，得到该方法的线性相关系数为 0.9997，标准偏差为 0.38，变异系数为 0.77％，平均回收率为 99.6％。

残留：济宁医学院陈雁君等通过实验，建立了一种定量分析小白菜中残留的微量噻虫胺的高效液相色谱方法。方法选用 ODS-C₁₈色谱柱（250mm×4.6mm，填料：Kromasil，粒度：5μm），以甲醇-水（45：55，体积比）为流动相，流速为 1mL/min，检测波长为 265nm。在此条件下，噻虫胺的平均加标回收率在 93.02％～94.4％之间，相对标准偏差为 3.3％～5.4％（n＝6）。并采用此方法对 50％噻虫胺水溶性分散剂在小白菜上的残留动态和最终残留量进行了研究。

【专利概况】　欧洲专利：拜耳作物科学公司-EP 0375907；杀虫活性硝基化合物。申请日期：1989 年 11 月 16 日；终止日期：2009 年 11 月 15 日。

英国补充保护证书（SPCs）：SPC/GB03/029 EP0375907-噻虫胺，最长有效期至 2014 年 11 月 15 日。

欧洲专利：住友化学武田农化公司-EP 0376279；胍类衍生物及其生产和杀虫剂。

英国补充保护证书（SPCs）：SPC/GB03/028 EP0376279-噻虫胺及其盐，最长有效期至 2014 年 12 月 26 日。

美国专利：拜耳作物科学公司-US 5051434（相当于欧洲专利 EP 0375907），终止日期：2009 年 11 月 15 日。

美国专利：日本化学武田农化公司-US 5034404（相当于欧洲专利 EP 0376279），终止日期：2009 年 12 月 26 日。

【应用】 噻虫胺为烟碱乙酰胆碱受体拮抗剂，影响昆虫中枢神经系统的突触，具有叶面渗透和根部内吸活性。

噻虫胺为土壤、叶面、水稻和种子处理用杀虫剂，开发用于水稻、果树、蔬菜、玉米和油菜上防治刺吸和咀嚼口器害虫。

噻虫胺应用广泛，主要适用作物包括：谷物、棉花、玉米、油菜、水稻、马铃薯、观赏植物、番茄、茄子、苹果、柑橘、黄瓜、葡萄、日本茄子、莴苣、西瓜、桃、梨、无核葡萄、甘蔗、茶、烟草、向日葵和草坪等。

【小结】 噻虫胺是一种烟碱类乙酰胆碱受体拮抗剂，该杀虫剂已开发用于种子处理剂，防治早期害虫、土壤和叶面害虫，如蚜虫、甜菜潜叶蛾、小地老虎、玉米根部害虫、跳甲、蛴螬、叶蝉和捻转血矛线虫等。主要应用作物为油菜、谷物、玉米、向日葵、甘蔗等；主要开发市场包括阿根廷、奥地利、巴西、加拿大、智利、德国、匈牙利、墨西哥、新西兰、英国和美国等。2004～2006 年的销售额分别为 1.18 亿、1.19 亿和 1.27 亿欧元。

噻虫胺的专利情况仍存在争议，目前，该活性成分有两个欧洲专利，并且这两个专利都有相应的 SPC 保护。拜耳作物科学公司的专利 SPC/GB03/029 EP0375907 有效期至 2014 年 11 月 15 日，住友化学武田农化公司的专利 SPC/GB03/028 EP0376279 有效期至 2014 年 12 月 26 日。

2009 年 12 月 26 日住友化学武田农化公司的噻虫胺在美国的专利期满。

2003 年，噻虫胺在美国取得登记，并获得 10 年期的登记资料保护。2006 年 8 月 1 日，噻虫胺列入欧盟农药登记指令（91/414）附录 1，其登记资料也获得了即日起算的 10 年保护。

有意进入欧盟或美国市场的非专利产品生产商要么自行准备一套完整的登记资料，要么与目前的登记资料拥有公司协商，并支付一定的资料补偿费用。

噻虫胺的生产技术有一些难度，但是，原药纯度≥960g/kg 应该不是一个很难达到的标准。

住友化学武田农化和拜耳作物科学公司已经联手开发噻虫胺，并授权其他公司以增强开发力度，目前已经开发了许多复配产品，这些产品有效地分割了市场，所以非专利产品公司欲进入该产品市场存在一定的难度。另外，奥地利、加拿大、德国、匈牙利、英国和美国市场仍处于 SPCs 和资料保护的有效期内。

参 考 文 献

［1］ 农药科学与管理，2008，（1）：8.
［2］ 中国热带医学，2009，（2）：361.
［3］ 分析实验室，2008，S2：230.

甲氨基阿维菌素苯甲酸盐（emamectin benzoate）

B$_{1a}$:R=CH$_3$CH$_2$——

B$_{1b}$:R=CH$_3$——

C$_{56}$H$_{81}$NO$_{15}$(B$_{1a}$)，1008.3(B$_{1a}$)；C$_{55}$H$_{79}$NO$_{15}$(B$_{1b}$)，994.2(B$_{1b}$)

【化学名称】 甲氨基阿维菌素苯甲酸盐为一混合物，其中含90％的（10E，14E，16E，22Z）-（1R，4S，5′S，6S，6′R，8R，12S，13S，20R，21R，24S）-6′-［(S)仲丁基]-21，24-二羟基-5′，11，13，22-四甲基-2-氧-3，7，19-三氧杂四环［15.6.1.1^{4,8}.0^{20,24}]二十五碳烷-10，14，16，22-四烯-6-螺-2′-（5′，6′-二氢-2′H-吡喃-12-基)-2，6-二脱氧-3-O-甲基-4-O-（2，4，6-三脱氧-3-O-甲基-4-甲基氨基-α-L-来苏己吡喃糖基)-α-L-阿（拉伯）糖基己吡喃糖苷和10％的（10E，14E，16E，22Z）-（1R，4S，5′S，6S，6′R，8R，12S，13S，20R，21R，24S）-21，24-二羟基-6′-异丙基-5′，11，13，22-四甲基-2-氧-3，7，19-三氧杂四环［15.6.1.1^{4,8}.0^{20,24}]二十五碳烷-10，14，16，22-四烯-6-螺-2′-（5′，6′-二氢-2′H-吡喃-12-基)-2，6-二脱氧-3-O-甲基-4-O-（2，4，6-三脱氧-3-O-甲基-4-甲基氨基-α-L-来苏己吡喃糖基)-α-L-阿（拉伯）糖基己吡喃糖苷（IUPAC）

(4″R)-5-O-脱甲基-4″-脱氧-4″-（甲基氨基）阿维菌素 A$_{1a}$ + (4″R)-5-O-脱甲基-25-脱（1-甲基丙基)-4″-脱氧-4″-甲基氨基-25-(1-甲基乙基)阿维菌素 A$_{1a}$(9∶1)（CA）

【CAS 登录号】 ［155569-91-8]，以前为［137512-74-4]和［179607-18-2]

【其他名称】 Affirm、Proclaim、Denim、Banlep（先正达)；EM-1(Dhanuka)；Prabhaav(Rallis)

【理化性质】 甲氨基阿维菌素苯甲酸盐的原药含量≥950g/kg（澳大利亚的标准要求)；它是由甲氨基阿维菌素苯甲酸盐 B$_{1a}$(≥90％) 和甲氨基阿维菌素苯甲酸盐 B$_{1b}$(≤10％) 组成的混合物。

外观：白色至灰白色粉末；熔点：$141\sim146℃$；蒸气压：$4\times10^{-3}\ mPa$（21℃）；分配系数：$K_{ow}\lg P=5.0$（pH 7）；相对密度：1.20（23℃）。溶解度：在水中溶解度为 $0.024g/L$（pH 5，25℃）。

【毒性】

（1）哺乳动物毒性　大鼠急性经口 LD_{50} 为 $76\sim89mg/kg$。兔急性经皮 $LD_{50}>2000mg/kg$。对皮肤无刺激性，也没有致敏作用。大鼠吸入 LC_{50}（4h）为 $2.12\sim4.44mg/m^3$。NOEL：（1 年）狗为 $0.25mg/kg$（bw）。ADI：$0.0025mg/kg$。无致癌作用。

毒性级别：世界卫生组织（有效成分）为Ⅱ级。

（2）生态毒性　鸟类：急性经口 LD_{50} 野鸭为 $46mg/kg$，鹌鹑为 $264mg/kg$；饲喂 LC_{50}（8d）野鸭为 $570mg/kg$，鹌鹑为 $1318mg/kg$。鱼类 LC_{50}（96h）：虹鳟为 $174\mu g/L$，羊头原鲷为 $1430\mu g/L$。水蚤 LC_{50} 为 $0.99\mu g/L$。对蜜蜂有毒。蠕虫 $LC_{50}>1000mg/kg$（干土）。由于活性物质快速分解，将接触活性限制在 48h 以内，所以对广泛的有益昆虫安全。

（3）环境归趋　动物：甲氨基阿维菌素苯甲酸盐在动物体内虽部分代谢，但迅速排出体外（口服后 DT_{50} 为 $34\sim51h$），表明它并没有生物蓄积作用。

植物：通过调查活性物质在莴苣、白菜和甜玉米中的代谢作用表明，甲氨基阿维菌素苯甲酸盐不具有内吸性，在阳光下迅速降解，生成多种复杂的残留物，其中，未降解的母体化合物为唯一重要的残留物，残留水平很低。

土壤/环境：迅速降解。

【剂型】　主要剂型有：乳油（EC，1％、1.92％、2.15％、5％、15％、20％和25％等）、可溶性粒剂（SG，5％）、可湿性粉剂（WP，20％和25％）、泡腾片剂（EB，1％、1.5％、3％和30％）、水分散粒剂（WG，2％、2.5％、3％、5％和10.50％）、水乳剂（EW，1％、2.50％、4.20％和40％）、微囊悬浮剂（1％）、微乳剂（ME，0.5％、1％、2.2％、3％、4.2％、5％、5.3％、5.5％、20％和30％等）、悬浮剂（SC，0.50％、20.50％、21％、21.50％和43.70％）、悬浮种衣剂（FSC，20.50％）、卫生用饵剂（RB，0.10％）等。

甲氨基阿维菌素苯甲酸盐剂型加工方面的研究以微乳剂为主，相关报道涉及甲氨基阿维菌素苯甲酸盐微乳剂（0.5％、1％、3％）的研制、30.5％毒死蜱·甲氨基阿维菌素苯甲酸盐微乳剂的研制、3.5％吡虫啉·甲氨基阿维菌素苯甲酸盐微乳剂的研制、2.5％氟铃脲·甲氨基阿维菌素苯甲酸盐微乳剂的研制等。此外，高忠文等报道了对5％甲氨基阿维菌素苯甲酸盐水分散粒剂的研制。

【开发与登记】　甲氨基阿维菌素苯甲酸盐是由默克公司发现和开发，1997年诺华（现为先正达公司）收购了阿维菌素和甲氨基阿维菌素苯甲酸盐的全球权利。甲氨基阿维菌素苯甲酸盐是半合成的阿维菌素，它的开发拓展了阿维菌素的防治谱，从而使甲氨基阿维菌素用于防治重要的鳞翅目害虫。1997年，该产品首先在以色列和日本市场销售。

1999年，甲氨基阿维菌素苯甲酸盐在美国首次登记，用于棉花和烟草，商品名为Denim。同年，扩大防治作物，用于棉花、烟草、叶菜和果菜等。根据"联邦杀虫剂、杀菌剂和杀鼠剂法案"，为了支持新农药化学品或现有农药新使用的登记，甲氨基阿维菌素苯甲酸盐登记商可以获得10年期的登记资料保护权，起始时间为该活性物质的首个登记日。没有资料所有权公司的许可，其他登记商无权使用保护期内的登记资料。不过，至2009年，甲氨基阿维菌素苯甲酸盐在美国的登记资料保护已经期满。

2007年，欧盟宣布甲氨基阿维菌素苯甲酸盐的登记资料完成，不过截至2010年5月，该活性成分仍没有列入欧盟农药登记指令（91/414）附录1，而阿维菌素已于2009年5月1日列入此附录1中。一旦甲氨基阿维菌素列入欧盟农药登记指令（91/414）附录1，该产品的登记资料将获得10年期的保护权，起始日期即为列入时间。先正达公司打算将甲氨基阿维菌素苯甲酸盐产品Affirm在欧盟开发用于梨果、核果、葡萄、果菜、叶菜和芸苔属十字花科植物等。2002年，先正达公司甲氨基阿维菌素苯甲酸盐的销售额为3000万美元。

甲氨基阿维菌素在国外的主要适用作物有：芸苔属十字花科植物、葡萄、棉花、番茄、辣椒、莴苣、梨果、核果、果菜、叶菜、观赏植物、松木、菜荚作物和烟草等。

甲氨基阿维菌素的主要市场包括：澳大利亚、欧盟、以色列、日本、墨西哥、韩国、中国和美国等。

根据2010年7月中国官方公布的信息，共有192家企业（包括瑞士先正达作物保护有限公司）取得临时登记证267个，正式登记证48个。其中，卫生杀虫产品2个（含1个分装），原药产品13个，制剂加工产品302个（含1个分装），包括可湿性粉剂、泡腾片剂、乳油、水分散粒剂、水乳剂、微囊悬浮剂、微乳剂、悬浮剂、悬浮种衣剂、卫生用饵剂、可溶性粒剂等多种剂型，含复配制剂155个，分别与丙溴磷、虫酰肼、哒螨灵、丁醚脲、啶虫脒、毒死蜱、氟啶脲、氟铃脲、高效氯氟氰菊酯、高效氯氰菊酯、甲氰菊酯、吡丙醚、硫双威、氯氰菊酯、联苯菊酯、三唑磷、杀虫单、苏云金杆菌、辛硫磷、仲丁威、噻嗪酮等进行复配。

【合成路线】　甲氨基阿维菌素苯甲酸盐是通过对天然产生的土壤放线菌阿维链霉菌（*Streptomyces avermitilis*）的发酵分离而来。

2007年，先正达公司关闭了其位于瑞士Schweizerhalle的甲氨基阿维菌素苯甲酸盐生产厂。

甲氨基阿维菌素苯甲酸盐在中国并没有专利保护，2001年，南开大学开发了该产品的生产技术，并将该技术转让给国内的农药厂家，从而降低了它的市场成本。目前有 20 多家中国公司宣称可以生产该产品。

【分析和残留】 产品和残留都以高效液相色谱法（HPLC）测定。

分析：国内研究报道均采用高效液相色谱分析方法，包括甲氨基阿维菌素苯甲酸盐单剂以及与毒死蜱、高效氯氰菊酯、氟铃脲、阿维菌素、柴油等的混配制剂。

残留：国内研究主要集中在蔬菜作物及其土壤，如迟志娟等建立了甲氨基阿维菌素苯甲酸盐残留量测定的 LC-MS 方法，并用于青菜及甘蓝中甲氨基阿维菌素苯甲酸盐残留动态研究；王小丽等通过田间试验建立了甲氨基阿维菌素苯甲酸盐在黄瓜及土壤中的残留分析方法，并对其在黄瓜和土壤中的消解动态进行了研究；张艳等建立了甘蓝和蘑菇中甲氨基阿维菌素苯甲酸盐的固相萃取-高效液相色谱荧光分析方法；孙明娜等利用反相高效液相色谱-荧光法分析测定了土壤、甘蓝中甲氨基阿维菌素苯甲酸盐的残留量。

【专利概况】 欧洲专利：默克公司（现先正达公司）-EP 0465121，该专利申请日：1991 年 6 月 27 日，终止日：2011 年 6 月 26 日。

英国补充保护证书（SPCs）：SPC/GB/00/017 EP 0465121-甲氨基阿维菌素苯甲酸盐或甲氨基阿维菌素苯磺酸盐，尤指前者，最长保护期至 2015 年 1 月13 日。

美国专利：默克公司（现先正达公司）-US 5288710，该专利将于 2011 年 2 月 21 日保护期满。

【应用】 甲氨基阿维菌素苯甲酸盐通过刺激 γ-氨基丁酸（一种抑制性的神经传导物质）的释放，最终激活氯通道来发挥药效。该产品为非内吸性杀虫剂，通过叶面渗透进入叶部组织，受药后的鳞翅目害虫出现瘫痪，几小时内即停止取食，2～4d 后死亡。

甲氨基阿维菌素苯甲酸盐可以控制蔬菜、芸苔属植物、果树、玉米、茶叶、葡萄和棉花等作物上的鳞翅目害虫，最高用量为 $16g/hm^2$；也可以用于松树害虫的防治，其用量为 $5\sim25g/hm^2$。

在甲氨基阿维菌素苯甲酸盐的应用方面，对小菜蛾和甜菜夜蛾的试验报道最多，并涵盖了多种制剂产品，如单一制剂的甲氨基阿维菌素苯甲酸盐乳油、微乳剂、水分散粒剂、泡腾片剂，以及复配的 8.2％虫酰肼·甲氨基阿维菌素苯甲酸盐乳油、20％毒死蜱·甲氨基阿维菌素苯甲酸盐乳油、30.5％毒死蜱·甲氨基阿维菌素苯甲酸盐微乳剂、5％甲氨基阿维菌素苯甲酸盐·高效氯氰菊酯微乳剂等。此外，对稻纵卷叶螟的防治也进行了较多的试验研究。

【小结】 甲氨基阿维菌素苯甲酸盐是由默克公司发现和开发的杀虫剂产品，1997 年，诺华（现先正达公司）收购了阿维菌素及甲氨基阿维菌素苯甲酸盐产品的全球权利。甲氨基阿维菌素苯甲酸盐是半合成的阿维菌素，它的开发扩大了阿维菌素的活性谱，尤其是将其防治对象拓宽到重要的鳞翅目害虫的防治上。1997 年，甲氨基阿维菌素苯甲酸盐首先在以色列和日本市场销售。

1999 年，甲氨基阿维菌素苯甲酸盐在美国登记用于棉花和烟草，商品名为 Denim，继而开发用于棉花、烟草、叶菜和果菜等作物上。

甲氨基阿维菌素苯甲酸盐的主要市场在澳大利亚、欧盟、以色列、日本、墨西哥、韩国、中国和美国等。

2007 年，欧盟宣布甲氨基阿维菌素苯甲酸盐的登记资料完成，不过，至 2010 年 5 月，该产品仍未列入欧盟农药登记指令（91/414）附录 1。

2011 年 6 月 26 日，甲氨基阿维菌素苯甲酸盐在欧盟的专利到期，不过，由于 SPCs 的存在，使得该产品在欧盟的保护期延长至 2015 年 1 月 13 日。甲氨基阿维菌素苯甲酸盐的美国专利将于 2011 年 2 月 21 日期满。

甲氨基阿维菌素苯甲酸盐是通过对天然产生的土壤放线菌阿维链霉菌（*Streptomyces avermitilis*）的发酵分离制得。

2001 年，南开大学宣布开发了甲氨基阿维菌素苯甲酸盐的生产技术，并转让给国内的农药生产厂家，从而降低了该产品的市场成本，目前，中国有 20 多家公司宣称生产甲氨基阿维菌素苯甲酸盐原药。

甲氨基阿维菌素苯甲酸盐已经成为中国市场的一个非专利产品，而在欧盟、美国和其他国家还存在专利保护。该产品在欧盟的专利延长大大削弱了非专利产品生产商进入这片市场的竞争力。

参　考　文　献

[1]　江苏农业学报，2009，25（4）：910.

[2]　农业环境科学学报，2005（zl）：307.

[3]　色谱，2008，26（1）：110.

[4]　安徽农业科学，2008，36（18）：7533.

[5]　福建农林大学学报：自然科学版，2010，39（2）：128.

[6]　河北化工，2009，32（8）：12.

[7]　安徽农业科学，2009（18）：8576.

[8]　农药科学与管理，2007，28（11）：41.

[9]　农药科学与管理，2006，27（6）：36.

[10]　农药科学与管理，2009，30（11）：47.

[11]　农药科学与管理，2009，30（11）：41.

[12]　北方水稻，2009（4）：62.

[13]　陕西农业科学，2009，55（2）：71.

[14]　农药科学与管理，2007，28（9）：24.

乙螨唑 （etoxazole）

$C_{21}H_{23}F_2NO_2$，359.4

【化学名称】 (*RS*)-5-叔丁基-2-[2-(2,6-二氟苯基)-4,5-二氢-1,3-噁唑-4-基]
苯乙醚 （IUPAC）

2-(2,6-二氟苯基)-4-[4-(1,1-二甲基乙基)-2-乙氧基苯基]-4,5-
二氢噁唑 （CA）

【CAS 登录号】 [153233-91-1]

【其他名称】 Baroque （日本八洲化学工业株式会社）；Borneo（Philagro）；
Secure、Zoom （Valent 生物科学公司）

【理化性质】 原药含量≥930g/kg （澳大利亚的标准要求），或≥948g/kg
（欧盟的标准要求）；外观：白色晶状粉末；熔点：101～102℃；蒸气压：2.18×
10^{-3}mPa(25℃)；分配系数：$K_{ow} \lg P = 5.59$(25℃)；相对密度：1.24(20℃)。
溶解度 (20℃)：在水中为 75.4g/L，丙酮中为 300g/L，甲醇中为 90g/L，乙醇
中为 90g/L，环己酮中为 500g/L，四氢呋喃中为 750g/L，乙腈中为 80g/L，乙
酸乙酯中为 250g/L，二甲苯中为 250g/L，正己烷中为 13g/L，正庚烷中为
13g/L。

稳定性：在 50℃下贮存 30d 不分解，在碱性条件下稳定。闪点：457℃。

【毒性】

(1) 哺乳动物毒性　雄、雌大鼠和小鼠急性经口 LD_{50}＞5000mg/kg；雄、
雌大鼠急性经皮 LD_{50}＞2000mg/kg。对兔眼睛和皮肤无刺激性，对豚鼠皮肤无
致敏作用。雄、雌大鼠急性吸入 LC_{50}＞1.09mg/L。NOEL：大鼠为每日
4.01mg/kg(bw)。ADI：0.04mg/kg(bw)。Ames 试验呈阴性。

毒性级别：欧盟分类：N；R50，R53。

(2) 生态毒性　鸟类：野鸭急性经口 LD_{50}＞2000mg/kg，鹌鹑亚急性经口
LD_{50}(5d)＞5200mg/kg （饲料）。鱼类吸入 LC_{50}：(96h) 日本鲤鱼为 0.89mg/L,
(48h) 日本鲤鱼＞20mg/L，虹鳟＞40mg/L。水蚤 LC_{50}(3h)＞40mg/L。羊角月
牙藻 （*Selenastrum capricornutum*） EC_{50}＞1.0mg/L。破坏水生节肢动物蜕皮。
蜜蜂 LD_{50} （经口和接触）＞200μg/蜂。蚯蚓 （*Eisenia foetida*） NOEL(14d)

＞1000mg/kg。

（3）环境归趋 土壤/环境：在日本冲积土中 DT_{50} 为 19d，DT_{90} 为 90d。

【剂型】 现有剂型为悬浮剂（SC，100g/L）和烟剂（FU）。

【开发与登记】 乙螨唑是由日本八洲化学工业株式会社发现的杀螨剂，1994年在英国布赖顿植保会上由 T. Ishida 等首次报道，主要用于棉花、葡萄和果园。

1998 年，日本住友化学工业株式会社向欧盟递交了乙螨唑作为新活性成分进行评估的登记申请。1999 年欧盟宣布登记资料完成。2005 年 6 月 1 日乙螨唑被列入欧盟农药登记指令（91/414）附录 1，并由此获得了为期 10 年的资料保护权。

1998 年乙螨唑在日本取得登记。

八洲化学和住友化学联合开发乙螨唑，1996 年日本八洲化学工业株式会社与米卡萨化学工业公司（Mikasa Chemical Industry）合并。

住友化学在巴西、南欧和美国市场开发乙螨唑。

乙螨唑 1998 年进入韩国、土耳其和日本市场，2000 年进入我国台湾市场。

Philagro 公司在法国登记注册乙螨唑，商品名为 Borneo，2002 年初进入市场。

2002 年，乙螨唑在美国获准登记。根据"联邦杀虫剂、杀菌剂和杀鼠剂法案"，为了支持新农药化学品或现有农药新使用的登记，乙螨唑登记商可以获得 10 年期的登记资料保护权，起始时间为新活性物质的首个登记日。没有资料所有权公司的许可，其他登记商无权使用保护期内的登记资料。

住友化学在美国市场推出乙螨唑产品。

自 2002 年起，Valent 公司先后在美国取得乙螨唑原药、可湿性粉剂、水分散粒剂以及与甲氰菊酯（fenpropathrin）的二元复配制剂的登记。

2004 年在澳大利亚登记用于苹果和棉花。

2004 年，乙螨唑在欧盟的临时登记延长一年。

2006 年 Borneo 进入意大利市场。

据中国官方 2010 年 8 月公布的信息，日本住友化学株式会社在我国取得 93％乙螨唑原药和 110g/L 乙螨唑悬浮剂的临时登记。广东金农达生物科技有限公司取得 110g/L 乙螨唑悬浮剂的分装临时登记。

【合成路线】

方法 1：

31

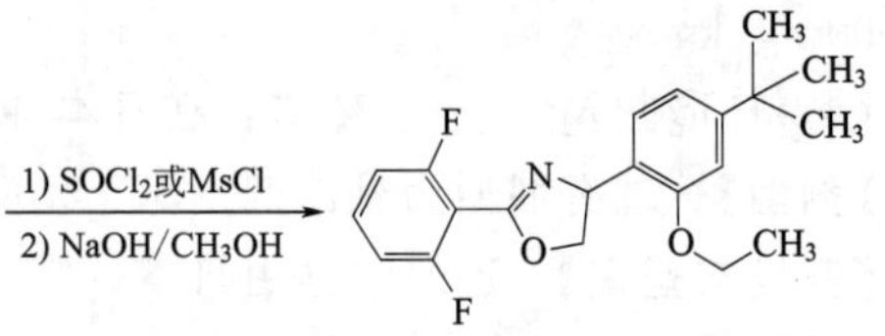

1) SOCl$_2$或MsCl
2) NaOH/CH$_3$OH

方法 2：

H$_2$SO$_4$

ClCH$_2$CH(OCH$_3$)$_2$

t-Bu

AlCl$_3$

NaOH

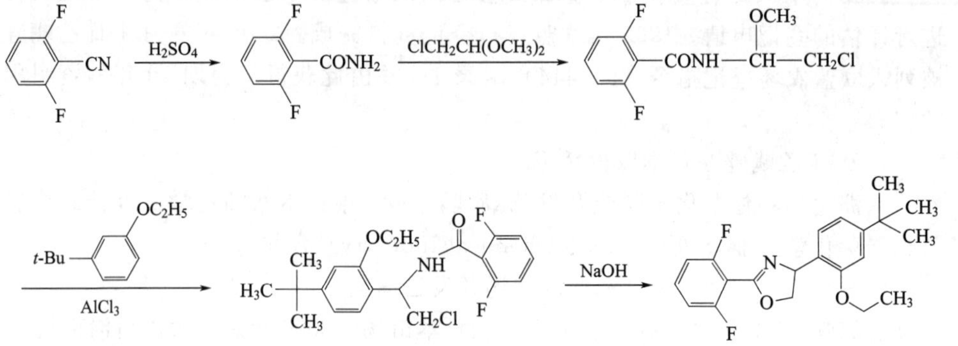

◆ 关键中间体：2,6-二氟苯甲酰氯和 2-氨基-4′-叔丁基-2′-乙氧基苯乙醇等。

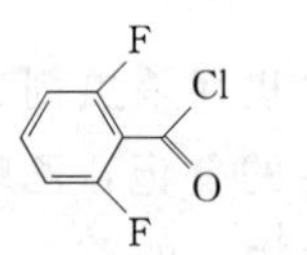

2,6-二氟苯甲酰氯 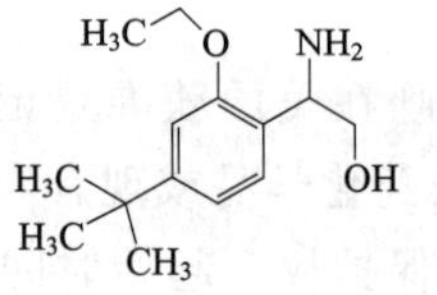　　　2-氨基-4′-叔丁基-2′-乙氧基苯乙醇

◆ 中间体 2,6-二氟苯甲酰氯的合成：

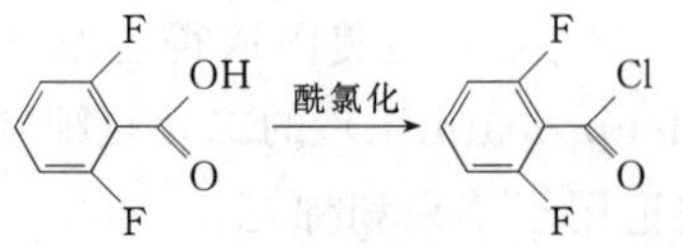

酰氯化

◆ 中间体 2-氨基-4′-叔丁基-2′-乙氧基苯乙醇的合成：

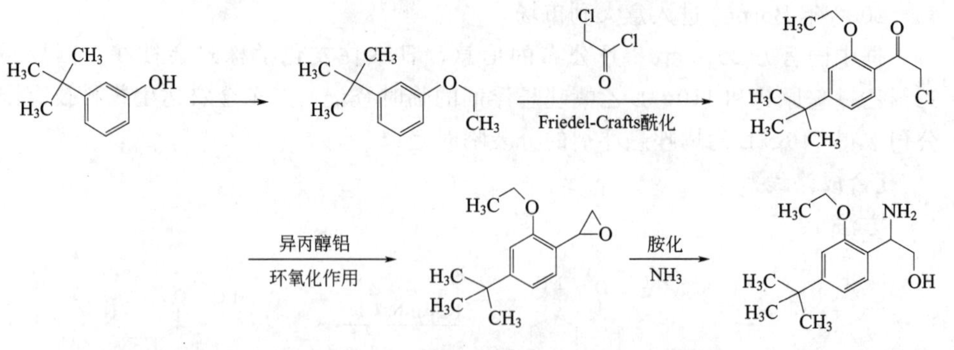

Friedel-Crafts酰化

异丙醇铝
环氧化作用

胺化
NH$_3$

【分析和残留】　产品分析和残留测定均采用高效液相色谱法（HPLC）。

【专利概况】　欧洲专利：八洲化学工业株式会社/住友化学工业株式会社-

32

EP0345775，该专利申请日为 1989 年 6 月 8 日，专利终止日为 2009 年 6 月 7 日。

没有获得英国补充保护证书（SPCs）。

美国专利：日本八洲化学工业株式会社/住友化学工业株式会社-US4977171，该专利终止日为 2009 年 6 月 1 日。

【应用】 乙螨唑为触杀型杀螨剂，抑制螨类和蚜虫蜕皮。

该产品为非内吸性杀螨剂，对螨卵、幼虫和若虫有效，但对成虫无效。可防治柑橘、梨果、蔬菜和草莓上的多种植食性螨类，如叶螨（*Tetranychus*）和全爪螨（*Panonychus* spp.），施药量为 50g/hm^2，同时也可用于防治茶树螨类，施药量为 100g/hm^2。

四川农业大学王学贵等进行了乙螨唑防治柑橘全爪螨的田间试验，结果表明，10％乙螨唑 SC 和 3％乙螨唑 EW 均可在柑橘生产螨害防治上使用，其持效性明显优于对照药剂哒螨灵和克螨特，且未发现药害症状。

【小结】 乙螨唑是由日本八洲化学工业株式会社发现，并与住友化学共同开发的一种杀螨剂，主要用于棉花、葡萄和果树。

乙螨唑在欧盟的专利截止日为 2009 年 6 月 7 日，没有获得英国补充保护证书（SPCs）。乙螨唑被列入欧盟农药登记指令（91/414）附录 1 的时间为 2005年 6 月 1 日。自列入之日起，其登记资料获得为期 10 年的保护权。乙螨唑的美国专利截止日期为 2009 年 6 月 1 日，但其登记资料保护期至 2012 年，亦即其资料保护期超过了专利届满的日期。在此期间，非专利产品生产厂商想要进入欧盟或美国市场，他们必须自己准备一套完整的登记资料，或与资料持有者进行协商，或者等到资料保护期满后再进入该市场。

乙螨唑的生产工艺相对简单，关键中间体来源广泛，因此，从技术角度来看，乙螨唑将是一个对非专利产品生产厂商具有吸引力的品种，但到目前为止，还没有一家非专利产品公司宣称生产乙螨唑。

由于资料保护所设置的障碍，对于非专利产品生产厂家而言，其要想进入欧盟和美国市场将是很困难的。然而，在进入欧美市场之前，其他市场也可以成为他们先行选择的目标。

参 考 文 献

[1] 现代农药，2005，(3)：33.
[2] 浙江化工，2009，(7)：7.

喹螨醚（fenazaquin）

$C_{20}H_{22}N_2O$，306.4

【化学名称】 4-叔丁基苯乙基喹唑啉-4-基醚（IUPAC）

4-[[4-(1,1-二甲基乙基)苯基]乙氧基]喹唑啉（CA）

【CAS 登录号】 [120928-09-8]

【其他名称】 Magister、Boramae、Demitan、Matador、Pride Ultra、Turkoise（Margarita）

【理化性质】 外观：无色晶体；熔点：$77.5\sim80℃$；蒸气压：3.4×10^{-3} mPa(25℃)；分配系数：$K_{ow}\lg P=5.51$；亨利常数：4.74×10^{-3} Pa·m^3/mol（计算值）；相对密度：1.16。溶解度：在水中溶解度为 0.22mg/L(20℃)；在氯仿中溶解度＞500g/L，甲苯中为 500g/L，丙酮中为 400g/L，甲醇中为 50g/L，异丙醇中为 50g/L，乙腈、正己烷中为 33g/L（均为 20℃）。

稳定性：阳光下水溶液中的 DT_{50} 为 15d（pH 7，25℃）。

【毒性】

(1) 哺乳动物毒性 急性经口 LD_{50}：雄性大鼠为 134mg/kg，雌性大鼠为 138mg/kg，雄性小鼠为 2449mg/kg，雌性小鼠为 1480mg/kg。兔急性经皮 LD_{50}＞5000mg/kg，对眼睛有轻微刺激性，对皮肤无刺激、无致敏作用。吸入 LC_{50}(4h)：雄性和雌性大鼠均为 1.9mg/L（空气）。NOEL：0.5mg/kg(bw)。ADI：0.005mg/kg。无致突变、致畸和致癌作用。

毒性级别：世界卫生组织（有效成分）为：II级；欧共体为：T；R25 | Xn；R20 | N；R50，R53。

(2) 生态毒性 鸟类急性经口 LD_{50}：鹌鹑为 1747mg/kg，野鸭＞2000mg/kg。饲喂 LC_{50}：鹌鹑和野鸭均＞5000mg/kg。鱼类 LC_{50}(96h)：蓝鳃太阳鱼为 34.1μg/L，虹鳟为 3.8μg/L。水蚤 LC_{50}(48h) 为 4.1μg/L。蜜蜂 LD_{50}（接触）为 8.18μg/蜂。

(3) 环境归趋 土壤/环境：土壤中 DT_{50} 约为 45d。K_{oc} 为 15800（沙壤土），42100（黏壤土）；K_d 54（沙壤土），487（黏壤土）。

【剂型】 主要剂型有乳油（EC，90g/L）和悬浮剂（SC）等。

【开发与登记】 喹螨醚由 C. Longhurst 等人在 1992 年英国布赖顿植保会议

34

上首次报道，1993 年由陶氏益农公司（现道农业科学）开发，2002 年 Margarita International（Gowan Corporation）收购了喹螨醚的全球权利。

在 2000 年 5 月 31 日前，支持喹螨醚参与欧盟农药评估的公司是 Gowan Corporation。喹螨醚作为现有活性成分归入评估产品第 3 组，至 2010 年 5 月，该产品未获准列入欧盟农药登记指令（91/414）附录 1 中。

1993 年在法国获准登记。

1994 年在法国、希腊、西班牙、土耳其和南非市场开发。

1995 年在韩国市场开发，随后在日本、中国台湾及其他远东国家和地区的市场开发。

1996 年在英国市场销售，同年在意大利获准登记。

2002 年，Gowan 公司同意从道农业科学收购氯苯嘧啶醇（fenarimol）和喹螨醚两个产品包括登记及商标在内的所有权利。其有效成分将继续由原来的生产厂家提供。

喹螨醚产品 Magister 在全球超过 25 个国家销售，用于防治苹果、梨、葡萄、柑橘、棉花、观赏植物、番茄和蔬菜上的叶螨。

Margarita International（Gowan）在英国登记了喹螨醚的复配产品 Matador 200 SC，与其复配的有效成分为：戊唑醇（tebuconazole）和肟菌酯（trifloxystrobin）。

根据 2010 年 6 月中国官方公布的信息，美国高文国际商业有限公司（Gowan）在我国取得 99% 喹螨醚原药和 95g/L 喹螨醚乳油的正式登记。兴农药业（上海）有限公司取得 95g/L 喹螨醚乳油的分装正式登记。

【合成路线】

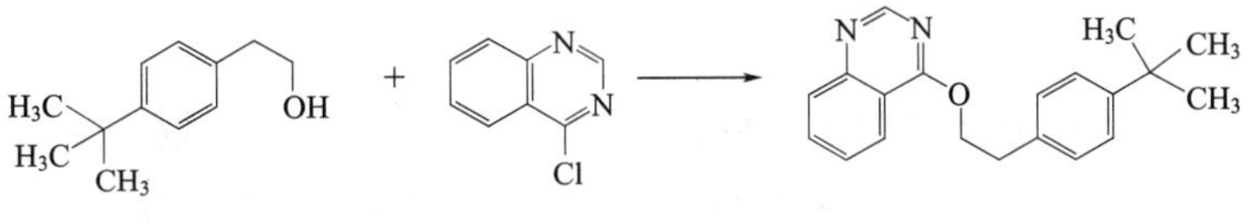

◆ 关键中间体：4-叔丁基苯基乙醇和 4-氯喹唑啉等。

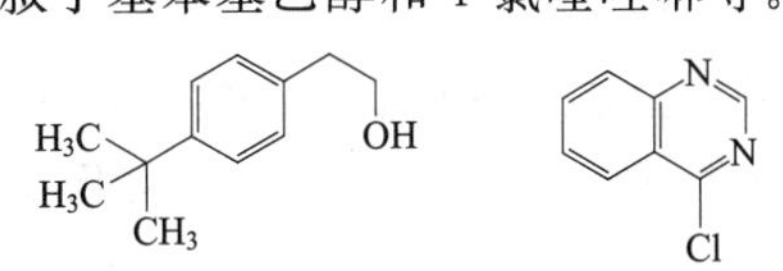

4-叔丁基苯基乙醇　　　　4-氯喹唑啉

◆ 中间体 4-叔丁基苯基乙醇的合成：

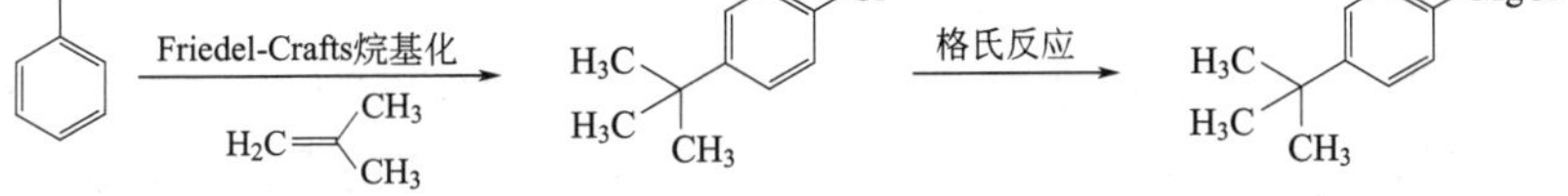

中间体 4-氯喹唑啉的合成：

方法 1：

（反应：2-氨基苯甲酸 —酰胺化→ 2-氨基苯甲酰胺 —环化 甲醛→ 4-羟基喹唑啉 —氯化→ 4-氯喹唑啉）

方法 2：

（反应：2-氨基苯甲酸 + HCONH$_2$ → 喹唑啉酮 + H$_2$O）

（反应：喹唑啉酮 + PCl$_5$ —POCl$_3$→ 4-氯喹唑啉）

【分析和残留】 采用高效液相色谱法（HPLC）分析。

【专利概况】 欧洲专利：道农业科学-EP0326329，该专利起始时间为 1989 年 1 月 25 日，终止日期为 2009 年 1 月 24 日。

没有获得英国补充保护证书（SPCs）。

美国专利：道农业科学-US 5411963，该专利截止日期为 2012 年 5 月 1 日。

【应用】 喹螨醚通过与辅酶 Q 位点的复合体Ⅰ相键合，抑制线粒体的电子传递，从而影响代谢作用。该产品为触杀型杀螨剂，具有较好的击倒作用，并有杀卵活性，阻止螨卵孵化。

在 10～25g/hl 施药剂量下，可有效防治杏树、苹果、柑橘、棉花、葡萄和观赏植物上的褐叶螨（*Eutetranychus*）、全爪螨（*Panonychus* spp.）、大黄叶螨（*Tetranychus* spp.）和紫红短须螨（*Brevipalpus phoenicis*）等。

【小结】 1993 年，陶氏益农（现道农业科学）将喹螨醚引入市场；2002 年，Margarita International（Gowan Corporation）从陶氏益农公司收购了喹螨醚的全球权利。喹螨醚的主要产品 Magister 已在世界上超过 25 个国家销售，用于防治苹果、梨、葡萄、柑橘、棉花、观赏植物、番茄和蔬菜上的叶螨。

喹螨醚的欧盟专利已于 2009 年 1 月 24 日期满，没有获得英国补充保护证书（SPCs）。其美国专利保护期截至 2012 年 5 月 1 日。

截至 2010 年 5 月，喹螨醚仍未列入欧盟农药登记指令（91/414）附录 1，但是，该产品一旦列入附录 1，其登记资料将会获得 5 年的保护期，这样它的资料保护将远远超过其专利保护期。非专利产品生产厂商想要进入欧盟市场，他们必须自行准备一套完整的登记资料，或者与资料拥有公司协商，或者等到资料保护期满后再进入这片市场。

喹螨醚的生产工艺比较简单，其关键中间体来源广泛。但是，由于其生产步骤繁多，所以如果只是少量生产的话，那么在控制生产成本上存在一些困难。

一旦喹螨醚列入欧盟农药登记指令（91/414）附录1，那么其5年期的资料保护将为其构筑市场准入壁垒，从而使非专利产品生产商很难进入欧盟市场，不过，这些生产商可以先行开发其他市场。

参 考 文 献

农药科学与管理，2005，（6）：33.

唑螨酯 （fenpyroximate）

$C_{24}H_{27}N_3O_4$，421.5

【化学名称】 (E)-α-(1,3-二甲基-5-苯氧基吡唑-4-基亚甲基氨基氧)对甲苯甲酸叔丁酯 （IUPAC）

1,1-二甲基乙基-(E)-4-[[[[(1,3-二甲基-5-苯氧基-1H-吡唑-4-基)亚甲基]氨基]氧]甲基]苯甲酸酯 （CA）

【CAS 登录号】 ［134098-61-6］；［111812-58-9］，未指明立体化学

【其他名称】 Danitoron、Danitron、Ortus、Pamanrin、Kiron、Meteor （日本农药）；Akari （日本农药，Sepro）；Manhao （中国台湾，日本农药公司）；Acaban、Asalto、Dynamite、Naja （先正达）；Sequel、Acaritan、Kendo、Miro（拜耳作物科学）；Terror （Calliope）

【理化性质】 原药含量≥950g/kg （澳大利亚的标准要求），或≥99.5%（美国的标准要求）。外观：白色结晶状粉末；熔点：101.1～102.4℃；蒸气压：0.0075mPa（25℃）；分配系数：$K_{ow} \lg P = 5.01$ （20℃）；密度：1.25g/cm³（20℃）。溶解度：在水中溶解度为 $1.46×10^{-2}$ mg/L（20℃）；在甲醇中溶解度为15g/L，丙酮中为150g/L，二氯甲烷中为1307g/L，氯仿中为1197g/L，四氢呋喃中为737g/L（25℃）。

稳定性：在酸和碱中稳定。

【毒性】

(1) 哺乳动物毒性 急性经口 LD_{50}：雄性大鼠为 480mg/kg，雌性大鼠为245mg/kg。雄、雌大鼠急性经皮 LD_{50}＞2000mg/kg。对兔皮肤无刺激性；对兔眼睛稍有刺激。吸入 LC_{50}（4h）：雄性大鼠为 0.33mg/L，雌性大鼠为 0.36mg/L。NOEL：雄性大鼠为 0.97mg/kg（bw），雌性大鼠为 1.21mg/kg（bw）。ADI：0.01mg/kg（bw）。长期研究表明，无致癌、致畸和致突变作用。

毒性级别：世界卫生组织 （有效成分） 为Ⅱ级。

(2) 生态毒性 鹌鹑和野鸭 LD_{50}＞2000mg （原药）/kg。鹌鹑和野鸭饲喂LD_{50}（8d）＞5000mg/kg。鲤鱼 LC_{50}（48h） 为 0.006mg/L。水蚤 LC_{50}（3h） 为0.085mg/L。对蜜蜂的无作用剂量为 250mg/kg （5 倍推荐剂量）。对捕食性螨相

对无毒。在 25～50mg/kg 剂量下，对草蛉 (*Chrysoperla carnea*)、异色瓢虫 (*Harmonia axyridis*)、对虾 (*Ephedrus japonicus*)、三突花蛛 (*Misumenops tricuspidatus*)、拟环纹狼蛛 (*Lycosa pseudoannulata*)、小花蝽 (*Orius* spp.) 和蓟马 (*Scolothrips* spp.) 几乎无不良影响。

（3）环境归趋　土壤/环境：DT_{50} 为 26.3～49.7d。

【剂型】　主要剂型有：悬浮剂（SC）、水乳剂（EW）和乳油（EC）等。

【开发与登记】　唑螨酯是由 T. Konno 等在 1990 年的英国布赖顿植保会议上报道、1991 年由日本农药株式会社开发的杀虫杀螨剂。

截止到 2000 年 5 月 31 日，有意支持唑螨酯在欧盟评审的公司只有日本农药株式会社。该有效成分作为现有活性成分划归为第 3 组评估产品。2009 年 5 月 1 日，唑螨酯列入欧盟农药登记指令（91/414）附录 1，其登记资料保护期至 2014 年 4 月 30 日。

1993 年唑螨酯在法国取得登记，这是该产品首次在欧洲登记。

1995 年安万特（现拜耳作物科学）在英国市场销售唑螨酯产品 Sequel；1994 年在德国和意大利市场销售，商品名分别为 Kiron 和 Miro。

1995 年在希腊、西班牙和瑞士销售，并引入葡萄牙市场。

1995 年唑螨酯在全球的销售额估计为 3200 万美元。

在全球约 30 个国家取得登记。

2000 年日本农药株式会社的唑螨酯在美国获准登记。

2003 年 Staehler 公司在德国销售唑螨酯，并成为唑螨酯的登记拥有商。

2004 年日本农药株式会社的唑螨酯在美国登记用于食品。

Nichino America Inc. 公司在美国登记了多个唑螨酯单剂产品：Akari 5SC（杀虫杀螨剂，5.0%）、唑螨酯原药（99.5%）和 Fuji 5EC（杀虫杀螨剂，5.0%）等。

英国登记的唑螨酯也多为单剂：NNI-850 5SC（日本农药株式会社和 Certis 公司销售，51.30g/L）及 Sequel（Certis 公司，51.30g/L）等。

根据 2010 年 5 月中国官方公布的信息，共有 34 家企业（包括日本农药株式会社）取得临时登记证 7 个，正式登记证 36 个（含 1 个分装产品）。其中，原药产品 7 个；制剂加工产品 36 个，剂型包括乳油、水乳剂和悬浮剂，复配产品为 13%唑酯·炔螨特乳油和 13%唑酯·炔螨特水乳剂。

【合成路线】

◆ 关键中间体：1,3-二甲基-5-苯氧基-1*H*-吡唑-4-甲醛肟和 4-氯甲基苯甲酸叔丁酯等。

1,3-二甲基-5-苯氧基-1*H*-吡唑-4-甲醛肟   4-氯甲基苯甲酸叔丁酯

◆ 中间体 1,3-二甲基-5-苯氧基-1*H*-吡唑-4-甲醛肟的合成：

$CH_3NHNH_2 + CH_3COCH_2COOC_2H_5$

◆ 中间体 4-氯甲基苯甲酸叔丁酯的合成：

方法 1：

方法 2：

$$ClH_2C-\langle\ \rangle-COCl \xrightarrow[\text{催化剂}]{t\text{-}C_4H_9\text{-}OH} ClH_2C-\langle\ \rangle-COOC_4H_9\text{-}t$$

【分析和残留】 产品用高效液相色谱法（HPLC）分析。

残留：土壤中的残留用气液色谱法分析（GLC），水中的残留用高效液相色谱法分析（HPLC），植物中的残留用气液色谱法或高效液相色谱法（GLC/HPLC）皆可。

朱兴江等采用固相萃取高效液相色谱法，建立了一种简单、快速、有效的适用于柑橘中唑螨酯残留的检测方法。王进等先后报道了采用液相色谱法建立唑螨酯在苹果中的残留分析方法和采用基质固相分散萃取、液相色谱法检测柑橘中唑螨酯残留的方法。

【专利概况】 欧洲专利：日本农药株式会社-EP0234045，该专利申请日期为1986年12月23日，截止日期为2006年12月22日。

英国补充保护证书（SPCs）：

SPC/GB97/031 EP 0234045-唑螨酯。欧盟授权资料：法国，1992年2月1日，最长有效期至2007年1月31日。

美国专利：日本农药株式会社-US4843068，专利截止日期为2006年12月28日。

中国专利：该品种由日本农药株式会社开发，曾围绕同一结构通式提出2项中国专利申请，专利号和发明名称分别为：ZL86108691，制备吡唑肟衍生物的方法；ZL91108000，含吡唑肟衍生物的杀虫和杀螨组合物。此2项专利均于2006年12月26日到期。

国内分别有农药企业和个人申请了唑螨酯与阿维菌素的复配制剂以及唑螨酯水分散粒剂的专利，目前尚未授权。

【应用】 唑螨酯为复合体Ⅰ上线粒体电子传递抑制剂。该产品主要通过触杀和胃毒作用，对幼虫、若虫和成虫具有快速击倒活性。同时，对幼虫蜕皮具有一定的抑制作用。

唑螨酯可以控制重要的捕食性螨类。在 $25\sim75g/hm^2$ 剂量下，可有效防治柑橘、苹果、梨、桃子和葡萄等的叶螨科（*Tetranychidae*）、跗线螨科（*Tarsonemidae*）、细须螨科（*Tenuipalpidae*）和瘿螨科（*Eriophyidae*）等害螨。

浙江省柑橘研究所进行了17.5％唑螨酯·噻嗪酮ME防治柑橘全爪螨的试验，结果表明，该药剂在春冬季使用，对作物是安全的，虽然速效性一般，但表现出良好的持效性。崔伯法用11％三唑锡·唑螨酯WP对柑橘红蜘蛛进行了田间药效试验，试验初步表明，该药剂1000～3000倍液防治柑橘红蜘蛛是有效的，持效期可达30d左右，对试验作物和天敌较安全。

【小结】 唑螨酯是由日本农药株式会社发现、并于1991年开发的杀螨剂。

唑螨酯在欧盟和美国的专利保护都已到期，其英国补充保护证书（SPCs）也已于 2007 年 1 月 31 日期满。

2009 年 5 月 1 日，唑螨酯被列入欧盟农药登记指令（91/414）附录 1，其登记资料保护期至 2014 年 4 月 30 日。由于登记资料的保护作用，非专利产品生产商想要进入欧盟或美国市场，必须自行准备一套完整的登记资料，或者与资料拥有商协商，也可以等到资料保护期满后再进入这片市场。

生产唑螨酯的关键中间体 1,3-二甲基-5-苯氧基-1*H*-吡唑-4-甲醛肟涉及多个反应步骤，若小规模地生产唑螨酯，并把成本控制在一个可接受的范围内存在一定的难度；另外，要想生产出 99.5％的高纯度原药（美国的标准要求）也不是一件容易的事。尽管如此，目前已有很多印度和中国的非专利产品生产商生产唑螨酯。

由于登记资料的保护作用，非专利产品生产商将很难进入欧盟和美国市场。然而在此之前，他们可能会将目标瞄准许多其他市场。

参 考 文 献

［1］ 食品科学，2007，28（1）：239.
［2］ 安徽农业大学学报，2007，34（1）：49.
［3］ 浙江柑橘，2008（4）：21.
［4］ 浙江柑橘，2001，18（1）：31.

氟虫腈 （fipronil）

$C_{12}H_4Cl_2F_6N_4OS$, 437.2

【化学名称】 （±）-5-氨基-1-(2,6-二氯-α,α,α-三氟对甲苯基)-4-三氟甲基亚磺酰基吡唑-3-腈 （IUPAC）

5-氨基-1-[2,6-二氯-4-(三氟甲基)苯基]-4-[（1R,S)-(三氟甲基)亚磺酰基]-1H-吡唑-3-腈 （CA）

【CAS 登录号】 ［120068-37-3］

【其他名称】 Prince （日产）；Ascend、Blitz、Chipco Choice、Cosmos、Goliath、Icon、KB Guepes、Metis、Regent、Termidor、Texas、Violin（巴斯夫）；Frontline（兽用，拜耳作物科学）

【理化性质】 原药含量≥950g/kg （FAO 的标准要求）；外观：白色固体；熔点：200～201℃ （原药，195.5～203℃）；蒸气压：$3.7×10^{-4}$mPa(25℃)；分配系数：$K_{ow}\lg P = 4.0$ （摇瓶法）；亨利常数：$3.7×10^{-5}$ Pa·m³/mol （计算值）；相对密度：1.477～1.626(20℃)。溶解度：在水中溶解度为 1.9mg/L(pH 5)，2.4mg/L(pH 9)，1.9mg/L （蒸馏水）（均为 20℃）；在丙酮中溶解度为 545.9g/L，二氯甲烷中为 22.3g/L，正己烷中为 0.028g/L，甲苯中为 3.0g/L （均为 20℃）。

稳定性：pH 值为 5 和 7 时，在水中稳定；pH 值为 9 时缓慢水解 （DT_{50} 约为 28d）。对热稳定。日光下缓慢降解 （连续照射 12d 后，降解约 3%）；在水溶液中迅速光解 （DT_{50} 约为 0.33d）。

【毒性】

（1）哺乳动物毒性 急性经口 LD_{50}：大鼠为 97mg/kg，小鼠为 95mg/kg。急性经皮 LD_{50}：大鼠＞2000mg/kg，兔为 354mg/kg。对皮肤或眼睛无刺激性 （OECD 标准）；对皮肤不致敏。吸入 LC_{50}(4h)：大鼠为 0.682mg/L （原药，仅鼻子暴露）。NOEL：（2 年）大鼠为 0.5mg/kg （饲料）；（18 个月）小鼠为 0.5mg/kg （饲料）；（52 周）狗 （雌、雄）为每日 0.2mg/kg(bw)。ADI 为 0.0002mg/kg(bw)。无致突变和致畸作用，对繁殖无不良影响。对所有供试对象的观察发现，其毒性临床症状与该分子在神经递质受体上的相互作用一致，但这一过程是完全可逆的。

毒性级别：世界卫生组织（有效成分）为Ⅱ级，美国环保署（制剂）为Ⅱ级。

（2）生态毒性　鸟类急性经口 LD_{50}：鹌鹑为 11.3mg/kg，野鸭＞2000mg/kg，野鸡为 31mg/kg，红腿鹧鸪为 34mg/kg，家雀为 1120mg/kg，鸽子＞2000mg/kg；饲喂 LC_{50}（5d）：鹌鹑为 49mg/kg（饲料），野鸭＞5000mg/kg（饲料）。鱼类急性吸入 LC_{50}（96h）：蓝鳃太阳鱼为 85μg/L，虹鳟为 248μg/L，欧洲鲤鱼为 430μg/L。水蚤 LC_{50}（48h）为 0.19mg/L；隆线水蚤（D. carinata）（48h）为 3.8mg/L。藻类 EC_{50}（96h）：栅藻（Scenedesmus subspicatus）为 0.068mg/L；（120h）羊角月牙藻（Selenastrum capricornutum）＞0.16mg/L，水华鱼腥藻（Anabaena flos-aquae）＞0.17mg/L。蜜蜂：直接接触和摄入时对蜜蜂高毒。但是，作为土壤或种子处理时，对蜜蜂无风险。对蠕虫无毒。

（3）环境归趋　动物：氟虫腈在大鼠体内一旦被吸收，便迅速分布和代谢。氟虫腈及其砜主要通过粪便排出体外。尿液中的两个主要代谢产物为吡唑开环产物的共轭体。7d 后，放射性残留物在组织中的分布广泛。在山羊和母鸡的组织中，砜是唯一确定的代谢产物。

植物：拌土施用于棉花、玉米、甜菜和向日葵等作物时，植物对氟虫腈的吸收都很少（约5%）。在作物成熟期，所有植物中的主要残留成分为氟虫腈、砜和酰胺。叶面应用于棉花、白菜、水稻和马铃薯等作物时，成熟期作物中的主要残留组分为氟虫腈及其光解产物。

土壤/环境：实验室和大田试验表明，氟虫腈容易降解；在土壤需氧条件下的主要降解物为砜和酰胺，在土壤厌氧条件下的主要降解产物为硫化物和酰胺。土壤施用的氟虫腈通过光解产生光解产物、砜和酰胺。K_{oc} 为 427（Speyer 2.2）～1248（沙壤土）。新、旧柱淋溶试验（5种土壤）表明，氟虫腈及其代谢物在土壤中向下移动的风险低；田间消散试验也证明了这一结论。拌土沿沟施用氟虫腈颗粒剂后，可测定的残留物仅限于土壤上层 30cm 内，无明显横向移动或残留。

【剂型】　主要剂型有：乳油（EC）、种子处理悬浮剂（FS）、颗粒剂（GR）、悬浮剂（SC）、超低容量液剂（UL）、水分散粒剂（WG）和饵剂（RB）等。

陈金红等探索了以水为介质的原位聚合法制备壁材为脲醛树脂的氟虫腈农药微囊粒剂的缩聚反应工艺，讨论了反应介质的酸化时间、搅拌速度以及固化方式对微囊粒径及微囊结构的影响。结果表明，用酸性无机盐催化剂，酸化时间 120min，固化时间 90min，搅拌速度 3000r/min 以及选择乳化剂 0201B，可制得包覆良好、粒径分布均匀的微胶囊。若采用喷雾干燥进行固化，也可制成粒径均匀、包覆良好和流动性好的微囊颗粒。蔡碧琼等介绍了高含量 8.0% 氟虫腈·高效氯氟氰菊酯微乳剂的配方研究。

【开发与登记】　1987 年罗纳-普朗克公司在英国 May & Baker 的科学家发现

了杀虫剂氟虫腈。后来罗纳-普朗克公司与德国先灵公司合并为安万特作物科学公司，2002年安万特公司被拜耳公司收购。然而，为了满足欧盟和美国管理机构提出的反垄断条件，拜耳公司将氟虫腈在作物上的使用权剥离给巴斯夫公司，但拜耳公司还保留着该品种在非作物领域应用的一些市场。剥离给巴斯夫公司的氟虫腈项目中还包括位于法国诺曼底的生产厂，该厂拥有年产800t氟虫腈原药的生产能力。

由安万特出资控股75％、浙江省杭州农药总厂控股25％的合资企业安万特作物科学杭州分公司负责分装和加工氟虫腈，2001年协议扩大至生产氟虫腈原药。该生产厂不包括在剥离给巴斯夫的氟虫腈项目之中。

氟虫腈的销售情况：1995年的销售额为0.58亿美元（其中60％来自于兽用市场）；1996年的销售额为1.36亿美元；1999年为1.8亿美元；2001年为2～2.5亿美元；2003年销售额为3.45亿美元，销售量为800t。

1993年在法国登记和开发，并在亚太地区登记用于水稻。

1994年11月19日氟虫腈（锐劲特）在中国获得行政保护，授权号为：NB-FR94111903。1995年在中国登记。

1995年进入马来西亚市场。

1995年在巴西登记。

1996年在美国首次登记用于草坪维护，并有着极好的市场前景。

1996年进入日本和中国台湾市场。其中，日本市场由日产和日本农药株式会社负责开发。

1997年在美国登记，1998年投放美国市场。

1997年进入印度市场。

氟虫腈曾是中国水稻市场领先的进口杀虫剂。

1998年氟虫腈与涕灭威（aldicarb）复配产品Cardina投放市场。1999年氟虫腈与烯丙苯噻唑（probenazole）的复配产品在日本市场销售。

2001年氟虫腈销售额经历了大幅度的增长，这是该产品进入美国52亿美元杀白蚁市场的第2年。

2002年在英国登记用于观赏性植物。

巴斯夫收购了拜耳公司的氟虫腈权利。这也是拜耳公司收购安万特时，为了满足欧美提出的反垄断要求而作出的反应。2001年氟虫腈的销售额估计为2亿～2.5亿美元。

2002年日本北兴化学工业株式会社在本国开发了氟虫腈与烯丙苯噻唑的复配产品Builder Prince，用于水稻育苗箱。

2004年巴斯夫公司从拜耳收购了其位于法国的生产厂，该厂主要生产氟虫腈、异菌脲（iprodione）和灭菌唑（triticonazole）。

2005 年氟虫腈作为玉米种子处理剂在美国市场开发。

氟虫腈在美国的登记产品超过 40 个，其中许多用于非作物市场。

巴斯夫在英国销售氟虫腈产品 Regent 1 GR(0.100%，质量分数)，Certis 公司在英国销售氟虫腈产品 Vi-Nil(0.100%，质量分数)。

2007 年 10 月 1 日，氟虫腈被列入欧盟农药登记指令（91/414）附录 1，其登记资料保护期至 2012 年 9 月 30 日。

根据 2010 年 5 月中国官方公布的信息，共有 17 家企业（包括德国拜耳作物科学公司和韩国汉高家庭护理有限公司）取得临时登记证 6 个（含卫生用产品 1 个），正式登记证 31 个（含卫生用产品 3 个）。其中，原药产品 14 个；制剂加工产品 23 个，包括超低容量液剂、饵剂、乳油、水分散粒剂、悬浮剂、种子处理悬浮剂等剂型，含复配制剂 4 个，分别与三唑磷、氟铃脲、溴氰菊酯、高效氯氟氰菊酯进行复配。

【合成路线】

1. 早期合成路线：

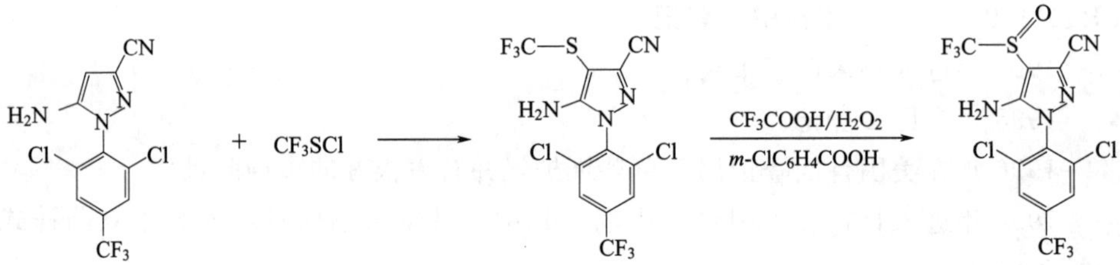

2. 一步法合成路线：

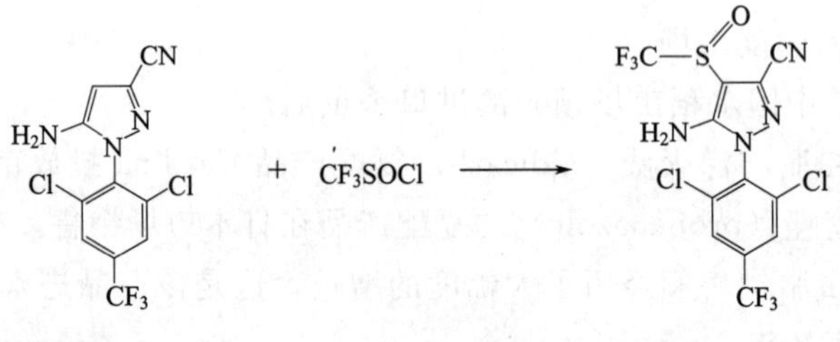

3. 近期合成路线：

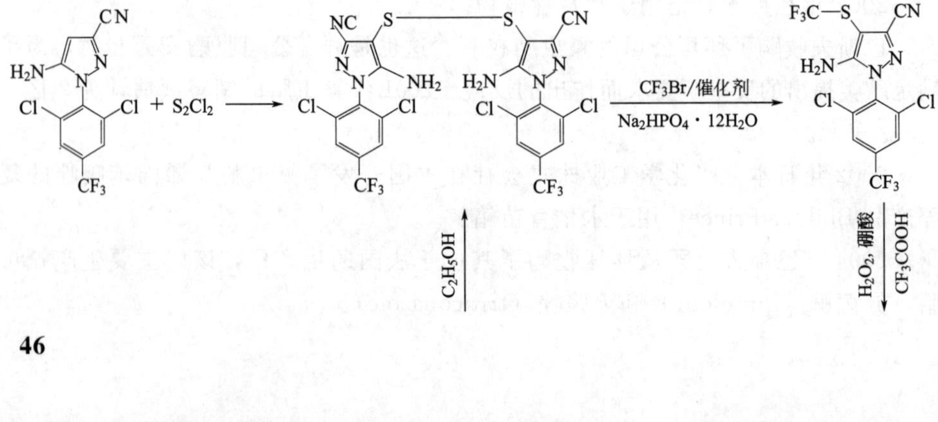

46

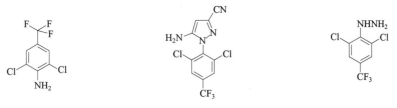

◆ 关键中间体：2,6-二氯-4-三氟甲基苯胺、5-氨基-1-[2,6-二氯-4-(三氟甲基）苯基]-1H-吡唑-3-腈和2,6-二氯-4-三氟甲基苯肼等。

2,6-二氯-4-三氟甲基苯胺　　5-氨基-1-[2,6-二氯-4-(三氟甲基)苯基]-　　2,6-二氯-4-三氟甲基苯肼
　　　　　　　　　　　　　　　　　　　1H-吡唑-3-腈

◆ 中间体 2,6-二氯-4-三氟甲基苯胺的合成

方法1：

$$F_3C-\underset{}{\bigcirc}-NH_2 + Cl_2 \longrightarrow F_3C-\underset{}{\bigcirc}\underset{Cl}{\overset{Cl}{-}}NH_2$$

方法2：

$$Cl-\bigcirc-CF_3 + HCON(CH_3)_2 \longrightarrow F_3C-\bigcirc-N\underset{CH_3}{\overset{CH_3}{}} \xrightarrow{Cl_2} F_3C-\bigcirc-NH_2$$

方法3：

$$\bigcirc CH_3 \xrightarrow{硝化} O_2N-\bigcirc-CH_3 \xrightarrow{侧链氯化} O_2N-\bigcirc-C(Cl)(Cl)(Cl) \xrightarrow{环氯化}$$

$$\xrightarrow{卤素交换} \xrightarrow{硝基还原}$$

◆ 中间体 5-氨基-1-[2,6-二氯-4-(三氟甲基）苯基]-1H-吡唑-3-腈（芳基吡唑腈）的合成

方法1：

方法 2：

方法 3：

方法 4：

方法 5：

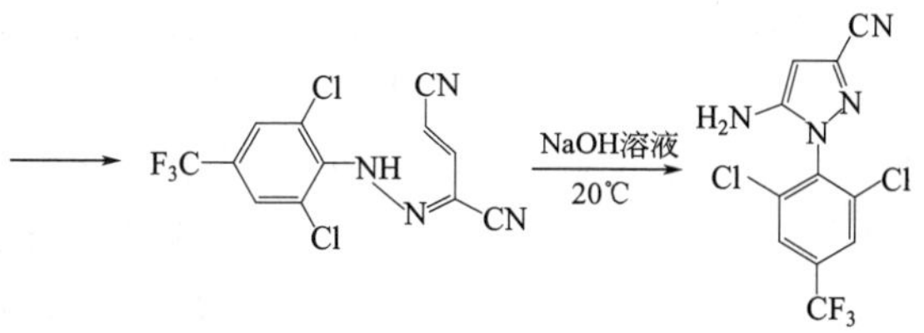

方法6：

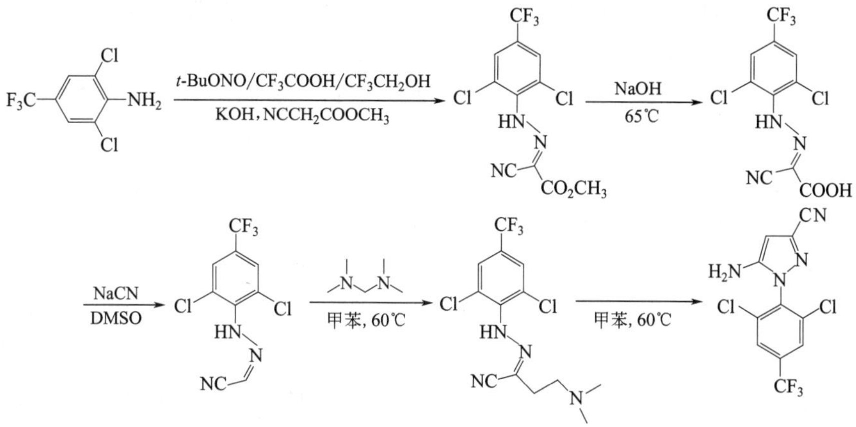

◆ 中间体2,6-二氯-4-三氟甲基苯肼的合成：

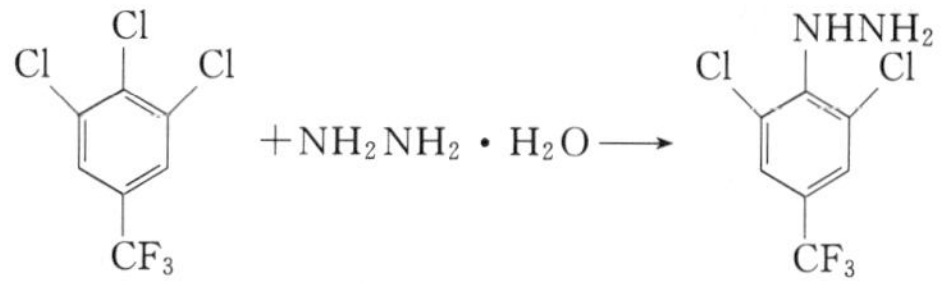

【分析和残留】 产品：用带紫外检测器的高效液相色谱法（HPLC）分析；残留：用带电子捕获检测器的气相色谱法（GC）分析。

国内在氟虫腈分析方面所作的研究多数采用液相色谱法，如武中平、荣维广等对氟虫腈的分析、杨开莲等对36％氟虫腈·乙酰甲胺磷乳油的分析、朱传明对31％三唑磷·氟虫腈乳油的分析，均采用液相色谱方法，王鹏等还对马拉硫磷和氟虫腈2种手性杀虫剂进行了对映体的高效液相色谱拆分研究，仅徐立生等进行了氟虫腈的气相色谱分析研究。国内对氟虫腈残留方面的研究涉及范围比较广，如谷物及土壤中氟虫腈残留分析方法研究，豆类蔬菜中氟虫腈残留分析方法研究，氟虫腈在甘蓝及土壤中的残留动态研究，辣椒、白菜中氟虫腈残留分析方法研究，氟虫腈在竹笋中的残留检测与消解动态，氟虫腈在中药材薏苡仁中的田间残留消解动态，河虾体中氟虫腈残留量气相色谱法测定等。

【专利概况】 欧洲专利：巴斯夫-EP0295117，该专利起始时间为1988年6月10日，专利有效期到2008年6月9日。

英国补充保护证书（SPCs）：SPC(GB00/026) EP 0295117-氟虫腈。欧盟授

权资料：法国，1993 年 7 月 21 日，最长有效期至 2008 年 7 月 20 日。

美国专利：巴斯夫-US5232940，专利截止日期为 2010 年 8 月 2 日。

中国专利：氟虫腈由法国罗纳-普朗克公司开发，曾获中国专利授权，专利号 ZL86108643（发明名称：应用 N-苯基吡唑类杀虫的方法），该化合物专利已于 2006 年 12 月 19 日到期；然而，该公司对氟虫腈及其中间体的制备方法也在我国获得专利授权，专利号 ZL95100789.0（发明名称：杂环化合物的亚磺酰化方法），此项专利的有效期将持续到 2015 年；此外，氟虫腈于 1994 年 11 月 19 日获我国行政保护（NB-FR911903），其保护期已满。

【应用】 氟虫腈为 GABA-氯通道抑制剂，可有效防治对拟除虫菊酯类、环戊二烯类、有机磷类和氨基甲酸酯类等杀虫剂产生抗性的害虫。该产品为广谱杀虫剂，具有触杀和胃毒作用，并具有中等内吸活性。可用作土壤和种子处理剂，叶面应用具有非常好的残效作用。

氟虫腈通过叶面喷洒、土壤或种子处理等，防治许多作物上的多种蓟马。作为土壤处理剂用于防治玉米田中的玉米根虫、金针虫和白蚁等。通过叶面喷洒用于防治棉花上的棉铃象甲和棉盲蝽、十字花科植物上的小菜蛾以及马铃薯上的科罗拉多马铃薯甲虫等。还可以防治水稻上的螟虫、潜叶蛾、飞虱、稻纵卷叶螟和象甲等。叶面喷洒的剂量为 $10 \sim 80g/hm^2$，土壤处理的施药量为 $100 \sim 200g/hm^2$。

近些年来，氟虫腈已经成功地在公共卫生和白蚁防治上得到应用。

国内在氟虫腈的应用方面做了很多研究，内容包括氟虫腈单剂防治水稻二化螟、稻纵卷叶螟、水稻褐飞虱、水稻象甲、棉花绿盲蝽、小菜蛾、菜青虫、瓜绢螟、菜白蝶、马铃薯叶甲、地老虎、黏虫、蟑螂、红火蚁、黑翅土白蚁、东亚飞蝗、草原蝗虫等的试验研究，以及氟虫腈与其他药剂复配防治各类害虫，如氟虫腈分别与毒死蜱、阿维菌素、敌百虫、辛硫磷、杀虫单、乙酰甲胺磷等杀虫剂复配防治稻纵卷叶螟；分别与氟虫酰胺、杀虫单、杀虫安复配防治水稻二化螟；与三唑磷复配防治水稻三化螟；分别与敌百虫、辛硫磷复配防治稻飞虱；10%氟虫腈·高效氯氟氰菊酯悬浮剂防治蔬菜田中小菜蛾；54%吡虫啉·氟虫腈 FS 防治花生地下害虫；鱼藤酮与氟虫腈混用防治黄曲条跳甲等。

2009 年 2 月 25 日，我国农业部、工业和信息化部以及环境保护部联合发布了第 1157 号公告，公告规定自 2009 年 10 月 1 日起，除卫生用、玉米等部分旱田种子包衣剂外，在我国境内停止销售和使用用于其他方面的含氟虫腈成分的农药制剂。

【小结】 氟虫腈是由罗纳-普朗克公司 1987 年发现的杀虫剂。后来罗纳-普朗克公司与德国先灵公司合并成为安万特公司，2002 年安万特公司被拜耳公司收购。然而，为了满足欧盟和美国管理机构提出的反垄断条件，拜耳公司将氟虫腈用于作物上的绝大多数权利剥离给巴斯夫公司。

氟虫腈可以通过叶面喷洒、土壤和种子处理等防治许多作物上的多种害虫，近些年来，该产品在公共卫生和白蚁防治上的应用特别成功。氟虫腈已经成为美国 52 亿美元（2001 年）杀白蚁剂市场的主要产品。

氟虫腈在欧盟的专利保护已于 2008 年 6 月 9 日到期，由于该专利获得了英国补充保护证书（SPCs），因此其最长有效期延至 2008 年 7 月 20 日。氟虫腈的美国专利已于 2010 年 8 月 2 日到期。1994 年 11 月 19 日，氟虫腈（锐劲特）在中国取得了行政保护，不过，其保护期已于 2002 年 5 月届满。

2007 年 10 月 1 日，氟虫腈被列入欧盟农药登记指令（91/414）附录 1，其登记资料保护期至 2012 年 9 月 30 日，从而大大超过了其专利保护期。非专利产品生产商想要进入欧盟市场，他们必须自行准备一套完整的登记资料，或者与资料拥有商协商，还可以等到资料保护期满后再进入这片市场。

氟虫腈的合成工艺步骤繁多，但多数生产工艺相对简单，因此对于非专利产品生产商而言，他们应该能够以合理的价位生产出达到纯度标准的产品。不过，由于氟虫腈的生产技术不同，要生产出具有市场竞争力、并且产品规格符合要求的产品仍具一定的挑战性。

目前，中国有许多厂家生产氟虫腈。

由于资料保护对非专利厂商的阻碍，使得他们很难进入欧盟市场。然而，在进入欧盟市场之前，他们可以把目标定在很多其他的市场上。

尽管受到上述技术、资料保护和市场的限制，但对非专利产品生产商而言，氟虫腈仍是一个非常有吸引力的产品，巴斯夫公司可能会因此失去部分市场，尤其是一些登记相对简单的国家的市场。

参 考 文 献

[1] 中国农学通报，2009（16）：250-254.

[2] 农药科学与管理，2000，21（3）：16-19.

[3] 食品科学，2005，26（9）：377-380.

[4] 农药，2008，47（11）：826-827，833.

[5] 农药学学报，2007，9（3）：280-284.

[6] 中国公共卫生，2005，21（5）：624.

[7] 农业环境科学学报，2007，26（B03）：211-214.

[8] 农药，2006，45（8）：547-549.

[9] 安徽农业科学，2008，36（24）：10294-10294，10353.

[10] 安徽化工，2006，32（3）：66-67.

[11] 应用化学，2006，23（10）：1170-1172.

[12] 农药学学报，2005，7（2）：189-192.

[13] 现代农药，2008，7（4）：22-24.

[14] 安徽农学通报，2007，13（22）：86-87.

[15] 农药，2009，48（6）：452-454.

噻唑磷 (fosthiazate)

$C_9H_{18}NO_3PS_2$，283.3

【化学名称】 (RS)-S-仲丁基-O-乙基-2-氧代-1,3-噻唑烷-3-基硫代膦酸酯；(RS)-3-[仲丁基硫代（乙氧基）膦酰基]-1,3-噻唑烷-2-酮（IUPAC）

O-乙基 S-(1-甲基丙基) (2-氧代-3-噻唑烷基) 硫代膦酸酯（CA）

【CAS 登录号】 [98886-44-3]

【其他名称】 Cierto、Eclahra、Eclesis、Shinnema（石原产业株式会社）；Nemathorin（石原产业株式会社，先正达）

【理化性质】 原药含量≥930g/kg（欧盟的标准要求）；外观：淡黄色液体（原药为浅棕色液体）；沸点：198℃/0.5mmHg；蒸气压：$5.6×10^{-1}$mPa(25℃)；分配系数：K_{ow} lg$P$=1.68。亨利常数：$1.76×10^{-5}$Pa·m^3/mol；相对密度：1.240(20℃)。溶解度：在水中溶解度为9.85g/L(20℃)；在正己烷中为15.14g/L(20℃)。

稳定性：在水中半衰期 DT_{50} 为 3d(pH 9，25℃)。闪点：127.0℃ (Pensky-Martens 闭口杯闪点测试仪)。

【毒性】

(1) 哺乳动物毒性　急性经口 LD_{50}：雄性大鼠为 73mg/kg，雌性大鼠为 57mg/kg。急性经皮 LD_{50}：雄性大鼠为 2396mg/kg，雌性大鼠为 861mg/kg。对兔眼睛有刺激性，对兔皮肤无刺激性，对豚鼠皮肤有致敏作用。吸入 LC_{50} (4h)：雄性大鼠为 0.832mg/L，雌性大鼠为 0.558mg/L。

毒性级别：欧盟级别为 T；R23/25，R39 | Xn；R21 | Xi；R41 | R43 | N；R50，R53。

(2) 生态毒性　鸟类急性经口 LD_{50}：野鸭为 20mg/kg，鹌鹑为 10mg/kg。鱼类吸入 LC_{50} (96h)：鳟鱼为 114mg/L，蓝鳃太阳鱼为 171mg/L。水蚤 EC_{50} (48h) 为 279μg/L。蜜蜂 LD_{50} (48h) 为 0.256μg/蜂。

【剂型】 主要剂型有：乳油 (EC) 和细粒剂 (FG) 等。

【开发与登记】 噻唑磷是石原产业株式会社发现并开发的杀线虫剂，1992

年首次在日本销售。

石原产业株式会社于 1996 年向欧盟递交了噻唑磷作为新活性成分评估的登记申请，1997 年欧盟宣布其登记资料完成。至 2002 年初，噻唑磷的评估工作已历时 5 年多，诸如施药时操作人员的安全和环境归趋等问题仍在审核中。由于评估进程缓慢，2002 年噻唑磷在欧盟的临时登记延长了 2 年。2004 年 1 月 1 日噻唑磷被列入欧盟农药登记指令（91/414）附录 1，因此其登记资料获得了 10 年期的保护权，有效期至 2013 年 12 月 31 日。

1992 年石原产业株式会社将噻唑磷产品 Eclahra 投放日本市场。

石原产业株式会社进一步开发代号为 ASC 66824 的噻唑磷产品。

1998 年投放中国市场。

2001 年在马铃薯、香蕉和烟草上应用推广。

先正达公司从石原产业株式会社收购了噻唑磷在亚太地区以外市场开发的权利。

噻唑磷作为溴甲烷的替代产品，开发用作番茄种植前杀线虫剂。

2004 年噻唑磷在美国首次获准登记。根据"联邦杀虫剂、杀菌剂和杀鼠剂法案"，为了支持新农药化学品或现有农药新使用的登记，噻唑磷登记商可以获得 10 年期的登记资料保护权，起始时间为新活性物质的首个登记日。没有资料所有权公司的许可，其他登记商无权使用保护期内的登记资料。

石原产业株式会社在美国登记了多个噻唑磷产品，其中包括两个乳油制剂和一个原药。

先正达在英国登记了噻唑磷产品 Nemathorin 10G。

【合成路线】

方法 1：

方法 2：

方法3：

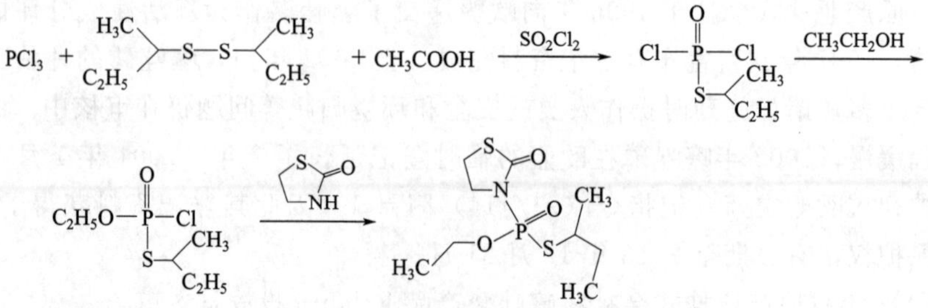

PCl_3 + （结构式） + CH_3COOH →[SO_2Cl_2] （结构式） →[CH_3CH_2OH]

（结构式） →（结构式）

◆ 关键中间体：*S*-仲丁基-*O*-乙基硫代磷酰氯和噻唑烷-2-酮等。

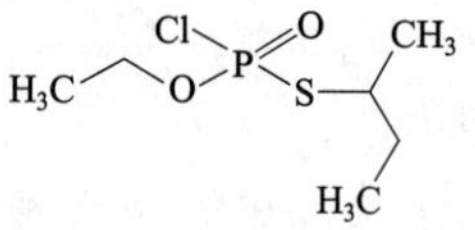

（结构式）

S-仲丁基-*O*-乙基硫代磷酰氯 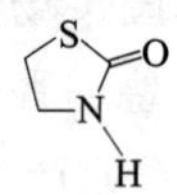　　　　　　　噻唑烷-2-酮

◆ 中间体 *S*-仲丁基-*O*-乙基硫代磷酰氯的合成：

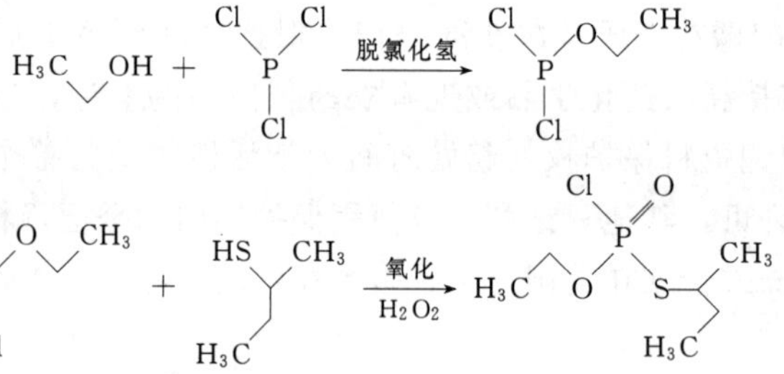

H_3C—OH + （结构式） →[脱氯化氢] （结构式）

（结构式） + HS（结构式） →[氧化 H_2O_2] （结构式）

◆ 中间体噻唑烷-2-酮的合成：

方法1：

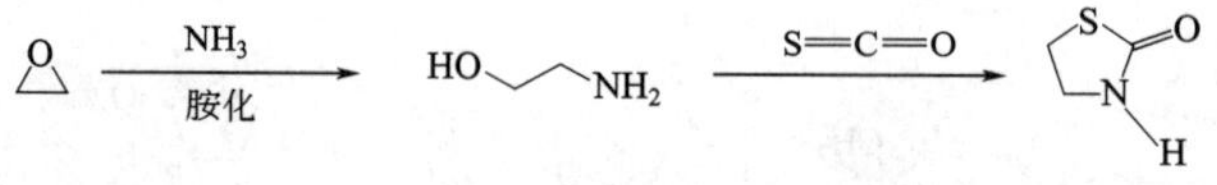

（结构式） →[NH_3 胺化] HO—（结构式）—NH_2 →[S=C=O] （结构式）

方法2：

$H_2NCH_2CH_2OSO_3H$ + CS_2 →[KOH] （结构式） →[H_2O_2] （结构式）

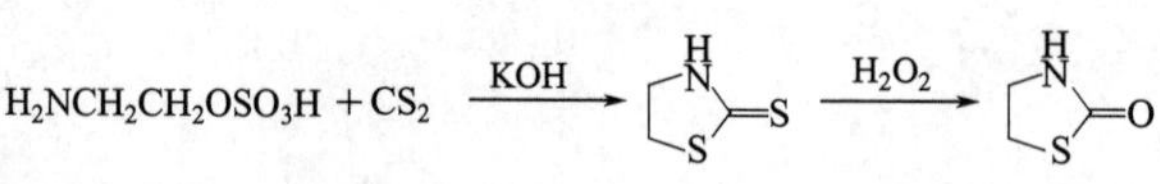

【分析和残留】　刘玉法等建立了紫外-可见分光光度法测定噻唑磷含量的方法。采用正己烷作为溶剂，测定波长为213.9nm，用对照比较法计算含量。噻唑磷在 $23.92 \sim 95.68$mg/L 质量浓度范围内呈线性关系，线性相关系数为0.9996。精密度实验 *RSD* 不超过 0.74%，准确性分析表明噻唑磷的回收率在 $100.21\% \sim 101.16\%$。

【专利概况】　欧洲专利：石原产业株式会社-EP 0146748，该专利申请日期为 1984 年 11 月 7 日，终止日期为 2004 年 11 月 6 日。

英国补充保护证书（SPCs）：SPC/GB98/023 EP 0146748-噻唑磷。最长有效期至 2009 年 11 月 6 日。

美国专利：石原产业株式会社-US 4590182，该专利终止日期为 2004 年 11 月 6 日。

【应用】 噻唑磷为胆碱酯酶抑制剂。该产品施用于土壤，具有内吸性，无熏蒸作用。

噻唑磷可有效防治蔬菜、马铃薯和香蕉等作物上的线虫［如根结线虫（*Meloidogyne* spp.）、胞囊线虫（*Heterodera* spp.）和短体线虫（*Pratylenchus* spp.）等］、蚜虫、螨虫和蓟马等。施药量为 $2.0\sim5.0\mathrm{kg/hm^2}$。

朱金文等用 10% 噻唑磷颗粒剂进行温室处理土壤防治黄瓜根结线虫，试验结果表明，10% 噻唑磷颗粒剂 $1.0\mathrm{kg/667m^2}$、$1.33\mathrm{kg/667m^2}$、$2.0\mathrm{kg/667m^2}$ 3 个处理，药后 30d 土壤中根结线虫 2 龄侵染性幼虫数量减退率分别为 76.8%、78.3% 和 88.5%，可较好地控制黄瓜根结线虫危害。

【小结】 噻唑磷是由石原产业株式会社发现并开发的杀线虫剂。1992 年首先在日本商品化，先正达公司收购了该产品在亚太地区以外市场的开发权。公司正在将其开发用作溴甲烷的替代品，种植前用于防治番茄线虫。

2004 年 11 月 6 日，噻唑磷在欧盟的专利到期。然而，在英国补充保护证书的作用下，该专利延期至 2009 年 11 月 6 日。其在美国的专利保护也已于 2004 年 11 月 6 日期满。

噻唑磷于 2004 年 1 月 1 日被列入欧盟农药登记指令（91/414）附录 1，并获得了自该日起 10 年期的资料保护权；噻唑磷在美国的资料保护持续到 2014 年。因此，无论是在美国还是在欧盟，噻唑磷的资料保护都远远超过其专利保护。非专利产品生产商想要进入欧盟和美国市场，他们必须自行准备一套完整的登记资料，或者与资料拥有商协商，也可以等到资料保护期满后再进入这些市场。

噻唑磷的生产工艺相对简单，其所有的关键中间体来源广泛。因此，从技术层面看，噻唑磷对于非专利产品生产商而言是一个颇具吸引力的产品。

资料保护为欧盟和美国构筑了噻唑磷的市场准入壁垒，所以非专利产品生产商很难进入欧美市场。然而在开发这些市场之前，他们可以把目标锁定在其他很多市场上。

参 考 文 献

[1] 农药，2009，48（5）：350-351.
[2] 植物保护，2004，30（3）：82-83.

茚虫威 （indoxacarb）

$C_{22}H_{17}ClF_3N_3O_7$，527.8

【化学名称】 (S)-N-[7-氯-2,3,4a,5-四氢-4a-（甲氧基羰基）茚并 [1,2-e] [1,3,4] 噁二嗪-2-基羰基]-4'-（三氟甲氧基）苯氨基甲酸甲酯 （IUPAC）

(S)-7-氯-2,5-二氢-2-[[（甲氧基羰基）[4-（三氟甲氧基）苯基] 氨基] 羰基] 茚并 [1,2-e] [1,3,4] 噁二嗪-4a（3H）-羧酸甲酯 （CA）

【CAS 登录号】 [144171-61-9]，DPX-JW062；[173584-44-6]，DPX-KN128

【其他名称】 Avaunt、Steward、Avatar、Rumo、Tornado （杜邦）

【理化性质】 成分：DPX-JW062 是 (S)-异构体 （有效体） 和 (R)-异构体 （无效体） 1∶1 的混合物；DPX-MP062 是这两个异构体 3∶1 的混合物。纯 (S)-异构体被称为 DPX-KN128，纯 (R)-异构体被称为 DPX-KN127。除非另有说明，以下数据是指 DPX-KN128。

原药中 S-异构体的含量≥467g/kg；外观：白色粉末；熔点：88.1℃；蒸气压：$2.5×10^{-5}$mPa（25℃）；分配系数：K_{ow}lg$P$=4.65；亨利常数：$6.0×10^{-5}$ Pa·m³/mol （计算值）；相对密度：1.44（20℃）。溶解度：在水中溶解度为 0.20mg/L（25℃）；在正辛醇中溶解度为 14.5g/L，甲醇中为 103g/L，乙腈中为 139g/L，丙酮中＞250g/kg （均为 25℃）。

稳定性：在水溶液中水解 DT_{50}＞30d（pH 5），38d（pH 7），1d（pH 9）。

【毒性】

(1) 哺乳动物毒性　急性经口 （DPX-MP062） LD_{50}：雄性大鼠为 1732mg/kg，雌性大鼠为 268mg/kg。皮肤和眼睛 （DPX-MP062）：兔急性经皮 LD_{50}＞5000mg/kg。对兔眼睛和皮肤无刺激性，对豚鼠皮肤有致敏作用。大鼠吸入 （DPX-KN128） LC_{50}＞2mg/L。NOEL： （2 年） 雄性大鼠为 60mg/kg，雌性大鼠为 40mg/kg； （18 个月） 雄性和雌性小鼠均为 20mg/kg； （1 年） 雄性和雌性狗均为 40mg/kg。Ames 试验呈阴性。

（2）生态毒性　鸟类（DPX-MP062）：鹌鹑急性经口 LD_{50} 为 98mg/kg。饲喂 LC_{50}（5d）：野鸭＞5620mg/L，鹌鹑为 808mg/L。鱼类（DPX-MP062）：LC_{50}（96h）蓝鳃太阳鱼为 0.9mg/L，虹鳟为 0.65mg/L。水蚤（DPX-MP062）：LC_{50}（48h）为 0.60mg/L。蜜蜂（DPX-MP062）：LD_{50}（经口）为 23.33μg/蜂；LD_{50}（接触）为 1.34μg/蜂。蠕虫（DPX-MP062）：LC_{50}（14d）＞1250mg/kg。其他有益生物：在 30～50g/hm² 剂量下，DPX-KN128 对 4 个供试对象几乎没有或没有不良影响。

（3）环境归趋　动物：用 DPX-JW062 和 DPX-MP062 给服大鼠，进行代谢研究，绝大多数药剂在 96h 内排出体外，这些药剂被广泛代谢，生成许多小分子代谢物。尿液中，代谢物为裂解产物（二氢化茚或三氟甲氧基苯环的产物）；而粪便中，主要代谢物也包括这两个化合物。主要代谢反应包括：二氢化茚环的羟基化作用，与氨基氮相连的羧甲基基团的水解作用，以及噁二嗪开环生成裂解产物。

土壤/环境：在粉砂壤土中的 DT_{50} 为 17d。茚虫威具有中等持效性。需氧条件下的 DT_{50} 为 3～23d，厌氧条件下的 DT_{50} 为 186d。茚虫威在土壤中不移动，K_{oc} 为 3300～9600mL/g。水溶液中光解半衰期 DT_{50} 为 3.0d(pH 5.0)。

【剂型】　主要剂型有：悬浮剂（SC，150g/L）；水分散粒剂（WG，15％和 30％）；乳油（EC，150g/L）；饵剂（RB，0.5％和 1％）以及饵粒（GB，0.05％）等。

【开发与登记】　茚虫威是一种杀虫剂，由杜邦公司农业产品部发现，1996 年在英国布赖顿植保会议上报道。它可以有效防治棉花、果树和蔬菜等作物上的鳞翅目害虫。茚虫威通过阻止昆虫神经系统的钠通道而发挥作用，其羧甲基基团在昆虫体内发生裂解生成活性更高的化合物。

茚虫威是光学异构体 DPX-KN128（S-异构体）：DPX-KN127（R-异构体）＝75：25 的混合物，但只有 DPX-KN128 异构体具有杀虫活性。通用名 indoxacarb 通常指的是活性异构体 DPX-KN128。2006 年，杜邦公司宣布将开发茚虫威的新手性产品，该产品的生产成本比茚虫威降低 25％。

1998 年茚虫威首先在西班牙获准登记，这是该产品首次在全球登记，用于棉花、果树和园艺作物。

2000 年在南非上市，用于蔬菜作物，在马里、布基纳法索、贝宁和多哥开发用于棉花。

2000 年在巴西、印度和巴基斯坦开发用于棉花。同年，在澳大利亚获准登记。2000～2001 年在西班牙市场销售，并在法国、意大利、希腊和荷兰上市。

2000 年，杜邦从澳大利亚国家农业和兽用化学品登记管理局（NRA）获得 Steward（有效成分为茚虫威）的登记权，该产品用于防治棉花棉铃虫和卷叶蛾，并用来防治苹果、梨、椰菜、抱子甘蓝、卷心菜、花椰菜上的鳞翅目害虫，以及生产葡萄酒用葡萄上的苹果浅褐卷叶蛾。

2000年11月茚虫威在美国首次登记。根据美国"联邦杀虫剂、杀菌剂和杀鼠剂法案（FIFRA）"，为了支持新农药化学品或现有农药新使用的登记，茚虫威登记公司获得了10年期的资料专用权，保护期起始于新活性物质的首个登记日。如果没有资料拥有公司的同意，其他登记公司就无法使用保护期内的登记资料。

美国EPA授予茚虫威为减风险产品，并作为有机磷杀虫剂潜在的替代品种，2000年加利福尼亚州紧急豁免茚虫威用于防治棉花上的甜菜夜蛾。同年，杜邦的Steward获准在美国登记用于棉花，Avaunt登记用于果树和蔬菜。

2001年在德国和奥地利上市。

2001年由组合公司（Kumiai）在日本开发，商品名为Tornado。

2002年上半年茚虫威的销售额即达8000万美元，主要用于棉花和特种作物。

由于茚虫威操作较安全，并对环境非常友好，所以占据了氨基甲酸酯和有机磷产品的部分市场份额。

2004年，杜邦和Rallis达成了合作开发茚虫威（由杜邦公司供应）和啶虫脒（由Rallis公司供应）的协议。

2003年和2004年，茚虫威的销售额分别达到1.20亿和1.30亿美元。

2004年Advion火蚁饵剂引入美国市场。

2005年Sapec Agro公司在葡萄牙开发Steward，用于番茄和其他作物。

1997年，杜邦公司向欧盟递交了茚虫威作为新活性成分评估的登记申请，1998年欧盟宣布茚虫威的登记资料完成。2003年12月，茚虫威在欧盟的临时登记延长两年。由于欧盟的评估进程缓慢，2005年临时登记到期的茚虫威再次获准登记延长。也就是说，2006年初茚虫威在欧盟获得正式登记前，已经两度延长了登记有效期。2006年4月1日茚虫威列入欧盟农药登记指令（91/414）附录1，资料保护期为10年，起始日即为2006年4月1日。

茚虫威的主要适用作物包括：苜蓿、苹果、杏树、茄子、芸苔、花椰菜、抱子甘蓝、卷心菜、樱桃、鹰嘴豆、羽衣甘蓝、棉花、越橘、食叶蔬菜、食果蔬菜、葡萄、园艺作物、球茎甘蓝、莴苣、玉米、绿豆、亚洲梨、蜜桃、桃、花生、梨、青椒、李子、马铃薯、大豆、甜玉米、番茄、梨果、葡萄树等。

目前，茚虫威的主要市场有：澳大利亚、贝宁、哥伦比亚、匈牙利、肯尼亚、摩洛哥、巴基斯坦、南非、多哥、奥地利、巴西、法国、印度、马里、荷兰、波兰、西班牙、委内瑞拉、比利时、布基纳法索、德国、意大利、墨西哥、新西兰、葡萄牙、瑞士和美国等。

根据2010年5月中国官方公布的信息，茚虫威相关产品在我国共取得6个正式登记，包括美国杜邦公司的94％茚虫威原药、70.30％茚虫威母药、150g/L茚虫威悬浮剂和30％茚虫威水分散粒剂，以及2个国内企业的分装产品；7个临时登记，分别为美国杜邦公司的150g/L茚虫威乳油，上海杜邦农化有限公司的11％茚威·吡虫啉可湿性粉剂和4.75％阿维·茚虫威可湿性粉剂，上海生农生化制品有限公司的分装产品150g/L茚虫威乳油以及3个卫生用药，分别是新西兰庄臣有限公司的0.5％、1％杀蟑饵剂和美国杜邦公司的0.05％杀蚁饵粒。

【合成路线】

方法1：

方法 2：

脱氯化氢

◆ 关键中间体：间氯苯甲醛、5-氯-1*H*-茚-1-酮、对三氟甲氧基苯胺和 4-（三氟甲氧基）苯基氨基甲酸甲酯等。

间氯苯甲醛　　　5-氯-1*H*-茚-1-酮　　　对三氟甲氧基苯胺　　　4-(三氟甲氧基)苯基氨基甲酸甲酯

【分析和残留】　分析：戴玫等采用反相高效液相色谱外标法，以甲醇-水作为流动相，用 C_{18} 柱和紫外检测器（230nm）测定了 30％茚虫威乳油的含量。结果表明：方法的标准偏差为 0.048，变异系数为 0.16％，平均回收率为 99.15％，线性相关系数为 0.9983。马俊凯等研究了茚虫威 10％悬浮剂的液相色谱分析方法，也取得了比较理想的结果。

残留：国内对茚虫威残留研究的报道比较多，内容涉及 15％茚虫威悬浮剂在棉花和土壤中的残留动态研究、超高效液相色谱-质谱法/气相色谱法测定蔬菜水果中茚虫威的残留量、茚虫威在甘蓝和土壤中的残留量及消解动态研究、茚虫威在菜用大豆及豇豆上残留动态及安全使用技术等。

【专利概况】　欧洲专利：杜邦-EP 0565574，申请日期为 1991 年 12 月 17 日，终止日期为 2011 年 12 月 16 日，没有获得英国补充保护证书（SPCs）。

美国专利：杜邦-US 5462938，终止日期为 2012 年 10 月 30 日。

中国专利与行政保护：该品种由杜邦公司开发，获中国专利授权，专利号 ZL91111730.X（发明名称：*N*-甲酰苯胺类杀节肢动物剂），该专利将于 2011 年 12 月 21 日到期。2001 年 12 月 30 日获行政保护（NB-IT2001123023），已于 2009 年 6 月 30 日到期。

先正达、拜耳等外国公司以及华南农业大学、湖南化工研究院等分别取得了茚虫威与 γ-氯氟氰菊酯、噻虫胺、印楝素、杀虫单等组分的复配制剂专利，这些专利均在有效期内。

【应用】　活性组分 DPX-KN128 可以阻塞神经细胞中的钠通道。该产品通过接触和摄食进入虫体，使害虫拒食、行动失调、麻痹，最终致死。

DPX-MP062广泛用于防治棉花、蔬菜和果树上的鳞翅目害虫，用药量为$12.5\sim125g/hm^2$。

国内有关单位分别进行了15％茚虫威悬浮剂防治稻纵卷叶螟、甜菜夜蛾、苹果园黄刺蛾的药效试验，均取得比较理想的效果。董波等进行的试验结果表明，茚虫威15％乳油对三代稻纵卷叶螟防效突出，药后14d，对三代稻纵卷叶螟的防效仍高达88.31％。

2003年，湖北省松滋市植保站在棉花、蔬菜、水产养殖等作物领域内对茚虫威进行了大面积示范，取得了满意的效果。防治棉花棉铃虫3750倍液，药后7d防效仍达到94％，对高龄幼虫杀灭效果好，2005年被该市确定为防治棉花棉铃虫、斜纹夜蛾的首选药剂。茚虫威还可用于网箱养殖黄鳝中杀灭黄鳝栖息用水生杂草上的虫子，对黄鳝安全。

据严仪宽报道，茚虫威对防治蔬菜的甜菜夜蛾、小菜蛾、棉铃虫、斜纹夜蛾（黑头虫）等抗性害虫有优异的防效，已在我国华南沿海经济发达地区，特别是珠江三角洲蔬菜生产区推广使用。黄俊等试验研究了不同剂量0.045％茚虫威饵剂对红火蚁的田间防治效果，并探讨了红火蚁饵剂防治效果评价方法和标准。

【小结】 茚虫威是由杜邦公司开发的杀虫剂，用于防治棉花、果树和蔬菜等作物上的鳞翅目害虫。Avaunt提供了广泛的杀虫谱，重入间隔短，对主要害虫具有持效作用。

至2005年，茚虫威的销售额接近1.50亿美元。

茚虫威的欧洲专利有效期至2011年，美国专利至2012年期满，没有获得英国补充保护证书（SPCs）的保护，但可能拥有其他欧洲国家的SPCs。

2000年茚虫威首次在美国登记，其10年期的登记资料保护期至2010年11月。同样，在欧盟，茚虫威于2006年4月1日列入欧盟农药登记指令（91/414）附录1中，该产品登记资料的10年保护期也从这一天起算。有意进入欧盟市场的非专利产品生产商要么自行准备一套完整的登记资料，要么与杜邦公司协商使用其登记资料。

茚虫威的生产工艺中，有几步存在一定的难度，并且需要获得合适比例的光学异构体。对一些非专利产品公司而言，茚虫威的生产工艺并不简单。然而，目前已经有两家印度公司宣称可以生产茚虫威。

未来的几年，茚虫威在欧盟和美国市场仍将受到专利和登记资料的双重保护，然而，其他市场将可能成为非专利产品公司开发的目标，因为茚虫威是一个颇具吸引力的产品。茚虫威的市场已被许多制剂产品所分割，杜邦公司为了在市场上增加品牌数量，已经通过第三方销售基于茚虫威的产品。这一市场策略很可能帮助杜邦公司在茚虫威的后专利环境中维持其可观的市场份额。

参 考 文 献

[1] 农业环境科学学报，2005，24（5）：1027.

[2] 现代农药，2007，6（5）：30.

[3] 农药科学与管理，2005，26（12）：8.

[4] 亚热带植物科学，2008，37（2）：46.

[5] 安徽化工，2009，35（2）：68.

[6] 精细化工中间体，2008，38（5）：62.

[7] 农药科学与管理，2009，30（3）：31.

[8] 植物保护，2009，35（3）：145.

虱螨脲 （lufenuron）

$C_{17}H_8Cl_2F_8N_2O_3$，511.2

【化学名称】 (RS)-1-[2,5-二氯-4-(1,1,2,3,3,3-六氟丙氧基) 苯基]-3-(2,6-二氟苯甲酰基) 脲 （IUPAC）

N-[[[2,5-二氯-4-(1,1,2,3,3,3-六氟丙氧基) 苯基] 氨基] 羰基]-2,6-二氟苯甲酰胺 （CA）

【CAS 登录号】 [103055-07-8]

【其他名称】 Match、Axor、Program （先正达）

【理化性质】 原药含量≥98%；外观：无色晶体；熔点：168.7～169.4℃；蒸气压：<4×10^{-3}mPa(25℃)；分配系数：K_{ow} lg$P$=5.12(25℃)；亨利常数：<3.41×10^{-2}Pa·m^3/mol （计算值）；相对密度：1.66(20℃)。溶解度：在水中溶解度<0.06mg/L(25℃)；在乙醇中溶解度为41g/L，丙酮中为460g/L，甲苯中为72g/L，正己烷中为0.13g/L，正辛醇中为8.9g/L （均为25℃）。

稳定性：在空气和光照条件下稳定。在水中半衰期 DT$_{50}$ 为32d(pH 9)，70d (pH 7)，160d(pH 5)。pK_a>8.0。

【毒性】

(1) 哺乳动物毒性 大鼠急性经口 LD$_{50}$>2000mg/kg。大鼠急性经皮 LD$_{50}$>2000mg/kg。对兔皮肤和眼睛无刺激性。对豚鼠皮肤无致敏作用。大鼠吸入 LC$_{50}$ (4h，20℃)>2.35mg/L （空气）。NOEL：（2 年）大鼠为每日 2.0mg/kg(bw)。ADI：0.01mg/kg。

毒性级别：世界卫生组织（有效成分）为 Ⅲ 级，欧盟分级：R43｜N；R50，R53。

(2) 生态毒性 鸟类：鹌鹑和野鸭急性经口 LD$_{50}$ 均>2000mg/kg；鹌鹑和野鸭饲喂 LC$_{50}$(8d) 均>5200mg/kg。鱼类 LC$_{50}$(96h)：虹鳟>73mg/L，鲤鱼>63mg/L，蓝鳃太阳鱼>29mg/L，鲶鱼>45mg/L。对水蚤有毒。对藻类有轻微毒性。蜜蜂：LC$_{50}$ （经口）>197μg/蜂，LD$_{50}$ （局部）>200μg/蜂。对蚯蚓无不良影响。

(3) 环境归趋 动物：主要通过粪便排出体外，几乎没有降解。

植物：在对大量的靶标作物（如棉花和番茄等）进行调查研究发现，虱螨脲在植物中不发生代谢。

土壤/环境：在需氧条件下，在生物活性土壤中，虱螨脲迅速降解，半衰期 DT_{50} 为 13～20d。虱螨脲在土壤颗粒上的吸附性很强，K_{oc}（平均值）为 38mg/g（有机物）。

【剂型】 主要剂型为乳油（EC，50g/L 或 5％）。

【开发与登记】 1989 年 7 月，汽巴-嘉基公司（现先正达）在英国牛津召开的 RSC/SCI 研讨会"杀虫剂化学"会议上以海报论文的形式报道了虱螨脲。1990 年，开发虱螨脲；并于 1993 年首次用于法国的玉米作物。

虱螨脲为苯甲酰脲类昆虫生长调节剂，它通过抑制几丁质合成来阻止鳞翅目幼虫蜕皮。主要用于玉米、棉花和蔬菜等作物。拉美、亚太、南欧和中东是其主要市场。

2000 年 5 月 31 日，先正达公司向欧盟递交了虱螨脲作为现有活性成分评估的登记申请；2001 年 10 月 2 日，欧盟宣布虱螨脲的登记资料完成，并将其归入第 3 组评估产品；2010 年 1 月 1 日，虱螨脲被列入欧盟农药登记指令（91/414）附录 1，因此其登记资料获得了这一天起算的 5 年期的保护权。

虱螨脲也可以用来防治宠物身上和公共场所的跳蚤。

1997 年预计的销售额达到 4 亿美元。

1993 年在法国登记用于玉米。

1995 年进入西班牙和马来西亚市场。

2001 年先正达用于作物上的虱螨脲的销售额达 5000 万美元。预计至 2004 年基本保持这一水平。

先正达在美国登记了 99.3％虱螨脲原药和 0.15％虱螨脲白蚁饵剂等产品。

根据 2010 年 5 月中国官方公布的信息，瑞士先正达作物保护有限公司在我国取得 96％虱螨脲原药和 50g/L 虱螨脲乳油的正式登记；江苏中旗化工有限公司取得 5％虱螨脲乳油的临时登记；陕西上格之路生物科学有限公司取得 50g/L 虱螨脲乳油的临时登记；先正达（苏州）作物保护有限公司取得 50g/L 虱螨脲乳油的分装正式登记。

【合成路线】

◆ 关键中间体：2,5-二氯-4-(1,1,2,3,3,3-六氟丙氧基）苯胺、2,6-二氟苯甲酰基异氰酸酯、2,5-二氯苯酚和2,6-二氟苯甲酰胺等。

2,5-二氯-4-(1,1,2,3,3,3-   2,6-二氟苯甲酰基   2,5-二氯苯酚   2,6-二氟苯甲酰胺
六氟丙氧基）苯胺   异氰酸酯

◆ 中间体 2,5-二氯-4-(1,1,2,3,3,3-六氟丙氧基）苯胺的合成：

◆ 中间体 2,6-二氟苯甲酰基异氰酸酯的合成：

◆ 中间体 2,5-二氯苯酚的合成：

方法 1：

方法 2：

◆ 中间体 2,6-二氟苯甲酰胺的合成：

【分析和残留】 产品和残留都采用高效液相色谱法（HPLC）分析。

郑立国等采用液相色谱技术对虱螨脲在棉花和土壤中的残留动态进行了研究。通过在长沙和郑州 2 地进行田间试验的结果表明，虱螨脲在棉叶和土壤中的

半衰期分别是 3.06～3.45d 和 2.51～2.88d。

【专利概况】 欧洲专利：先正达公司-GB 2165846，该专利申请日期为 1985年 10 月 16 日，专利终止日期为 2005 年 10 月 15 日。

英国补充保护证书（SPCs）：SPC/GB94/001 GB 2165846-虱螨脲，欧盟授权资料：荷兰，1993 年 1 月 19 日，最长有效期至 2008 年 1 月 18 日。SPC/GB05/032-虱螨脲（用作药物），最长有效期至 2015 年 11 月 26 日。

美国专利：先正达公司-US 4798837，该专利终止日期为 2006 年 11 月 16 日。

另外，还有一系列生产工艺专利。

【应用】 虱螨脲抑制几丁质合成。该产品主要通过胃毒作用，导致幼虫不能蜕皮，停止取食。

虱螨脲为昆虫生长调节剂，可有效防治棉花、玉米和蔬菜上的鳞翅目和鞘翅目幼虫；柑橘上的柑橘粉虱和锈螨，施药剂量为 $10～50g/hm^2$。也可以预防和控制宠物身上的跳蚤。

国内对虱螨脲药效方面的研究主要围绕棉铃虫和苹果小卷叶蛾的防治。姚永生等先后研究了虱螨脲对棉铃虫的室内生物活性和田间防治效果、虱螨脲亚致死剂量对棉铃虫生长发育和繁殖力的影响、虱螨脲对棉铃虫实验种群的生物活性及低剂量下对其生命参数的影响。结果表明，虱螨脲对棉铃虫的作用方式主要为胃毒作用，兼有一定触杀作用，对棉铃虫 3 龄幼虫具有明显的拒食活性，还表现出较强的杀卵作用，能降低棉铃虫化蛹率、羽化率、产卵量，提高畸形蛹、畸形蛾比例。李维根通过 2004 年、2005 年两年田间试验发现，5％虱螨脲乳油对苹果小卷叶蛾有良好的防治效果，1000～2000 倍液第 2 次施药后 15d 的防效仍达89％以上，对苹果树安全。

【小结】 虱螨脲为苯甲酰脲类昆虫生长调节剂，它通过抑制几丁质合成来阻止鳞翅目幼虫蜕皮。主要用于玉米、棉花和蔬菜等作物，其主要市场位于拉美、亚太、南欧和中东地区。另外，虱螨脲也可用于防治宠物身上和公共场所的跳蚤。

虱螨脲的欧洲专利于 2005 年 10 月 15 日终止，该专利虽获得英国补充保护证书（SPCs），但其保护期已于 2008 年 1 月 18 日结束。而医药用虱螨脲的英国补充保护证书（SPCs）要到 2015 年 11 月 26 日才能到期。虱螨脲的美国专利早在 2006 年 11 月 16 日即已届满。

作为现有活性成分，虱螨脲被归入欧盟评估产品的第 3 组；2010 年 1 月 1日，虱螨脲被列入欧盟农药登记指令（91/414）附录 1，因此其登记资料获得了这一天起算的 5 年期保护权。期望进入欧盟市场的非专利产品生产厂家，要么自己准备一整套登记资料，或者与先正达公司协商以获得其资料使用权，要么等到资料保护期满后再进入这片市场。

虱螨脲的关键中间体包括2,6-二氟苯甲酰基异氰酸酯和2,5-二氯-4-(1,1,2,3,3,3-六氟丙氧基）苯胺。其中，2,6-二氟苯甲酰基异氰酸酯是由2,6-二氟苯甲酰胺制备的，而2,6-二氟苯甲酰胺还用于其他9种有效成分的生产中，因此其来源广泛。制备2,5-二氯-4-(1,1,2,3,3,3-六氟丙氧基）苯胺的关键中间体是六氟丙烯，该化合物并不用于其他农药的生产，因此非专利产品生产厂很难获得该中间体（六氟丙烯）。

由于专利延长和资料保护的作用，为非专利产品生产公司进入欧美市场设置了壁垒。然而在进入美国和欧洲市场之前，他们可以先行开发其他许多市场。

参 考 文 献

[1] 生态与农村环境学报，2009，25（3）：109.

[2] 江西棉花，2009，31（2）：19.

[3] 西北农业学报，2009（4）：66.

[4] 华北农学报，2008，23（B06）：243.

[5] 辽宁农业科学，2006（5）：53.

氟酰脲（novaluron）

$C_{17}H_9ClF_8N_2O_4$，492.7

【化学名称】 （±）-1-[3-氯-4-（1,1,2-三氟-2-三氟甲氧基乙氧基）苯基]-3-（2，6-二氟苯甲酰基）脲（IUPAC）

（±）-N-[[[3-氯-4-[1,1,2-三氟-2-（三氟甲氧基）乙氧基]苯基]氨基]羰基]-2,6-二氟苯甲酰胺（CA）

【CAS 登录号】 [116714-46-6]

【其他名称】 Rimon（马克西姆）

【理化性质】 原药含量≥96%；外观：固体；熔点：176.5～178℃；蒸气压：$1.6×10^{-2}$ mPa（22℃）；分配系数：$K_{ow} lgP=4.3$；亨利常数：2Pa·m³/mol（计算值）；相对密度：1.56（22℃）。溶解度：在水中溶解度为 3μg/L（25℃）；可溶于有机溶剂。闪点：202℃（闭杯）。

【毒性】

（1）哺乳动物毒性 大鼠急性经口 LD_{50}＞5000mg/kg。大鼠急性经皮 LD_{50}＞2000mg/kg。对兔眼睛和皮肤无刺激性。对豚鼠皮肤无致敏作用。大鼠吸入 LC_{50}（4h）＞5.15mg/L（空气）。NOEL：（2 年）大鼠为每日 1.1mg/kg(bw)。

（2）生态毒性 鸟类：野鸭急性经口 LD_{50}＞2000mg/kg；鹌鹑和野鸭饲喂 LC_{50}（5d）均＞5200mg/kg。虹鳟和蓝鳃太阳鱼 LC_{50}（96h）均＞1mg/L。水蚤 LC_{50}（48h）为 0.258μg/L。对藻类无毒性。蜜蜂 LC_{50}（经口和接触）均＞100μg/蜂。对蠕虫和其他有益生物无毒。

（3）环境归趋 动物：主要通过粪便排出体外。

植物：马铃薯和苹果中的有效成分保持不变。

土壤/环境：DT_{50}（需氧型）为 68.5～75.5d（沙壤土和壤质沙土）。强烈吸附于土壤，K_{oc} 为 6650～11813。

【剂型】 主要剂型为乳油（EC，10%）、悬浮剂（SC）和水分散粒剂（WG）等。

【开发与登记】 氟酰脲是由 Isagro 公司开发，后来转卖给马克西姆公司的。

氟酰脲作为一种杀虫剂，主要通过胃毒作用于虫体，但也有一定的触杀活性。特别适用于防治大田作物、观赏性植物和蔬菜上的粉虱、蓟马和潜叶虫等。

随着 Isagro 公司对氟酰脲开发的终止，马克西姆公司继续进行开发，并且已经获得了其在巴西的使用许可。

2001 年马克西姆向欧盟递交了氟酰脲作为新活性成分评估的登记申请。同年，欧盟宣布其登记资料完成。至 2010 年 5 月，氟酰脲仍未列入欧盟农药登记指令（91/414）附录 1，不过，一旦列入，该产品将获得 10 年期的资料保护权。

2001 年在美国获准登记，同年，用于观赏植物。2004 年进一步在美国登记用于棉花、梨果和马铃薯。

根据"联邦杀虫剂、杀菌剂和杀鼠剂法案"，为了支持新农药化学品或现有农药新使用的登记，马克西姆公司获得了氟酰脲在美国为期 10 年的资料保护权，起始时间为新活性物质的首个登记日。没有资料拥有公司的许可，其他登记商无权使用保护期内的登记资料。

马克西姆在美国登记的氟酰脲产品包括：原药、水分散粒剂和乳油等。

2001 年在澳大利亚和新西兰登记注册。

2004 年第一季度，马克西姆氟酰脲的销售额达到 800 万美元。

2004 年在日本和韩国注册。

世界卫生组织批准马克西姆公司销售 Rimon（氟酰脲）用于非作物市场，特别是在灭除蚊方面施用。

2005 年获准在印度棉花上防治黏虫。

至 2005 年，氟酰脲已经在世界上 40 多个国家销售。

2006 年 Chemtura 公司与马克西姆达成协议，根据协议，Chemtura 公司获得了氟酰脲在美国市场的专营权，同年，Rimon 0.83EC 获准登记。

根据 2010 年 8 月农业部农药检定所公布的信息，江苏建农农药化工有限公司取得氟酰脲原药（98.5%）卫生用临时登记，江苏省苏州富美实植物保护剂有限公司取得 10% 氟酰脲乳油作为卫生用药的临时登记。

【合成路线】

方法 1：

方法 2：

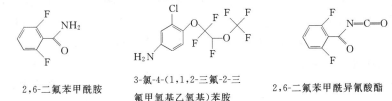

◆ **关键中间体**：2,6-二氟苯甲酰胺、3-氯-4-(1,1,2-三氟-2-三氟甲氧基乙氧基）苯胺和 2,6-二氟苯甲酰异氰酸酯等。

2,6-二氟苯甲酰胺

3-氯-4-(1,1,2-三氟-2-三
氟甲氧基乙氧基)苯胺

2,6-二氟苯甲酰异氰酸酯

◆ **中间体 3-氯-4-(1,1,2-三氟-2-三氟甲氧基乙氧基）苯胺的合成：**

◆ **中间体 2,6-二氟苯甲酰胺的合成：**

◆ **中间体 2,6-二氟苯甲酰异氰酸酯的合成：**

【**分析和残留**】 采用高效液相色谱法（HPLC）分析。

【**专利概况**】 欧洲专利：马克西姆-EP 0271923，该专利申请时间为 1987 年

12 月 18 日，专利终止时间为 2007 年 12 月 17 日。

没有获得英国补充保护证书（SPCs）。

美国专利：巴斯夫-US 4980376，该专利终止时间为 2007 年 12 月 24 日。

【应用】 氟酰脲为几丁质合成抑制剂，影响昆虫蜕皮。该产品主要通过摄食吸收，也具有一定的触杀作用。可引起内表皮异常沉积和停止蜕皮，有效防治幼虫，并对一些种类的虫卵具有毒杀作用，在一些情况下，可以降低其繁殖能力。

马克西姆将氟酰脲开发用于防治棉花、马铃薯、果树、蔬菜和玉米上的鳞翅目［如夜蛾（*Spodoptera* spp.）、小菜蛾（*Plutella xylostella*）和小卷蛾（*Cydia* spp.）等］、鞘翅目［马铃薯甲虫（*Leptinotarsa decemlineata*）等］、双翅目、粉虱和潜叶虫等。

【小结】 氟酰脲最初由 Isagro 公司开发，后来转卖给马克西姆公司。

氟酰脲作为一种杀虫剂，主要通过胃毒作用于虫体，但也具有一定的触杀活性。特别适用于防治大田作物、观赏性植物和蔬菜上的粉虱、蓟马和潜叶虫等。

欧洲专利申请时间为 1987 年 12 月 18 日，没有获得英国补充保护证书（SPCs），该专利终止时间为 2007 年 12 月 17 日。美国专利终止时间为 2007 年 12 月 24 日。

至 2010 年 5 月，氟酰脲仍未列入欧盟农药登记指令（91/414）附录 1，不过，一旦收录，该产品将获得自收录之日起 10 年期的资料保护权。氟酰脲于 2001 年在美国首次登记，从而获得了 10 年的登记资料保护权，这样氟酰脲的资料保护大大超过其专利保护。因此非专利产品生产厂商想要进入欧盟和美国市场，他们必须自行准备一套完整的登记资料，或者与资料持有商协商，抑或等到资料保护期满后再进入该市场。

氟酰脲的生产工艺存在一定的难度（其中包括光气化反应），然而，其关键中间体也用于生产其他农药，因此，非专利产品生产商应该能生产出具有价格竞争优势的产品来。

氟酰脲没有复配制剂，至 2005 年，其单剂产品已销往全球 40 多个国家。因此，除了美国和欧盟市场外，还有许多市场可能会吸引非专利厂商参与竞争。此外，氟酰脲在非作物市场也有很好的发展机会。

吡蚜酮 （pymetrozine）

$C_{10}H_{11}N_5O$，217.2

【化学名称】 (E)-4,5-二氢-6-甲基-4-(3-吡啶亚甲基氨基)-1,2,4-三嗪-3 (2H)-酮 （IUPAC）

(E)-4,5-二氢-6-甲基-4-[(3-吡啶亚甲基)氨基]-1,2,4-三嗪-3 (2H)-酮 （CA）

【CAS 登录号】 [123312-89-0]

【其他名称】 Chess、Plenum、Fulfill、Endeavor（先正达）

【理化性质】 原药含量≥950g/kg（欧盟的标准要求）；外观：无色晶体；熔点：217℃；蒸气压：$<4×10^{-3}$mPa(25℃)；分配系数：$K_{ow} \lg P = -0.18$；亨利常数：$<3.0×10^{-6}$Pa·m³/mol（计算值）；相对密度：1.36(20℃)。溶解度：在水中溶解度为 0.29g/L(pH 6.5，25℃)；在乙醇中溶解度为 2.25g/L，正己烷中为<0.001g/L（均为20℃）。

稳定性：在空气中稳定。水解半衰期 DT_{50} 为 4.3h（pH 1），25d（pH 5）。

【毒性】

(1) 哺乳动物毒性 大鼠急性经口 LD_{50} 为 5820mg/kg。大鼠急性经皮 LD_{50} $>$2000mg/kg。对兔皮肤和眼睛无刺激性。对豚鼠皮肤无致敏作用。大鼠吸入 LC_{50}(4h) $>$1800mg/m³（空气）。NOEL：（2 年）大鼠为每日 3.7mg/kg(bw)。ADI：0.03mg/kg(bw)。包括 Ames 试验在内的 5 种测定试验表明无致突变作用。

毒性级别：世界卫生组织（有效成分）为 Ⅲ 级；欧盟级别为：R40｜R52，R53。

(2) 生态毒性 鸟类：鹌鹑和野鸭急性经口 LD_{50} 均$>$2000mg/kg；鹌鹑 LC_{50}(8d)$>$5200mg/L。虹鳟和鲤鱼 LC_{50}(96h) 均$>$100mg/L。水蚤 LC_{50}(48h) 为 87mg/L。藻类：栅藻 (Scenedesmus subspicatus) LC_{50}(72h) 为 47.1mg/L，羊角月牙藻 (Selenastrum capricornutum) LC_{50} (5d) 为 21.7mg/L。蜜蜂：LD_{50}(48h，经口)$>$117μg/蜂， （接触）$>$200μg/蜂。蚯蚓 (Eisenia foetida) LC_{50}(14d) 为 1098mg/kg(土壤)。对双线隐翅虫 (Aleochara bilineata)、步甲 (Poecilus cupreus)、梨盲走螨 (Typhlodromus pyri)、小花蝽 (Orius insidio

sus)、棉蚜寄生蜂 (*Aphidius colemani*)、蚜小蜂 (*Aphidius matricariae*)、草蛉 (*Chrysoperla carnea*) 等其他有益生物无害。

(3) 环境归趋 动物：迅速并有效地排出体外（主要通过排泄物），在所有供试品系（大鼠、农场动物）中广泛代谢，在绝大多数主要动物食品中不会产生蓄积。所有品系中的代谢途径类似。通过对暴露于处理过的动物食品中的消费者进行评估，吡蚜酮为相关的残留物。

植物：在所有调查作物中的基本代谢途径相似，吡蚜酮为唯一相关的代谢残留物。

土壤/环境：非常迅速而强烈地被土壤吸附，K_f 为 3.1～47.7mL/g，K_{oc} 为 246～7875mL/g（有机碳），移动性和淋溶性低。土壤半衰期 DT_{50} 为 2～69d，DT_{90} 为 55～288d。在微酸或暴露在阳光下的地表水中迅速降解，地表水中的半衰期 DT_{50}（典型值）为 7d。稍具挥发性。可以通过直接光解和光化学诱导氧化作用有效排除。

【剂型】 国内外主要剂型有：粉剂（DP）、颗粒剂（GR）、悬浮剂（SC，25%）、水分散粒剂（WG，50%）和可湿性粉剂（WP，25%、50%）等。

刘建华等介绍了 50%吡蚜酮水分散粒剂的制备方法及性能测试，简述了该制剂的特点、配方筛选、质量技术标准及贮藏稳定性等。实验结果表明：该产品悬浮率在 80%以上，崩解时间小于 180s，热贮 [(54±2)℃，14d] 分解率小于 5%。

【开发与登记】 吡蚜酮在 1992 年的英国布赖顿植保会上由 C. R. Flückiger 等首次报道，1993 年由汽巴-嘉基（现先正达公司）开发上市。

吡蚜酮主要用于防治蔬菜、马铃薯、坚果和观赏性植物上的蚜虫和粉虱，也用来防治水稻和芒果上的飞虱。其主要市场有：巴西、美国、中国、日本、印度、韩国、墨西哥、西班牙、科特迪瓦、菲律宾和越南等。

1994 年在瑞士市场开发。

1996 年诺华公司（现先正达）向欧盟递交了吡蚜酮作为新活性成分评估的登记申请，2001 年 11 月 1 日被列入欧盟农药登记指令（91/414）附录 1，并自列入之日起，获得 10 年期的资料保护权。

先正达确定吡蚜酮为其 11 种受关注的杀虫剂之一。

1998 年进入日本市场。

1999 年在美国和英国获准登记。

根据"联邦杀虫剂、杀菌剂和杀鼠剂法案"，为了支持新农药化学品或现有农药新使用的登记，吡蚜酮的登记商可以获得在美国为期 10 年的资料保护权，起始时间为新活性物质的首个登记日。没有资料拥有公司的许可，其他登记商无权使用保护期内的登记资料。

2000 年进入英国、德国、法国、意大利、西班牙、芬兰、希腊和荷兰市场，用于马铃薯。

2002 年先正达吡蚜酮的销售额达到 3500 万美元。

2003 年 1 月，吡蚜酮在加拿大登记用于温室观赏性植物和马铃薯上防治蚜虫。

2003 年吡蚜酮的两个 50％水分散粒剂在加拿大获得正式登记。

根据 2010 年 8 月中国官方公布的信息，瑞士先正达作物保护有限公司在我国取得 95％吡蚜酮原药和 50％吡蚜酮水分散粒剂的正式登记；江苏安邦电化有限公司取得 96％吡蚜酮原药和 25％吡蚜酮可湿性粉剂的正式登记，并取得 25％吡蚜·噻嗪酮悬浮剂和 50％吡蚜·噻嗪酮水分散粒剂的临时登记；沈阳科创化学品有限公司取得 98％吡蚜酮原药的正式登记；江苏克胜集团股份有限公司取得 95％吡蚜酮原药和 25％吡蚜酮悬浮剂的临时登记；江苏省盐城双宁农化有限公司取得 80％吡蚜酮母药和 25％吡蚜酮可湿性粉剂的临时登记；先正达（苏州）作物保护有限公司取得 50％吡蚜酮水分散粒剂的临时登记和分装正式登记；浙江省上虞市银邦化工有限公司取得 50％吡蚜酮可湿性粉剂和 25％吡蚜·毒死蜱可湿性粉剂的临时登记；河北博嘉农业有限公司取得 50％吡蚜酮可湿性粉剂的临时登记。

【合成路线】

方法 1：

方法 2：

方法 3：

◆ 关键中间体：碳酰肼、4-氨基-6-甲基-4,5-二氢-1,2,4-三嗪-3($2H$)-酮和 3-吡啶甲醛等。

碳酰肼　　　4-氨基-6-甲基-4,5-二氢-1,2,4-三嗪-3($2H$)-酮　　　3-吡啶甲醛

【分析和残留】 分析：国内报道的吡蚜酮原药及混配制剂的分析一般均采用液相色谱法，如刘建华等采用反相高效液相色谱外标法，以甲醇-水作为流动相，用 C_{18} 柱和紫外检测器测定了 95% 吡蚜酮原药的含量，所得方法的标准偏差为 0.1205，变异系数为 0.13%，平均回收率为 100.07%，线性相关系数为 0.944。赵来成等采用反相高效液相色谱法对 30% 吡蚜·异丙威可湿性粉剂中吡蚜酮和异丙威进行了定量测定，该方法中吡蚜酮和异丙威的变异系数分别为 0.49%、0.15%，标准偏差为 0.05、0.03，平均回收率为 99.90%、100.06%，线性相关系数均为 0.9999。

残留：国外吡蚜酮残留物用带紫外检测器的高效液相色谱法（HPLC）分析。国内有关吡蚜酮的残留测定也大多采用高效液相色谱法。例如，唐俊等建立了吡蚜酮在大米和苹果中残留量的高效液相色谱分析方法；胡璇等采用正交试验，优化建立了西兰花中吡蚜酮残留量的高效液相色谱分析方法，并建立了吡蚜酮在甘蓝中的残留分析方法；肖嘉俊等从 5 种常用溶剂、5 个 pH 值条件和 5 种盐质量分数中，通过正交实验设计，选择了水中吡蚜酮残留萃取的最优条件，建立了水中吡蚜酮残留萃取的方法。

【专利概况】 欧洲专利：先正达-EP 0314615，该专利申请日期为 1988 年 10 月 7 日，终止日期为 2008 年 10 月 6 日。

英国补充保护证书（SPCs）为：SPC/GB00/012 EP 0314615- 吡蚜酮，欧盟授权资料：德国，1997 年 4 月 30 日。1999 年 11 月 15 日 SPC 申请被驳回。

美国专利：先正达-US 4931439，该专利终止日期为 2008 年 10 月 10 日。

【应用】 吡蚜酮具有新颖的作用机制，但其生化机制尚不明确。该产品可选择性防治同翅目害虫，致使它们停止进食。

吡蚜酮主要用于防治蔬菜、马铃薯、观赏性植物、棉花、落叶植物和柑橘类水果、烟草、啤酒花上的蚜虫和粉虱等，对幼虫和成虫均有效；也可防治水稻上的飞虱。施药剂量从马铃薯上的 $150g/hm^2$ 到观赏性植物、烟草和棉花上的 $200\sim300g/hm^2$ 不等，而其在蔬菜、果树和啤酒花上的施药剂量为 $10\sim30g/hl$。

从 2007 年开始，国内开始大量报道吡蚜酮的药效试验研究，主要包括 25% 吡蚜酮 WP、25% 吡蚜酮 SC 及吡蚜酮与异丙威等药剂复配防治水稻褐飞虱；通过吡蚜酮浸种或拌种控制水稻苗期灰飞虱发生量，从而防治直播稻苗期条纹叶枯病；吡蚜酮防治麦田灰飞虱、小麦蚜虫；此外，还包括吡蚜酮对茶小绿叶蝉、烟粉虱、柑橘木虱、桑蓟马等害虫的防治试验报道。

【小结】 吡蚜酮主要用于防治蔬菜、马铃薯、坚果和观赏性植物上的蚜虫和粉虱，以及水稻和芒果上的飞虱等，其主要市场位于巴西、美国、中国、日本、印度、韩国、墨西哥、西班牙、科特迪瓦、菲律宾和越南等。

吡蚜酮在欧盟的专利已于 2008 年 10 月 6 日终止；先正达公司虽然申请了该专利的英国补充保护证书（SPCs），但遭到拒绝。其美国专利终止于 2008 年 10 月 10 日。

吡蚜酮于 2001 年 11 月 1 日被欧盟农药登记指令（91/414）附录 1 收录，并获得自收录之日起 10 年期的资料保护权。1999 年吡蚜酮首次在美国取得登记，并由此获得 10 年的资料保护权（现已届满）。无论是在欧盟还是美国，吡蚜酮的资料保护都超过了它的专利保护。至 2011 年 10 月 31 日，吡蚜酮在欧盟的资料保护到期。然而，在此之前，如果非专利产品生产厂商想要进入欧盟市场，他们必须自行准备一套完整的登记资料，要么与资料持有商协商，抑或等到资料保护期满后再进入该市场。

尽管吡蚜酮的一些中间体来源困难且不易操作，但总的来说，其生产工艺和技术路线比较简单。目前，许多公司声称生产吡蚜酮，由此可见吡蚜酮生产所涉及的化学工艺技术不会成为他们进入市场的障碍。

由于资料保护的存在，因此 2011 年之前，非专利产品生产厂家很难进入欧盟市场。然而，这些厂家可以先行进入包括美国在内的其他市场。另外，由于先正达公司还没有开发吡蚜酮的复配产品，因此其市场并没有被分割，所以对其他公司的限制不大。

参 考 文 献

[1] 中国农学通报，2008，24（11）：109.

[2]　环境污染与防治，2008，30 (9)：40.

[3]　现代农药，2009，8 (5)：37.

[4]　农药，2008，47 (10)：741.

[5]　农药，2008，47 (9)：646.

[6]　现代农药，2009，8 (3)：50.

[7]　现代农业科技，2009 (10)：89.

[8]　蚕桑通报，2009，40 (1)：12.

多杀霉素（spinosad）

C$_{41}$H$_{65}$NO$_{10}$，732.0（spinosyn A）；C$_{42}$H$_{67}$NO$_{10}$，746.0（spinosyn D）

【化学名称】 （2R,3aS,5aR,5bS,9S,13S,14R,16aS,16bR）-2-（6-脱氧-2,3,
4-三-O-甲基-α-L-甘露吡喃基氧代）-13-（4-二甲基氨基-2,3,4,6-
四脱氧-β-D-赤吡喃基氧代）-9-乙基-2,3,3a,5a,5b,6,7,9,10,
11,12,13,14,15,16a,16b-十六氢-14-甲基-1H-8-氧杂环十二烷
基［b］as-吲丹烯-7,15-二酮与（2R,3aS,5aR,5bS,9S,13S,
14R,16aS,16bR）-2-（6-脱氧-2,3,4-三-O-甲基-α-L-甘露吡喃基
氧代）-13-（4-二甲基氨基-2,3,4,6-四脱氧-β-D-赤吡喃基氧代）-
9-乙基-2,3,3a,5a,5b,6,7,9,10,11,12,13,14,15,16a,16b-十
六氢-4,14-二甲基-1H-8-氧杂环十二烷基［b］as-吲丹烯-7,15-二
酮的混合物，混合比为（50%～95%）：（5%～50%）。（IU-
PAC）

2-［（6-脱氧-2,3,4-三-O-甲基-α-L-甘露吡喃基）氧代］-13-［［5-
（二甲基氨基）四氢-6-甲基-2H-吡喃-2-基］氧代］-9-乙基-2,3,
3a,5a,5b,6,9,10,11,12,13,14,16a,16b-十四氢-14-甲基-1H-
as-吲丹烯基［3,2-d］氧杂环十二烷基-7,15-二酮（spinosyn A）
与 2-［（6-脱氧-2,3,4-三-O-甲基-α-L-甘露吡喃基）氧代］-13-
［［5-（二甲基氨基）四氢-6-甲基-2H-吡喃-2-基］氧代］-9-乙基-2,
3,3a,5a,5b,6,9,10,11,12,13,14,16a,16b-十四氢-4,14-二甲
基-1H-as-吲丹烯基［3,2-d］氧杂环十二烷基-7,15-二酮（spi-
nosyn D）的混合物（CA）

【CAS 登录号】 ［168316-95-8］；［131929-60-7］，spinosyn A；［131929-63-
0］，spinosyn D

【其他名称】 Conserve、Entrust、GF-120 NF、SpinTor、Success、Tracer（道农业科学）

【理化性质】 原药含量≥90％，由50％～95％的 spinosyn A 和5％～50％的 spinosyn D 组成。

外观：浅灰色至白色晶体（原药）。熔点：84～99.5℃（spinosyn A）；161.5～170℃（spinosyn D）。蒸气压：3.0×10^{-5} mPa(25℃)（spinosyn A）；2.0×10^{-5} mPa(25℃)（spinosyn D）。分配系数：K_{ow} lg$P = 2.8$(pH 5)，4.0(pH 7)，5.2(pH 9)（spinosyn A）；lg$P = 3.2$(pH 5)，4.5(pH 7)，5.2(pH 9)（spinosyn D）。相对密度：0.512（堆积密度，20℃）。

溶解度：Spinosyn A：在水中溶解度为89mg/L（蒸馏水），235mg/L(pH 7)（均为20℃）；在丙酮中溶解度为16.8g/L，乙腈中为13.4g/L，二氯甲烷中为52.5g/L，正己烷中为0.448g/L，甲醇中为19.0g/L，正辛醇中为0.926g/L，甲苯中为45.7g/L（均为20℃）。Spinosyn D：在水中的溶解度为0.5mg/L（蒸馏水），0.33mg/L(pH 7)（均为20℃）；在丙酮中的溶解度为1.01g/L，乙腈中为0.255g/L，二氯甲烷中为44.8g/L，正己烷中为0.743g/L，甲醇中为0.252g/L，正辛醇中为0.127g/L，甲苯中为15.2g/L（均为20℃）。

稳定性：在pH值为5和7时，对水解稳定；半衰期 DT_{50}(pH 9)为200d（spinosyn A），259d（spinosyn D）。水溶液中光降解半衰期 DT_{50}(pH 7)为0.93d(spinosyn A)，0.82d(spinosyn D)。pK_a：8.1(spinosyn A)；7.87(spinosyn D)。

【毒性】

(1) 哺乳动物毒性 急性经口 LD_{50}：雄性大鼠为3783mg/kg，雌性大鼠＞5000mg/kg。兔急性经皮 LD_{50}＞2000mg/kg。对兔皮肤无刺激性，对兔眼睛有轻微刺激性。对豚鼠皮肤无致敏作用。大鼠吸入 LC_{50}(4h)＞5.18mg/L。NOEL：(13周)狗为每日5mg/kg(bw)，小鼠为每日6～8mg/kg(bw)，大鼠为每日9～10mg/kg(bw)。ADI：(JMPR)0.02mg/kg(bw)(2001)；(美国)0.027mg/kg(bw)；(日本，澳大利亚)0.024mg/kg(bw)。无神经毒性，无致突变作用，无生殖影响。

毒性级别：世界卫生组织（有效成分）为U级，美国环保署（制剂、原药）为Ⅳ级。

(2) 生态毒性 鸟类：鹌鹑和野鸭急性经口 LD_{50} 均＞2000mg/kg；鹌鹑和野鸭急性饲喂 LC_{50} 均＞5156mg/kg。鱼类 LC_{50}(96h)：虹鳟为30mg/L，蓝鳃太阳鱼为5.9mg/L，鲤鱼为5mg/L，日本鲤鱼为3.5mg/L，羊头原鲷为7.9mg/L。水蚤 EC_{50}(48h)为14mg/L。藻类 EC_{50}：羊角月牙藻（*Selenastrum capricornutum*）＞105.5mg/L，中肋骨条藻（*Skeletonema costatum*）为0.2mg/L，舟

形藻（*Navicula pelliculosa*）为 0.09mg/L，水华鱼腥藻（*Anabaena flos-aquae*）为 8.9mg/L。其他水生生物 EC_{50}（96h）：东部牡蛎为 0.3mg/L，草虾 > 9.76mg/L。浮萍（*Lemna gibba*）EC_{50} 为 10.6mg/L。蜜蜂：直接喷雾时对蜜蜂高毒；局部用药 LD_{50}（48h）为 0.0029μg/蜂，残留物一旦干燥几乎没有影响。蚯蚓（*Eisenia foetida*）LC_{50}（14d）> 1000mg/kg（土壤）。其他有益生物：对刺吸式昆虫、捕食性昆虫（如瓢虫）、草蛉、大眼蝽或小花蝽无毒。

（3）环境归趋　动物：多杀霉素能被迅速吸收，广泛代谢，并主要通过尿液和粪便排出体外。代谢物包括谷胱甘肽共轭物、*N*-脱甲基大环内酯和 *O*-脱甲基大环内酯等。在肉、奶和蛋中没有发现多杀霉素的残留物。

植物：在植物表面，半衰期 DT_{50} 为 1.6～16d，主要通过光解作用进行代谢。在棉籽中没有发现有多杀霉素及其代谢物的残留。

土壤和环境：通过紫外线和土壤微生物迅速降解成天然物质。土壤半衰期 DT_{50}（需氧代谢）为 9.4～17.3d（spinosyn A），14.5d（spinosyn D）；spinosyn A 的主要代谢产物为 spinosyn B（*N*-脱甲基化产物）；spinosyn D 的代谢与 spinosyn A 相似。土壤中光降解半衰期 DT_{50} 为 8.7d（spinosyn A），9.4d（spinosyn D）。厌氧型水溶液中代谢的半衰期 DT_{50} 为 161d（spinosyn A），250d（spinosyn D）。spinosyn A 的 Freundlich 吸附常数 K 为 5.4～323；没有检测到 spinosyn D 的吸附常数（移动性可能较低）；代谢产物 spinosyn B 的吸附常数 K 为 4.3～179。田间消散 $DT_{50} \leqslant 0.5d$，在 61cm 的土壤以下未检测到同位素标记的多杀霉素。

【剂型】　主要剂型有：悬浮剂（SC，12%、25g/L 和 480g/L）、水分散粒剂（WG，10%）、水乳剂（EW）、乳油（EC）和饵剂（RB，0.02%）等。

【开发与登记】　Spinosyns 是由礼来公司（其农药业务后来并入道农业科学公司）在土壤样品中发现，并于 1982 年首次确定其结构。

多杀霉素为广谱杀虫剂，广泛用于许多作物。像绝大多数生物杀虫剂一样，多杀霉素毒性低、对环境友好，适用于有害生物的综合防治（IPM）以及杀虫剂抗性管理（IRM）项目。

多杀霉素为天然产物，并不是通过人工合成的方法生产的，是从土壤放线菌刺糖多胞菌（*Saccharopolyspora spinosa*）发酵液中提取的，1982 年这种放线菌最初分离自加勒比海的一个废弃的酿酒场。

多杀霉素是两个结构相关的代谢物——Spinosyn A 和 Spinosyn D 的混合物，该产品具有新颖的作用机制，可以有效控制鳞翅目、缨翅目和双翅目害虫，并能防治一些食叶鞘翅目害虫。

用于棉花、果树、蔬菜和草坪上防治棉铃虫、烟草夜蛾幼虫、黏虫和尺蠖等。

道农业科学公司在其美国的生产厂——Harbour Beach 进行工艺改进，以提高收率，降低成本。

1997 年，多杀霉素在美国登记用于棉花（商品名 Tracer）及草坪和观赏植物（商品名 Conserve），该产品是根据美国环保署减风险农药程序进行登记的。

1997 年，多杀霉素在美国首次登记。根据"联邦杀虫剂、杀菌剂和杀鼠剂法案"，为了支持新农药化学品或现有农药新使用的登记，多杀霉素登记商可以获得 10 年期的登记资料保护权，起始时间为新活性物质的首个登记日。没有资料所有权公司的许可，其他登记商无权使用保护期内的登记资料。

1998 年，在澳大利亚上市销售。同年，由 Elanco 动物保健公司登记用作兽药，商品名为 Extinosad，用于防治羊体上的苍蝇和虱。

1999 年，道农业科学公司递交了多杀霉素作为新活性成分参与欧盟评估的登记申请；2000 年，宣布其登记资料完成；2005 年，由于欧盟登记进程的持续推迟，多杀霉素的临时登记获准延长；2007 年 2 月 1 日，多杀霉素列入欧盟农药登记指令（91/414）附录 1，因此，多杀霉素的登记资料保护期为 2007 年 2 月 1 日至 2017 年 1 月 31 日的 10 年有效期。

2001 年，多杀霉素产品 Success 480SC(480g/L) 在加拿大临时登记，登记官方要求道农业科学公司进一步提供残留、暴露毒性以及药效研究等方面的资料，以取得产品的正式登记。

2001 年，多杀霉素在德国、瑞典和挪威上市。

2002 年，多杀霉素的销售额约为 1 亿美元，2003 年为 1.3 亿美元，2005 年约为 2 亿美元，呈逐年增长之势。

2003 年，拜耳在印度开发 Spinter（多杀霉素）。

美国开发了 3 个以多杀霉素为活性成分的产品：Entrust、GF-120 NF Naturalyte（果蝇饵剂）和 Justice（火蚁饵剂）。

2004 年，多杀霉素的销售强劲，其在亚太地区的棉花市场尤为如此。

2004 年，在意大利上市。

2005 年在美国登记，用作燕麦、小麦、大麦、玉米、高粱和水稻等仓储谷物和种子保护剂。

至 2007 年，多杀霉素已在世界上 76 个国家的 200 多种作物上登记。

2010 年，住友希望在日本开发多杀霉素。

多杀霉素的主要适用作物有：苜蓿、杏树、朝鲜蓟、文竹、茄子、香蕉、豆子、浆果、花椰菜、白菜、玉米、棉花、南瓜、黄瓜、葫芦、无花果、苹果、柑橘、越橘、葡萄、仁果、核果、菜用甜菜、香草、散叶甘蓝、猕猴桃、莴苣、菠菜、芹菜、秋葵、观赏植物、花生、桃、辣椒、水稻、根菜、糖用甜菜、向日葵、茶叶、番茄、马铃薯、甜薯、山药、菊芋、宝塔菜、草坪、蔬菜和小麦。

多杀霉素的主要市场包括：阿根廷、澳大利亚、比利时、贝宁、巴西、布基纳法索、加拿大、智利、中国、哥伦比亚、法国、德国、印度、意大利、科特迪瓦、日本、肯尼亚、马里、墨西哥、荷兰、新西兰、挪威、巴基斯坦、塞内加尔、斯洛文尼亚、南非、韩国、西班牙、多哥、土耳其、英国和美国等。

根据 2010 年 6 月中国官方公布的信息，美国陶氏益农公司在我国取得 90% 多杀霉素原药、25g/L 及 480g/L 多杀霉素悬浮剂、0.02% 多杀霉素饵剂、525g/L 多素·毒死蜱乳油共 5 个正式登记；广东德利生物科技有限公司取得 25g/L 及 480g/L 多杀霉素悬浮剂、0.02% 多杀霉素饵剂共 3 个分装产品的正式登记；上海泰禾（集团）有限公司取得 25g/L 多杀霉素悬浮剂、525g/L 多素·毒死蜱乳油 2 个分装产品的正式登记；3 家国内企业取得 4 个产品的临时登记，分别是：河北省石家庄市三农化工有限公司的 5% 多杀霉素悬浮剂、北京华戎生物激素厂的 10% 多杀霉素水分散粒剂和 5% 阿维·多霉素乳油、深圳诺普信农化股份有限公司的 2.40% 多素·高氯氟水乳剂；此外，广东珠海经济特区瑞农植保技术有限公司的 0.02% 杀蚁饵剂作为卫生用药取得临时登记。

【合成路线】 多杀霉素不是通过人工合成的方法生产的，但可以通过提取放线菌刺糖多胞菌（*Saccharopolyspora spinosa*）发酵液得到所需产品。

Spinosyn A 和 spinosyn D 总含量应该 ≥850g/kg；其中，spinosyn A 的含量必须 ≥425g/kg，spinosyn D 的含量应该 ≤425g/kg（此为澳大利亚的标准要求）。美国要求的总含量 ≥90.4%。

【分析和残留】 分析：国内关于多杀霉素的分析报道一般采用高效液相色谱法，如聂果等建立了一种多杀霉素的高效液相色谱定量分析方法，以甲醇＋乙腈＋水为流动相，C_{18} 和紫外检测器进行测定，结果表明该方法的标准偏差为 0.0026，变异系数为 0.30%，相关系数 $r=0.9998$，平均回收率为 99.92%。

残留：吴春先等建立了一种测定水中多杀霉素残留量的高效液相色谱法。用二氯甲烷提取，选择性地使用固相萃取（SPE）净化，浓缩定容后测定。试验结果表明：多杀霉素在自来水中的平均回收率为 90.51%～96.38%，变异系数为 3.59%～8.72%；在河水中，采用液液分配法处理，平均回收率为 88.13%～91.84%，变异系数为 3.49%～7.71%；在河水中，采用液液分配加 SPE 净化法处理，平均回收率为 79.78%～81.88%，变异系数为 2.51%～6.35%。多杀菌素在水中最低检出浓度为 0.00125mg/L。

【专利概况】 欧洲专利：道农业科学公司-EP 0375316，专利申请日为 1989 年 12 月 18 日，专利终止日为 2009 年 12 月 17 日。

英国补充保护证书（SPCs）：SPC/GB02/028 EP 0375316-多杀霉素，欧盟授权资料：瑞士，2001 年 3 月 13 日，最长有效期至 2014 年 12 月 17 日。

美国专利：道农业科学公司-US 5496931/US 5571901，专利有效期至 2013

年3月4日。另有一系列生产工艺专利。

【应用】 多杀霉素作用于烟碱型乙酰胆碱受体，但与烟碱及新烟碱类杀虫剂的靶标位点不同。该产品具有触杀和胃毒作用，可以引起昆虫麻痹、瘫痪，最终导致昆虫死亡。

多杀霉素用于防治中耕和蔬菜作物上的鳞翅目害虫（如 *Alabama*，*Anticarsia*，*Autographa*，*Cnaphalocrocis*，*Colias*，*Earias*，*Diaphania*，*Diatraea*，*Epinotea*，*Helicoverpa*，*Heliothis*，*Hellula*，*Keiferia*，*Mamestra*，*Manduca*，*Ostrinia*，*Pieris*，*Plusia*，*Plutella*，*Pseudaletia*，*Pseudoplusia*，*Phthorimaea*，*Rachiplusia*，*Spodoptera*，*Trichoplusia* spp.），水果、坚果和葡萄上的鳞翅目害虫（如 *Acrobasis*，*Adoxophyes*，*Amyelois*，*Anarsia*，*Archips*，*Argyrotaenia*，*Capua*，*Choristoneura*，*Clysia*，*Cydia*，*Desmia*，*Endopiza*，*Epiphyas*，*Harrisina*，*Lithocolletis*，*Lithophane*，*Lobesia*，*Pandemis*，*Phyllocnistis*，*Phyllonorycter*，*Platynota*，*Sparganothis* spp.）。用于农作物上防治蓟马（如 *Frankliniella* spp.，*Scirtothrips* spp.，*Thrips tabaci*，*Thrips palmi*）、苍蝇（如 *Liriomyza* spp.，*Ceratitis capitata*）、甲虫（如 *Leptinotarsa decemlineata*）、木虱（*Psylla pyr*）以及蚱蜢等，用药量为 $35\sim174g/hm^2$。也可用于城市害虫（如 *Agrotis ipsilon*，*Spodoptera* spp.，*Parapediasia teterella*）、草坪和观赏作物上的害虫（如鳞翅目的 *Liriomyza* spp.、蓟马、叶蜂和叶甲）、树苗圃和种植园害虫（如 *Choristoneura*，*Hyphantria*，*Lambdina*，*Lymantria*，*Malacosoma*，*Orgyia*，*Rhyacionia*，*Schizura*，*Thyridopteryx* spp.）以及建筑上的干木白蚁（如 *Cryptotermes brevis*，*Incisitermes snyderi*）和火蚁（*Solenopsis* spp.）等的防治。

多杀霉素饵剂可用于防治果蝇（*Ceratitis* spp.，*Bactrocera* spp.，*Rhagoletis* spp.，*Dacus* spp. 等）和一些蚂蚁（*Solenopsis* spp.），并正开发用于牲畜，防治咀嚼式和吮吸式口器的虱子（如 *Linognathus vituli*，*Bovicola ovis*，*Solenopotes capillatus*）和苍蝇（如 *Haematobia irritans*，*Lucilia cuprina*），并开发用于牲畜棚防治苍蝇（如 *Stomoxys calcitrans*，*Musca domestica*，*Haematobia irritans*）。

多杀霉素还作为保护剂开发用于仓储谷物防治鳞翅目害虫和甲虫（如 *Plodia*，*Ephestia*，*Sitotroga*，*Rhyzopertha*，*Tribolium*，*Cryptolestes*，*Sitophilus*，*Oryzaephilus*，*Prostephanus* spp.）。

薛元海等进行了多杀霉素防治水稻害虫的田间试验，结果表明，在二代二化螟卵孵盛期水稻破口期用2.5%多杀霉素 SC 1500mL/hm² 加水 1500L 喷粗雾能有效防治二化螟白穗；在纵卷叶螟低龄幼虫盛期用2.5%多杀霉素 SC 900mL/hm² 加水 450L 喷雾，或在稻飞虱低龄若虫盛期用2.5%多杀霉素 SC 300mL/

hm² 加水 750L 喷雾，可以有效防治稻田纵卷叶螟和稻飞虱。

多杀霉素防治蔬菜害虫尤其是小菜蛾的报道比较多，如王东等研究了多杀霉素对蔬菜主要害虫棉铃虫、甜菜夜蛾和小菜蛾的毒力效应，徐建祥等研究评价了多杀霉素对小菜蛾及其主要天敌的毒力，刘伟等采用触杀毒力法测定了多杀霉素对小菜蛾的室内生物活性，陈连举等进行了 20%多杀霉素·苏云金杆菌水悬浮剂防治小菜蛾药效试验。

此外，毕富春用浸叶法测定了多杀霉素等新杀虫剂对黏虫的杀虫活性，结果表明，多杀霉素对黏虫的活性比阿维菌素高 5 倍。钟平生等和朱均权等则分别进行了多杀霉素饵剂防治红火蚁的室内外毒杀效果和田间药效试验，均取得较好效果，认为多杀霉素饵剂是一种安全、高效的红火蚁防治药剂。

【小结】 多杀霉素是道农业科学公司发现的广谱杀虫剂，广泛用于许多作物。

多杀霉素在欧盟的专利终止于 2009 年 12 月 17 日，但由于英国补充保护证书（SPCs）的存在，使多杀霉素在欧盟的保护期延长至 2014 年 12 月 17 日。2013 年 3 月 4 日，多杀霉素在美国的专利期满，但届时，多杀霉素的一系列生产工艺专利依然有效。

2007 年 2 月 1 日，多杀霉素被授权列入欧盟农药登记指令（91/414）附录1，该产品也因此获得了这一天起算的 10 年期登记资料保护权。在美国，资料保护期终止于 2007 年。非专利生产商意欲进入欧盟市场，他们要么自行准备一套完整的登记资料，要么与登记资料所有权公司协商，抑或等到资料保护期满。

多杀霉素并不是通过合成的方法生产的，但可以通过提取放线菌刺糖多胞菌（*Saccharopolyspora spinosa*）的发酵液得到所需产品。由于多杀霉素的许多生产工艺拥有专利保护，加之其发酵工艺存在难度，所以使得绝大多数非专利生产商还没有能力生产多杀霉素。

虽然多杀霉素在欧盟和美国的专利保护即将或已到期，但由于专利延伸及资料保护的作用，为非专利产品生产商设置了开发欧盟和美国市场的准入壁垒，但在进入欧美市场之前，非专利产品生产商可以将目光首先瞄准其他许多市场。

参 考 文 献

[1] 农药，2006，45（3）：191.
[2] 现代农药，2002，1（3）：37.
[3] 农药科学与管理，2004，25（1）：22.
[4] 安徽农业科学，2008，36（28）：12334.
[5] 广东农业科学，2006（8）：63.

吡螨胺（tebufenpyrad）

$C_{18}H_{24}ClN_3O$，333.9

【化学名称】 N-(4-叔丁基苄基)-4-氯-3-乙基-1-甲基吡唑-5-甲酰胺（IU-PAC）

4-氯-N-[[4-(1,1-二甲基乙基）苯基]甲基]-3-乙基-1-甲基-1H-吡唑-5-甲酰胺（CA）

【CAS 登录号】 [119168-77-3]

【其他名称】 Comanché、Masaï、Oscar、Acarifas（巴斯夫）；Pyranica（日本农药株式会社）

【理化性质】 原药含量≥980g/kg（澳大利亚的标准要求），或≥98.9%（美国的标准要求）。

外观：无色晶体；熔点：61～62℃；蒸气压：$<1×10^{-2}$ mPa(25℃)；分配系数：$K_{ow}lgP=5.04$(25℃)；亨利常数：$<1.25×10^{-3}$ Pa·m³/mol(计算值)；相对密度：1.0214。溶解度：在水中溶解度为 2.8mg/L(25℃)；可溶于丙酮、甲醇、氯仿、乙腈、正己烷和苯等有机溶剂。

稳定性：对水解稳定，半衰期 $DT_{50}>28d$(pH 5，7 和 9)。

【毒性】

(1) 哺乳动物毒性　急性经口 LD_{50}：雄性大鼠为 595mg/kg，雌性大鼠为997mg/kg；雄性小鼠为 224mg/kg；雌性小鼠为 210mg/kg。大鼠急性经皮 LD_{50} >2000mg/kg。对兔皮肤无刺激性，对兔眼睛有轻微刺激性。对豚鼠皮肤无致敏作用。吸入 LC_{50}：雄性大鼠为 2660mg/m³，雌性大鼠>3090mg/m³。Ames 试验、哺乳动物微核试验、果蝇翅膀现场试验、人体淋巴细胞离体培养试验、活体骨髓红细胞试验、程序外 DNA 合成试验以及 CHO/HGPRT 试验均表明无致突变作用。

毒性级别：世界卫生组织（有效成分）为Ⅲ级，欧盟级别为：Xn；R20/22。

(2) 生态毒性　鸟类：野鸭急性经口 $LD_{50}>2000$mg/kg；野鸭和鹌鹑饲喂 LC_{50}(8d) 均>5000mg/kg（饲料）。鲤鱼 LC_{50}(48h) 为 0.073mg/L。水蚤 LC_{50}(3h) 为 1.2mg/L。对蜜蜂毒性低。

86

（3）环境归趋　动物：代谢物为 N-[4-(1-羟甲基-1-甲基乙基）苄基]-4-氯-3-(1-羟乙基)-1-甲基吡唑-5-甲酰胺。

植物：植物中的代谢物与动物中的相同。

土壤和环境：在土壤中发生需氧降解，半衰期 DT_{50} 为 20～30d。K_{oc} 为1380～4930。

【剂型】　主要剂型有：乳油（EC）、水乳剂（EW）、水分散粒剂（WG）和可湿性粉剂（WP）等。

【开发与登记】　吡螨胺是由日本三菱化成株式会社发现的（现在的三菱化学株式会社，该公司在 2002 年将其农药业务卖给了日本农药株式会社）吡唑酰胺类杀螨剂，并与美国氰胺公司（也就是现在的巴斯夫）合作开发。

吡螨胺用于防治果树、葡萄、柑橘、蔬菜、啤酒花、观赏植物、瓜类和棉花上的各阶段叶螨（*Tetranychus* spp.）、全爪螨（*Panonychus* spp.）、小爪螨（*Oligonychus* spp.）和始叶螨（*Eotetranychus* spp.）等。目前已在世界上约 44 个国家登记，其中包括美国、日本、欧盟、澳大利亚、新西兰、坦桑尼亚和肯尼亚等国家。

1993 年在日本登记。

2000 年 5 月 31 日，巴斯夫公司向欧盟递交了吡螨胺作为现有活性成分评估的登记资料；2001 年 10 月 2 日，欧委会宣布其登记资料完成，该产品归入评估产品第 3 组；2009 年 11 月 1 日，吡螨胺被列入欧盟农药登记指令（91/414）附录 1，因此其登记资料获得了 5 年期的保护权。

巴斯夫公司独家开发吡螨胺的北美和欧洲市场，而先正达则负责开发其在拉丁美洲、印度和中东地区的市场。

1994 年，吡螨胺在法国登记，因其对蜜蜂无害而被授权终年使用。

2002 年，日本农药株式会社收购了三菱化学株式会社的农药业务。

2002 年，吡螨胺首次在美国获准登记。

根据"联邦杀虫剂、杀菌剂和杀鼠剂法案"，为了支持新农药化学品或现有农药新使用的登记，吡螨胺登记公司可以获得 10 年期的资料保护权，起始时间为新活性物质的首个登记日。没有资料所有权公司的许可，其他登记公司无权使用保护期内的登记资料。

2003 年，United Agri Products 公司将吡螨胺销售用于美国的温室观赏植物，商品名为 Pyranica。

10%吡螨胺可湿性粉剂（必螨立克）曾在中国获得临时登记（LS93021），但未查到 1997 年之后的续展登记。根据 2010 年 6 月中国官方公布的信息，无论是国外公司还是国内厂家都未在中国登记吡螨胺。

【合成路线】

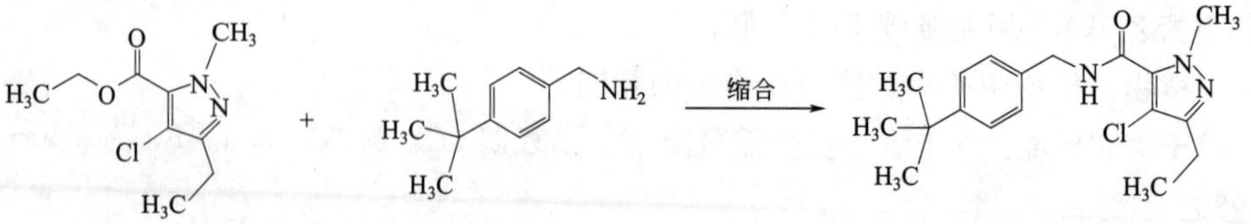

◆ 关键中间体：4-叔丁基苄胺、4-氯-1-甲基-3-乙基-吡唑-5-羧酸乙酯和丙酰丙酮酸乙酯等。

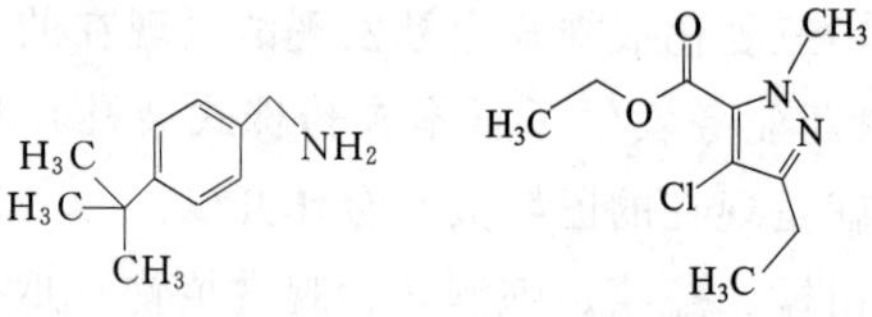

4-叔丁基苄胺　　4-氯-1-甲基-3-乙基-吡唑-5-羧酸乙酯　　丙酰丙酮酸乙酯

◆ 中间体 4-氯-1-甲基-3-乙基-吡唑-5-羧酸乙酯的合成

方法 1：

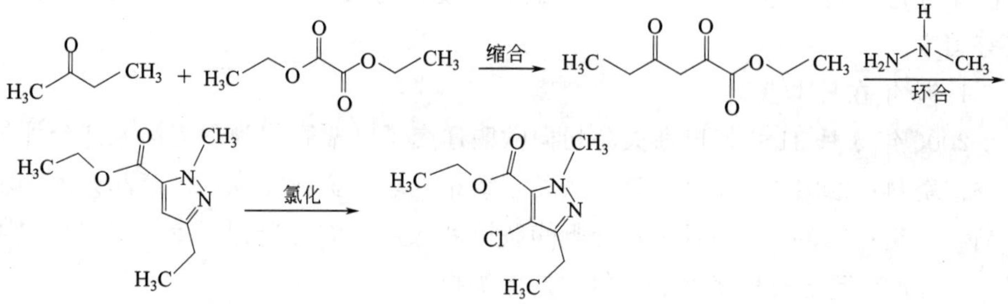

方法 2：

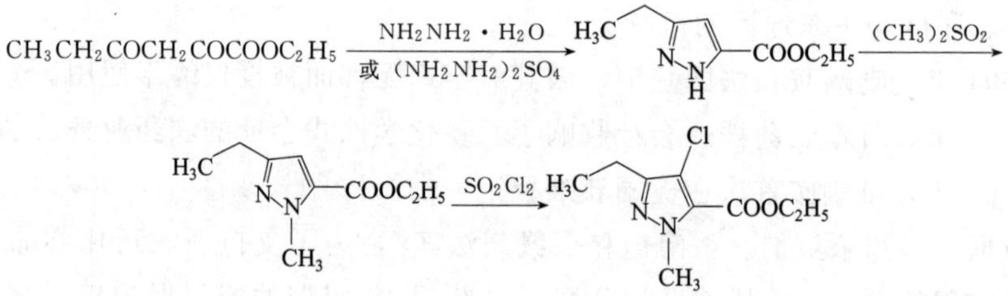

$$CH_3CH_2COCH_2COCOOC_2H_5 \xrightarrow[\text{或}(NH_2NH_2)_2SO_4]{NH_2NH_2 \cdot H_2O}$$

方法 3：

$$CH_3CH_2COCH_2COCOOC_2H_5 + NH_2NHCH_3 \xrightarrow{催化剂}$$

88

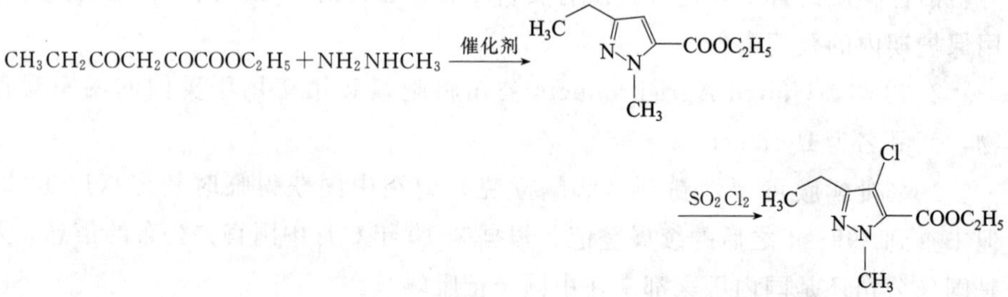

◆ 中间体 4-叔丁基苄胺的合成

方法 1：

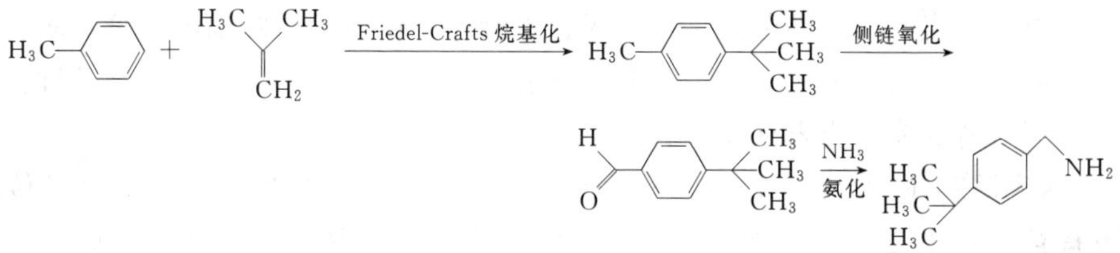

方法 2：

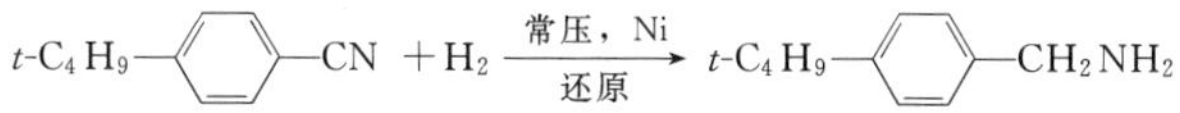

$t\text{-}C_4H_9$—〈benzene〉—CN + H_2 $\xrightarrow[\text{还原}]{\text{常压，Ni}}$ $t\text{-}C_4H_9$—〈benzene〉—CH_2NH_2

方法 3：

$t\text{-}C_4H_9$—〈benzene〉—CHO + NH_3 $\xrightarrow[\text{加压}]{H_2}$ $t\text{-}C_4H_9$—〈benzene〉—CH_2NH_2

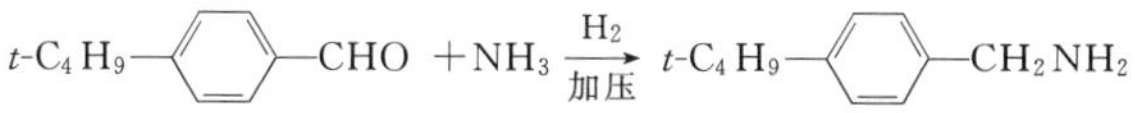

方法 4：

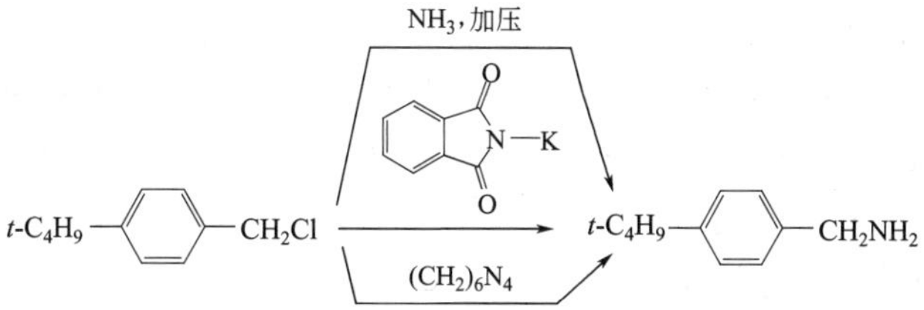

◆ 中间体丙酰丙酮酸乙酯的合成

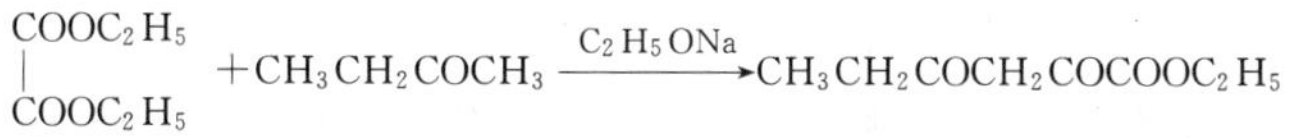

【分析和残留】 国内有关吡螨胺分析方面的报道有采用液相色谱，也有采用气相色谱的，如张鲁新等建立了一种用反相高效液相色谱测定吡螨胺的定量分析方法，采用 C_{18} HPLC 色谱柱，以 V（甲醇）：V（水）＝90：10 为流动相，选择 200nm 为检测波长进行检测，结果表明该方法的标准偏差为 0.0014，变异系数为 0.1581%，相关系数为 0.99991，平均回收率为 99.78%；而包素萍等则以 5%QF-1 为固定液、邻苯二甲酸二正戊酯为内标的气相色谱法定量分析吡螨胺，该方法线性相关系数为 0.9999，变异系数为 0.42%，平均回收率为 99.73%。

【专利概况】 欧洲专利：日本农药株式会社-EP 0289879，该专利申请日期为 1988 年 4 月 21 日，专利终止日期为 2008 年 4 月 20 日。没有获得英国补充保护证书（SPCs）。

美国专利：日本农药株式会社-US 4950668，该专利终止时间为 2008 年 4 月 13 日。

中国专利：吡螨胺由日本三菱化成株式会社开发，获中国专利授权，专利号 ZL88102427.9（发明名称：含吡唑衍生物的杀虫或杀螨组合物），该专利已于

2008 年 4 月 23 日到期。

从 2006 年至今，国内申请了不少有关吡螨胺复配制剂的专利，如吡螨胺与哒螨灵、炔螨特、阿维菌素、三唑锡、丁醚脲＋溴螨酯、唑螨酯＋噻螨酮、四螨嗪＋氟虫脲等的复配组合物，涵盖了目前市场上的大部分主要杀螨剂品种，但这些专利申请目前还均未获授权。

【应用】 吡螨胺为线粒体呼吸作用抑制剂，通过抑制位点 I 的电子传递而发挥药效，不会产生特殊的肌肉和神经毒性。该产品为非内吸性杀螨剂，具有触杀和胃毒作用，并具有叶面渗透性，叶面用药后可以抑制叶片背部的螨卵生长。

吡螨胺用于防治果树、葡萄、柑橘、蔬菜、啤酒花、观赏植物、瓜类和棉花上的各阶段叶螨（*Tetranychus* spp.）、全爪螨（*Panonychus* spp.）、小爪螨（*Oligonychus* spp.）和始叶螨（*Eotetranychus* spp.）等，施用剂量为 50～200g/hm^2。

郭文明等采用玻片浸渍法在室内条件下测定了黄花蒿丙酮粗提物按不同配比与吡螨胺混用后对朱砂叶螨的室内毒力，以明确黄花蒿丙酮粗提物与吡螨胺混用后的增效作用。结果表明：黄花蒿丙酮粗提物与吡螨胺对朱砂叶螨单用对朱砂叶螨的 LC$_{50}$值（48h）分别为 423.23mg/L、5.46mg/L。两者按质量比为 180.9：1 混用后增效作用达到最强，共毒系数为 357.4，对朱砂叶螨的 LC$_{50}$ 值为 84.26mg/L。

【小结】 吡螨胺是由日本三菱化成株式会社发现的吡唑酰胺类杀螨剂，2002 年日本农药株式会社收购了三菱化成的农药业务。巴斯夫在北美和欧洲市场独家开发吡螨胺，而其在拉丁美洲、印度和中东地区市场的独家开发权则授予给了先正达公司。吡螨胺为非内吸性杀螨剂，具有触杀和胃毒作用，主要用于果树、葡萄、柑橘、蔬菜、啤酒花、观赏植物、瓜类和棉花上，目前已在包括美国、日本、欧盟、澳大利亚、新西兰、肯尼亚和坦桑尼亚等约 44 个国家登记。

吡螨胺在欧盟和美国的专利已于 2008 年到期，没有获得英国补充保护证书（SPCs）。2009 年 11 月 1 日，吡螨胺被列入欧盟农药登记指令（91/414）附录 1，因此其登记资料获得了 5 年期的保护权。2002 年，该产品在美国首次获准登记，其登记资料由此获得了登记日起算的 10 年期的保护权。所以非专利产品生产商想要进入欧盟和美国市场，他们要么自行准备一套完整的登记资料，要么与资料持有商协商，或者等到资料保护期满后再进入这片市场。

吡螨胺的生产工艺较简单，其两个关键中间体 4-氯-1-甲基-3-乙基-吡唑-5-羧酸乙酯和 4-叔丁基苄胺都可以从起始原料制得，且这些原料来源广泛。因此，从技术层面看，吡螨胺对非专利产品生产厂商将颇具吸引力。

由于吡螨胺在欧盟和美国的登记资料保护期将分别于 2014 年 10 月 31 日和 2012 年终止，因此，非专利产品生产公司将很难进入欧美市场，不过，在此之前，他们可以将目标瞄准其他市场。

参 考 文 献

[1]　山东化工，2009，38（6）：36.
[2]　农药，2008，47（11）：839.

噻虫啉 （thiacloprid）

$$C_{10}H_9ClN_4S, \ 252.7$$

【化学名称】 （Z)-3-(6-氯-3-吡啶基甲基)-1,3-噻唑烷-2-基亚基氰胺 （IU-PAC）

（Z)-[3-[(6-氯-3-吡啶基)甲基]-2-噻唑烷亚基]氰胺 （CA）

【CAS 登录号】 [111988-49-9]

【其他名称】 Bariard、Calypso （拜耳作物科学）

【理化性质】 原药含量≥985g/kg （澳大利亚的标准要求），或≥975g/kg （欧盟的标准要求）；外观：淡黄色晶状粉末；沸点：大于 270℃时分解；蒸气压：$3×10^{-7}$mPa(20℃)；亨利常数：$4.1×10^{-10}$Pa·m³/mol （计算值）；溶解度：在水中溶解度为 185mg/L(20℃)。

【毒性】

(1) 哺乳动物毒性 急性经口 LD_{50}：雄性大鼠为 836mg/kg，雌性大鼠为 444mg/kg。雄性和雌性大鼠急性经皮 LD_{50} 均＞2000mg/kg。对兔皮肤和眼睛无刺激性。对豚鼠皮肤无致敏作用。吸入 LC_{50}(4h)：雄性大鼠＞2535mg/m³ （空气），雌性大鼠约为 1223mg/m³ （空气）（烟雾剂）。大鼠 NOAEL （慢性毒性，致癌性）为 25mg/kg。ADI：0.012mg/kg。无致癌作用，对大鼠和兔没有发育毒性，无遗传毒性，无致突变作用。

毒性级别：世界卫生组织 （有效成分）为 Ⅱ级。

(2) 生态毒性 鸟类急性经口 LD_{50}：日本鹌鹑为 49mg/kg，鹌鹑为 2716mg/kg；LC_{50}(8d)：鹌鹑为 5459mg/L，日本鹌鹑为 2500mg/L。鱼类 LC_{50}(96h)：虹鳟为 30.5mg/L，蓝鳃太阳鱼为 25.2mg/L。水蚤 EC_{50}(48h, 20℃) ≥85.1mg/L。藻类：栅藻 （*Scenedesmus subspicatus*） EC_{50} （72h, 20℃）为 97mg/L，月牙藻 （*Pseudokirchneriella subcapitata*） EC_{50}＞100mg/L。蜜蜂 LD_{50}：（经口）为 17.32μg/蜂；（接触）为 38.83μg/蜂。赤子爱胜蚓 （*Eisenia fetida*） LC_{50}(14d, 20℃) 为 105mg/kg。

(3) 环境归趋 动物：在大鼠体内，噻虫啉被迅速并完全地通过胃肠道吸收，继而快速、均匀地分布到大鼠的器官和组织中。口服的大部分药剂通过尿液和粪便迅速排出体外，不会在大鼠体内产生蓄积。在尿液和粪便中，除母体化合物外，还确定了 26 种代谢产物。在山羊体内，噻虫啉主要随尿液迅速排出体外，只有极少量通过奶汁分泌排出。同样，在家禽的蛋中只发现了极少量的残留物。

植物：叶面喷雾后，噻虫啉在番茄、苹果、棉花和小麦中的代谢作用与育苗箱处理后在水稻中的代谢作用相似，而且所有作物中的代谢作用都类似。在收获的作物中，母体化合物始终是主要残留成分。噻虫啉在植物体内的水解作用、氧化作用和共轭作用是其主要的降解途径。

土壤和环境：土壤半衰期 DT_{50}（6 种土壤）为 7～21d，土壤流动性（6 种土壤）为低至中等水平。

【剂型】 主要剂型有：颗粒剂（GR，1.0％）、悬浮剂（SC，24％和 48％）、微胶囊粉剂（1％）、微囊悬浮剂（CS，2％）和水分散粒剂（WG，3.6％）等。

【开发与登记】 噻虫啉是由拜耳农化公司（Bayer AG）和日本拜耳农化公司发现、2000 年在英国布赖顿会议上报道的杀虫剂，叶面使用，具有广谱性。可有效控制油菜、谷物、棉花、果树、观赏植物、马铃薯、水稻和蔬菜上的刺吸和咀嚼式口器害虫。

噻虫啉为氯代烟碱类化合物，是新烟碱类杀虫剂中的第二代产品。该类产品还包括：啶虫脒（acetamiprid）、噻虫胺（clothianidin）、呋虫胺（dinotefuran）、吡虫啉（imidacloprid）、烯啶虫胺（nitenpyram）和噻虫嗪（thiamethoxam）等。

噻虫啉为烟碱型乙酰胆碱受体拮抗剂，因此，它与拟除虫菊酯、有机磷和氨基甲酸酯类杀虫剂无交互抗性，所以噻虫啉被列入害虫抗性治理战略。

噻虫啉既有单剂产品，又可与其他产品复配，参与复配的活性成分有：环丙酰菌胺（carpropamid）、氟虫腈＋噻酰菌胺（tiadinil）以及高效氟氯氰菊酯（$β_2$-cyfluthrin）等。

拜耳公司关于噻虫啉的主要单剂产品有：Bariard［颗粒剂，10g/L(a.i.)］、Biscaya［油悬剂，240g/L(a.i.)］、Alanto/Calypso［悬浮剂，480g/L(a.i.)］、Calypso［悬浮剂，240g/L(a.i.)］和 Bariard［水分散粒剂，300g/L(a.i.)］等。Monarca［悬乳剂，噻虫啉 100g/L(a.i.)＋高效氟氯氰菊酯 12.5g/L(a.i.)］为拜耳公司开发的有关噻虫啉的主要复配产品之一。

噻虫啉的用药量为 40～180g/hm²(a.i.)，具有急性触杀、胃毒作用，并有内吸活性。

1998 年，拜耳公司向欧盟递交了噻虫啉作为新活性成分评估的登记申请；2000 年，欧委会宣布有关噻虫啉的登记资料完成。由于评估过程缓慢，欧盟将噻虫啉的临时登记从 2003 年 12 月起延长 2 年。2005 年 1 月 1 日，噻虫啉被列入欧盟农药登记指令（91/414）附录 1，拜耳公司因此而获得了这一天起算的 10 年期的噻虫啉登记资料保护权。

1999 年，噻虫啉首先在巴西登记，并在该国开发。

2000 年，美国环保署收到了来自拜耳公司有关噻虫啉的登记申请，2003 年，该产品获准在美国登记用于棉花和梨果。这是噻虫啉首次在美国取得登记权。

根据"联邦杀虫剂、杀菌剂和杀鼠剂法案"，为了支持新农药化学品或现有农药新使用的登记，噻虫啉登记商可以获得 10 年期的登记资料保护权，起始时间为新活性物质的首个登记日。没有资料所有权公司的许可，其他登记商无权使用保护期内的登记资料。

2001 年在日本开发，用于水稻、果树及蔬菜等。

2001 年在澳大利亚获准登记。

2001 年，噻虫啉在欧洲首次获得临时登记，商品名为 Calypso，继而在德国和法国登记。拜耳在德国的 Dormagen 生产厂生产噻虫啉。

2002 年，德国授权登记噻虫啉。

2004 年，Calypso 4 Flowable 在美国开发用于梨果和蔬菜。

2006 年，含噻虫啉的产品在欧盟登记。

2006 年，日本农药公司开发噻虫啉与氟虫腈、噻酰菌胺（tiadinil）的复配产品，该产品被加工成颗粒剂。

2006 年，拜耳在英国开发噻虫啉的油悬剂 Biscaya，用于防治马铃薯蚜虫。

2007 年，拜耳作物科学公司扩大噻虫啉产品在英国的标签范围，将噻虫啉拓展用于防治小麦红吸浆虫。

噻虫啉的主要适用作物有：苹果、甘蓝、山茶、樱桃、柑橘、棉花、黄瓜、枇杷、山楂、西瓜、油桃、观赏植物、桃、梨、辣椒、李子、梨果、马铃薯、木莓、水稻、玫瑰、南瓜、核果、草莓、番茄、蔬菜和葡萄等。

噻虫啉的主要市场包括：澳大利亚、奥地利、阿塞拜疆、巴西、保加利亚、加拿大、智利、哥伦比亚、捷克、厄瓜多尔、法国、格鲁吉亚、德国、希腊、匈牙利、以色列、意大利、日本、新西兰、秘鲁、葡萄牙、罗马尼亚、斯洛文尼亚、韩国、西班牙、瑞士、泰国、英国、美国、乌兹别克斯坦和委内瑞拉等。

根据 2010 年 6 月中国官方公布的信息，有 3 个企业取得噻虫啉原药的临时登记，即天津市兴光农药厂、江苏中旗化工有限公司和山东省联合农药工业有限公司；江西天人生态工业有限公司取得了 48% 噻虫啉悬浮剂、1% 噻虫啉微胶囊粉剂和 2% 噻虫啉微囊悬浮剂的临时登记，天津市兴光农药厂取得 480g/L 噻虫啉悬浮剂临时登记。

【合成路线】

◆ 关键中间体：烟酸、2-氯-5-氯甲基吡啶、氯化氰以及 2-氰基亚氨基噻唑烷等。

| 烟酸 | 2-氯-5-氯甲基吡啶 | 氯化氰 | 2-氰基亚氨基噻唑烷 |

【分析和残留】 分析：有关噻虫啉分析方面的报道多数采用液相色谱法。如：武中平采用高效液相色谱-二极管阵列检测法（HPLC-DAD）测定了噻虫啉含量。用二极管阵列检测器、C_{18}柱，以乙腈-甲醇-水（体积比 25：35：40）为流动相，对噻虫啉的测定可取得满意的结果。该方法的相对标准偏差为 0.30%，平均加标回收率为 99.48%～100.91%；石隆平等也建立了一种用高效液相色谱测定噻虫啉的定量分析方法，采用 C_{18} HPLC 色谱柱，以甲醇-水（体积比为 70：30）为流动相，选择 238nm 为检测波长进行检测。结果表明，该方法的标准偏差为 0.00103，变异系数为 0.1042%。相关系数为 0.99947，平均回收率为 99.86%。

残留：韩振泰等采用反相高效液相色谱法测定绒毛白蜡中噻虫啉的残留量。该方法采用 C_8 柱（250mm×4.6mm），流动相为 30%甲醇＋10%乙腈＋60%水（pH＝3），流速为 0.8mL/min，UV 检测波长为 270nm，检测限为 0.01mg/L，线性方程为 $Y=1120.40+14541.15X$，相关系数 $r=0.9999$，方法回收率为 95.7%～97.8%，相对标准偏差为 0.64%（$n=6$）。

【专利概况】 欧洲专利：拜耳作物科学公司-EP 0235725，专利申请日为1987年2月24日，专利到期日为2007年2月23日。

英国补充保护证书（SPCs）：SPC/GB01/026 EP 0235725-噻虫啉。欧盟授权资料：瑞士，2000年1月27日，最长有效期至2012年2月23日。

美国专利：拜耳作物科学公司-US 4849432，专利有效期至2007年2月23日。

【应用】 噻虫啉为中枢神经系统中烟碱型乙酰胆碱受体拮抗剂，能干扰突触信号传递。该产品具有急性触杀和胃毒作用，并具内吸活性。

叶面使用噻虫啉，可防治梨果、核果、小浆果、棉花、蔬菜、甜菜、马铃薯、水稻和观赏植物上的刺吸和咀嚼口器害虫，用药量为48~216g/hm²。防治的害虫包括：蚜虫、粉虱、甲虫〔如科罗拉多金花虫（*Leptinotarsa decemlineata*）、苹果象甲（*Anthonomus pomorum*）和水稻象甲（*Lissorhoptrus oryzophilus*）等〕以及鳞翅目害虫如潜叶蛾和苹果蠹蛾（*Cydia pomonella*）等。

黄志宽等通过试验进行了几种新农药对稻飞虱的防治效果比较，试验结果表明，48%噻虫啉悬浮剂对水稻稻飞虱表现出良好的防治效果，药后1d对稻飞虱的防效为44.0%，药后3d对稻飞虱的防效为81.9%，与烯啶虫胺有显著差异，速效性稍差，但7d后对稻飞虱的防效为95.2%，与烯啶虫胺、乙虫腈无显著差异，持效作用突出。

松褐天牛是松材线虫病的重要传播媒介，噻虫啉防治松褐天牛的特殊效果已在我国森林防护中得到应用。2008年开始，江西天人集团用噻虫啉防治松褐天牛，在各地进行了广泛的林间药效试验。试验结果表明，噻虫啉对松褐天牛的触杀效果十分明显，施药后2h天牛开始大量死亡，24h后的防治效果可以达到90%以上，有效切断了松材线虫病的传播渠道。

胡敏等采用农药生物测定标准操作程序（SOP）测定并比较了噻虫啉和吡虫啉对蚜虫的毒力。室内生物测定结果表明，噻虫啉和吡虫啉对蚜虫均有良好的杀虫活性，其毒力平均LC_{50}分别为1.24mg/L和1.45mg/L。田间小区试验结果表明，噻虫啉对蚜虫表现出良好的防治效果，有效用量为3.36~10.08g/667m²时，药后1~10d的防治效果为85.82%~96.34%，超过相同剂量吡虫啉的防治效果。

【小结】 噻虫啉是由日本拜耳农化公司发现、由拜耳公司开发的杀虫剂，叶面使用，广谱，可有效防治油菜、谷物、棉花、果树、观赏植物、马铃薯、水稻和蔬菜等的刺吸和咀嚼口器害虫。

1999年，噻虫啉首先在巴西取得登记，目前已在世界上50多个国家登记，登记的国家主要有：阿根廷、澳大利亚、巴西、欧洲、日本、韩国、南非和美国等。

2007年2月23日，噻虫啉在欧盟和美国的专利同时到期，然而，由于该产品拥有英国补充保护证书（SPCs），所以噻虫啉在欧洲的专利保护延长至2012年2月23日。

2005年1月1日，噻虫啉列入欧盟农药登记指令（91/414）附录1，拜耳公司因此获得了噻虫啉登记资料在欧盟的10年保护期（起始日期为2005年1月1日）。2003年，噻虫啉首次在美国取得登记，因此其为期10年的登记资料保护期延伸至2013年。噻虫啉无论在欧盟还是在美国，其登记资料保护期都超出了它的专利期。所以，打算进入欧盟或美国市场的非专利产品生产商，他们要么自行准备一套完整的登记资料，要么与登记资料拥有者协商，还可以等到噻虫啉的登记资料保护期满。

噻虫啉的生产步骤较长，其中有些中间体是其他农药活性成分生产过程中未曾涉及过的，这样，非专利产品生产商要生产出符合纯度标准要求并且价格经济的噻虫啉产品还存在一些困难。

由于噻虫啉的登记资料在欧盟和美国仍存在保护，因此，非专利生产商将很难进入这两块市场，然而，除此之外，仍有大量的市场可以开发，尤其是南美市场值得关注。噻虫啉还可用于家庭和花园等非作物领域，相较于作物市场而言，开发噻虫啉的非作物市场必须另辟途径，并需要有很好的品牌取向，这将进一步限制非专利产品生产商进入这块市场。

参 考 文 献

[1] 湖南农业科学，2009（7）：91-92.

[2] 农药，2007，（4）.246-247.

[3] 农药，2008，47（9）：661-662.

[4] 现代科学仪器，2007（1）：64.

[5] 化工中间体，2007（7）：11.

杀 菌 剂

活化酯（acibenzolar-*S*-methyl）

$$\text{C}_8\text{H}_6\text{N}_2\text{OS}_2 \text{，210.3}$$

【化学名称】 苯并[1,2,3]噻二唑-7-硫代羧酸 *S*-甲酯 （IUPAC）

1,2,3-苯并噻二唑-7-硫代羧酸 *S*-甲酯 （CA）

【CAS 登录号】 ［135158-54-2］；［126448-41-7］（酸）

【其他名称】 Actigard、Boost、Bion（先正达公司）

【理化性质】 原药含量≥98.6%（美国环保署的标准要求）；外观：白色至米色细小粉末，具有烧焦似的气味；熔点：132.9℃；沸点：约为 267℃；蒸气压：4.6×10^{-1}mPa(25℃)；分配系数：$K_{ow}\lg P=3.1(25℃)$；亨利常数：1.3×10^{-2}Pa·m³/mol(计算值)；相对密度：1.54(22℃)。溶解度(25℃)：在水中溶解度为 7.7mg/L(pH 7.5～7.9)；在甲醇中溶解度为 4.2g/L，乙酸乙酯中为 25g/L，正己烷中为 1.3g/L，甲苯中为 36g/L，正辛醇中为 5.4g/L，丙酮中为 28g/L，二氯甲烷中为 160g/L。

稳定性：水解半衰期 DT_{50}(20℃) 为 3.8 年(pH 5)，23 周(pH 7)，19.4h (pH 9)。

【毒性】

(1) 哺乳动物毒性 大鼠急性经口 LD_{50}＞5000mg/kg；大鼠急性经皮 LD_{50}＞2000mg/kg。对兔皮肤和眼睛无刺激，对豚鼠皮肤有致敏作用。大鼠吸入 LC_{50}(4h)＞5000mg/m³（空气）。NOEL：（2 年）大鼠每日 8.5mg/kg(bw)；（1.5 年）小鼠每日 11mg/kg(bw)；（1 年）狗每日 5mg/kg(bw)。ADI：0.05mg/kg(bw)。无致癌、致突变作用，对人类没有致畸关联。

毒性级别：世界卫生组织（有效成分）为 U 级；美国环保署（制剂）为Ⅲ级；欧盟分类：Xi；R36/37/38│R43│N；R50，R53。

(2) 生态毒性 鸟类：野鸭、鹌鹑 LD_{50}(14d)＞2000mg/kg，野鸭、鹌鹑

LC_{50}（8d）＞5200mg/kg。鱼类 LC_{50}（96h）：虹鳟 0.4mg/L，蓝鳃太阳鱼2.8mg/L，羊头原鲷 1.7mg/L。水蚤 LC_{50}（48h）2.4mg/L。藻类 E_bC_{50}（72h）栅藻（*Scenedesmus subspicatus*）1.7mg/L。糠虾 LC_{50}（96h）0.88mg/L。蜜蜂：经口 LD_{50}（48h）128.3μg/蜂，接触 LD_{50} 100μg/蜂。蚯蚓（*Eisenia foetida*）LC_{50}（14d）＞1000mg/kg（土壤）。对捕食性蝽和螨类、步甲以及寄生蜂（IOBC）无害。对土壤呼吸无作用剂量为 300g/hm²。

（3）环境归趋　动物：口服后，活化酯能被快速吸收，并几乎完全地通过尿液及粪便迅速排出体外。其代谢途径与性别、前处理及服用剂量无关。活化酯及其代谢物在组织中残留水平较低，没有蓄积和滞留。

植物：活化酯在植物中的代谢途径包括：首先通过水解作用，继而与糖共轭；或者苯环发生氧化作用，然后与糖共轭。

土壤/环境：活化酯在土壤中通过水解消失，其半衰期 DT_{50} 为 0.3d(pH 9)。其产物进一步降解，DT_{50} 为 20d，代谢物完全降解和矿化（pH 9）。活化酯可以被土壤强烈吸附，流动性低，K_{oc} 为 1394mL/g。活化酯在水中的 DT_{50}＜1d；其水解产物的 DT_{50} 为 8d。

【剂型】　主要剂型有：悬浮剂（SC，50%）、水分散粒剂（WG，50%）和颗粒剂（GR，2%）等。

【开发与登记】　1995 年，汽巴-嘉基公司发现、并首次报道了活化酯。1996年 12 月，汽巴-嘉基与山道士合并成立诺华公司；2000 年 11 月，诺华与捷利康农化公司合并成立了如今的农药巨头——先正达公司。所以，目前活化酯属于先正达公司所有。

活化酯可以激活植物的防御机制，也称"系统获得抗性（SAR）"。一旦引发，SAR 将保护整个植株免遭由真菌和细菌引起的病害侵染，抗性被激活的植株通过释放蛋白质来抑制不同部位病原菌的生长。该产品应于作物生长早期应用，从而使作物起到自我保护的作用。先正达公司宣称，由于活化酯的系统活化作用，它能获得比使用保护性杀菌剂更强的保护作用和更久的持效性。

2000 年，活化酯首先在美国登记。根据"联邦杀虫剂、杀菌剂和杀鼠剂法案"，为了支持新农药化学品或现有农药新使用的登记，活化酯登记资料递交公司可以获得 10 年期的资料保护权，起始时间为新活性物质的首个登记日。没有资料所有权公司的许可，其他登记商无权使用保护期内的登记资料。

2001 年 11 月 1 日，活化酯被列入欧盟农药登记指令（91/414）附录 1。登记公司由此获得了活化酯登记资料在欧盟的 10 年期保护权。

目前，活化酯的主要市场包括：澳大利亚、巴西、喀麦隆、厄瓜多尔、法国、德国、意大利、日本、斯洛文尼亚、南非、英国、美国、越南、津巴布韦等。

【合成路线】

方法1：

方法2：

方法3：

方法4：

100

方法 5：

方法 6：

方法 7：

方法8：

◆ 关键中间体：苯胺、2-氨基苯并噻唑和2-巯基-3-氨基苯甲酸等。

苯胺　　　　　　2-氨基苯并噻唑　　　　2-巯基-3-氨基苯甲酸

【分析和残留】　产品分析一般采用气液色谱法（GLC），火焰离子化检测器；残留测定一般采用高效液相色谱法（HPLC）。

【专利概况】　欧洲专利：先正达公司-EP 0313512，专利申请日为1988年8月17日，专利到期日为2008年8月16日。

英国补充保护证书：SPC/GB00/008 EP0313512-活化酯，最长有效期至2010年12月31日。

美国专利：先正达公司-US 4931581，该专利已于2008年8月17日期满。

【应用】　活化酯为系统获得抗性的天然信号分子水杨酸的功能类似物。该产品通过激活寄生植物的天然防御机制（系统获得抗性，SAR）来对植物产生保护作用，它本身没有杀菌活性。

活化酯可以激活许多作物的天然防御机制，从而使植物免遭来自真菌、细菌、病毒、害虫和线虫等的侵扰。它可用于多种作物，主要包括烟草、番茄、梨果、多种蔬菜、香蕉、谷物、柑橘、可可、莴苣、芒果、坚果、梨和水稻等，施药剂量为 12.5～100g/hm²，用药量随作物不同而有所区别。由于从施药到植物的防御机制被激活需要一段时间过程，所以活化酯的用药要提前。

西北农林科技大学对活化酯诱导黄瓜产生对霜霉病的抗病性进行了研究。田间试验结果表明，对已发生霜霉病的黄瓜植株，于初花期叶面喷施活化酯（50μg/mL），处理后 13d 和 27d，防治效果分别达到 85.8％和 78.7％，病害发展得到有效控制，处理后 41d 防效仍可达 60.5％，表明活化酯可以诱导黄瓜产生对霜霉病的抗性，其诱发抗性已经表现出和常用化学农药相同的防治效果。

【小结】 活化酯可以激活植物的防御机制，又称"系统获得抗性（SAR）"。一旦引发，SAR 将保护整个植株免遭真菌和细菌的侵袭，被激活的植株通过释放蛋白质来抑制不同部位病原菌的生长。

活化酯的欧洲和美国专利分别于 2008 年 8 月 16 日和 2008 年 8 月 17 日先后到期。其英国补充保护证书（SPC/GB00/008 EP0313512）最长有效期至 2010 年 12 月 31 日。

2000 年，活化酯首次在美国登记，先正达公司因此获得了该产品登记资料的 10 年期保护权。2001 年 11 月 1 日，活化酯被列入欧盟农药登记指令（91/414）附录 1 中，其登记资料也因此获得了为期 10 年的保护。

非专利产品生产商意欲进入欧盟或美国市场，他们要么自行准备一套完整的登记资料，要么与先正达公司协商使用其登记资料，并支付适当的补偿费用，抑或等到资料保护期满后再进入这两块市场。非专利产品公司可以在除欧盟和美国之外的其他市场登记活化酯，从而在这些市场首先开展开发工作。

活化酯的生产工艺相对简单，许多非专利产品生产商和合同生产商应该都可以生产出符合要求的产品。然而，到目前为止，还没有非专利产品生产商宣称生产活化酯产品。

参 考 文 献

农药，2004，(4)：190.

嘧菌酯（azoxystrobin）

$C_{22}H_{17}N_3O_5$，403.4

【化学名称】 (E)-2-{2-[6-(2-氰基苯氧基)嘧啶-4-基氧]苯基}-3-甲氧基丙烯酸甲酯（IUPAC）

(E)-2-{[6-(2-氰基苯氧基)-4-嘧啶基]氧}-α-(甲氧基亚甲基)苯乙酸甲酯（CA）

【CAS 登录号】 [131860-33-8]

【其他名称】 Amistar、Heritage、Gemstone、Olympus（先正达）；ZX（Barclay）；Abound（坚果和果树/先正达）；Bankit（香蕉/先正达）；Ortiva（蔬菜/先正达）；Priori（蔬菜、观赏植物、大豆和咖啡/先正达）；Landgold Strobilurin 250（Landgold）；Protege（Gustafson）

【理化性质】 原药含量≥930g/kg（其中 Z 体含量≤25g/kg）；外观：白色固体；熔点：116℃（原药 114～116℃）；蒸气压：1.1×10^{-7} mPa(20℃)；分配系数：$K_{ow}\lg P=2.5(20℃)$；相对密度：1.34(20℃)。溶解度：在水中溶解度为6mg/L(20℃)。微溶于己烷、正辛醇；溶于甲醇、甲苯、丙酮；易溶于乙酸乙酯、乙腈、二氯甲烷。

稳定性：水溶液中的光解半衰期 DT_{50} 为 2 周，对水解稳定。

【毒性】

(1) 哺乳动物毒性 雄、雌大鼠及小鼠急性经口 LD_{50} 均＞5000mg/kg；大鼠急性经皮 LD_{50}＞2000mg/kg。对兔皮肤和眼睛有轻微刺激作用，对豚鼠皮肤无致敏作用。吸入 LC_{50}(4h，仅通过鼻子)：雄性大鼠 0.96mg/L，雌性大鼠0.69mg/L。NOEL（2 年）：大鼠每日 18mg/kg(bw)。ADI：0.1mg/kg(bw)（欧盟）；0.18mg/kg(bw)（美国）。无遗传毒性，无致癌作用和神经毒性；嘧菌酯对生育参数、胎儿及婴幼儿发育无影响。

毒性级别：世界卫生组织（有效成分）为 U 级。欧盟分类：T；R23|N；R50，R53。

(2) 生态毒性 鸟类：野鸭和鹌鹑急性经口 LD_{50}＞2000mg/kg，鹌鹑和野鸭饲喂 LC_{50}(5d)＞5200mg/kg（饲料）。鱼类 LC_{50}(96h)：虹鳟 0.47mg/L，蓝

鳃太阳鱼 1.1mg/L，鲤鱼 1.6mg/L，羊头原鲷 0.66mg/L。降解物 R234886 LC_{50} ＞150mg/L。水蚤 EC_{50}（48h）80μg/L。降解物 EC_{50}：R234886＞180mg/L，R401553＞50mg/L，R402173＞50mg/L。羊角月牙藻（Selenastrum capricornutum）EC_{50}（120h）为 0.12mg/L。其他水生生物：糠虾 LC_{50}（96h）为 55μg/L；太平洋牡蛎 EC_{50}（48h）为 1300μg/L；浮萍（Lemna gibba）EC_{50}（14d）为 3.2mg/L。蜜蜂：经口 LD_{50}＞25μg/蜂；接触 LD_{50}＞200μg/蜂。蚯蚓 LC_{50}（14d）为 283mg/kg。在大田条件及田间用量（IOBC）下，对包括捕食性螨和蝽、蜘蛛、草蛉、食蚜蝇、瓢虫、步甲、寄生蜂以及蜜蜂等在内的非靶标生物体无害；梨盲走螨（Typhlodromus pyri）LR_{50}（7d）＞1500g/hm^2，缢管蚜茧蜂（Aphidius rhopalosiphi）LR_{50}（48h）＞1135g/hm^2。

（3）环境归趋　动物：以放射性同位素做标记的嘧菌酯对大鼠进行试验，结果表明，绝大多数放射性物质随粪便排出体外，在大鼠的任何组织中几乎没有残留。嘧菌酯在大鼠体内形成了大量的代谢物，其中，只有嘧菌酯酸的葡萄糖苷酸占给服剂量的 10％以上。在山羊和母鸡中，嘧菌酯也迅速排出体外，其奶、肉和蛋中的残留水平很低。

植物：在小麦、葡萄和花生中，嘧菌酯被大量代谢，但母体嘧菌酯仍为唯一的主要残留物（＞10％）。在这 3 种作物中，嘧菌酯的代谢途径相似。

土壤/环境：平均半衰期 DT_{50} 为 8 周［实验室条件下，20℃，土壤中水压（单位为 cm）的负对数 pF 为 2］。在黑暗的条件下，嘧菌酯在土壤中代谢，生成 6 种确定的代谢物；一年多以后，有 45％的同位素标记化合物代谢为 CO_2。嘧菌酯在田间的消散更快，平均 DT_{50} 为 2 周，平均 DT_{90} 为 41 周。在土壤表面，嘧菌酯光解 DT_{50} 为 11d。嘧菌酯及其降解产物在土壤中具有低至中等水平的移动性，K_{oc} 约为 500。田间消散研究表明，在距地表 15cm 以下的土壤中没有发现嘧菌酯及其主要代谢产物。

【剂型】　主要剂型有：悬浮剂（SC，10％、20％和 25％）、水分散粒剂（WG，50％、65％和 80％）、颗粒剂（GR）以及悬乳剂（SE）等。

国内文献报道了通化师范学院制药与食品科学系进行的复凝聚法制备嘧菌酯微囊剂的工艺研究。通过研究药胶质量比、搅拌速度、固化时间对嘧菌酯微囊包封率的影响，确定了最佳工艺条件，由此工艺制得的嘧菌酯微囊的包封率可达 70％，改善了药剂的物理特性，提高了农药的有效利用率。

【开发与登记】　嘧菌酯是由捷利康农化公司（现先正达公司）开发的甲氧基丙烯酸酯类杀菌剂，1992 年，J. R. Godwin 等在英国布赖顿植保会议上首次报道，1996 年首次进入市场。它是一种源于 strobilurin 类的广谱杀菌剂，具有内吸、渗透和保护活性，可以抑制真菌的呼吸作用，其杀菌谱包括白粉病、霜霉病、水稻稻瘟病（Pyricularia oryzae）和纹枯病（Thanatephorus cucumeris)等。

嘧菌酯用于保护性处理，或在病害发生早期使用。当用于谷物时，它在有效茎伸长期的药效通常可持续 4～6 周；若在剑叶期或收穫期用药，则持效期会更长。

目前开发的嘧菌酯产品包括单剂和复配产品，与其复配的品种主要包括：己唑醇（hexaconazole）、丁苯吗啉（fenpropimorph）、氰菌胺＋醚菊酯（fenoxanil＋etofenprox）、环丙唑醇（cyproconazole）、咯菌腈＋精甲霜灵（fludioxonil＋metalaxyl-M）、百菌清（chlorothalonil）、丙环唑（propiconazole）、苯醚甲环唑（difenoconazole）和氟虫腈（fipronil）等。

1994 年，嘧菌酯首先在德国申请登记，1996 年 3 月获准登记。

1995 年，捷利康农化公司向欧盟递交了嘧菌酯作为新活性成分评估的登记申请。1998 年 7 月 1 日，嘧菌酯列入欧盟农药登记指令（91/414）附录 1，因此，嘧菌酯的资料保护期终止于 2008 年 6 月 30 日。2007 年，欧委员会将嘧菌酯的登记有效期从 2008 年延长至 2011 年，从而保证有更多的时间来组织再登记工作。英国为报告撰写成员国，智利为合作报告成员。

1997 年，嘧菌酯产品在英国、美国和法国上市，1998 年在日本上市，市售的嘧菌酯包括单剂和复配产品。

由于嘧菌酯最初于 1997 年在美国登记，根据"联邦杀虫剂、杀菌剂和杀鼠剂法案"，为了支持新农药化学品或现有农药新使用的登记，嘧菌酯登记商可以获得 10 年期的登记资料保护权，起始时间为新活性物质的首个登记日。没有资料拥有者的许可，其他登记商无权使用保护期内的登记资料。

2000 年，嘧菌酯与己唑醇的复配产品 Amistar Ter 在法国登记用于谷物。

2003 年，复配产品 Amistar Achieve Trebon（嘧菌酯＋氰菌胺＋醚菊酯）在日本上市。

2004 年，先正达公司的嘧菌酯新复配制剂 Amistar Xtra（嘧菌酯 200g/L＋环丙唑醇 80g/L）在澳大利亚获准登记，用于小麦和大麦。

2004 年，先正达公司在英国开发 Amistar Opti（嘧菌酯 100g/L＋百菌清 500g/L）。

2004 年，先正达将 Dynasty PD（嘧菌酯＋咯菌腈＋精甲霜灵）引入美国花生市场。

2007 年，先正达公司的 Quilt（嘧菌酯＋丙环唑）获准在美国登记，用于防治亚洲大豆锈病。

1997 年、1998 年、1999 年，嘧菌酯的销售额分别为 6300 万英镑、1.77 亿英镑和 2.92 亿英镑；2001 年、2002 年的销售额分别为 4.50 亿美元和 4.40 亿美元；2003 年的销售额为 4.65 亿美元（相当于 3250t 原药）；2005 年的销售额突破 6 亿美元。至 2008 年，先正达公司嘧菌酯的销售额达到了 10 亿美元，在世界上 100 个国家销售，用于 120 种作物上。目前，先正达正在进一步扩大嘧菌酯的产能。公司希望阿米西达（嘧菌酯）、阿克泰（噻虫嗪）及 Cruiser（噻虫嗪）三个产品的潜在峰值销售额能达到 35 亿美元。

根据中国官方 2010 年 7 月公布的信息，先正达公司先后在我国取得了嘧菌酯原药、50％嘧菌酯水分散粒剂、250g/L 嘧菌酯悬浮剂、25％嘧菌酯悬浮剂的正式登记以及 325g/L 苯甲·嘧菌酯悬浮剂、560g/L 嘧菌·百菌清悬浮剂和11％精甲·咯·嘧菌悬浮种衣剂的临时登记。先正达（苏州）作物保护有限公司则取得分装 325g/L 苯甲·嘧菌酯悬浮剂、560g/L 嘧菌·百菌清悬浮剂的 2 个临时登记以及分装 250g/L 嘧菌酯悬浮剂、50％嘧菌酯水分散粒剂的 2 个正式登记。上海禾本药业有限公司取得了嘧菌酯原药的正式登记。

总的来说，嘧菌酯的产品销售已经达到上百个国家，其主要市场包括：阿根廷、澳大利亚、奥地利、比利时、加拿大、中国、哥斯达黎加、捷克、多米尼加、厄瓜多尔、萨尔瓦多、法国、德国、危地马拉、洪都拉斯、匈牙利、爱尔兰、意大利、日本、卢森堡、墨西哥、荷兰、新西兰、尼加拉瓜、巴拿马、南非、西班牙、瑞典、瑞士、中国台湾、英国、美国、委内瑞拉等。

【合成路线】

方法 1：

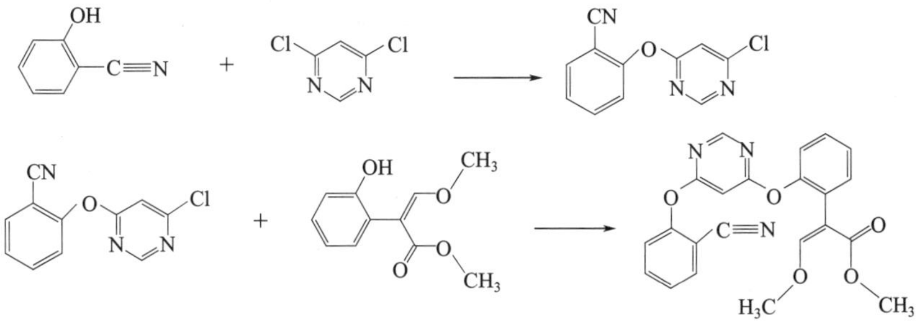

方法 2：

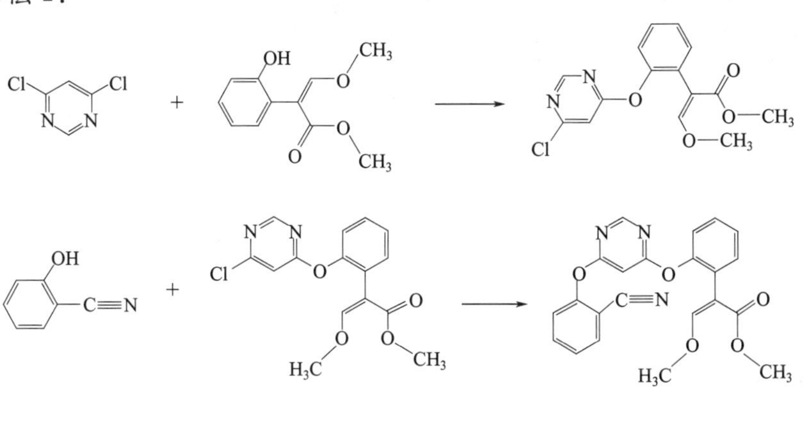

107

◆ 关键中间体：2-羟基苯甲腈、丙二酸二乙酯、4,6-二氯嘧啶、2-苯并呋喃酮、2-(2-羟基苯基)-3-甲氧基丙烯酸甲酯等。

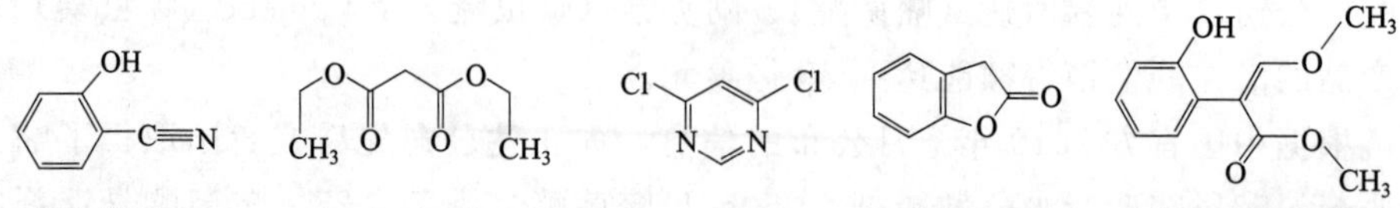

2-羟基苯甲腈　　　丙二酸二乙酯　　　4,6-二氯嘧啶　　　2-苯并呋喃酮　　　2-(2-羟基苯基)-3-甲氧基丙烯酸甲酯

◆ 中间体 2-羟基苯甲腈的合成

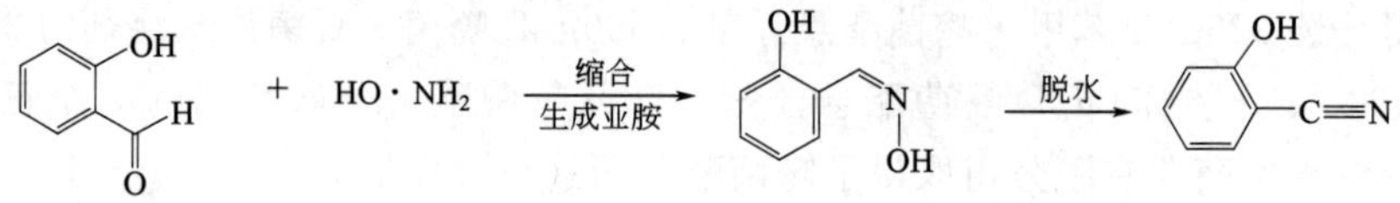

◆ 中间体 4,6-二氯嘧啶的合成

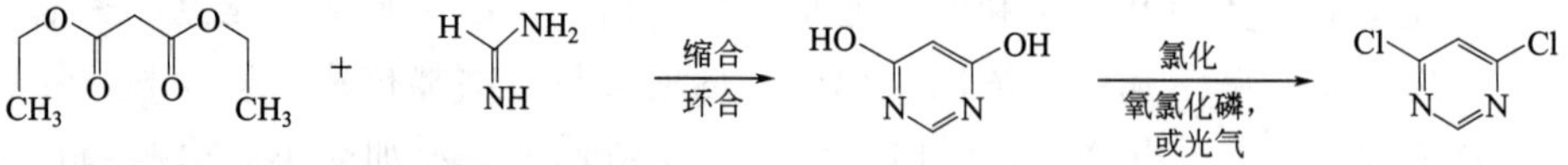

◆ 中间体 2-苯并呋喃酮的合成

方法 1：

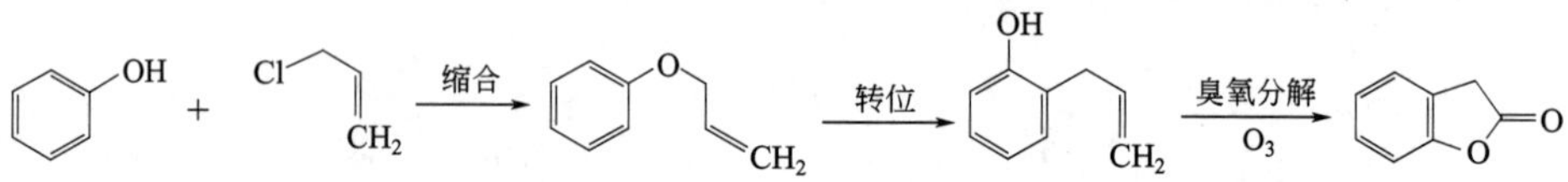

方法 2：

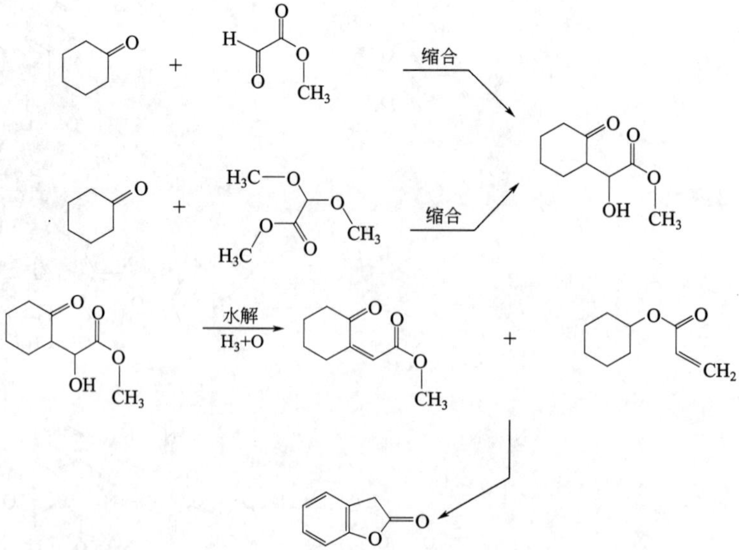

方法 3：

108

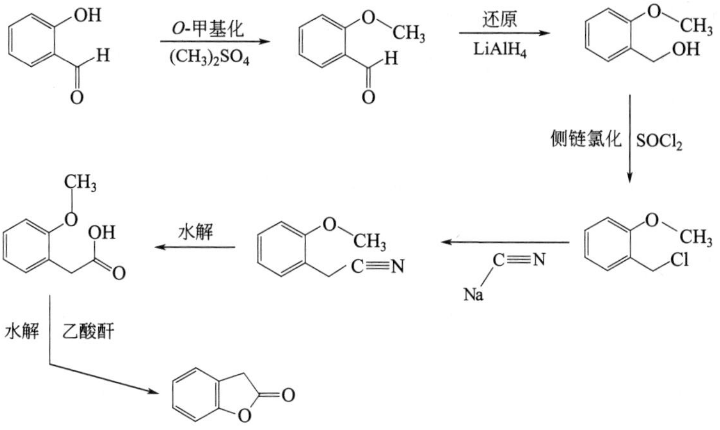

方法4：

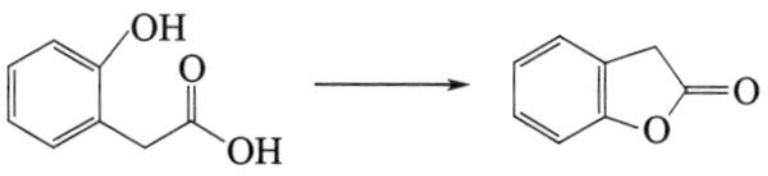

◆ 2-(2-羟基苯基)-3-甲氧基丙烯酸甲酯的合成

方法1：

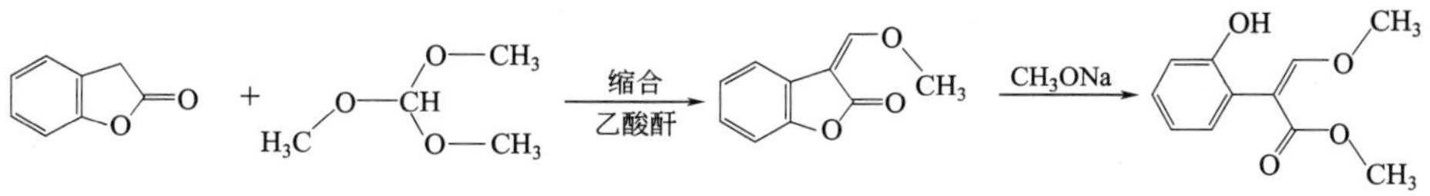

方法2：

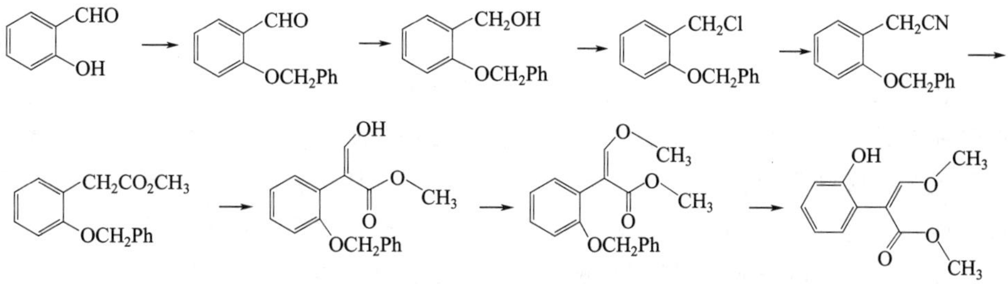

【分析和残留】 国外报道对水中残留物用带荧光检测器的高效液相色谱法（HPLC）测定。

国内报道有江苏耕耘化学有限公司采用反相高效液相色谱法进行了嘧菌酯定量分析方法研究。采用乙腈-水（体积比为 5：3）为流动相，使用 ODS C_{18} 为填料的不锈钢柱和具可变波长的紫外检测器，得到该方法的平均回收率为 99.81%，变异系数为 0.32%，标准偏差为 0.30。

国内对嘧菌酯的残留量测定多数采用气相色谱法，如对嘧菌酯在苹果、甜瓜、西兰花、荷兰豆、番茄、白梨、黄瓜等作物及土壤中的残留量气相色谱检测方法，国内期刊均有相关研究报道。

【专利概况】 欧洲专利：先正达-EP 0382375，申请日期为 1990 年 1 月 25 日，终止日期为 2010 年 1 月 24 日。

英国补充保护证书（SPCs）：

① SPC/GB97/016 EP0382375-嘧菌酯，最长有效期至 2011 年 4 月 3 日；

② SPC/GB04/001 EP0382375-嘧菌酯和百菌清（chlorothalonil）的复配产品，最长有效期至 2015 年 1 月 24 日；

③ SPC/GB06/020-嘧菌酯和苯醚甲环唑（difenoconazole）的复配产品，最长有效期至 2015 年 1 月 24 日。

美国专利：先正达-US 5395837，终止日期为 2009 年 9 月 8 日。

中国专利：

① 帝国化学工业公司，专利号 ZL90101175.4（发明名称：杀菌剂组合物及其制法），于 2010 年 2 月 10 日到期；专利号 ZL91105782.X（发明名称：杀真菌组合物，其制备方法及应用），将于 2011 年 7 月 24 日到期。

② 先正达公司，专利号 ZL02810368.8（发明名称：嘧菌酯及其类似物的制备方法），将于 2022 年 5 月 3 日到期；并于 2006 年 4 月 13 日就"用 DABCO 作催化剂制备嘧菌酯的方法和用于该方法的新型中间体"提出申请，申请号 200680013046.0，2008 年 4 月 16 日予以公开。

此外，先正达、拜耳等公司先后在中国就嘧菌酯与咯菌腈、甲霜灵、苯醚甲环唑、咪蚜胺等组分的组合物取得了专利保护。中国相关农药公司也分别就嘧菌酯与异稻瘟净、甲基硫菌灵、稻瘟灵、春雷霉素、百菌清的组合物取得了专利保护。

【应用】 嘧菌酯通过在泛醌氧化位点阻止细胞色素 b 和 c_1 间的电子传递来抑制线粒体的呼吸作用，能防治已对 14-脱甲基酶抑制剂、苯甲酰胺类、二羧酰胺类或苯并咪唑类杀菌剂产生抗性的病原菌。该产品具有保护、治疗、铲除、渗透和内吸活性，可以抑制孢子萌发和菌丝生长，也表现出抗孢子活性。

在 100～375g/hm² 剂量下，嘧菌酯可有效防治温带谷物上的白粉病（*Erysiphe graminis*）、锈病（*Puccinia* spp.）、颖斑枯病（*Leptosphaeria nodorum*）、叶枯病（*Septoria tritici*）和网斑病（*Pyrenophora teres*）；水稻上的稻瘟病（*Pyricularia oryzae*）和纹枯病（*Rhizoctonia solani*）；葡萄上的霜霉病（*Plasmopara viticola*）和白粉病（*Uncinula necator*）；葫芦科的白粉病（*Sphaerotheca fuliginea*）和霜霉病（*Pseudoperonospora cubensis*）；番茄和马铃薯上的晚疫病（*Phytophthora infestans*）和早疫病（*Alternaria solani*）；花生上的褐斑病（*Mycosphaerella arachidis*）、纹枯病（*Rhizoctonia solani*）和白绢病（*Sclerotium rolfsii*）；桃树上的褐腐病（*Monilinia* spp.）和疮痂病（*Cladosporium*

110

carpophilum）；草坪上的腐霉病（*Pythium* spp.）和立枯病（*Rhizoctonia sola-ni*）；香蕉上的叶斑病（*Mycosphaerella* spp.）；山核桃上的黑星病（*Cladosporium caryigenum*）；柑橘上的疮痂病（*Elsinoë fawcettii*）、炭疽病（*Colletotrichum* spp.）和黑斑病（*Guignardia citricarpa*）；以及咖啡上的炭疽病（*Colletotrichum* spp.）和锈病（*Hemileia vastatrix*）等。

嘧菌酯的应用范围极广，适用作物达上百种，主要包括：水稻、冬/春大麦、冬/春小麦、玉米、马铃薯、大豆、油菜、棉花、观赏植物、甜玉米、番茄、草坪、西印度樱桃、朝鲜蓟、芦笋、茄子、鳄梨树、香蕉、蓝莓、葱蒜类蔬菜、胡萝卜、芹菜、番荔枝、鹰嘴豆、柑橘、芫荽、小胡瓜、越橘、黄瓜、费约果、水果（包括葡萄）、大蒜、小黄瓜、草坪、绿豆、番石榴、药草、蛇麻、异叶番荔枝、木菠萝、叶菜、韭菜、豆类、莴苣、龙眼、枇杷、荔枝、荷兰豆、芒果、西瓜、薄荷、坚果、秋葵、洋葱、番木瓜树、欧洲萝卜、西番莲果、桃、花生、梨、山核桃、胡椒薄荷、辣椒、柿子、阿月浑子、野红毛丹、红毛丹树、根茎类蔬菜、美洲几种热带树、葱、刺果番荔枝、西班牙酸橙、金星果、杨桃、草莓、向日葵、芜菁和水田芹等。

国内对嘧菌酯的应用做了大量研究和田间药效试验，包括用于多种作物防治多种病害，如稻瘟病、马铃薯晚（早）疫病、辣椒疫霉病、辣椒炭疽病、辣椒疫病、黄瓜褐斑病、黄瓜霜霉病、黄瓜白粉病、番茄早疫病、扁豆纹枯病、西瓜炭疽病和枯萎病、苹果斑点落叶病、柑橘病害、瓜类蔓枯病等。

【小结】 嘧菌酯为 strobilurin 类广谱杀菌剂，它和醚菌酯一道成为该类杀菌剂中第一批商品化品种。嘧菌酯以单剂及与其他产品复配的形式（如己唑醇、丁苯吗啉、氰菌胺＋醚菊酯、环丙唑醇、咯菌腈＋精甲霜灵和百菌清等）在100多个国家的120多种作物上取得登记。自1996年嘧菌酯在德国首先上市以来，其销售额稳步增长，目前已达到10亿美元。

2010年1月24日，嘧菌酯在欧洲的专利期满；其在美国的专利保护期于2009年9月8日终止。然而，在英国补充保护证书（SPCs）的作用下，嘧菌酯单剂的专利保护期被延长至2011年，而复配制剂的保护终止期更在2011年之后。

1998年7月1日，嘧菌酯被列入欧盟农药登记指令（91/414）附录1，因此，其资料保护期至2008年6月30日终止。而嘧菌酯作为新农药化合物在美国登记后，其登记资料也被保护至2007年。

嘧菌酯的生产技术相对简单，许多非专利产品公司和合同生产商应该都能生产，其原药含量不低于930g/kg（其中，Z 体含量不高于25g/kg）更是不难达到的指标。

因此，对非专利产品公司而言，嘧菌酯是一个颇受关注的、非常优秀的新产品。先正达公司对嘧菌酯产品所采取的后专利保护策略很可能是集中提高品牌知名度，并通过复配产品分割市场。

参 考 文 献

[1] 辽宁农业科学，2008，（3）：69.
[2] 农药学学报，2008，（1）：41.
[3] 农药，2005，（6）：274.
[4] 农药，2008，（4）：275.
[5] 食品研究与开发，2008，（3）：113.
[6] 色谱，2007，（6）：898.
[7] 安徽农业科学，2008，（9）：3496.

氰霜唑（cyazofamid）

$C_{13}H_{13}ClN_4O_2S$，324.8

【化学名称】 4-氯-2-氰基-N,N-二甲基-5-对甲苯基咪唑-1-磺酰胺（IUPAC）

4-氯-2-氰基-N,N-二甲基-5-(4-甲基苯基)-1H-咪唑-1-磺酰胺（CA）

【CAS 登录号】 ［120116-88-3］

【其他名称】 Docious、Mildicut、Ranman、Milicut、Kejia（日本石原产业株式会社）

【理化性质】 原药含量≥935g/kg（欧盟的标准要求）；外观：乳白色、无嗅粉末；熔点：152.7℃；蒸气压：$1.3×10^{-2}$mPa(35℃)；分配系数：K_{ow}lg$P$=3.2(25℃)；亨利常数：＞ $4.03×10^{-2}$Pa·m³/mol(20℃，计算值)；相对密度：1.446(20℃)。溶解度：在水中溶解度(20℃) 为 0.121mg/L(pH 5)，0.107mg/L(pH 7)，0.109mg/L(pH 9)。

稳定性：在水中的半衰期 DT_{50} 为 24.6d(pH 4)，27.2d(pH 5)，24.8d(pH 7)。

【毒性】

（1）哺乳动物毒性 大鼠和小鼠急性经口 LD_{50}＞5000mg/kg；大鼠急性经皮 LD_{50}＞2000mg/kg。对兔皮肤和眼睛无刺激性，对豚鼠皮肤不致敏。大鼠吸入 LC_{50}＞5.5mg/L。Ames 试验、REC 试验、染色体畸变和小鼠微核试验均呈阴性。

（2）生态毒性 鸟类：鹌鹑和野鸭急性经口 LD_{50}＞2000mg/kg；鹌鹑和野鸭饲喂 LC_{50}＞5mg/mL。鱼类 LC_{50}(96h)：虹鳟＞ 0.510mg/L，鲤鱼＞0.14mg/L（两者皆为水中最高可获得浓度）。水蚤 EC_{50}(48h)＞0.14mg/L（水中最高可获得浓度）。月牙藻 （*Selenastrum*）E_bC_{50}(72h) 为 0.858mg/L。蜜蜂：LD_{50}(经口)＞151.7μg/蜂；（接触）＞100μg/蜂。蚯蚓急性 LC_{50}(14d)＞1000mg/kg。对缢管蚜茧蜂 （*Aphidius rhopalosiphi*）、梨盲走螨 （*Typhlodromus pyri*）、草蛉 （*Chrysoperla carnea*） 和双线隐翅虫 （*Aleochara bilineata*） 等捕食性螨和昆虫无害。

113

（3）环境归趋 在土壤中迅速降解，DT_{50}为 3～5d。K_{oc}为 736～2172。

【剂型】 主要剂型为：悬浮剂（SC，100g/L）和水分散粒剂（WG）等。

【开发与登记】 氰霜唑是由日本石原产业株式会社发现于 1998 年由 S. Mitani 等在英国布赖顿植保会议上介绍的新颖触杀型杀菌剂，叶面应用防治许多果树、蔬菜、观赏植物和水稻等作物上包括晚疫病和霜霉病在内的卵菌纲病害和根肿病。

石原产业株式会社声称：氰霜唑具有新颖的作用机制，对卵菌纲病原菌高效，持效期长。在许多作物上低剂量使用氰霜唑即具有杰出的耐雨水冲刷性，对益虫和益螨无不良影响。具有良好的毒理学、环境和生态毒性特性。

氰霜唑用量为 80～100g/hm²（a.i.），叶面喷雾，在病害首次显症前后用药，可以控制卵菌纲病害，如马铃薯、番茄、辣椒和其他蔬菜上的晚疫病，以及葡萄、黄瓜和西瓜等作物上的霜霉病。

2001 年，氰霜唑在日本取得登记，这也是该产品在全球首次登记，商品名 Ranman，用于马铃薯、黄瓜、番木瓜、番茄和葡萄等作物。石原产业株式会社打算扩大氰霜唑的登记作物，使其进一步应用于青椒、洋葱、西瓜和大白菜。

1999 年，日本石原产业株式会社向欧盟递交了氰霜唑作为新活性成分评估的登记申请，2003 年 7 月 1 日，氰霜唑被列入欧盟农药登记指令（91/414）附录 1，为此，登记公司获得了氰霜唑从这一天起算的 10 年期的登记资料保护权。

2001 年，氰霜唑在英国登记，同年，在英国开发并进入市场。

2002 年，氰霜唑在德国和法国登记。

2004 年，氰霜唑在美国登记用于葫芦、马铃薯和番茄，2006 年开发上市。

根据"联邦杀虫剂、杀菌剂和杀鼠剂法案"，为了支持新农药化学品或现有农药新使用的登记，氰霜唑登记商可以获得 10 年期的登记资料保护权，起始时间为新活性物质的首个登记日。没有资料所有权公司的许可，其他登记商无权使用保护期内的登记资料。

2004 年，氰霜唑在墨西哥开发。

石原产业株式会社曾授予巴斯夫公司独家销售氰霜唑单剂的权利，以及在除日本和亚洲之外的市场开发和销售氰霜唑复配产品的权利。2003 年 6 月，石原与巴斯夫公司的销售协议因故终止。

目前，富美实（FMC）公司在除阿根廷、玻利维亚、乌拉圭和巴拉圭外的所有南、北美洲市场销售 Ranman（氰霜唑）。2006 年，在巴西开发 Ranman 400SC。比利时 Belchim 植保公司是氰霜唑在英国、爱尔兰、比利时、荷兰、卢森堡、法国、德国和斯堪的纳维亚等国市场的独家经销商。

Ranman 已在欧洲和亚洲的 20 多个国家登记，其峰值销售额预计可达近6000 万美元。

氰霜唑已在世界上近 40 个国家登记，其主要市场包括：比利时、巴西、加拿大、爱沙尼亚、芬兰、法国、德国、拉脱维亚、立陶宛、日本、墨西哥、荷兰、南非、西班牙、英国和美国等。

商品名为 Ranman 的登记国：法国、德国、荷兰、比利时、卢森堡、英国、爱尔兰、北爱尔兰、西班牙、葡萄牙、奥地利、瑞士、意大利、希腊、瑞典、丹麦、芬兰、拉脱维亚、立陶宛、爱沙尼亚、罗马尼亚、美国、加拿大、墨西哥、哥斯达黎加、洪都拉斯、智利、秘鲁、巴西、日本和中国台湾地区；商品名为 Mildicut 的登记国：德国、西班牙、奥地利、意大利、罗马尼亚和保加利亚；商品名为 Kejia 的登记国：中国；商品名为 Milicut 的登记国：韩国；商品名为 Docious 的登记国：日本。

根据 2010 年 8 月农业部农药检定所公布的信息，日本石原产业株式会社在中国取得 93.5%氰霜唑原药和 100g/L 氰霜唑悬浮剂的正式登记。浙江石原金牛农药有限公司取得 100g/L 氰霜唑悬浮剂的分装登记。

【合成路线】

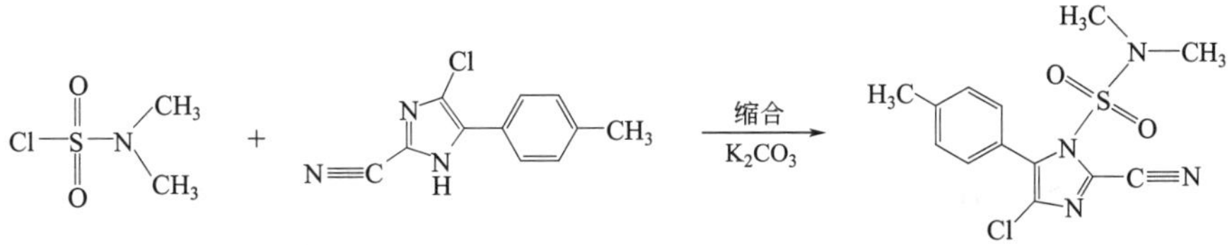

◆ 关键中间体：2-氰基-4-氯-5-对甲苯基-1H-咪唑、二甲基氨基磺酰氯、4-甲基苯乙酮、对甲苯乙二醛和乙二醛等。

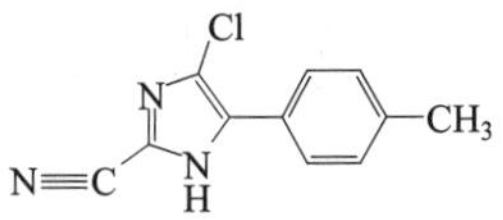

2-氰基-4-氯-5-对甲苯基-1H-咪唑 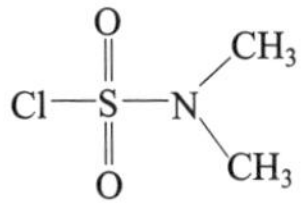　　二甲基氨基磺酰氯 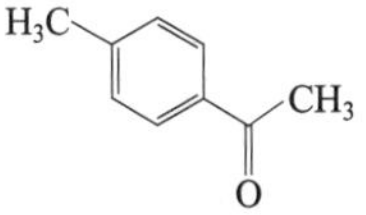　　4-甲基苯乙酮

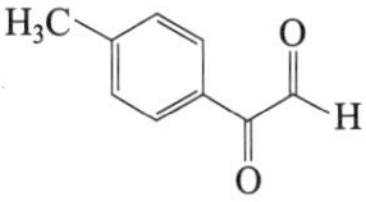

对甲苯乙二醛 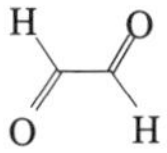　　　　　　　　乙二醛

◆ 中间体 2-氰基-4-氯-5-对甲苯基-1H-咪唑（取代氰基咪唑）的合成

方法 1：

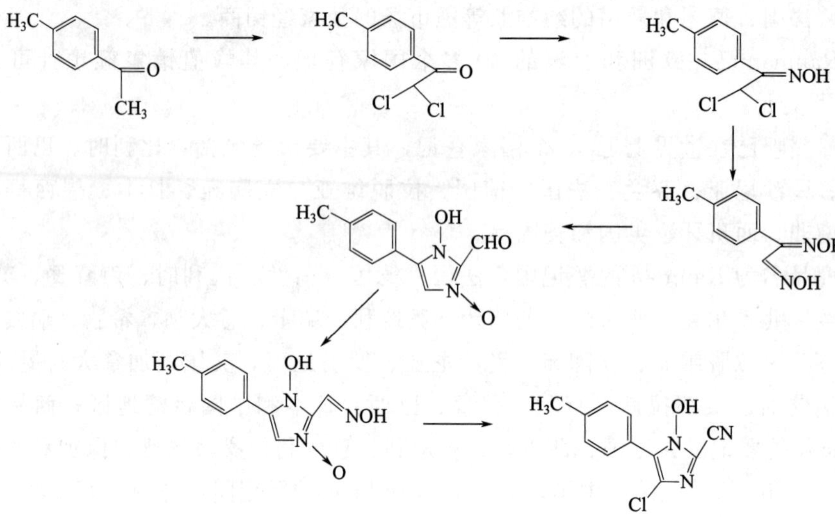

方法 2：

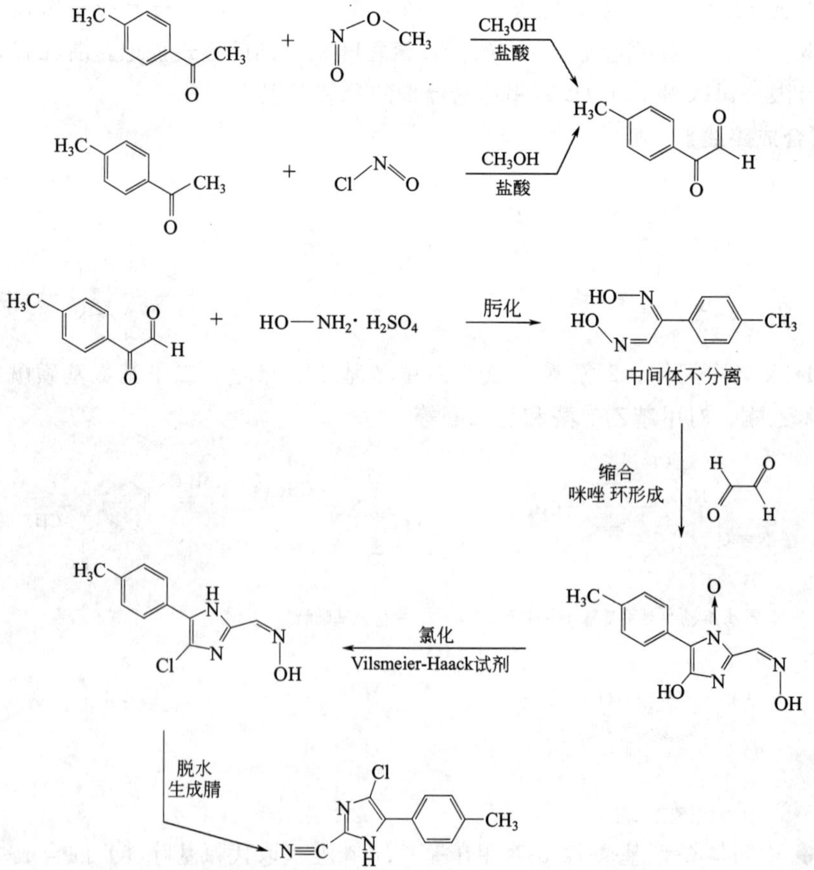

中间体不分离

缩合
咪唑 环形成

氯化
Vilsmeier-Haack试剂

脱水
生成腈

方法 3：

【分析和残留】 分析：西安近代化学研究所进行了氰霜唑原药的高效液相色谱分析研究。方法采用 Agilent HC-C$_{18}$色谱柱与 215nm 紫外检测器，以乙腈-水为流动相（体积比为 40∶60，pH 值 5.0），流速为 1.4mL/min，保留时间为 7.51min。方法的线性相关系数为 0.9998，标准偏差为 0.383，变异系数为 0.40%，平均回收率为 99.64%。

残留：浙江大学黄雅丽等进行了高效液相色谱法测定黄瓜和土壤中的氰霜唑残留研究。结果表明，黄瓜和土壤中氰霜唑的最低检出浓度分别为 2.64×10^{-3} mg/kg 和 6.60×10^{-3}mg/kg。当添加浓度为 $4.00\times10^{-3}\sim10.00$mg/kg 时，回收率在 87%～97%，变异系数为 0.9%～5.2%。

【专利概况】 欧洲专利：日本石原产业株式会社（ISK）- EP 0298196，专利申请日为 1988 年 3 月 11 日，终止日为 2008 年 3 月 10 日。

英国补充保护证书（SPCs）：SPC/GB01/027 EP0298196-氰霜唑，最长有效期至 2013 年 3 月 10 日。

美国专利：日本石原产业株式会社（ISK）-US 4995898，专利有效期至 2008 年 3 月 13 日。

中国专利：该品种由日本石原产业株式会社开发，曾获中国专利授权，专利号 ZL88101228（专利名称：咪唑化合物和用来控制有害生物的含该化合物的生物杀伤剂；发明名称：生物杀伤剂组合物），该专利已于 2008 年 3 月 12 日到期；2002 年 12 月 12 日在中国被授予行政保护（NB-JP2002121225），有效期七年零六个月，已于 2010 年 6 月 12 日到期。

2002～2006 年，石原产业株式会社、巴斯夫、三井化学株式会社分别在中国申请并取得了氰霜唑与缬霉威、烯肟菌酯、吡噻菌胺、吲哚化合物、氨基甲酸肟醚等组分的复配制剂专利。

【应用】 氰霜唑与甲氧基丙烯酸酯类杀菌剂作用位点一致，都靶标于线粒体呼吸链上的复合物Ⅲ（泛醇-细胞色素 c 还原酶）。然而，氰霜唑抑制细胞色素 bc1 的 Qi 位点（泛醌还原位点），而甲氧基丙烯酸酯类杀菌剂抑制的是细胞色素 bc1 的 Qo 位点（泛醇氧化位点）。氰霜唑的选择性源于其对靶标酶的敏感性差异。该产品为叶面和土壤预防性杀菌剂，持效期长，耐雨水冲刷，具有一定的内吸性和治疗作用，对马铃薯晚疫病（*Phytophthora infestans*）生命周期中的各个阶段都有抑制作用。

氰霜唑用于防治卵菌纲病害和根肿病（*Plasmodiophora*），如马铃薯和番茄晚疫病（*Phytophthora infestans*）、霜霉病〔如黄瓜霜霉病（*Pseudoperonospora cubensis*）〕等，用量为 60～100g/hm²。

氰霜唑应用广泛，主要适用作物包括：大白菜、葫芦、莴苣、番木瓜、洋葱、辣椒、马铃薯、水稻、番茄、草坪、葡萄和西瓜等。

广东省农业科学院等单位进行了 10％氰霜唑悬浮剂对荔枝霜疫霉毒力测定与防治试验。室内毒力测定表明，10％氰霜唑悬浮剂对荔枝霜疫霉菌的抑菌效果明显，50μg/mL 和 100μg/mL 的抑菌效果分别为 91.04％和 100％。2002～2004 年田间药效试验表明，在荔枝挂果期用 3000 倍液、2500 倍液和 2000 倍液喷药 3～4 次，对成熟期果实霜疫霉病的防效为 65.55％～79.29％，对贮藏期果实霜疫霉病的防效为 65.59％～79.33％，均显著优于对照药剂 80％代森锰锌可湿性粉剂 500 倍液的防效。

贵州大学龙华友报道了 10％氰霜唑悬浮剂防治番茄晚疫病的田间应用研究。结果表明，在发病前施药 2 次，10％氰霜唑悬浮剂对番茄晚疫病具有良好的防效，田间适宜使用浓度为 450～600mL/hm²。

湖北赵毓潮等人针对十字花科根肿病的防治，分别进行了单用 10％氰霜唑悬浮剂和配套使用氰霜唑与氟啶胺的试验。结果表明，单用氰霜唑处理苗床土、大田未用药剂处理，可以控制到移栽后 30d 不发病或极少发病，到移栽后 50d 病株率显著升高。而先用氰霜唑处理苗床，再用氟啶胺处理大田的效果优于单用氰霜唑，可以控制到移栽后 40d 不发病，移栽后 50d 发病率也只有 1.25％。

【小结】 氰霜唑具有新颖的作用机制，对卵菌纲病害如马铃薯、番茄、辣椒和其他蔬菜上的晚疫病以及葡萄、黄瓜、西瓜和其他作物上的霜霉病显现高效。目前，氰霜唑已在世界上近 40 个国家登记。

早在 1987 年石原产业株式会社即已申请氰霜唑的专利，但直到 2001 年，氰霜唑的第一个产品才在日本开发。这样，氰霜唑的专利在其投入市场后不久即很

118

快到期。其欧洲专利终止于 2008 年 3 月 10 日，同年 3 月 13 日它在美国的专利届满。不过，石原产业还获得了英国补充保护证书（SPCs），其最长有效期至 2013 年 3 月 10 日。

2004 年，氰霜唑在美国首次登记，并因此获得了其后 10 年的资料保护权。2003 年 7 月 1 日，氰霜唑列入欧盟农药登记指令（91/414）附录 1，也由此获得了从即日起算的 10 年资料保护权。非专利产品生产商如果想进入欧盟或美国市场，他们要么自行准备一套完整的登记资料，要么与石原产业株式会社协商使用其已有的登记资料，并支付一定的资料补偿费。

氰霜唑的生产工艺相对简单，而且并不含有特别困难的生产技术或中间体。935g/kg 的原药最低含量也不应该是很难达到的标准，然而，目前还没有中国生产商宣称生产氰霜唑。

欧盟延长的专利保护以及欧盟、美国的资料保护等都将有效阻止非专利产品生产商进入这些市场，不过，他们可以首先开发墨西哥、哥斯达黎加、洪都拉斯、智利、秘鲁、巴西、日本和中国台湾地区等市场。石原产业株式会社在资料保护期满及 2013 年专利有效保护期满前将很可能保持其绝大部分市场份额。

参 考 文 献

[1] 农药，2009，48（7）：502.
[2] 浙江农业学报，2005，（1）.
[3] 植物保护，2007，（6）：137.
[4] 安徽农学通报，2008，（16）：61.
[5] 湖北植保，2008，（3）：39.
[6] 湖北植保，2008，（4）：51.

嘧菌环胺（cyprodinil）

$C_{14}H_{15}N_3$，225.3

【化学名称】 4-环丙基-6-甲基-N-苯基嘧啶-2-胺（IUPAC）

4-环丙基-6-甲基-N-苯基-2-嘧啶胺（CA）

【CAS 登录号】 ［121552-61-2］

【其他名称】 Chorus、Unix、Vangard（先正达）；Amtrak（Barclay）

【理化性质】 嘧菌环胺的原药含量≥970g/kg（澳大利亚的标准要求）；外观：米色细粉末，稍有气味，熔点：75.9℃；蒸气压(25℃)：$5.1×10^{-1}$mPa(结晶体 A)；$4.7×10^{-1}$mPa(结晶体 B)。分配系数（25℃）：$K_{ow}lgP=3.9$(pH 5)，4.0(pH 7)，4.0(pH 9)；亨利常数：$6.6×10^{-3}～7.2×10^{-3}$Pa·m³/mol（计算值，由晶体类型决定）；相对密度：1.21(20℃)。溶解度：在水中溶解度（25℃）为20mg/L(pH 5.0)，13mg/L(pH 7.0)，15mg/L(pH 9.0)；在乙醇中溶解度为160g/L，丙酮中为610g/L，甲苯中为440g/L，正己烷中为26g/L，正辛醇中为140g/L（均为25℃）。

稳定性：对水解稳定，pH 4～9(25℃) 时的 $DT_{50}≫1$ 年；在水中的光解半衰期 DT_{50} 为5～30d。pK_a：4.44，弱碱。

【毒性】

(1) 哺乳动物毒性　大鼠急性经口 $LD_{50}>2000$mg/kg；大鼠急性经皮 $LD_{50}>2000$mg/kg。对兔眼睛和皮肤无刺激性，对豚鼠皮肤有致敏作用。大鼠吸入 LC_{50}(4h)>1200mg/m³（空气）。NOEL：（2 年）大鼠为每日 3mg/kg(bw)；（1.5 年）小鼠为每日 196mg/kg(bw)；（1 年）狗为每日 65mg/kg(bw)。ADI：0.03mg/kg(bw)。无致突变、致畸和致癌作用。

毒性级别：世界卫生组织（有效成分）：Ⅲ 级；美国环保署（制剂）：Ⅲ、Ⅳ 级。

(2) 生态毒性　鸟类：LD_{50} 野鸭>500mg/kg，鹌鹑>2000mg/kg；野鸭和鹌鹑 LC_{50}(8d)>5200mg/L。鱼类 LC_{50}(96h)：虹鳟为 2.41mg/L，蓝鳃太阳鱼为 2.17mg/L（静态）和 3.2mg/L（流动）。水蚤 EC_{50}(48h) 为 0.033mg/L。藻类：羊角月牙藻（*Selenastrum capricornutum*）E_bC_{50}(72h) 为 5.2mg/L。其他水生生物：EC_{50} 浮萍（*Lemna gibba*）为 7.71mg/L，钩虾（*Gammarus* spp.）为

1.8mg/L，介形类（Ostracoda）为 1.1mg/L，老年低额溞（Simocephalus vetulus）为 0.15mg/L，Tamnocephalus 为 0.12mg/L。蜜蜂 LD_{50}（48h，经口和接触）＞100μg/蜂。蚯蚓（Eisenia foetida）LC_{50}（14d）为 192mg/kg。其他有益生物：对双线隐翅虫（Aleochara bilineata）、七星瓢虫（Coccinella septempunctata）、缢管蚜茧蜂（Aphidius rhopalosiphi）、步甲（Poecilus cupreus）和黑带食蚜蝇（Episyrphus）等无害。

（3）环境归趋　动物：口服后，嘧菌环胺被迅速吸收，并几乎完全随尿液和粪便排出体外。通过苯环 4-羟基化作用、嘧啶环 5-羟基化作用，继而通过单或双硫酸盐化作用发生代谢。嘧菌环胺在组织中的残留水平通常较低，母体化合物及其代谢产物在组织中无蓄积和滞留。

植物：嘧菌环胺在植物中的代谢主要通过嘧啶环上 6-甲基基团的羟基化作用完成，还可以通过苯环和嘧啶环的羟基化作用，继而发生糖共轭作用来进行代谢。

土壤/环境：在土壤中，在正常的土壤湿度和温度条件下，嘧菌环胺的消散半衰期 DT_{50} 为 20～60d，残留物与土壤键合是主要消散途径。淋溶和吸附/解吸实验表明，嘧菌环胺在土壤中不发生移动。在水中的光解半衰期 DT_{50} 为 13.5d。

【剂型】　乳油（EC）和水分散粒剂（WG，50％和 75％）等。

【开发与登记】　嘧菌环胺是由汽巴-嘉基公司（现先正达）研发、并于 1994 年在布赖顿植保会议上报道的杀菌剂，可以广泛防治谷物、果树和蔬菜上的许多病害，目前有叶面使用和种子处理两种用药方式。

市售嘧菌环胺既有单剂，又有复配产品，与其复配的有效成分主要有：福美锌（ziram）、咯菌腈（fludioxonil）、丙环唑（propiconazole）、苯醚甲环唑（difenoconazole）、啶氧菌酯（picoxystrobin）和环丙唑醇（cyproconazole）等。

龙沙公司为先正达生产嘧菌环胺。

1993 年，嘧菌环胺获准在法国登记，1994 年在该国上市。

1995 年 7 月，先正达公司向欧盟递交了嘧菌环胺作为现有活性成分评估的登记申请，该活性成分被编入欧盟 91/414 评估产品第 2 组。2007 年 5 月 1 日，嘧菌环胺被列入欧盟农药登记指令（91/414）附录 1，并因此获得了从这一天起算的 5 年期登记资料保护权。

1997 年，英国授权登记嘧菌环胺，制剂产品为水分散粒剂。

1998 年，澳大利亚登记嘧菌环胺，用于防治苹果疮痂病。

1998 年，嘧菌环胺在美国首次获准登记。

根据"联邦杀虫剂、杀菌剂和杀鼠剂法案"，为了支持新农药化学品或现有农药新使用的登记，嘧菌环胺登记商可以获得 10 年期的登记资料保护权，起始时间为新活性物质的首个登记日。没有资料所有权公司的许可，其他登记商无权使用保护期内的登记资料。

嘧菌环胺是美国和加拿大共同评估完成的第一个杀菌剂，它符合美国减风险产品的要求。1998 年，嘧菌环胺在加拿大登记，同年在美国上市。

1998 年，嘧菌环胺与咯菌腈的复配产品 Switch 在德国取得登记。

2001 年，嘧菌环胺的销售额达到 1.05 亿美元，2002 年和 2004 年皆为 1 亿美元。

嘧菌环胺的主要适用作物有：谷物、无核小水果（如草莓等）、顶果、核果、梨果、苜蓿和葡萄等。

嘧菌环胺的主要市场包括：澳大利亚、奥地利、比利时、巴西、加拿大、智利、独联体国家、克罗地亚、捷克共和国、法国、德国、希腊、匈牙利、意大利、日本、韩国、荷兰、新西兰、波兰、葡萄牙、斯洛文尼亚、南非、瑞士、中国台湾地区、英国和美国等。

根据 2010 年 6 月中国官方公布的信息，瑞士先正达作物保护有限公司 98％嘧菌环胺原药和 50％嘧菌环胺水分散粒剂在我国取得临时登记。国内临时登记企业有江苏丰登农药有限公司的 98％原药和江苏中旗化工有限公司的 95％原药，以及先正达（苏州）作物保护有限公司 50％水分散粒剂的分装。

【合成路线】

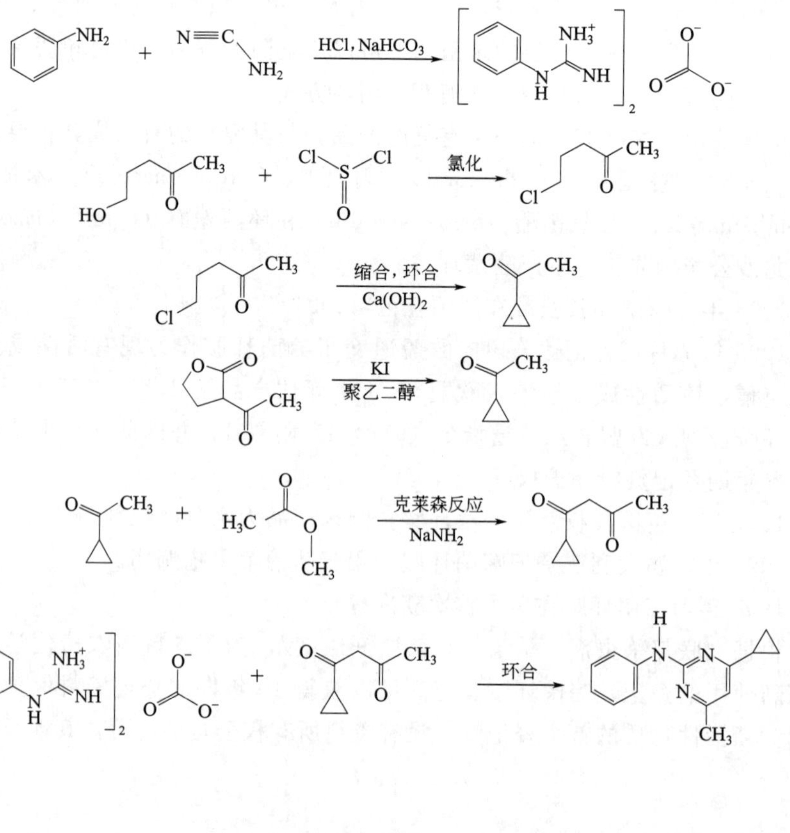

122

◆ 关键中间体：环丙基甲基酮、1-环丙基-1,3-丁二酮、苯胺和氰胺等。

环丙基甲基酮　　1-环丙基-1,3-丁二酮　　苯胺　　氰胺

【分析和残留】　产品和残留都采用高效液相色谱法（HPLC）分析。

【专利概况】　欧洲专利：先正达公司-EP 0310550，专利申请日为 1988 年 9 月 20 日，专利到期日为 2008 年 9 月 19 日。

没有关于欧洲专利 EP 0310550 的英国补充保护证书（SPCs），但嘧菌环胺与啶氧菌酯（picoxystrobin）的复配产品拥有 SPC 保护。具体保护专利为：SPC/GB04/001 EP0278595-嘧菌环胺与啶氧菌酯的复配产品，最长有效期至 2013 年 1 月 13 日。

美国专利：先正达公司-US 4931560，2008 年 9 月 20 日该专利期满。

中国专利：该品种由汽巴-嘉基公司开发，曾围绕同一结构通式提出 3 项中国专利申请，专利号和发明名称分别为：ZL88106975，苯胺基嘧啶衍生物的制备方法；ZL92102153.4，控制或预防有害昆虫或微生物侵害的组合物；ZL92102152.6，控制植物上有害昆虫和微生物的方法。这 3 项专利均于 2008 年 9 月 28 日到期。

此后，先正达、诺华、拜耳公司分别在中国申请并取得了嘧菌环胺与糠菌唑、环戊唑菌、抑霉唑等组分的复配制剂专利，这些专利尚在保护期内。比利时詹森药业有限公司于 2005 年就该品种用于木材保护的用途提出申请，目前尚未授权。

【应用】　嘧菌环胺为蛋氨酸生物合成及真菌水解酶分泌抑制剂，它与苯并咪唑类、氨基甲酸酯类、二甲酰亚胺类、咪唑类、吗啉类、喹啉类、甲氧基丙烯酸酯类和三唑类杀菌剂无交互抗性。嘧菌环胺具有内吸性，叶面使用后吸收进入植株，通过传输遍及植物组织，并在木质部向顶传输。可以在叶面内外抑制真菌侵入和菌丝生长。

嘧菌环胺作为叶面杀菌剂用于谷物、葡萄、梨果、核果、草莓、蔬菜、大田作物和观赏植物；作为种子处理剂用于大麦。具有广泛的杀菌谱，可以防治的真菌包括：眼斑病（*Tapesia yallundae*）、*T. acuformis*、白粉病（*Erysiphe* spp.）、网斑病（*Pyrenophora teres*）、云斑病（*Rhynchosporium secalis*）、灰霉病（*Botrytis* spp.）、链格孢菌（*Alternaria* spp.）引起的病害、黑星病（*Venturia* spp.）和褐腐病（*Monilinia* spp.）等。用药量为 $150 \sim 750 g/hm^2$。

【小结】　嘧菌环胺可有效防治眼斑病、白粉病、网斑病和云斑病等。既有单剂产品，又可与啶氧菌酯、环丙唑醇和咯菌腈等复配，用于小麦和大麦等作物，

其主要市场在欧洲。

2008 年 9 月 19 日，嘧菌环胺在欧洲的专利期满；同年 9 月 20 日，其美国专利到期，两者仅相差一天。对 EP 0310550 专利而言，没有获得英国补充保护证书（SPCs）；但嘧菌环胺与啶氧菌酯的复配产品获得了 SPC，因此，该复配产品的专利保护期最长可至 2013 年 1 月 13 日。

1998 年，嘧菌环胺首次在美国取得登记，因此，登记商获得了该产品 10 年期的登记资料保护权。2007 年 5 月 1 日，嘧菌环胺被列入欧盟农药登记指令（91/414）附录 1，由于该产品是作为现有活性成分评估的，因此先正达公司获得了 5 年期的嘧菌环胺在欧盟的登记资料保护权（起始日期为 2007 年 5 月 1 日）。非专利产品生产商意欲进入欧盟市场可采取 3 条途径：自行准备一套完整的登记资料；与先正达公司协商使用其登记资料，并支付适当的补偿费用；或者等到 2012 年资料保护期满后。

嘧菌环胺的生产工艺相当容易，其主要中间体也简单易得。该活性成分在美国登记的原药含量为 99%，这一标准对非专利产品生产商来说可能很难达到。

目前有两家中国公司可以生产嘧菌环胺，分别为江苏丰登农药有限公司和江苏中旗化工有限公司。

由于专利延长及登记资料的保护，因此，先正达公司在嘧菌环胺的基本专利期满后仍可能保持相当大的市场份额。

烯酰吗啉（dimethomorph）

$C_{21}H_{22}ClNO_4$，387.9

【化学名称】 (E,Z)-4-[3-(4-氯苯基)-3-(3,4-二甲氧基苯基)丙烯酰]吗啉（IUPAC）

(E,Z)-4-[3-(4-氯苯基)-3-(3,4-二甲氧基苯基)-1-氧-2-丙烯基]吗啉（CA）

【CAS 登录号】 [110488-70-5]

【其他名称】 Acrobat、Forum、Festival、Forum R、Paraat（巴斯夫）

【理化性质】 原药含量≥955g/kg（澳大利亚的标准要求）；成分：(E)-体和 (Z)-体比例约为 1：1；外观：无色至灰白色粉末至晶体。熔点：125.2～149.2℃；(E)-体 136.8～138.3℃；(Z)-体 166.3～168.5℃。蒸气压（25℃）：(E)-体 9.7×10^{-4} mPa；(Z)-体 1.0×10^{-3} mPa。分配系数（20℃）：$K_{ow}lgP = 2.63$，(E)-体；2.73，(Z)-体。亨利常数：(E)-体 5.4×10^{-6} Pa·m^3/mol；(Z)-体 2.5×10^{-5} Pa·m^3/mol。相对密度：堆积密度 1318 kg/m^3（20℃）。

溶解度：在水中溶解度（20℃）为 81.1mg/L(pH 5)，49.2mg/L(pH 7)，41.8mg/L(pH 9)。在正庚烷中溶解度为 (E)-体 0.12mg/L，(Z)-体 0.053mg/L；二甲苯中为 (E)-体 22.2mg/L，(Z)-体 6.4mg/L；1,2-二氯乙烷中为 (E)-体 182.5mg/L，(Z)-体 92.5mg/L；乙酸乙酯中为 (E)-体 46.6mg/L，(Z)-体 9.5mg/L；丙酮中为 (E)-体 105.6mg/L，(Z)-体 18mg/L；甲醇中为 (E)-体 33.5mg/L，(Z)-体 7.5mg/L。(E,Z) 混体在正己烷中为 0.11mg/L，甲醇中为 39mg/L，乙酸乙酯中为 48.3mg/L，甲苯中为 49.5mg/L，丙酮中为 100mg/L，二氯甲烷中为 461mg/L。

稳定性：在正常条件下对水解、对热稳定。在黑暗中贮存 5 年以上稳定。在阳光下，(E)-体和 (Z)-体会发生相互转化。pKa：−1.305（计算值）。闪点：不易燃。

【毒性】

(1) 哺乳动物毒性　急性经口 LD_{50}：雄性大鼠为 4300mg/kg，雌性大鼠为 3500mg/kg，雄性小鼠＞5000mg/kg，雌性小鼠为 3700mg/kg；大鼠急性经皮 LD_{50}＞5000mg/kg。对兔眼睛和皮肤无刺激性，对豚鼠皮肤无致敏作用。大鼠吸入 LC_{50}(4h)＞4.2mg/L（空气）（最大可得到浓度）。NOEL：大鼠（2 年）为 200mg/kg（饲料）[每日 9mg/kg(bw)]；狗（1 年）为 450mg/kg（饲料）[每日 15mg/kg(bw)]；对大鼠和小鼠 2 年研究无致癌作用。ADI：0.09mg/kg(bw)。腹腔注射急性毒性 LD_{50}：雄性大鼠为 327mg/kg(bw)，雌性大鼠为 297mg/kg(bw)。

毒性分级：世界卫生组织（有效成分）为 U 级；美国环保署（制剂）为 Ⅲ级。

(2) 生态毒性　鸟类：野鸭和鹌鹑急性经口 LD_{50}＞2000mg/kg，饲喂 LC_{50}＞5200mg/kg。鱼类 LC_{50}(96h)：蓝鳃太阳鱼＞25mg/L，鲤鱼为 14mg/L，虹鳟为 6.2mg/L。水蚤 EC_{50}(48h)＞10.6mg/L。藻类 EC_{50}(96h) 为 29.2mg/L。蜜蜂：在＞100μg/蜂（接触）和＞32.4μg/蜂（经口）剂量（最高试验剂量）下对蜜蜂无毒。蚯蚓 EC_{50}＞1000mg/kg（土壤）。

(3) 环境归趋　动物：大鼠的主要代谢途径为一个甲氧基基团的脱甲基化作用，或吗啉环上一个—CH_2 基团（邻位或间位）的氧化作用，并主要通过粪便排出体外。

植物：植物体中唯一主要的残留物为母体化合物。

土壤/环境：中等移动性（K_d 2.09～11.67mL/g，K_{oc} 290～566）。需氧土壤代谢 DT_{50} 为 41～96d(20℃，pF2)；田间消散 DT_{50} 为 34～53d；除二氧化碳之外，无确定的降解产物。水/沉积物中的 DT_{50} 分别为 5～15d（水）和 7～33d（沉积物）。

【剂型】　烯酰吗啉的主要剂型有：可分散液剂（DC）、水分散粒剂（WG）、可湿性粉剂（WP）、水乳剂（EW）、悬浮剂（SC）、微乳剂（ME）和烟剂（FU）等。

据国内文献报道，安徽省化工研究院、安徽丰乐农化有限责任公司、华南理工大学等单位分别进行了 40%、50% 和 80% 烯酰吗啉水分散粒剂的配方及加工工艺研究；李建辉等进行了 69% 烯酰吗啉·代森锰锌水分散粒剂的研究；张程等研究了木质素磺酸盐对 80% 烯酰吗啉 WG 的性能影响；阎建辉等研究了环保型烯酰吗啉纳米农药的制备及其性能。

【开发与登记】　烯酰吗啉由 G. Albert 等人在 1988 年英国布赖顿植保会议上首次报道，1993 年由壳牌公司（现巴斯夫公司）首先向市场推出。烯酰吗啉可以用于马铃薯、番茄、种用洋葱、葫芦、烟草及其他作物，防治真菌性病害。

烯酰吗啉作为现有有效成分列入欧盟评估产品第 2 组，2007 年 10 月 1 日被列入欧盟农药登记指令（91/414）附录 1，巴斯夫公司获得自该日起 5 年期的资料保护权。

1993 年烯酰吗啉进入法国市场，在葡萄上使用。同年在澳大利亚、巴西、哥伦比亚、意大利和日本登记，用于马铃薯和蔬菜上的病害防治。

1995～1997 年，烯酰吗啉与代森锰锌的复配产品 Acrobat 在美国获准应急豁免销售，用于防治马铃薯疫病。

烯酰吗啉在荷兰以商品名 Soilide 注册登记。

1995 年烯酰吗啉销售额增长。

1997 年烯酰吗啉在德国登记注册用于马铃薯。

1998 年烯酰吗啉在美国获准登记。巴斯夫公司已在美国取得登记的产品包括 99％烯酰吗啉原药、50％烯酰吗啉可湿性粉剂单剂，以及烯酰吗啉与代森锰锌、吡唑醚菌酯（pyraclostrobin）的二元复配制剂。另外，巴斯夫公司在英国也取得了烯酰吗啉与代森锰锌二元复配产品的登记。

根据 2010 年 8 月中国官方公布的信息，共有 91 家企业（包括巴斯夫欧洲公司）在我国取得烯酰吗啉临时登记证 70 个，正式登记证 60 个。其中，原药产品 10 个；制剂加工产品 120 个，包括可湿性粉剂、水分散粒剂、水乳剂、悬浮剂、微乳剂、烟剂等剂型，含复配制剂 62 个，分别与福美双、代森锰锌、丙森锌、甲霜灵、霜脲氰、吡唑醚菌酯、乙膦铝、松脂酸铜等进行复配；分装产品 3 个。

【合成路线】

◆ 关键中间体：1,2-二甲氧基苯、(4-氯苯基)-(3,4-二甲氧基苯基) 甲酮和 1-吗啉-4-基-乙酮等。

| 1,2-二甲氧基苯 | (4-氯苯基)-(3,4-二甲氧基苯基)甲酮 | 1-吗啉-4-基-乙酮 |

【分析和残留】 国外产品分析一般采用高效液相色谱法（HPLC）。

国内对烯酰吗啉单剂的分析研究，有采用气相色谱法，也有高效液相色谱法。对于烯酰吗啉的混配制剂分析，则一般采用高效液相色谱法。

我国科研人员对烯酰吗啉在黄瓜和土壤中的残留量测定方法及消解动态作了比较多的研究，也有烯酰吗啉在葡萄上的残留及消解动态研究、固相萃取-GC/MS 法测定蔬菜水果中烯酰吗啉残留量等方面的报道。

【专利概况】 欧洲专利：巴斯夫-EP0120321。该专利申请日为 1984 年 2 月 27 日，专利终止日为 2004 年 2 月 26 日。

英国补充保护证书（SPCs）：SPC/GB97/073 EP0120321-烯酰吗啉酸式盐与代森锰锌的复配制剂。欧盟授权资料：比利时，1993 年 1 月 22 日，最长有效期至 2008 年 1 月 21 日。

美国专利：巴斯夫-US 4753934，该专利已于 2005 年 6 月 22 日届满。

【应用】 烯酰吗啉抑制卵菌纲真菌细胞壁的形成。该产品为局部内吸性杀菌剂，具有良好的保护作用和抗孢子形成活性。只有(Z)-异构体本身有活性，但是在光照条件下，两种异构体之间可以迅速地相互转化，所以相对于(E)-异构体而言，(Z)-异构体实际上并没有占据优势。

烯酰吗啉可有效防治葡萄、马铃薯、番茄以及其他作物上的卵菌属病害，对霜霉菌和疫霉属[($Phytophthora$ spp.)，不包括腐霉属($Pythium$ spp.)]效果尤佳，通常与触杀型杀菌剂复配使用，用药量为 2.0~2.5kg/hm^2（制剂量）。

国内有关烯酰吗啉应用方面的文献报道很多，其中以防治黄瓜霜霉病的研究报道最多，所涉及的剂型包括 50％可湿性粉剂、10％水乳剂、80％水分散粒剂以及烯酰吗啉分别与代森锰锌、霜脲氰、福美双等组成的混配制剂。此外，还有烯酰吗啉单剂或混剂用于防治辣椒疫病、葡萄霜霉病、马铃薯晚疫病、番茄灰霉病、棉花黄

128

萎病、烟草黑胫病、芋头疫病等的药效试验报告。

【小结】 烯酰吗啉是由壳牌公司(现巴斯夫公司)于 1993 年推出的杀菌剂品种,可以防治马铃薯、番茄、种用洋葱、葫芦、烟草和其他作物上的真菌性病害。

烯酰吗啉在欧盟和美国的专利已经期满,但是由于烯酰吗啉与代森锰锌的复配品种获得了英国保护补充证书(SPCs),从而使其专利保护期延长至 2008 年 1 月 21 日。2007 年 10 月 1 日,烯酰吗啉被列入欧盟农药登记指令(91/414)附录 1,巴斯夫公司因此获得了从即日起 5 年期的资料保护权。这样,烯酰吗啉在欧盟的资料保护要大大超过其专利保护。美国的资料保护期已于 2008 年结束,从而为非专利产品生产厂商肃清了保护壁垒。然而,如果这些公司想要进入欧盟市场,他们要么必须自己准备一套完整的登记资料,要么需要与资料持有者协商,要么就需等到资料保护期满后再进入。

巴斯夫公司已占有相当的市场份额,旗下的品牌产品众多,从而有效地减少了非专利产品生产厂商进入该市场的可能性。

烯酰吗啉的合成工艺相对简单,其关键中间体也不难获得,因此,从技术层面来看,该品种对于非专利产品生产厂商来说具有很大的吸引力,已有为数不少的非专利产品生产厂商在生产烯酰吗啉也说明了这一点。

对于非专利产品生产厂家而言,由于资料保护所设置的障碍,他们试图进入欧盟市场将是很困难的。然而,他们可能会将目标对准许多其他市场。

参 考 文 献

[1] 上海蔬菜,2009,(2):71.

[2] 现代农药,2009,(3):45.

[3] 广西植保,2009,(2):24.

[4] 中国农业科学,2008,(5):1355.

[5] 农药科学与管理,2006,(11):2.

[6] 精细化工中间体,2003,(4):50.

[7] 安徽农业科学,2008,(12):4831.

[8] 中国蔬菜,2006,(11):23.

[9] 广州化工,2006,(4):67.

[10] 高校化学工程学报,2009,(3):466.

[11] 农药,2008,(5):324.

噁唑菌酮(famoxadone)

$$\text{C}_{22}\text{H}_{18}\text{N}_2\text{O}_4, 374.4$$

【化学名称】 3-苯氨基-5-甲基-5-(4-苯氧基苯基)-1,3-噁唑烷-2,4-二酮（IU-PAC)

5-甲基-5-(4-苯氧基苯基)-3-苯氨基-2,4-噁唑烷二酮（CA)

【CAS 登录号】 [131807-57-3]

【其他名称】 Famoxate（杜邦公司）

【理化性质】 原药含量≥960g/kg（欧盟的标准要求）；成分：外消旋体；熔点：141.3～142.3℃；蒸气压：6.4×10^{-4}mPa(20℃)；分配系数：$K_{ow}\lg P=4.65$(pH 7)；亨利常数：4.61×10^{-3}Pa·m³/mol（计算值，20℃）；相对密度：1.31(22℃)。溶解度：在水中溶解度为 0.052mg/L（非缓冲水，pH 7.8～8.9，20℃）。

稳定性：固体噁唑菌酮原药在 25℃或 54℃时黑暗中贮存 14d 稳定。在水中无光条件下，DT_{50} 为 41d(pH 5)，2d(pH 7)，0.0646d(pH 9)（25℃）；在水中有光条件下，DT_{50} 为 4.6d(pH 5，25℃)。pK_a：不离解。

【毒性】

(1) 哺乳动物毒性　大鼠急性经口 $LD_{50}>5000$mg/kg；大鼠急性经皮 $LD_{50}>2000$mg/kg。对兔眼睛和皮肤无刺激性，对豚鼠皮肤无致敏作用。大鼠 LC_{50}(4h)>5.3mg/L。NOEL：雄性大鼠为每日 1.62mg/kg(bw)，雌性大鼠为每日 2.15mg/kg(bw)，雄性小鼠为每日 95.6mg/kg(bw)，雌性小鼠为每日 130mg/kg(bw)，雄性狗为每日 1.2mg/kg(bw)，雌性狗为每日 1.2mg/kg(bw)。ADI：0.012mg/kg(bw)。对生殖或发育无毒性，急性和亚慢性神经毒性研究呈阴性。无致癌作用，也无遗传毒性危害。

毒性级别：世界卫生组织（有效成分）：Ⅲ级；美国环保署（制剂）：Ⅲ级；欧盟级别：Xn；R48/22 | N；R50，R53。

(2) 生态毒性　鸟类：鹌鹑急性经口 $LD_{50}>2250$mg/kg；鹌鹑和野鸭饲喂 LC_{50}(5d)>5260mg/kg。鱼类 LC_{50}(96h)：虹鳟为 0.011mg/L，羊头原鲷为 0.049mg/L，鲤鱼为 0.17mg/L。水蚤 EC_{50}(48h) 为 0.012mg/L。藻类：羊角

月牙藻（*Selenastrum capricornutum*）E_bC_{50}（72h）为 0.022mg/L。其他水生生物：糠虾（*Mysidopsis bahia*）LC_{50}（96h）为 0.0039mg/L；美洲牡蛎（*Crassostrea virginica*）EC_{50}（96h，贝壳沉积物）为 0.0014mg/L。蜜蜂：$LD_{50}>25\mu g$/蜂，LC_{50}（48h）$>1000mg/kg$。蚯蚓 LC_{50}（14d）为 470mg/kg（土壤）。

（3）环境归趋 动物：大鼠口服后迅速排出体外。未代谢的噁唑菌酮是粪便中的主要成分，噁唑菌酮 4'-苯氧基苯基单羟基化和 4-苯基氨基双羟基化产物是粪便中的主要代谢物。尿液中发现噁唑菌酮分子中杂环的裂解产物。在山羊和母鸡的组织中，几乎没有残留物；给服的噁唑菌酮中，约 60％未发生代谢，并出现在粪便中。噁唑菌酮的代谢作用很复杂，其中包括羟基化作用、噁唑烷二酮-氨基苯连接键的断裂、苯氧苯基醚键的断裂以及噁唑烷二酮环的打开等。

植物：在葡萄、番茄和马铃薯中，噁唑菌酮是主要残留物，在马铃薯块茎中未发现残留。小麦中，噁唑菌酮主要通过羟基化后发生共轭作用而被广泛代谢。

土壤/环境：在实验室土壤中，DT_{50} 为 6d（需氧型，20℃，40％～50％最大持水能力，pH 5.3～8.0，1.1％～2.9％有机物），28d（厌氧，20℃，pH 7.2，1.4％有机物）。降解途径包括羟基化作用（在 4'-苯氧基苯基位置），开环（生成乙醇酸衍生物），并主要发生微生物降解。光照可以加速降解。

【剂型】 主要剂型有：乳油（EC）和水分散粒剂（WG）等。

【开发与登记】 噁唑菌酮为新型噁唑烷二酮类杀菌剂，这是由杜邦公司发现、并于 1996 年在英国布赖顿植保会议上报道的产品。噁唑菌酮具有保护、叶面渗透和残效作用，对许多植物病原菌显示活性，可用于广泛的作物上，对马铃薯疫病、番茄晚疫病、葡萄霜霉病以及谷物上的眼斑病、壳针孢菌引起的病害、黄锈病、褐锈病和白粉病防效尤佳。目前已在世界上 60 多个国家登记。

1998 年，噁唑菌酮与氟硅唑的复配产品首先在法国登记。与噁唑菌酮复配的其他产品还包括：6.25％噁唑菌酮＋62.5％代森锰锌（商品名 Clip）、噁唑菌酮＋氟硅唑（商品名 Charisma）、22.5％噁唑菌酮＋30％霜脲氰（商品名 Equation Pro）以及噁唑菌酮＋三乙膦酸铝（fosetyl-Al）（商品名 Equation System）等。

2003 年，噁唑菌酮在美国首次登记。根据"联邦杀虫剂、杀菌剂和杀鼠剂法案"，为了支持新农药化学品或现有农药新使用的登记，噁唑菌酮登记商可以获得 10 年期的登记资料保护权，起始时间为新活性物质的首个登记日。没有资料所有权公司的许可，其他登记商无权使用保护期内的登记资料。

1996 年，杜邦公司向欧盟递交了噁唑菌酮作为新活性成分评估的登记申请，由于欧盟评估进程缓慢，2002 年，噁唑菌酮的临时登记延长了两年。2002 年 10 月 1 日，噁唑菌酮被列入农药登记指令（91/414）附录 1，其后的 10 年，噁唑菌酮在欧盟的登记资料受到保护。

噁唑菌酮的主要适用作物有：大麦、葫芦、莴苣、油菜、豆类、辣椒、马铃薯、甜菜、番茄、葡萄和小麦等。

噁唑菌酮的主要市场包括：阿尔及利亚、奥地利、白俄罗斯、比利时、巴西、保加利亚、加拿大、中国、哥伦比亚、哥斯达黎加、克罗地亚、塞浦路斯、捷克、厄瓜多尔、埃及、萨尔瓦多、爱沙尼亚、法国、德国、希腊、危地马拉、洪都拉斯、匈牙利、印度尼西亚、爱尔兰、意大利、日本、约旦、肯尼亚、韩国、拉脱维亚、黎巴嫩、立陶宛、卢森堡、马来西亚、墨西哥、摩尔多瓦、摩洛哥、荷兰、尼加拉瓜、巴拿马、秘鲁、菲律宾、波兰、葡萄牙、罗马尼亚、斯洛伐克、斯洛文尼亚、南非、西班牙、瑞士、中国台湾、泰国、突尼斯、土耳其、阿拉伯联合酋长国、英国、美国和委内瑞拉等。

根据 2010 年 7 月中国官方公布的信息，美国杜邦公司在我国取得了 98％噁唑菌酮原药、78.5％噁唑菌酮母药、52.50％噁酮·霜脲氰水分散粒剂、68.75％噁酮·锰锌水分散粒剂和 206.7g/L 噁酮·氟硅唑乳油的正式登记。兴农药业（上海）有限公司取得 52.50％噁酮·霜脲氰水分散粒剂的临时登记，上海科捷佳实业有限公司取得 52.50％噁酮·霜脲氰水分散粒剂的分装正式登记以及 206.7g/L 噁酮·氟硅唑乳油和 68.75％噁酮·锰锌水分散粒剂的分装正式登记，上海农乐生物制品股份有限公司取得 206.7g/L 噁酮·氟硅唑乳油和 68.75％噁酮·锰锌水分散粒剂的分装正式登记。

【合成路线】

方法 1：

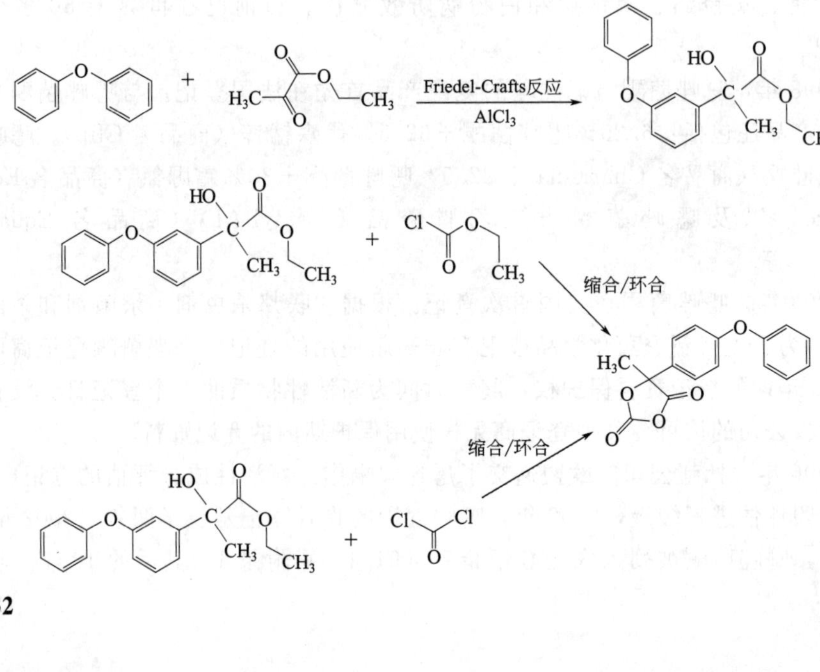

132

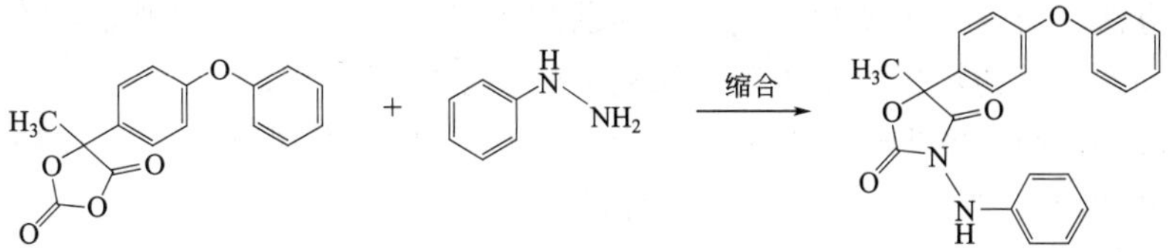

方法2：

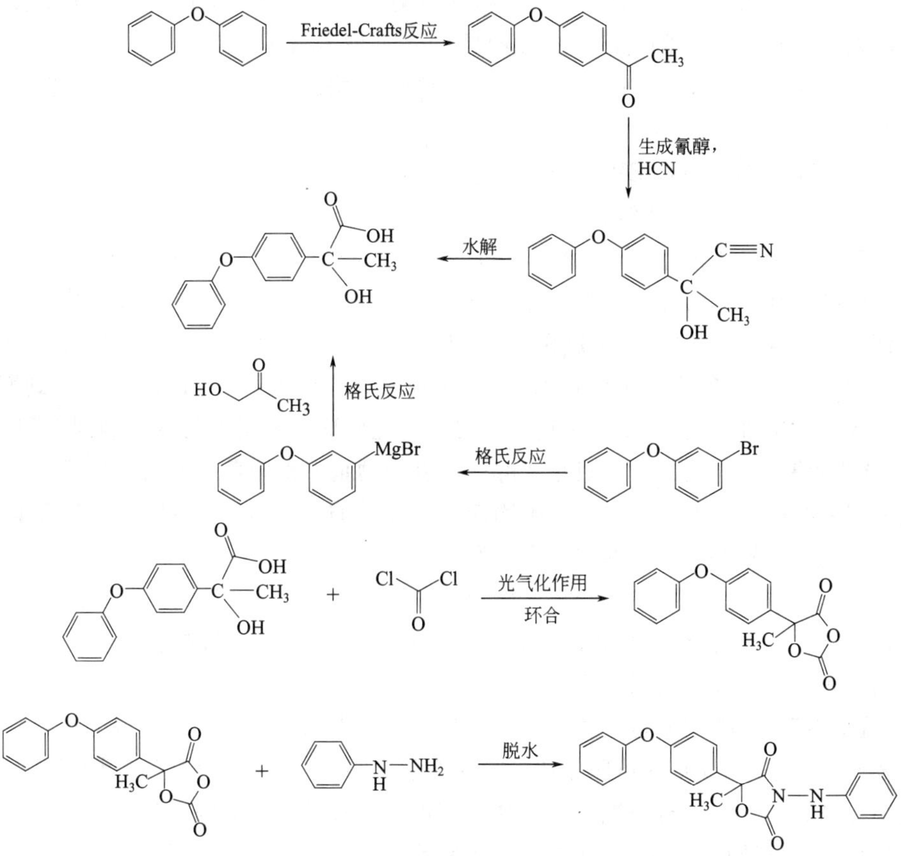

Friedel-Crafts反应

生成氰醇，HCN

水解

格氏反应

格氏反应

光气化作用 环合

脱水

◆ 关键中间体：二苯醚、丙酮酸乙酯和苯肼等。

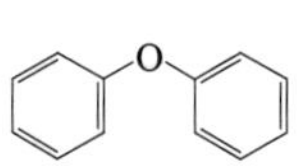

二苯醚 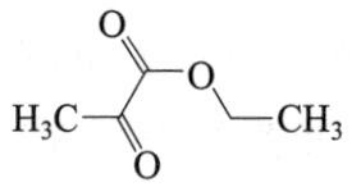　　　　丙酮酸乙酯 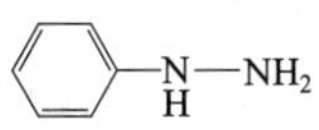　　　　苯肼

【分析和残留】 以气相色谱法（GC）或液相色谱法（HPLC）分析。

残留：郝征红等建立了利用 Novapak 苯基柱，乙腈-0.01mol/L 磷酸二氢钾（体积比为 45∶55，pH＝3）为流动相，测定土壤中噁唑菌酮残留量的反相高效液相色谱分析方法，进行了其最终残留和残留动态分析，结果表明其半衰期为9.5d，为易消解农药。浙江省农科院徐浩等采用乙腈提取、硅胶柱净化、HPLC

133

的检测方法，研究了柑橘和土壤中噁唑菌酮的残留分析方法及噁唑菌酮在柑橘中的残留动态，并初步提出了该药在柑橘上的安全使用标准。

【专利概况】 欧洲专利：杜邦公司-EP 0393911，专利申请日为 1990 年 4 月 10 日，专利截止日为 2010 年 4 月 9 日。

英国补充保护证书（SPCs）：

① SPC/GB01/018 EP 0393911-噁唑菌酮与另一活性成分的复配，尤其是与氟硅唑（flusilazole）的复配，有效期最长至 2013 年 4 月 23 日。

② SPC/GB01/019 EP 0393911-含有噁唑菌酮的产品，最长有效期至 2015 年 3 月 23 日。

③ SPC/GB01/034 EP 0393911-噁唑菌酮与霜脲氰（cymoxanil）的复配产品，有效期最长至 2012 年 12 月 10 日。

美国专利：先正达公司-US 5223523，2010 年 6 月 28 日专利期满。

中国专利：该品种由杜邦公司开发，曾围绕同一结构通式提出 2 项中国专利申请，专利号和发明名称分别为：ZL90103920.9，噁唑烷酮杀菌组合物；ZL93121368.1，杀真菌的噁唑烷酮。这 2 项专利均已于 2010 年 4 月 21 日到期。

沈阳化工研究院 2003 年申请并取得了噁唑菌酮与氟吗啉的复配制剂专利。

【应用】 噁唑菌酮通过阻止泛醇——复合物Ⅲ上细胞色素 c 氧化还原酶的作用来抑制线粒体的电子传递，其生物活性主要来自于（S)-异构体。该产品具有保护作用和残效性，主要抑制孢子萌发。

噁唑菌酮为广谱性杀菌剂，可以防治许多作物上的病原菌，用量为 50～200g/hm²。对防治葡萄霜霉病、番茄和马铃薯早晚疫病、葫芦霜霉病、小麦叶斑病和颖枯病以及大麦网斑病等特别有效。

【小结】 噁唑菌酮是一种新型的噁唑烷二酮类杀菌剂，该活性成分由杜邦公司发现，并于 1996 年在英国布赖顿植保会议上报道。它可以用于广泛的作物上，对防治马铃薯疫病、番茄晚疫病、葡萄霜霉病以及谷物上的眼斑病、壳针孢菌引起的病害、黄锈病、褐锈病和白粉病等特别有效。目前，已在世界上 60 多个国家登记。

1998 年，噁唑菌酮与氟硅唑的复配产品在法国首先登记，并陆续开发了与其他活性成分，如代森锰锌、霜脲氰和三乙膦酸铝等的复配产品。

2010 年 4 月 9 日，噁唑菌酮在欧洲的专利期满，但是含噁唑菌酮的 3 个产品获得了英国补充保护证书（SPCs），这就相当于该活性成分在欧洲的专利有效期得到延长。在 SPCs 的保护下，噁唑菌酮与氟硅唑复配产品获得的保护期最长至 2013 年 4 月 23 日；噁唑菌酮单剂的最长有效期至 2015 年 3 月 23 日；噁唑菌酮与霜脲氰的复配产品于 2012 年 12 月 10 日保护期满。

噁唑菌酮的美国专利有效期终止于 2010 年 6 月 28 日。2003 年，噁唑菌酮在美国首次登记，由此，它获得了其后 10 年的资料保护权。2002 年 10 月 1 日，噁唑菌酮被列入欧盟农药登记指令（91/414）附录 1，因此，该活性成分在欧盟的登记资料保护期至 2012 年 9 月 30 日。如果非专利产品生产商打算进入欧盟或美国市场，他们必须自行准备一套完整的登记资料，或者与杜邦公司协商共享其登记资料，并支付适当的资料补偿费用。

噁唑菌酮的生产工艺相对简单。在非专利产品生产公司中，目前只有上海农安国际贸易有限公司声称生产噁唑菌酮。

显然，对非专利产品生产厂来说，噁唑菌酮是一个非常受欢迎的品种。欧盟和美国市场由于资料保护和专利延长的作用，非专利产品生产厂意欲进入这两块市场还需等待数年时间。除此之外，非专利生产厂可以进入的市场还是非常广阔的。这些厂家也将开发类似于杜邦公司开发的复配产品，这项开发工作应该不是很困难，因为与噁唑菌酮复配的活性成分也是非专利产品，来源广泛。

参 考 文 献

［1］ 农药，2007，46（4）：261.
［2］ 浙江农业学报，2006，18（4）：273.

咪唑菌酮 （fenamidone）

$$\text{C}_{17}\text{H}_{17}\text{N}_3\text{OS, 311.4}$$

【化学名称】 (S)-1-苯氨基-4-甲基-2-甲硫基-4-苯基咪唑啉-5-酮 （IUPAC）

(S)-3,5-二氢-5-甲基-2-甲硫基-5-苯基-3-苯氨基-4H-咪唑-4-酮 （CA）

【CAS 登录号】 [161326-34-7]

【其他名称】 Censor、Reason、Betoline、Fenomen （拜耳作物科学公司）；Fenstop （OHP）

【理化性质】 原药含量≥975g/kg （欧盟的标准要求）；外观：白色絮状粉末，无特殊气味；熔点：137℃；蒸气压：3.4×10^{-4} mPa（25℃）；分配系数：$K_{ow}\lg P = 2.8$（20℃）；相对密度：1.285。溶解度：在水中溶解度为 7.8mg/L（20℃）。在丙酮中溶解度为 250mg/L，乙腈中为 86.1mg/L，二氯甲烷中为 330mg/L，甲醇中为 43mg/L，正辛醇中为 9.7mg/L（均为 20℃）。

稳定性：水解 DT_{50}（无菌条件下）为 41.7d（pH 4），411d（pH 7），27.6d（pH 9）；光转化 DT_{50} 为 5d。其他性质：表面张力为 72.9mN/m（20℃）。

【毒性】

(1) 哺乳动物毒性　急性经口 LD_{50}：雌性大鼠为 2028mg/kg，雄性大鼠＞5000mg/kg。大鼠急性经皮 LD_{50}＞2000mg/kg。对兔皮肤和眼睛无刺激性，对豚鼠皮肤无致敏作用。大鼠 LC_{50}（4 h）为 2.1mg/L（空气）。NOEL：（90d）大鼠为每日 32.5mg/kg；（52 周）狗为每日 100mg/kg。ADI：0.028mg/kg。Ames 试验和微核试验均呈阴性。对大鼠和兔无致畸作用，对生殖、发育无影响，无致癌作用。

毒性级别：欧盟为：N；R50，R53。

(2) 生态毒性　鸟类：鹌鹑急性经口 LD_{50}＞2000mg/kg，鹌鹑和野鸭饲喂LC_{50}＞5200mg/kg。鱼类 LC_{50}（96h）：虹鳟和蓝鳃太阳鱼均为 0.74mg/L。藻类：E_bC_{50}（72h）为 3.84mg/L；E_rC_{50}（72h）为 12.29mg/L。其他水生生物：*Chironomus riparius* 的 NOEC 为 0.05mg/L。蜜蜂：LD_{50}（96h，经口）＞159.8μg/蜂；LD_{50}（96h，接触）为 74.8μg/蜂。蚯蚓 （*Eisenia foetida*） LC_{50}（14d）为 25mg/kg。

(3) 环境归趋　动物：低剂量 （3mg/kg） 给服哺乳动物后，雌、雄动物都能较好地吸收咪唑菌酮，并通过一阶段反应（氧化、还原及水解）和二阶段反应（共轭）强烈代谢；大多数给服药剂通过胆汁途径较快地排出体外。高剂量处理时，吸收较少，粪便中发现了 50％～60％ 的母体化合物。

植物：在所有作物中，代谢物的生成方式类似。咪唑菌酮占据残留中的最大部分，RPA 405862 为唯一重要的代谢物，该物质是通过化合物中甲硫基侧链水解形成的。

土壤/环境：水解作用遵循假一级反应动力学规律，有 3 个水解产物超过了用放射性同位素标识量的 10％。在水溶液中，咪唑菌酮较易光解。该活性化合物不易生物降解，无挥发性，因此，在空气中没有发现。

【剂型】 主要剂型有：悬浮剂（50％，SC）和水分散粒剂（WG，用于复配产品）等。

【开发与登记】 咪唑菌酮是由罗纳-普朗克农化公司发现、安万特公司（现拜耳作物科学公司）开发、拜耳作物科学公司销售，并于 1998 年在英国布赖顿植保会议上报道的杀菌剂。咪唑菌酮具有光学活性，仅 S-对映异构体表现出杀菌作用。

咪唑菌酮对卵菌纲、一些子囊菌纲和链格孢属（*Alternaria* spp.）病原菌引起的病害具有保护和治疗作用。该产品具有内吸性，叶面和土壤施用皆可，也可用作种子处理剂，其生物作用机制与 strobilurins 类杀菌剂和噁唑菌酮相类似。作为叶面杀菌剂，它主要用于葡萄、蔬菜、马铃薯和番茄等作物上。

2000 年，咪唑菌酮首先在肯尼亚和南非登记，2001 年在法国登记。为了最大程度地降低抗性，公司开发了咪唑菌酮的许多复配产品，其配伍主要包括：霜脲氰（cymoxanil，复配产品商品名：Arte 和 Duofast，下同）、三乙膦酸铝（fosetyl-Al，商品名 Elico 和 Verita）、代森锰锌（mancozeb，商品名 Sonata）、霜霉威（propamocarb，商品名 Consento）以及噻唑菌胺（ethaboxam，目前还没有商品化）。

2005 年，咪唑菌酮首次在美国取得登记。

根据"联邦杀虫剂、杀菌剂和杀鼠剂法案"，为了支持新农药化学品或现有农药新使用的登记，咪唑菌酮登记商可以获得 10 年期的登记资料保护权，起始时间为新活性物质的首个登记日。没有资料所有权公司的许可，其他登记商无权使用保护期内的登记资料。

2003 年 10 月 1 日，咪唑菌酮被列入欧盟农药登记指令（91/414）附录 1，因此，该活性成分的登记资料在欧盟获得了这一天起算的为期 10 年的保护权。

咪唑菌酮的主要适用作物有：茄子、甘蓝、柑橘、棉花、葫芦、果菜、叶菜、莴苣、洋葱、辣椒、马铃薯、水稻、玫瑰、向阳花、烟草、番茄、草坪、葡萄和小麦等。

咪唑菌酮的主要市场包括：巴西、加拿大、法国、日本、肯尼亚、韩国、挪威、塞尔维亚、南非、英国和美国等。

【合成路线】

方法1：

方法2：

◆ 关键中间体：甲基苯基甘氨酸、苯肼和苯乙酮等。

甲基苯基甘氨酸　　　　　　苯肼　　　　　　苯乙酮

【分析和残留】　产品采用高效液相色谱法（HPLC）分析。

【专利概况】　欧洲专利：罗纳-普朗克农化公司（现拜耳作物科学公司）-EP 0551048，专利申请日为 1992 年 12 月 16 日，专利终止日为 2012 年 12 月 15 日。

没有获得英国补充保护证书（SPCs）。

另有一个有关咪唑菌酮光学活性异构体的欧洲专利：EP0629616，该专利将于 2014 年 6 月 9 日期满。

美国专利：罗纳-普朗克农化公司（现拜耳作物科学公司）-US 6018052，这也是一个关于咪唑菌酮光学活性异构体的专利。2014 年 6 月 19 日，该专利保护期满。

【应用】　咪唑菌酮通过阻止辅酶 Q-H2 与细胞色素 c 氧化还原酶的电子传递来抑制线粒体的呼吸作用。该产品具有保护和治疗作用，并有抗孢子作用和叶面内吸活性。

叶面使用咪唑菌酮可有效防治像葡萄和蔬菜等作物上的霜霉病以及 *Bremia*、*Peronospora*、*Plasmopara*、*Pseudoperonospora* spp. 等由卵菌纲病原菌引起的病害，并可防治由疫霉菌（*Phytophthora infestans*）引起的病害（用药量为 $75\sim150g/hm^2$）；种子处理或土壤浇施可以控制腐霉病（*Pythium* spp.）；还可以抑制包括链格孢属（*Alternaria* spp.）在内的其他病原菌，以及某些叶斑病、霜霉病和锈病等。

【小结】　咪唑菌酮是由罗纳-普朗克农化公司（现拜耳作物科学公司）发现的杀菌剂，具有光学活性，其所有的杀菌作用均来源于 S-对映异构体。咪唑菌酮具有内吸性，可应用于叶面和土壤，也可用作种子处理剂。作为叶面杀菌剂，其靶标作物主要为葡萄、蔬菜、马铃薯和番茄等。

目前，咪唑菌酮已在世界上包括巴西、加拿大、法国、日本、肯尼亚、韩国、挪威、塞尔维亚、南非、英国和美国等在内的许多国家登记，并在其他国家进一步申请登记。

为了最大程度地降低咪唑菌酮抗药性的产生，拜耳作物科学公司开发了咪唑菌酮与霜脲氰、三乙膦酸铝、代森锰锌和霜霉威等的复配产品。

咪唑菌酮的欧洲专利将于 2012 年 12 月 15 日失效，其光学活性异构体的专利（EP0629616）则于 2014 年 6 月 9 日期满。2014 年 6 月 19 日，咪唑菌酮在美国的专利到期，这是一个关于其光学异构体的专利。

2005 年，咪唑菌酮首次在美国取得登记，为此获得了登记日起算的 10 年期登记资料保护权。2003 年 10 月 1 日，咪唑菌酮被列入欧盟农药登记指令（91/414）附录 1，因此，其登记资料将被保护至 2013 年 9 月 30 日。非专利产品生产厂如果想进入欧盟或美国市场，他们要么自行准备一套完整的登记资料，要么与拜耳作物科学公司协商共享其登记资料，并支付一定的补偿费用。

　　咪唑菌酮的生产中需要合成光学异构体 S-对映体，工艺上可能存在一定的难度。其关键中间体生产相对容易，并且来源广泛，但如果没有合适的设备，一些中间体很难处理。

　　短期内，咪唑菌酮不太可能遇到来自非专利产品生产商的较大的市场竞争，这是因为：咪唑菌酮光学异构体的专利还有几年才能到期；其复配产品已经较大份额地分割了市场，非专利产品生产商可以获得的市场空间较小；再者，咪唑菌酮的生产工艺有一定的难度。

腈苯唑（fenbuconazole）

$C_{19}H_{17}ClN_4$，336.8

【化学名称】 4-(4-氯苯基)-2-苯基-2-(1H-1,2,4-三唑-1-基甲基)丁腈（IU-PAC）

α-[2-(4-氯苯基)乙基]-α-苯基-1H-1,2,4-三唑-1-丙腈（CA）

【CAS 登录号】 [114369-43-6]，未指明立体化学结构

【其他名称】 Enable、Indar（道农业科学）；Kruga 5EC、Reward、Surpass 5（Interfarm）；Kruga（Headland）

【理化性质】 原药含量≥970g/kg（澳大利亚标准要求）；外观：灰白色固体，稍具硫黄气味；熔点：126.5～127℃；沸点：超过 300℃不稳定。蒸气压：3.4×10^{-1} mPa(25℃，蒸气压平衡)；分配系数：$K_{ow}\lg P=3.23$(25℃)；亨利常数：3.01×10^{-5} Pa·m³/mol(计算值)；相对密度：1.27(20℃)。溶解度：在水中溶解度为 3.8mg/L(25℃)；在丙酮和 1,2-二氯乙烷中溶解度＞250g/L，乙酸乙酯中为 132g/L，甲醇中为 60.9g/L，辛醇中为 8.43g/L，二甲苯中为 26.0g/L，正庚烷中为 0.0677g/L(均为 20℃)。

稳定性：黑暗中对水解稳定，DT_{50}＞2210d(pH 5)，3740d(pH 7)，1370d(pH 9)。在 300℃以下，对热稳定。

【毒性】

(1) 哺乳动物毒性 大鼠急性经口 LD_{50} 为 2000mg/kg，大鼠急性经皮LD_{50}＞5000mg/kg。原药对兔眼睛和皮肤无刺激性；乳油制剂对兔眼睛和皮肤有严重刺激性。无皮肤致敏作用（Buehler 试验）。大鼠吸入 LC_{50}(4h)＞2.1mg/L（空气）（原药）。NOEL：对生殖无作用剂量为每日 6.3mg/kg(bw)，对发育无作用剂量为每日 30mg/kg(bw)。在低于母体毒性剂量下，对生殖和胎儿无不利影响。根据慢性饲喂、致癌作用和生殖研究的结果，其无作用剂量为每日 3mg/kg(bw)。ADI（JMPR）：0.03mg/kg(bw)（1997 年）。许多试验表明无致突变作用。

毒性级别：美国环保署（制剂）为Ⅱ级，（原药）为Ⅲ级。

(2) 生态毒性 鸟类饲喂 LC_{50}(8d)：鹌鹑为 4050mg/kg（饲料），野鸭为

2110mg/kg（饲料）；LC$_{50}$（21d）：鹌鹑为每日 2150mg/kg。鱼类 LC$_{50}$（96h）：蓝鳃太阳鱼为 1.68mg/L（原药），虹鳟为 1.5mg/L。虹鳟慢性 NOEC 为 0.33mg/L。水蚤急性 EC$_{50}$ 为 2.2mg/L；慢性 NOEC 为 0.078mg/L。羊角月牙藻（*Selenastrum capricornutum*）EC$_{50}$（5d）为 0.47mg/L。对栖身于沉积物环境中的水生生物摇蚊属昆虫（*Chironomus riparius*）的慢性 NOEC 为 1.73mg/L。蜜蜂 LC$_{50}$（96h，粉尘暴露）＞0.29mg/蜂。蚯蚓（*Eisenia foetida*）LC$_{50}$（14d）为 98mg/kg（土壤）。实验室研究表明，对步甲（*Poecilus cupreus*）、草蛉（*Chrysoperla carnea*）、七星瓢虫（*Coccinella septempunctata*）和梨盲走螨（*Typhlodromus pyri*）无害。

（3）环境归趋　植物：在花生中通过三个途径降解，即苄基上的碳发生氧化，生成包括酮和一些内酯在内的氧化降解产物；与三唑环相连的碳上发生取代作用，生成三唑基丙氨酸和三唑基乙酸（可能通过自由三唑生成）；氯苯基环的3-位先发生羟基化反应，再进行共轭作用。

土壤/环境：土壤吸附 K_{oc} 为 2100～9000（黏土、壤土、沙土、沙壤土、粉质黏壤土）。

【剂型】　主要剂型有：乳油（EC）、水乳剂（EW）、油悬浮剂（OD）和悬浮剂（SC，24%）等。

【开发与登记】　腈苯唑于 1988 年在英国布赖顿植保会议上首次报道，1992年由罗姆哈斯（现道农业科学）引入市场。

在 2000 年 5 月 31 日前，支持腈苯唑在欧盟登记的公司只有罗姆哈斯（现道农业科学）。腈苯唑被编入第三组评估产品中，该产品虽历经评估过程，但截至2010 年 5 月，仍未能列入欧盟农药登记指令（91/414）附录 1。由于腈苯唑是作为现有活性成分参与欧盟的农药评估，所以即使将来腈苯唑通过再申请列入附录1，其登记资料也只能获得 5 年期的资料保护权。

1993 年在法国获准登记。

1995 年在美国和英国登记。

1996 年在意大利登记。

1994 年 9 月 5 日，罗姆哈斯公司的腈苯唑（应得）在中国获得了行政保护，授权号为 NB-US94090501，保护期为 7.5 年。目前，该行政保护已经期满。

2003 年在加拿大取得临时登记，2006 年获准正式登记。

道农业科学在美国登记了腈苯唑的多个产品（Enable 2F，23.5%；Indar 75 WSP，75.0%；Rh-7592 75 WP，75.0%；Rh-7592 TC，98.0%）。

腈苯唑在英国登记的产品既有单剂（Indar 5EW，50.000g/L，Landseer Ltd 和 T P Whelehan Son & Co Ltd 两公司销售），又有复配产品 Graphic

[37.500g/L 腈苯唑和 47.000g/L 丙环唑（propiconazole）]。

根据 2010 年 5 月中国官方公布的信息，美国陶氏益农公司在我国取得了 24％腈苯唑悬浮剂的正式登记；广东德利生物科技有限公司取得 24％腈苯唑悬浮剂的分装正式登记。

【合成路线】

方法 1：

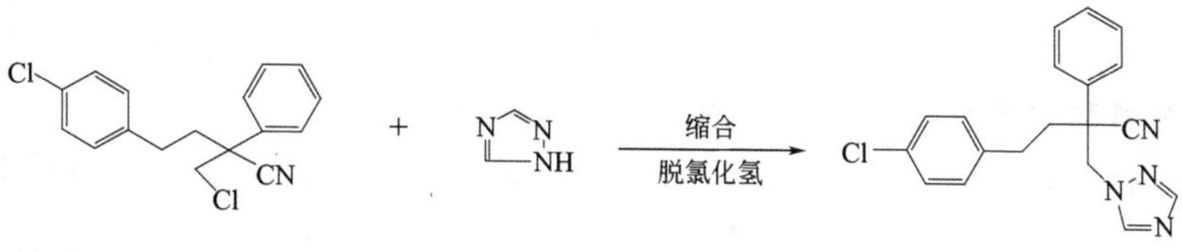

方法 2：

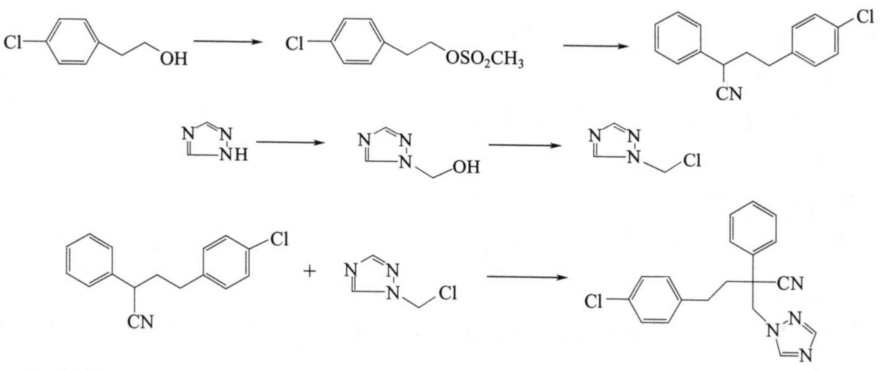

◆ 关键中间体：苯乙腈、对氯苯基乙基氯和 2-氯甲基-4-(4-氯苯基)-2-苯基丁腈等。

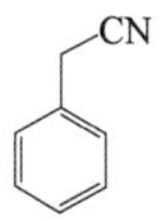

苯乙腈 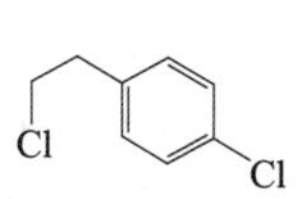　　　　　对氯苯基乙基氯 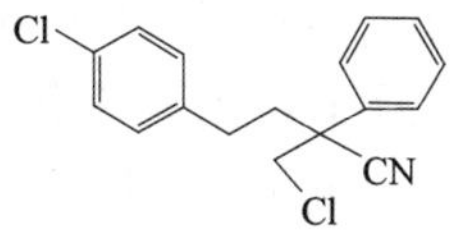　　　2-氯甲基-4-(4-氯苯基)-2-苯基丁腈

◆ 中间体对氯苯基乙基氯的合成

方法 1：

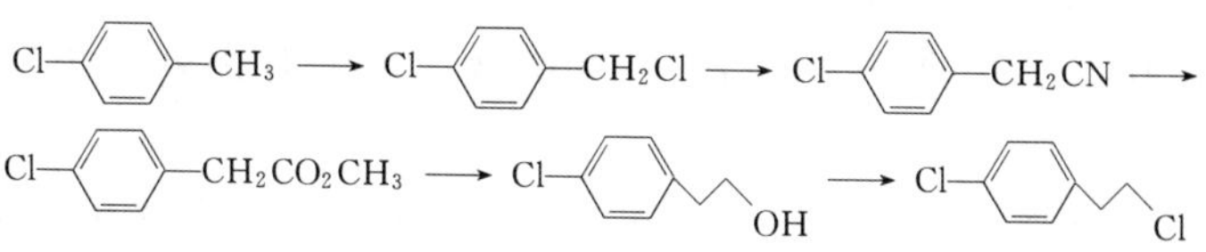

方法 2：

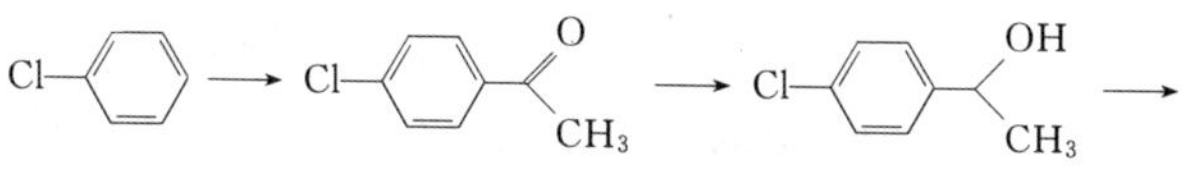

143

◆ 中间体 2-氯甲基-4-(4-氯苯基)-2-苯基丁腈的合成

【分析和残留】 产品采用气相色谱法（GC）分析。

孙扬等采用丙酮提取样品中的腈苯唑，二氯甲烷萃取，带氮磷检测器（NPD）的气相色谱进行测定，建立了水稻中的腈苯唑残留分析方法。山东省农科院王文博等先后建立了土壤中腈苯唑残留及其代谢产物的气相色谱测定法，以及应用气相色谱法测定桃中残留腈苯唑及其代谢产物。

【专利概况】 欧洲专利：罗姆哈斯（现道农业科学）-EP0251775，专利申请时间为 1987 年 7 月 1 日，截止日期为 2006 年 7 月 1 日（该专利在其获得保护 19 年后终止）。

没有获得英国补充保护证书（SPCs）。

美国专利：罗姆哈斯（现道农业科学）-US 5087635，该专利已于 2009 年 2 月 10 日届满。

【应用】 腈苯唑为甾醇脱甲基化抑制剂，具有渗透和持效作用，在植物体内不易传输。

腈苯唑最初登记用于防治谷物上的针壳孢属（*Septoria*）病原菌引起的病害和锈病，剂量为 75g/hm²；继而在欧洲登记，用于葡萄上防治白粉病（*Uncinula necator*）和黑腐病（*Guignardia bidwellii*），核果上防治白粉病和褐腐病（*Monilinia* spp.），仁果上防治苹果黑星病和白粉病，剂量为 30～50g/hm²；1995 年，腈苯唑在北美登记用于胡桃和核果，并进一步在全球开发用于果树、坚果树、柑橘、香蕉、水稻和蔬菜上广泛防治病害。

付岗等进行 24％腈苯唑悬浮剂对香蕉叶斑病的田间防治效果试验。结果显示，田间使用 24％腈苯唑悬浮剂 800～1200 倍液的防效与 25％丙环唑（敌力脱）乳油 1000 倍液的防效相当，且在供试剂量下对香蕉植株生长无致害性影响。

【小结】 腈苯唑是由罗姆哈斯公司（现道农业科学）发现并引入市场的杀菌剂，1993 年首次在法国市场销售。

腈苯唑在欧盟的专利保护已于 2006 年 7 月 1 日提前终止，没有获得英国补充保护证书（SPCs）。其在美国的专利也于 2009 年 2 月 10 日届满。2002 年 3

144

月，腈苯唑在中国的行政保护也已到期。

腈苯唑虽作为现有活性成分申请了在欧盟的登记，但未能获得批准，因此未被列入欧盟农药登记指令（91/414）附录 1 中。

腈苯唑的生产路线相对简单，所有关键中间体来源广泛。因此，从技术的角度来看，对于非专利产品生产商而言，腈苯唑不失为一个颇具吸引力的杀菌剂品种。

参 考 文 献

［1］ 农药，2009，48（11）：827.

［2］ 农药，2009，48（1）：44.

［3］ 广西农业科学，2009，40（7）：844.

环酰菌胺 （fenhexamid）

$$C_{14}H_{17}Cl_2NO_2，302.2$$

【化学名称】 $2',3'$-二氯-$4'$-羟基-1-甲基环己基羰基苯胺 （IUPAC）

N-（2,3-二氯-4-羟基苯基）-1-甲基环己基甲酰胺 （CA）

【CAS 登录号】 ［126833-17-8］

【其他名称】 Decree、Elevate （爱利思达）；Password （日本拜耳公司）；Teldor （拜耳作物科学公司）

【理化性质】 原药含量≥950g/kg （澳大利亚的标准要求）；≥98.6％ （美国的标准要求）。外观：白色粉末；熔点：153℃；沸点：320℃ （推算值）。蒸气压：$4×10^{-4}$mPa(20℃，推算值)；分配系数：$K_{ow}lgP$=3.51(pH 7，20℃)；亨利常数：$5×10^{-6}$Pa·m^3/mol(pH 7，20℃，计算值)；相对密度：1.34(20℃)。溶解度：在水中溶解度为 20mg/L(pH 5～7，20℃)；在二氯甲烷中溶解度为 31g/L，异丙醇中为 91g/L，乙腈中为 15g/L，甲苯中为 5.7g/L，正己烷中＜0.1g/L （均为 20℃）。

稳定性：在 25℃，pH 值为 5、7、9 的水中贮存 30d，不发生水解。

【毒性】

（1）哺乳动物毒性 大鼠急性经口 LD_{50}＞5000mg/kg；大鼠急性经皮 LD_{50}＞5000mg/kg。对兔眼睛和皮肤无刺激性；对豚鼠皮肤不致敏。大鼠吸入 LC_{50}(4h)＞5057mg/m^3 （空气）（粉尘）。NOEL：（24 个月）大鼠为 500mg/kg （饲料），小鼠为 800mg/kg （饲料）；（12 个月）狗为 500mg/kg （饲料）。ADI：0.183mg/kg(bw)。无致畸、致癌和致突变作用。

毒性级别：世界卫生组织 （有效成分）为 U 级，欧盟：N；R51，R53。

（2）生态毒性 鸟类：鹌鹑 LD_{50}＞2000mg/kg；鹌鹑和野鸭饲喂 LC_{50}＞5000mg/kg （饲料）。鱼类 LC_{50}（96h）：虹鳟为 1.34mg/L，蓝鳃太阳鱼为 3.42mg/L。水蚤 EC_{50} （48h）＞18.8mg/L。藻类：羊角月牙藻 （*Selenastrum capricornutum*） E_rC_{50}(120h) 为 8.81mg/L，栅藻 （*Scenedesmus subspicatus*） E_rC_{50}(72h)＞26.1mg/L。其他水生生物：摇蚊属昆虫 （*Chironomus riparius*） NOEC(28d) 为 100mg/L；浮萍 （*Lemnagibba*） EC_{50}(14d) 为 2.3mg/L。蜜蜂 LC_{50}（经口和接触）＞200μg/蜂。蚯蚓 （*Eisenia foetida*） LC_{50} （2 周）＞1000mg/kg （干

土）。其他有益生物：2kg/hm² 剂量下，对捕食性螨梨盲走螨（*Typhlodromus pyri*）、隐翅虫（*Aleochara bilineata*）、七星瓢虫（*Coccinella septempunctata*）和寄生蜂缢管蚜茧蜂（*Aphidius rhopalosiphi*）无毒。对微生物矿化无不利影响。

（3）环境归趋　动物：在大鼠体内被迅速吸收，并在 48h 内排除，无蓄积。其中 61% 的给服药剂通过粪便排出体外，而通过肾脏排泄的量占总给服剂量的 15%～36%。

植物：在所有作物中的代谢途径相似，在代谢产物中，母体化合物为唯一最大的组分。

土壤/环境：土壤中 DT_{50}≤1d（4 种土壤，20℃）。研究和计算结果表明，该化合物没有或只有很低的淋溶性，预计不会有地下水污染问题的出现。在无菌水生系统中，环酰菌胺对水解稳定。在天然水/沉积物系统中，环酰菌胺迅速、完全降解，最终生成二氧化碳，总的 DT_{50}（计算值）为数天。

【剂型】　主要剂型有：悬浮剂（SC，50%）、水分散粒剂（WG，50%）和可湿性粉剂（WP，50%）等。

【开发与登记】　环酰菌胺是由拜耳公司于 1989 年首次发现、并于 1998 年在英国布赖顿植保会议上报道的新颖杀菌剂，这是拜耳公司在合成有效的灰霉病防治剂对羟基-N-酰苯胺类化合物时发现的活性成分。环酰菌胺可以用来防治灰霉病（*Botrytis cinerea*）、褐腐病（*Monilinia fructigena*）、核果褐腐病（*Monilinia laxa*）和菌核病（*Sclerotinia sclerotiorum*）等病害，开发用于果树（包括浆果、核果和葡萄等）、蔬菜（商品名 Elevate）和观赏植物（商品名 Decree）等。

环酰菌胺既可以单剂使用，也可与其他杀菌剂复配使用，与其复配的杀菌剂主要有：戊唑醇（tebuconazole）、甲苯氟磺胺（tolylfluanid）、咯菌腈（fludioxonil）、双胍辛胺（iminoctadine）和百菌清（chlorothalonil）等。爱利思达被授权在美国、加拿大和墨西哥开发环酰菌胺，拜耳公司则开发该产品的其他市场。

环酰菌胺的单剂产品有：Teldor［SC，环酰菌胺 500g/kg(a. i.)］和 Teldor［WP，环酰菌胺 500g/kg(a. i.)］等。

环酰菌胺的复配产品有：Teldor Combi/Tie Break［SC，环酰菌胺 350＋戊唑醇 67g/L(a. i.)］、Talat［WG，环酰菌胺 167＋甲苯氟磺胺 333g/kg(a. i.)］、Justmeet［WG，环酰菌胺 500＋咯菌腈 200g/kg(a. i.)］以及 Dymazine［WP，环酰菌胺 300＋双胍辛胺 200g/kg(a. i.)］等。

1998 年，环酰菌胺首次开发上市。

日本东绵（现爱利思达）在美国、加拿大和墨西哥合作开发环酰菌胺。

1997 年，拜耳公司向欧盟递交了环酰菌胺作为新活性成分评估的登记申请；1998 年，欧委会宣布该产品的登记资料完成；2001 年 6 月 1 日，环酰菌胺被列入欧盟农药登记指令（91/414）附录1，拜耳公司因此获得了该产品登记资料10年期的保护权。

1999年，环酰菌胺在英国、德国、比利时、瑞士、以色列和南非登记。

1999年，环酰菌胺首次在美国登记。根据"联邦杀虫剂、杀菌剂和杀鼠剂法案"，为了支持新农药化学品或现有农药新使用的登记，环酰菌胺登记商可以获得10年期的登记资料保护权，起始时间为新活性物质的首个登记日。没有资料所有权公司的许可，其他登记商无权使用保护期内的登记资料。

美国环保署将环酰菌胺归为"减风险"农药，该产品是由美国环保署和加拿大有害生物管理局联合评估。2003年，环酰菌胺在加拿大正式登记。

2000年，环酰菌胺在肯尼亚开发用于观赏植物。

2000年，环酰菌胺在日本和法国上市。

2001年，环酰菌胺在澳大利亚登记。

2001年，环酰菌胺在日本登记用于桃树、葡萄和柑橘。

环酰菌胺的主要适用作物有：杏树、黑莓、黑醋栗、蓝莓、辣椒、樱桃、柑橘、黄瓜、西洋李子、茄子、接骨木、葡萄柚、葡萄、越橘、李子、猕猴桃、豆科植物、莴苣、酸橙、罗苷莓、梅子、油桃、洋葱、观赏植物、甜辣椒、桃、梨、阿月浑子、木莓、红醋栗、无核小水果（指草莓等）、核果、番茄、蔬菜和葡萄等。

环酰菌胺的主要市场包括：阿根廷、澳大利亚、奥地利、比利时、加拿大、智利、克罗地亚、丹麦、芬兰、法国、德国、希腊、匈牙利、以色列、意大利、日本、肯尼亚、韩国、黎巴嫩、荷兰、新西兰、挪威、波兰、葡萄牙、斯洛文尼亚、南非、西班牙、瑞典、瑞士、土耳其、英国和美国等。

【合成路线】

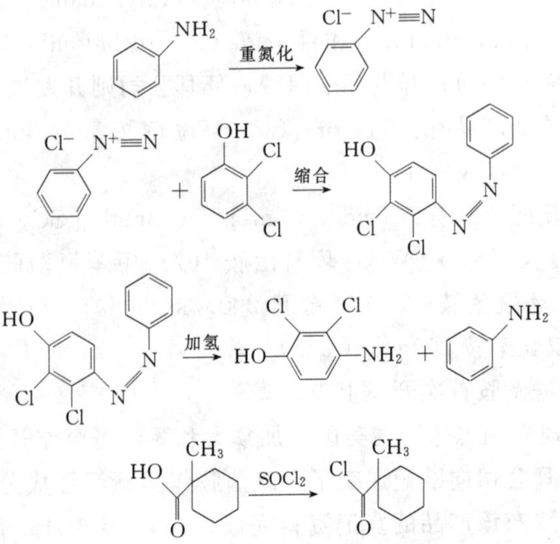

148

◆ 关键中间体：苯胺、2,3-二氯苯酚和 1-甲基环己基甲酰氯等。

苯胺　　　　2,3-二氯苯酚　　　1-甲基环己基甲酰氯

【专利概况】 欧洲专利：拜耳作物科学公司-EP 0339418，专利申请日为 1989 年 4 月 17 日，专利终止日为 2009 年 4 月 16 日。

英国补充保护证书（SPCs）：SPC/GB03/029 EP0375907-环酰菌胺，最长有效期至 2013 年 9 月 7 日。

美国专利：拜耳作物科学公司-US 5059623，该专利已于 2009 年 4 月 4 日期满。

【应用】 环酰菌胺为甾醇生物合成抑制剂（SBI Ⅲ类），它作用于 C_4-脱甲基化过程中的 3-酮还原酶，具有低至中等的抗性风险，可以抑制芽管伸长和菌丝生长。该产品为叶面杀菌剂，具有保护作用，但没有传输特性。

环酰菌胺可以防治葡萄、浆果、核果、柑橘、蔬菜和观赏植物上的灰霉病（*Botrytis cinerea*）、褐腐病（*Monilia* spp.）及相关病害。用药量为 500～1000g/hm^2。

【小结】 环酰菌胺可有效防治灰霉病、褐腐病和菌核病等，广泛适用于葡萄、观赏植物、浆果、核果和蔬菜。目前，已在全球 50 多个国家取得登记。

环酰菌胺的欧洲和美国专利都终止于 2009 年 4 月，然而，SPC 的最长保护期至 2013 年 9 月 7 日。

1999 年，环酰菌胺首次在美国登记，其登记资料因此获得了登记日起算的 10 年期保护权。2001 年 6 月 1 日，环酰菌胺列入欧盟农药登记指令（91/414）附录 1，因此，登记公司也获得了该产品登记资料在欧盟的 10 年期保护权。

非专利产品生产商如果想进入欧盟市场，他们需自行准备一套完整的登记资料，要么与资料拥有公司协商使用其登记资料，并支付适当的补偿费用，抑或等到资料保护期满后再进入欧洲市场。而环酰菌胺在美国的专利保护和资料保护都已期满。

环酰菌胺的生产工艺相对简单，非专利产品生产商应该能生产出原药含量不低于 950g/kg（澳大利亚的标准要求）或 98.6％（美国的标准要求）的

产品。

虽然，2009 年环酰菌胺在欧盟和美国的专利到期，但在其后的一段时间内，拜耳公司仍可以通过专利或资料保护来维持欧美市场的份额，但其他市场将对非专利产品生产商产生吸引力。由于环酰菌胺的复配产品不多，所以该产品的市场分割有限，因此拜耳公司为了保持市场份额将必须发展很强的品牌忠诚度。

咯菌腈 (fludioxonil)

$C_{12}H_6F_2N_2O_2$，248.2

【化学名称】　4-(2,2-二氟-1,3-苯并二氧杂环戊烯-4-基)吡咯-3-腈（IUPAC）

4-(2,2-二氟-1,3-苯并二氧杂环戊烯-4-基)-1H-吡咯-3-腈（CA）

【CAS 登录号】　［131341-86-1］

【其他名称】　Celest、Géoxe、Medallion（先正达）；Atlas（种子处理剂，先正达）；Saphire、Savior（叶面喷洒，先正达）；Scholar（收获后使用，先正达）

【理化性质】　原药含量≥930g/kg（澳大利亚的标准要求），或≥930g/kg（美国的标准要求）。外观：淡黄色晶体；熔点：199.8℃；蒸气压：3.9×10^{-4} mPa(25℃)；分配系数：$K_{ow} \lg P = 4.12$(25℃)；亨利常数：5.4×10^{-5} Pa·m³/mol（计算值）；相对密度：1.54(20℃)。溶解度：在水中溶解度为 1.8mg/L(25℃)；在丙酮中溶解度为 190g/L，乙醇中为 44g/L，甲苯中为 2.7g/L，正辛醇中为 20g/L，正己烷中为 0.01g/L（均为 25℃）。

稳定性：在 70℃，pH 值为 5~9 时，几乎不水解。pK_a：$pK_{a_1} < 0$；pK_{a_2} 约为 14.1。

【毒性】

(1) 哺乳动物毒性　大鼠和小鼠急性经口 LD_{50} 均＞5000mg/kg。大鼠急性经皮 LD_{50}＞2000mg/kg。对兔眼睛和皮肤无刺激性，对豚鼠皮肤无致敏作用。大鼠吸入 LC_{50}（4h）＞2.6mg/m³（空气）。NOEL：（2 年）大鼠为每日 40mg/kg(bw)；（1.5 年）小鼠为每日 112mg/kg(bw)；（1 年）狗为每日 3.3mg/kg(bw)。ADI：0.033mg/kg(bw)。无致畸、致突变和致癌作用。

毒性级别：世界卫生组织（有效成分）为 U 级。

(2) 生态毒性　野鸭和鹌鹑急性经口 LD_{50}＞2000mg/kg，野鸭和鹌鹑 LC_{50}＞5200mg/L。鱼类吸入 LC_{50}(96h)：蓝鳃太阳鱼为 0.31mg/L，鲶鱼为 0.63mg/L，鲤鱼为 1.5mg/L，虹鳟为 0.5mg/L。水蚤 LC_{50}（48h）为 1.1mg/L。栅藻（*Scenedesmus subspicatus*）EC_{50}（72h）为 0.93mg/L；羊角月牙藻（*Selenastrum capricornutum*）EC_{50}（120h）为 0.092mg/L。蜜蜂：无毒；LD_{50}（48h，经

151

口）＞329μg/蜂；LC_{50}（48h，接触）＞101μg/蜂。蚯蚓（*Eisenia foetida*）LC_{50}（14d）＞1000mg/kg（土壤）。对主要浮游动物、大型底栖无脊椎动物、突发性昆虫、水生附着生物和浮游植物等无长期实质性下降影响；对隐翅甲（*Aleochara*）、棉花蟓（*Poecilus*）、七星瓢虫（*Coccinella*）、小花蟓（*Orius*）、蚜茧蜂（*Aphidius*）和竹盲走螨（*Typhlodromus*）等无任何不良影响。

（3）环境归趋　动物：从胃肠道迅速吸收进入循环系统，通过粪便快速并几乎完全地排出体外。主要代谢途径是吡咯环的 2-位发生氧化作用，通过苯环羟基化作用的代谢较少。所有代谢物主要以葡萄糖苷酸共轭体等排出体外。

植物：咯菌腈在植物中的代谢途径主要包括吡咯环的氧化作用、吡咯环开环以及吡咯烷羧酸代谢等，总之，咯菌腈可以被广泛代谢为 10～15 个小分子代谢物。

土壤/环境：土壤键合残留物的形成是咯菌腈在土壤中的主要消散途径；DT_{50}（实验室）为 140～350d，（大田）为 10～25d。淋溶和吸附/解吸实验证明，咯菌腈在土壤中不发生移动。在水中的光解 DT_{50} 为 9～10d（自然太阳光）。

【剂型】　主要剂型有：种子处理干粉剂（DS）、种子处理悬浮剂（FS，25g/L）、水分散粒剂（WG，50%）、可湿性粉剂（WP）和悬浮剂（SC）等。

【开发与登记】　咯菌腈是由瑞士汽巴-嘉基公司研发（现先正达公司）、1990年在英国布赖顿植保会议上报道、用于种子处理和叶面使用的吡咯类杀菌剂。

1993 年在法国登记。同年作为谷物种子包衣剂在法国首次销售，1995 年作为叶面杀菌剂在该国销售。

1995 年在英国登记。

1996 年咯菌腈与戊唑醇（tebuconazole）的复配产品在德国登记。

1996 年咯菌腈与蒽醌（anthraquinone）的复配产品投放美国市场，该产品是作为减风险农药在美国获准登记的。

1997 年咯菌腈与苯醚甲环唑（difenoconazole）和戊唑醇的三元复配制剂（Landor CT）在德国登记。另外，还开发了谷物种子处理剂 Beret Gold 和水稻种子处理剂 Celest。

1997 年投放日本市场。

1998 年咯菌腈与嘧菌环胺（cyprodinil）的复配制剂 Switch 在德国登记。

咯菌腈登记用于 200 多种作物。

1999 年 8 月 2 日咯菌腈（Celest，适乐时）在中国获得行政保护，授权号为 NB-US99080218。

2001 年咯菌腈与精甲霜灵（metalaxyl-M）、霜脲氰（cymoxanil）的三元复配产品 Wakil XL 在英国获准登记，2002 年春季投放市场。

2001 年咯菌腈的销售额达到 3300 万美元，当时预计 2004 年的销售额将略增至 3400 万美元。

先正达公司计划至 2007 年关闭其在瑞士的生产厂。该厂生产咯菌腈、戊菌唑（penconazole）、甲氨基阿维菌素苯甲酸盐（emamectin-benzoate）、解草啶（fenclorim）和解草酯（cloquintocet），以及精甲霜灵、醚苯磺隆（triasulfuron）、三氟啶磺隆（trifloxysulfuron）、环酯草醚（pyriftalid）和二嗪磷（diazinon）的中间体。

2004 年先正达公司将咯菌腈与嘧菌酯（azoxystrobin）、精甲霜灵的三元复配制剂 Dynasty PD 投放美国市场，用于花生。

2005 年复配制剂 CruiserMaxxPak［噻虫嗪（thiamethoxam）＋精甲霜灵＋咯菌腈］在美国市场开发用于防治大豆上的早期病虫害。

2006 年复配制剂 CruiserMaxx Potatoe（噻虫嗪＋咯菌腈）进入美国市场。

美国登记了 20 多个咯菌腈产品，其中许多为复配制剂。

先正达公司在美国取得了咯菌腈单剂，与噻虫嗪、精甲霜灵的二元复配，与噻虫嗪、精甲霜灵和嘧菌酯或苯醚甲环唑的四元复配制剂的登记；在英国取得了与七氟菊酯（tefluthrin）、粉唑醇（flutriafol）和嘧菌环胺的二元复配以及与霜脲氰和精甲霜灵的三元复配产品的登记。

2000 年 5 月 31 日前，支持咯菌腈在欧盟登记的公司只有先正达一家；咯菌腈作为现有活性成分被编入欧盟评估产品第 3 组；2008 年 11 月 1 日列入欧盟农药登记指令（91/414）附录 1，其登记资料保护期至 2013 年 10 月 31 日。

根据 2010 年 5 月中国官方公布的信息，咯菌腈相关产品共在我国取得 2 个临时登记，分别为瑞士先正达作物保护有限公司的 4.80％苯醚·咯菌腈悬浮种衣剂及先正达（苏州）作物保护有限公司的 4.80％苯醚·咯菌腈悬浮种衣剂分装；9 个正式登记，包括瑞士先正达作物保护有限公司的 95％咯菌腈原药、25g/L 咯菌腈悬浮种衣剂、50％咯菌腈可湿性粉剂、35g/L 精甲·咯菌腈悬浮种衣剂、62.5g/L 精甲·咯菌腈悬浮种衣剂，以及先正达（苏州）作物保护有限公司的 4 个分装产品。

【合成路线】

方法 1：

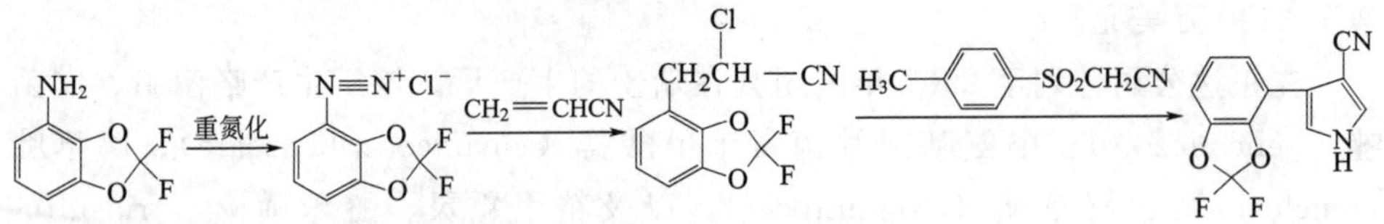

方法 2：

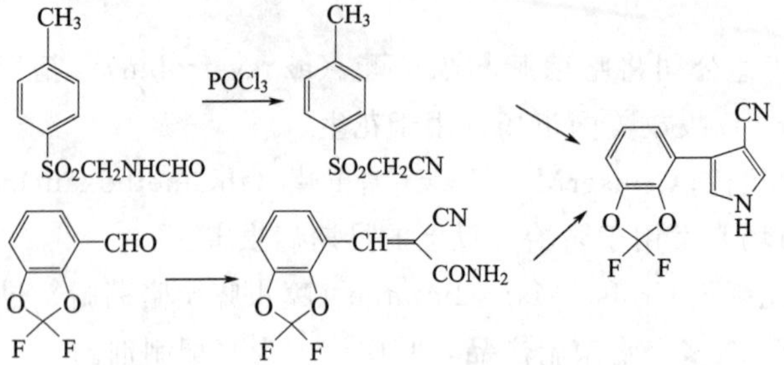

◆ 关键中间体：丙烯腈、2,3-(二氟亚甲基二氧) 肉桂腈、4-氨基-2,2-二氟-1,3-苯并二氧杂环戊烯等。

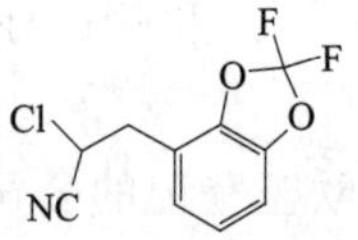

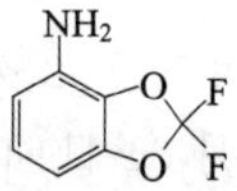

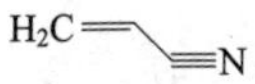

丙烯腈　　2,3-(二氟亚甲基二氧)肉桂腈　　4-氨基-2,2-二氟-1,3-苯并二氧杂环戊烯

【分析和残留】 分析：用气液色谱法（GLC）分析；残留：用带紫外检测器的高效液相色谱法（HPLC）分析。

吴珉等对棉花和土壤中咯菌腈残留的分析方法进行了研究，确定了棉花和土壤中咯菌腈残留量的液相色谱分析方法。样品用甲醇提取，用石油醚-乙醚混合溶剂进行液液分配，经氟罗里硅土及中性氧化铝柱色谱净化，甲醇-水作流动相，DAD 检测，外标法定量。当添加水平为 0.05～5.00mg/kg 时，回收率为 80.9%～90.3%，变异系数为 0.6%～5.5%；对棉叶、棉籽和土壤的最低检出浓度分别是 0.03mg/kg、0.03mg/kg、0.02mg/kg。

【专利概况】 欧洲专利：先正达-EP0206999，该专利申请日期为 1986 年 6 月 16 日，终止日期为 2006 年 6 月 15 日。

英国补充保护证书（SPCs）：SPC/GB97/041 EP 0206999-咯菌腈，最长有效期至 2010 年 3 月 13 日。

美国专利：先正达-US 4925840，该专利终止日期为 2007 年 5 月 14 日。

中国专利：咯菌腈由汽巴-嘉基公司开发，获中国专利授权，专利号 ZL86108428（发明名称：杀微生物组合物），该专利已于 2006 年 12 月 20 日到期。此外，该品种 1999 年 8 月 2 日获行政保护（NB-US99080218），现保护期已满。巴斯夫、先正达公司分别申请并取得咯菌腈与啶酰菌胺、嘧菌酯/醚菌酯/啶氧菌酯的杀菌剂组合物专利，均在有效期内。河南农业大学 2006 年申请了咯菌腈与甲基异硫磷的复配制剂专利，目前尚未授权。

【应用】 咯菌腈作用机理和拌种咯（fenpiclonil）相同，抑制渗透信号传导中的 MAP（有丝分裂原激活蛋白）激酶。该产品为非内吸型杀菌剂，持效期长，吸收进入植物组织及治疗作用有限。主要抑制分生孢子的萌发，对芽管及菌丝生长的抑制作用较小。

咯菌腈作为种子处理剂，在 2.5～10g/100kg 的剂量下，可有效防治谷类和非谷类作物上的镰刀菌（*Fusarium* spp.）、微结节菌（*Microdochium*）、丝核菌（*Rhizoctonia*）、腥黑粉菌（*Tilletia*）、核腔菌（*Pyrenophora*）和壳针孢菌（*Septoria*）等引起的病害。作为叶面杀菌剂，在 250～500g/hm² 的剂量下，可有效防治葡萄、核果、浆果、蔬菜和观赏性植物上的葡萄孢菌（*Botrytis*）、褐腐菌（*Monilinia*）、核盘菌（*Sclerotinia*）和链格孢菌（*Alternaria*）等引起的病害；也可以用于草坪上防治镰刀菌（*Fusarium*）、长蠕孢菌（*Helminthosporium*）、丝核菌（*Rhizoctonia*）、核盘菌（*Sclerotinia*）和菌核病菌（*Typhula*）等引起的病害，用药量为 400～800g/hm²；还可以以 30～60g/hl 的剂量处理收获后的核果，防治葡萄孢菌（*Botrytis*）、褐腐病菌（*Monilinia*）和青霉菌（*Penicillium*）等引起的病害。

刘颖超等用生长速率法测定了咯菌腈等 4 种药剂对草莓灰霉病的毒力，结果表明，2.5％咯菌腈 FC 每 667m² 施药量 80mL 时防效为 67.7％，120mL 时防效为 83.7％，随药剂浓度增加抑制作用增强。任利平用 2.5％咯菌腈悬浮液进行油菜播前拌种，对油菜田菌核病的控制效果可达到 64.7％～70.5％，并能促进油菜生长。吴学宏等研究了咯菌腈对西瓜幼苗生长及抗病性相关酶活性的影响，结果表明，用 2.5％咯菌腈悬浮种衣剂包衣处理西瓜种子后对发芽安全，并能促进幼苗生长，提高抗病性相关酶的活性。

【小结】 咯菌腈是由汽巴-嘉基公司（现先正达）1990 年开发的一种吡咯类杀菌剂，种子处理和叶面使用均可。1993 年在法国首次作为种子处理剂销售，1995 年作为叶面杀菌剂在法国销售。

咯菌腈已在 200 多种作物上登记使用，其中有多种复配产品，与其复配的有效成分包括：戊唑醇、苯醚甲环唑＋戊唑醇、蒽醌、嘧菌环胺、霜脲氰＋精甲霜灵、嘧菌酯＋精甲霜灵和精甲霜灵等。

咯菌腈的欧洲专利已于 2006 年 6 月 15 日到期，然而，其英国补充保护证书（SPCs）有效期至 2010 年 3 月 13 日。美国专利终止日期为 2007 年 5 月 14 日。另外，还有一系列生产工艺专利。

咯菌腈作为现有活性成分被编入欧盟评估产品第 3 组，2008 年 11 月 1 日列入农药登记指令（91/414）附录 1，其登记资料保护期至 2013 年 10 月 31 日，远远超过了专利保护期。因此非专利产品生产商想要进入欧盟市场，他们必须自行准备一套完整的登记资料，或者与资料拥有商协商，抑或等到资料保护期满后再进入这片市场。

咯菌腈的生产工艺相对简单，尽管其关键中间体 4-氨基-2,2-二氟-1,3-苯并二氧杂环戊烯除了用于生产咯菌腈外，可能不会有其他用途，但要生产该中间体不是很难。因此从技术角度来看，咯菌腈对于非专利产品生产商而言将是一个颇具吸引力的杀菌剂产品。

由于资料保护的作用，非专利产品生产商很难进入欧洲市场。在咯菌腈的开发产品中，有许多复配制剂，其中有些含有专利保护的活性成分，这些品种有效地分割了市场，从而降低了非专利产品生产商进入咯菌腈市场的可能性。

参 考 文 献

[1] 浙江农业学报，2004，16（3）：159-161.
[2] 农药学学报，2002，4（3）：94-96.
[3] 青海农林科技，2009（2）：5-6.
[4] 植物病理学报，2004，34（6）：531-535.

缬霉威（iprovalicarb）

$$C_{18}H_{28}N_2O_3, 320.4$$

【化学名称】 2-甲基-1-[（1-对甲基苯基乙基）氨基甲酰基]-（S)-丙基氨基甲酸异丙酯（IUPAC）

[（1S)-2-甲基-1-[[[1-（4-甲基苯基）乙基]氨基]羰基]丙基]氨基甲酸异丙酯（CA）

【CAS 登录号】 [140923-17-7]；[140923-25-7]，（SR）-非对映异构体

【其他名称】 异丙菌胺；Melody（拜耳作物科学公司）以及许多复配产品

【理化性质】 成分：（S,S)-和（S,R）-非对映异构体的混合物；原药含量≥950g/kg（欧盟的标准要求）；外观：白色至黄色粉末；熔点：183℃（S,R-体）；199℃（S,S-体）；163～165℃（混合物）；蒸气压：$4.4×10^{-5}$ mPa（S,R-体）；$3.5×10^{-5}$ mPa（S,S-体）；$7.7×10^{-5}$ mPa（混合物）（均为20℃）；分配系数：$K_{ow}lgP=3.2$[（S,R)-和(S,S)-非对映异构体]；亨利常数：$1.3×10^{-6}$ Pa・m³/mol（S,R-体）；$1.6×10^{-6}$ Pa・m³/mol（S,S-体）（20℃，计算值）；相对密度：1.11(20℃)。

溶解度：在水中溶解度为11.0mg/L（S,R-体），6.8mg/L（S,S-体）（均为20℃）。在二氯甲烷中溶解度为97g/L（S,R-体），35g/L（S,S-体）；甲苯中为2.9g/L（S,R-体），2.4g/L（S,S-体）；丙酮中为22g/L（S,R-体），19g/L（S,S-体）；正己烷中为0.06g/L（S,R-体），0.04g/L（S,S-体）；异丙醇中为15g/L（S,R-体），13g/L（S,S-体）（均为20℃）。

【毒性】

（1）哺乳动物毒性 大鼠急性经口 LD_{50}>5000mg/kg。大鼠急性经皮 LD_{50}>5000mg/kg。对兔眼睛和皮肤无刺激性，对豚鼠皮肤无致敏作用。大鼠吸入 LC_{50}>4977mg/m³（空气）（粉尘）。NOEL：（2年）雌性大鼠为500mg/kg（饲料），雄性大鼠为5000mg/kg（饲料），雄性小鼠为1400mg/kg（饲料），雌性小鼠为7000mg/kg（饲料）；（1年）狗<80mg/kg（饲料）。ADI：0.015mg/kg（bw）（欧盟建议）。无神经毒性，无胚胎毒性，无致突变和致癌作用。

毒性级别：世界卫生组织（有效成分）为 U 级。

（2）生态毒性 鹌鹑急性经口 LD_{50}>2000mg/kg。鹌鹑和野鸭饲喂 LC_{50}

(5d) 均＞5000mg/kg（饲料）。鱼类 LC_{50}（96h）：虹鳟＞22.7mg/L，蓝鳃太阳鱼为 20.7mg/L。水蚤 EC_{50}（48h）＞19.8mg/L。羊角月牙藻（*Selenastrum capricornutum*） $E_{b/r}C_{50}$（72h）＞10.0mg/L。蜜蜂： LD_{50}（48h，经口）＞199μg/蜂；（接触）＞200μg/蜂。蚯蚓（*Eisenia foetida*） LC_{50}（14d）＞1000mg/kg（干土）。对梨盲走螨（*Typhlodromus pyri*）、步甲（*Poecilus cupreus*）、七星瓢虫（*Coccinella septempunctata*）和缢管蚜茧蜂（*Aphidius rhopalosiphi*）的无作用剂量分别为 460g/hm²、2×461g/hm²、550g/hm² 和 450g/hm²。

（3）环境归趋　动物：大鼠和奶山羊口服放射性标记的缬霉威后，很快通过粪便和尿液排出体外。缬霉威被广泛代谢，残留物的主要成分为：由苯环上的甲基发生氧化作用生成的羧酸衍生物以及母体化合物缬霉威。

植物：药剂处理葡萄、番茄和马铃薯等植物后，采集这些植物的地上部分作为样品进行分析，结果表明，残留物主要集中在植物表面。植物中的降解率很低，母体化合物缬霉威始终为残留物中的主要成分。

土壤/环境：缬霉威在土壤需氧条件下完全降解，最终生成二氧化碳，其半衰期 DT_{50} 为 4～8 周。根据其 K_{oc} 数值，缬霉威可归类为"移动性"至"低移动性"范围的物质。

【剂型】　主要剂型有：水分散粒剂（WG）和可湿性粉剂（WP）等。

【开发与登记】　1989 年，拜耳农业科学公司（Bayer AG）发现了缬霉威；1998 年，公司在英国布赖顿植保会议上介绍了该产品；1999 年，拜耳公司开发缬霉威。缬霉威为新颖的内吸杀菌剂，用于防治卵菌纲病害。用药后，在叶子表面形成保护层，从而阻止新的病害侵袭。另外，一些活性成分可以被植株吸收，并向上传输到顶部组织。

缬霉威主要用于葡萄、马铃薯、番茄和其他蔬菜作物及烟草等。市售缬霉威既有单剂，也有复配产品。与其复配的活性成分主要有：灭菌丹（folpet，商品名：Melody Combi、Odena 和 Sirbel）、铜（copper，商品名：Melody Compact 和 Ocarina）、丙森锌（propineb，商品名：Melody Duo、Positron Duo 和 Invento）、代森锰锌（mancozeb，商品名：Melody Med、Madore 和 Yorel）、三乙膦酸铝（fosetyl-Al）＋代森锰锌（商品名：Melody 和 Melody Trio）以及甲苯氟磺胺（tolyfluanid，商品名 Melody Multi）等。

2002 年，根据与加拿大有害生物管理局（Pest Management Regulatory Agency）的工作共享协议，美国环保署同意进口缬霉威用于葡萄；2005 年，建立了缬霉威在许多食品用农产品上的残留管理。

2002 年 7 月 1 日，缬霉威列入欧盟农药登记指令（91/414）附录 1，由此，该产品的登记资料获得了 10 年期的保护权。

缬霉威的主要适用作物包括：柑橘、黄瓜、葫芦、莴苣、西瓜、洋葱、辣椒、马铃薯、烟草、番茄、蔬菜和葡萄等。

　　缬霉威的主要市场有：阿尔及利亚、阿根廷、亚美尼亚、奥地利、阿塞拜疆、孟加拉国、白俄罗斯、伯利兹、波斯尼亚、巴西、保加利亚、加拿大、智利、中国、独联体、哥伦比亚、哥斯达黎加、克罗地亚、古巴、塞浦路斯、捷克、多米尼加共和国、厄瓜多尔、埃及、萨尔瓦多、法国、格鲁吉亚、德国、希腊、危地马拉、洪都拉斯、匈牙利、印度、印度尼西亚、爱尔兰、以色列、意大利、约旦、肯尼亚、卢森堡、马来西亚、墨西哥、摩洛哥、新西兰、尼加拉瓜、巴基斯坦、巴拿马、秘鲁、菲律宾、波兰、罗马尼亚、斯洛伐克、斯洛文尼亚、南非、韩国、西班牙、斯里兰卡、苏丹、瑞士、中国台湾、泰国、土耳其、美国和越南等。

　　根据 2010 年 5 月中国官方公布的信息，德国拜耳作物科学公司在我国取得 95% 缬霉威原药和 66.80% 丙森·缬霉威可湿性粉剂的正式登记，广东省江门市大光明农化有限公司取得 66.80% 丙森·缬霉威可湿性粉剂的分装正式登记。

【合成路线】

　◆ 关键中间体：缬氨酸、氯甲酸异丙酯、4'-甲基苯乙酮和 1-对甲基苯基乙基胺等。

缬氨酸　　氯甲酸异丙酯　　4′-甲基苯乙酮　　1-对甲基苯基乙基胺

【专利概况】 欧洲专利：拜耳作物科学公司-EP 0472996，专利申请日为 1991 年 8 月 13 日，专利到期日为 2011 年 8 月 12 日。没有获得英国补充保护证书（SPCs）。

美国专利：拜耳作物科学公司-US 5453531，该专利于 2012 年 9 月 25 日专利期满。

【应用】 缬霉威为磷脂生物合成和细胞壁合成抑制剂，它可以影响游动孢子和孢子囊的芽管生长，影响菌丝的生长，并抑制卵菌纲真菌的孢子形成。该产品为内吸性杀菌剂，具有保护、治疗和铲除作用，可以在蒸腾流中进行活性成分的再分配。

缬霉威可以有效防治卵菌纲真菌引起的病害，如葡萄霜霉病（*Plasmopara viticola*），用药量为 120～150g/hm^2；马铃薯和番茄晚疫病（*Phytophthora infestans*），黄瓜霜霉病（*Pseudoperonospora cubensis*）和烟草霜霉病（*Peronospora tobacina*），用药量皆为 180～220g/hm^2。

【小结】 1989 年，拜耳农业科学公司（Bayer AgroScience）发现了缬霉威，这是一个新颖的内吸杀菌剂，可以有效防治卵菌纲真菌引起的病害，主要用于葡萄、马铃薯、番茄、其他蔬菜作物和烟草等。既有单剂产品，又有复配制剂。与其复配的产品主要有：灭菌丹、铜、丙森锌、代森锰锌、三乙膦酸铝＋代森锰锌和甲苯氟磺胺等。

缬霉威在欧洲和美国的专利将分别于 2011 年 8 月 12 日和 2012 年 9 月 25 日到期，该产品没有获得英国补充保护证书（SPCs）。

2002 年 7 月 1 日，缬霉威被列入欧盟农药登记指令（91/414）附录 1，其登记资料因此获得了 10 年的保护权。非专利生产商意欲进入欧盟市场，他们要么自行准备一套完整的登记资料，要么与拜耳作物科学公司协商共享其资料，但需支付一定的资料补偿费。

缬霉威的生产工艺相对简单，许多非专利产品生产厂和合同厂商应该都能生产出符合要求的产品。

目前，缬霉威已在全球 60 多个国家取得登记，对于非专利产品生产公司来说，这应该是一个颇具吸引力的产品。由于拜耳作物科学公司开发了许多缬霉威的复配产品，这些产品已经成功地分割了大片市场，然而，在这些复配产品中，许多配伍活性成分并没有专利保护，来源广泛，因此，随着缬霉威的专利期满，非专利产品公司可以顺利进入该活性成分的大多数市场。

醚菌酯 （kresoxim-methyl）

$C_{18}H_{19}NO_4$，313.4

【化学名称】 （E）-甲氧基亚氨基-[2-(邻甲基苯氧基甲基)苯基]乙酸甲酯（IUPAC）

（αE）-α-甲氧基亚氨基-2-[（2-甲基苯氧基）甲基]苯乙酸甲酯（CA）

【CAS 登录号】 [143390-89-0]

【其他名称】 Ardent（马克西姆-阿甘）；Stroby（巴斯夫、日产）

【理化性质】 原药含量≥94%（美国环保署的标准要求）；外观：略带芳香性气味的白色晶体；熔点：101.6～102.5℃；沸点：310℃分解；蒸气压：2.3×10^{-3}mPa(20℃)；分配系数：$K_{ow}\lg P=3.4$(pH 7，25℃)；亨利常数：3.6×10^{-4}Pa·m³/mol；密度：1.258kg/L(20℃)。溶解度：在水中溶解度为2mg/L(20℃)。

稳定性：水解半衰期DT_{50}为34d(pH 7)，7h(pH 9)；pH 5时相对稳定。

【毒性】

（1）哺乳动物毒性 大鼠急性经口LD_{50}＞5000mg/kg。大鼠急性经皮LD_{50}＞2000mg/kg。对兔皮肤和眼睛无刺激性。大鼠吸入LC_{50}（4h）＞5.6mg/L。NOEL：（3个月）雄性大鼠为2000mg/kg[146mg/(kg·d)]，雌性大鼠为500mg/kg[43mg/(kg·d)]。ADI：0.4mg/kg(bw)。Ames试验呈阴性，无致畸作用。

毒性级别：欧共体分级：R 40|N；R50，R53。

（2）生态毒性 鹌鹑LD_{50}(14d)＞2150mg/kg；鹌鹑和野鸭LC_{50}(8d)均＞5000mg/L。鱼类LC_{50}(96h)：蓝鳃太阳鱼为0.499mg/L，虹鳟为0.190mg/L。水蚤EC_{50}(48h)为0.186mg/L。藻类EC_{50}（0～72h）为63μg/L。蜜蜂LD_{50}(48h，接触)＞20μg/蜂。蠕虫LC_{50}＞937mg/kg。

（3）环境归趋 动物：口服试验化合物在动物体内广泛分布，并迅速排出体外；没有生物蓄积。主要的排泄途径为粪便和尿液，确定的代谢物多达32个。

植物：收获期谷物和梨果中的残留＜0.05mg/kg，葡萄和蔬菜中的残留＜1mg/kg。

土壤/环境：迅速降解；在需氧土壤，或者在需氧或厌氧的水溶液中代谢的半衰期 $DT_{50}<1d$。土壤中 DT_{90}（实验室）$<3d$；主要代谢物为相应的酸。在土壤中移动性很强，K_{oc} 为 219～372，酸的 K_{oc} 为 17～24。然而，渗漏测定表明，醚菌酯及其代谢产物的淋溶水平较低。

【剂型】 主要剂型有：悬浮剂（SC）、悬乳剂（SE）、可湿性粉剂（WP，30%）以及水分散粒剂（WG，30%、47%、50%、59%）等。

杨靖华等采用湿式超微粉碎加工工艺，对 30%醚菌酯悬浮剂的配方进行了研究。通过对润湿分散剂、增稠剂、防冻剂、消泡剂等进行筛选实验，确定了优惠配方。试验制剂经低温和热稳定性试验，外观无明显分层，水中分散性良好，各项指标均符合悬浮剂的相关标准。

杨耀武通过试验筛选，确定了 50%醚菌酯水分散粒剂的最佳配方，最终得到的产品悬浮率大于 90%，崩解时间小于 20s，分散性和湿润性好，热贮稳定性合格，各项技术指标均超过了水分散粒剂的要求。

【开发与登记】 醚菌酯由巴斯夫农化公司发现、1992 年由 E. Ammermann 等在英国布赖顿植保会上报道的杀菌剂，这是来自于 strobilurins 类（甲氧基丙烯酸酯类）的第 1 个活性成分。醚菌酯具有广谱性，广泛用于谷物、果树、蔬菜和观赏植物，具有预防和治疗作用，但几乎没有或甚至没有内吸活性。它通过阻止孢子萌发、菌丝生长和孢子形成来防治许多作物上的子囊菌纲、担子菌纲、半知菌纲和卵菌纲等病原菌引起的病害。

市售醚菌酯有单剂形式，但主要以复配产品销售，其配伍活性成分主要有：氟环唑（epoxiconazole）、丁苯吗啉（fenpropimorph）、氟环唑＋丁苯吗啉以及吡唑醚菌酯（pyraclostrobin）＋氟环唑。

醚菌酯在巴西的 Guarantingueta（产能 600t/a）以及德国的 Ludwigshafen 生产厂生产。

1996 年，醚菌酯与氟环唑的复配产品在比利时和德国登记，商品名分别为：Allegro 和 Juwel。同年，醚菌酯与丁苯吗啉的复配产品（商品名 Brio）在德国登记，该复配产品 1997 年在英国取得了登记权，商品名 Ensign；1998 年在美国登记。1998 年，醚菌酯与氟环唑的复配产品（Mantra）在英国上市。同年，它与丁苯吗啉和氟环唑的三元复配产品在德国登记。

1998 年醚菌酯首次在美国登记。根据美国"联邦杀虫剂、杀菌剂和杀鼠剂法案"，为了支持新农药化学品或现有农药新使用的登记，醚菌酯登记商可以获得为期 10 年的登记资料保护权，起始时间为新活性物质的首个登记日。没有资料拥有权公司的许可，其他登记商无权使用保护期内的登记资料。

1995 年，巴斯夫公司向欧盟递交了醚菌酯的登记申请，该产品是作为新活性成分进行评估的，1996 年，欧委会宣布醚菌酯的登记资料完成。1999 年 2 月

1 日，醚菌酯列入欧盟农药登记指令（91/414）附录 1 中，其后的 10 年，醚菌酯的登记资料在欧盟获得保护。为了建立一个再登记过程，2007 年，欧委会将醚菌酯及其他一些活性成分的登记期限延长至 2011 年。

2000 年，醚菌酯在澳大利亚登记。同年，在加拿大取得临时登记，在巴斯夫公司递交了补充的环境和职业暴露的研究资料后，于 2003 年在该国正式登记。

1997 年，巴斯夫醚菌酯的销售额估计为 9300 万美元；1999 年跃至 3.15 亿美元；2003 年销售额估计为 3.65 亿美元，销售量为 2900t（原药）。

为了满足欧委会反垄断的要求及合并的需要，巴斯夫公司将醚菌酯在德国和奥地利的销售权授予给了 Stähler Agrochemie 公司。

2002 年，醚菌酯与吡唑醚菌酯及氟环唑的三元复配产品（商品名 Opponent）在英国获准登记。

2003 年 12 月 25 日醚菌酯在中国获得行政保护，保护期为 7.5 年，授权号为：NB-EP2003122528。

醚菌酯的主要适用作物包括：谷物、樱桃、挪威槭树、观赏植物、梨果、草莓、甜菜、蔬菜和葡萄等。

醚菌酯的主要市场有：阿根廷、比利时、法国、以色列、韩国、挪威、南非、瑞士、美国、澳大利亚、巴西、德国、意大利、荷兰、波兰、西班牙、土耳其、乌拉圭、奥地利、加拿大、爱尔兰、日本、新西兰、斯洛文尼亚、瑞典、中国和英国等。

根据 2010 年 5 月中国官方公布的信息，巴斯夫欧洲公司在我国取得 94％醚菌酯原药、50％醚菌酯水分散粒剂和 300g/L 醚菌·啶酰菌悬浮剂的正式登记；安徽华星化工股份有限公司和江苏耕耘化学有限公司分别取得 95％醚菌酯原药的正式登记；山东京博农化有限公司取得 95％醚菌酯原药和 30％醚菌酯可湿性粉剂的正式登记；允发化工（上海）有限公司取得 50％醚菌酯水分散粒剂和烟酰胺·醚菌酯悬浮剂的分装正式登记；广东德利生物科技有限公司取得 50％醚菌酯水分散粒剂分装正式登记；山东省青岛金尔农化研制开发有限公司取得 30％醚菌酯水分散粒剂的临时登记。

【合成路线】

方法 1：

163

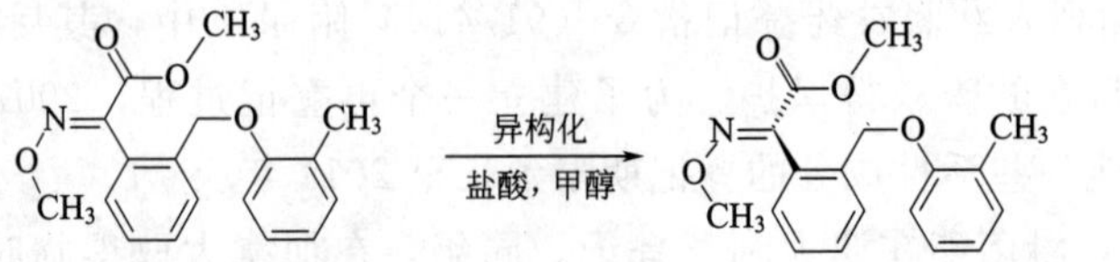

异构化
盐酸，甲醇

方法 2：

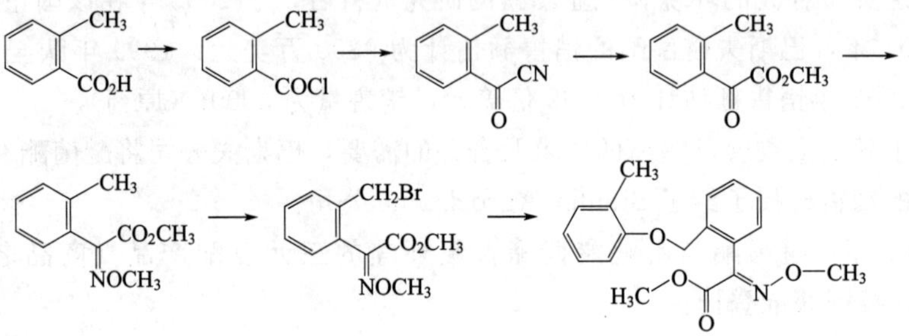

方法 3：

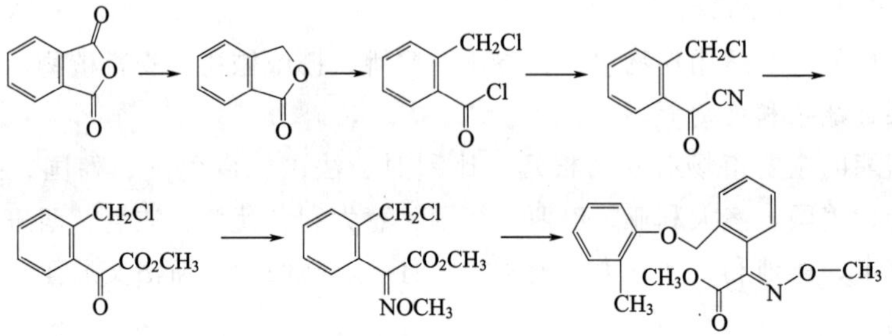

方法 4：

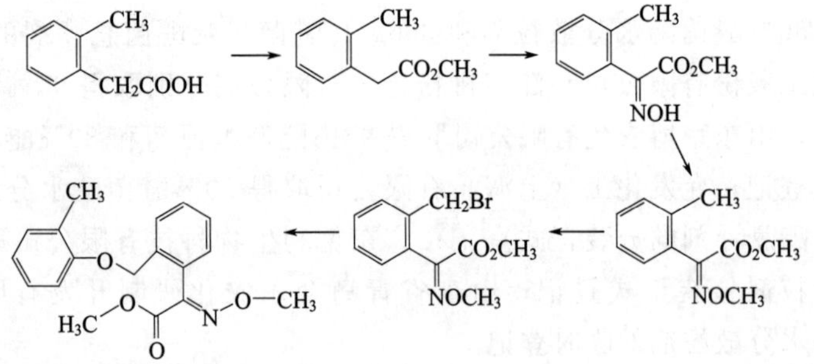

方法 5：

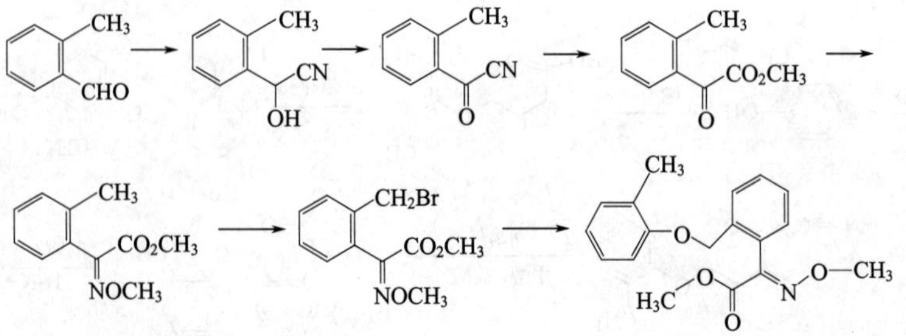

164

◆ 关键中间体：2-[(2-甲基苯氧基)甲基]苯甲酸、2-[(2-甲基苯氧基)甲基]苯甲酰腈和 O-甲基羟胺等。

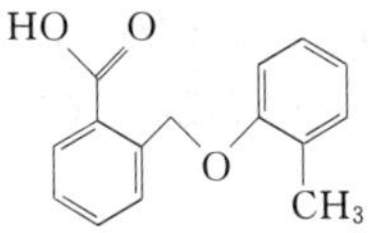

2-[(2-甲基苯氧基)甲基]苯甲酸 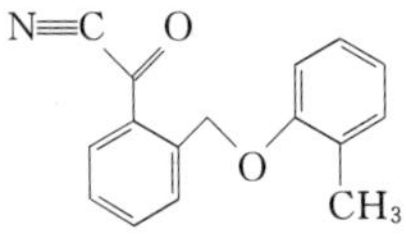　　　　2-[(2-甲基苯氧基)甲基]苯甲酰腈　　　　O-甲基羟胺

【分析和残留】　分析：王素利等介绍了醚菌酯原药的气相色谱定量分析方法，选用 HP-5 石英毛细管柱，以磷酸三苯酯为内标物，进样口和检测器温度均为 250℃，柱温为 230℃，对醚菌酯原药进行测定。该方法的变异系数为 0.149%，回收率为 91.2%～101.45%，线性相关系数 $r=1.000$。

残留：有关醚菌酯残留研究的报道主要包括采用气相色谱法测定醚菌酯在番茄、黄瓜和土壤中的残留量，以及 50% 醚菌酯水分散粒剂在苹果及土壤中的残留动态、醚菌酯 50% 干悬浮剂在草莓及土壤中的残留动态研究。

【专利概况】　欧洲专利：巴斯夫公司-EP 0253213，专利申请日期为 1987 年 7 月 2 日，终止日期为 2007 年 7 月 1 日。

英国补充保护证书（SPCs）：

① SPC/GB97/045 EP 0253213-醚菌酯和丁苯吗啉（fenpropimorph）的复配产品。欧盟授权资料：德国，1996 年 3 月 19 日，最长有效期至 2011 年 3 月 18 日。

② SPC/GB97/045 EP 0253213-醚菌酯。欧盟授权资料：比利时，1996 年 4 月 10 日，最长有效期至 2011 年 4 月 9 日。

美国专利：巴斯夫公司-US 4829085，专利终止日期为 2007 年 7 月 2 日。

中国专利及行政保护：该品种由巴斯夫公司开发，在中国没有申请化合物专利。2003 年 12 月 25 日获行政保护（授权号为：NB-EP2003122528），将于 2011 年 6 月 24 日到期。先正达公司在我国申请并取得了醚菌酯与咯菌腈的复配制剂专利；拜耳公司申请了醚菌酯与咪蚜胺的复配制剂专利，目前尚未授权。国内相关农药公司先后申请并取得了醚菌酯与稻瘟灵、异稻瘟净、丙环唑、氟硅唑、腈菌唑等组分的复配制剂专利以及醚菌酯微乳剂的制备方法专利，这些专利均在有效期内。华南理工大学申请了醚菌酯水分散粒剂的制备方法专利，目前尚未授权。

【应用】　醚菌酯通过在泛醌氧化位点阻止细胞色素 b 和细胞色素 c_1 间的电子传递来抑制线粒体的呼吸作用。其选择性部分来源于植物体内酶的脱酯化作用。该产品通过抑制孢子萌发来产生药效，具有预防、治疗和铲除作用，持效性长。其蒸汽相还可以通过再分配来进一步发挥防治效果。

醚菌酯可以防治苹果和梨上的疮痂病（*Venturia* spp.），苹果（*Podospha-*

era leucotricha，苹果上的白粉病菌，下同）、葡萄（*Uncinula necator*）、葫芦（*Sphaerotheca fuliginea*）以及甜菜（*Erysiphe betae*）上的白粉病，谷物上的霉病（*Erysiphe graminis*）、褐斑病（*Rhynchosporium secalis*）、网斑病（*Pyrenophora teres*）、颖枯病（*Septoria nodorum*），蔬菜上的霉病（*Leveillula taurica*、*Erysiphe* spp.、*Alternaria* spp.）。

我国研究人员对醚菌酯的药效做了许多试验，内容包括醚菌酯用于防治小麦、黄瓜、草莓、甜瓜、西葫芦等作物上的白粉病，以及防治小麦叶锈病、梨黑星病、黄瓜蔓枯病、番茄灰霉病、香蕉尾孢菌叶斑病、百合鳞茎青霉病等。

【小结】 醚菌酯由巴斯夫农化公司发现，1996 年首次引入市场。

醚菌酯在欧盟的专利保护期终止于 2007 年 7 月 1 日，但由于两个英国补充保护证书（SPCs）的保护，使醚菌酯单剂的保护期延至 2011 年 4 月 9 日，它与丁苯吗啉复配产品的保护期延长至 2011 年 3 月 18 日。美国专利终止于 2007 年 7 月 2 日。

1999 年 2 月 1 日，醚菌酯列入欧盟农药登记指令（91/414）附录 1，所以，其资料保护期终止于 2009 年 1 月 31 日。因此，醚菌酯在欧盟的资料保护期要比醚菌酯单剂及其与丁苯吗啉复配产品在欧盟的专利保护结束得早。1998 年，醚菌酯在美国首次登记，其登记资料获得了其后 10 年的保护权。

醚菌酯的生产技术相对简单，其中包括一些基本中间体，这些中间体来源广泛。约有 11 个非专利产品生产商（主要是中国厂家）宣称生产醚菌酯。

醚菌酯有许多复配产品，其配伍包括丁苯吗啉、氟环唑和吡唑醚菌酯等，其中，吡唑醚菌酯是专利产品，而丁苯吗啉和氟环唑已专利过期，后两个产品有许多公司生产，因此，非专利产品生产公司可以生产醚菌酯的大多数复配产品。有趣的是，醚菌酯与氟环唑的复配产品未得到英国 SPCs 的保护。

醚菌酯和嘧菌酯是第一批市场化的 strobilurin 类杀菌剂，不久的将来，这两产品在许多市场都将专利过期，它们的专利期满是非专利产品生产商涉入这片市场的大好机遇。醚菌酯和嘧菌酯谁将更受恩宠？让我们拭目以待。

参 考 文 献

[1] 农药，2008，47（9）：668.
[2] 安徽农业科学，2009，37（20）：9596.
[3] 农药，2004，43（6）：281.
[4] 吉林农业科学，2009，34（4）：44.
[5] 安徽化工，2008，34（2）：48.
[6] 农药科学与管理，2007，28（9）：37.
[7] 现代农药，2007，6（4）：55.

叶菌唑（metconazole）

顺式异构体　　　　　　　　　反式异构体

$C_{17}H_{22}ClN_3O$，319.8

【化学名称】 （$1RS,5RS;1RS,5SR$）-5-（4-氯苄基）-2,2-二甲基-1-（$1H$-1,2,4-三唑-1-基甲基）环戊醇（IUPAC）

5-[（4-氯苯基）甲基]-2,2-二甲基-1-（$1H$-1,2,4-三唑-1-基甲基）环戊醇（CA）

【CAS 登录号】 ［125116-23-6］（未指明立体化学结构）

【其他名称】 Caramba（巴斯夫公司）

【理化性质】 成分：通用名叶菌唑是指（$1RS,5RS;1RS,5SR$）-异构体。原药为顺反异构体的混合物，其中，以顺式（$1RS,5SR$）（羟基和苄基在环戊基环的同侧）为主；两种异构体均具杀菌活性，顺式活性高于反式。原药含量≥940g/kg（顺反异构体含量之和，其中顺式异构体含量为800～950g/kg）。

外观：灰白色、无嗅粉末；熔点：100.0～108.4℃；蒸气压：$2.1×10^{-5}$ mPa(20℃)；分配系数：$K_{ow} lgP=3.85$(20℃)；亨利常数：$2.21×10^{-7}$ Pa・m^3/mol；相对密度：1.14。溶解度：在水中溶解度为30.4mg/L(20℃)；在甲醇中溶解度为403mg/mL，丙酮中为363mg/mL（均为20℃）。

稳定性：具有良好的热稳定性和水解稳定性。

【毒性】

（1）哺乳动物毒性　大鼠急性经口 LD_{50} 为 660mg/kg。大鼠急性经皮 LD_{50} ＞2000mg/kg。对兔皮肤无刺激性，对兔眼睛有轻微刺激性。对皮肤无致敏作用。大鼠吸入 LC_{50}(4h)＞5.6mg/L。NOEL：（104 周）大鼠为每日 4.8mg/kg（bw）；（52 周）狗为每日 11.1mg/kg(bw)；（90d）小鼠为每日 5.5mg/kg(bw)，大鼠为每日 6.8mg/kg（bw），狗为每日 2.5mg/kg（bw）。ADI：0.048mg/kg（bw）。Ames 试验呈阴性。

毒性级别：世界卫生组织（有效成分）为Ⅲ级。

（2）生态毒性　鸟类：鹌鹑急性经口 LD_{50} 为 787mg/kg；野鸭急性饲喂 LC_{50}＞5200mg/kg。鱼类 LC_{50}(96h)：虹鳟为 2.2mg/L，黑头呆鱼为 3.9mg/L，

鲤鱼为 3.99mg/L。水蚤 LC_{50}（48h）为 4.2mg/L。羊角月牙藻（*Selenastrum capricornutum*）EC_{50}（72h）为 1.7mg/L。蜜蜂：对蜜蜂几乎无毒；经口 LD_{50}（24h）为 90μg/蜂。对蚯蚓几乎无毒。

（3）环境归趋　土壤/环境：K_{oc} 为 726～1718（5 种土壤类型）。与 pH 值无关。

【剂型】　主要剂型有：可溶液剂（SL）等。

【开发与登记】　叶菌唑是由日本吴羽化学工业株式会社在 1986 年发现的、并在 1992 年英国布赖顿植保会议上由 A. J. Sampson 等报道的三唑类杀菌剂。随后与壳牌公司（后来的美国氰胺公司，现在的巴斯夫公司）共同开发，1994 年由氰胺公司引入法国市场。

叶菌唑主要是作为谷物用杀菌剂开发的，日本吴羽化学工业株式会社在日本和印度（Rallis）均有生产，目前已在世界上 30 多个国家登记，主要市场位于欧洲、中美洲和南美洲。

叶菌唑为广谱杀菌剂，用于谷物和油菜等作物。

1993 年在法国登记，1994 年以 Caramba 商品名进入法国市场，随后在英国、德国和比利时开发。

巴斯夫公司向欧盟递交了叶菌唑作为现有活性成分评估的登记申请，该产品被安排在评估产品第二组中。2007 年 6 月 1 日，叶菌唑被列入欧盟农药登记指令（91/414）附录 1，因此其登记资料获得了这一天起算的 5 年期的保护权。

由于新生产工艺和制剂的开发，因此推迟了叶菌唑在其他国家的上市进程。

叶菌唑与甲氧基丙烯酸酯类杀菌剂的桶混产品于 2000 年在英国开发用于小麦、大麦和油菜等作物。

印度 Rallis 公司为日本吴羽化学工业株式会社生产叶菌唑（2005 年约生产了 100t）。

2007 年，由于预期叶菌唑将在日本的小麦和柑橘、中国台湾的芒果以及巴西的大豆上登记，因此其前景长期看好。

至 2007 年，叶菌唑还没有在美国取得登记。作为内吸三唑类杀菌剂，叶菌唑在美国外市场用来防治香蕉叶斑病（*Mycosphaerella fijiensis*）。叶菌唑主要用作麦角甾醇生物合成抑制剂，从而干扰真菌细胞膜的合成。用于香蕉上的推荐剂型为 90SL（Caramba™），这是含量为 9％的可溶液剂。

巴斯夫、Clayton Plant Protection 和 Pan Agriculture Limited 等公司在英国开发了多个叶菌唑单剂产品，主要含量为 60g/L 和 90g/L 等。

【合成路线】

方法 1：

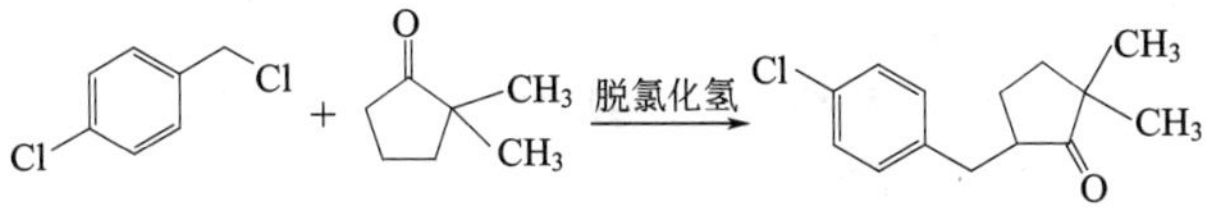

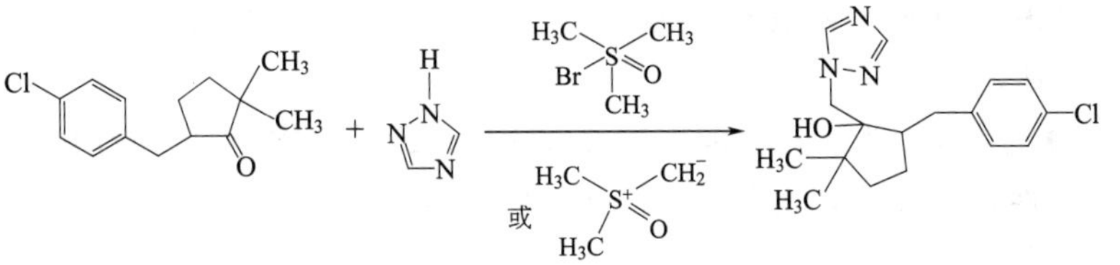

方法 2：

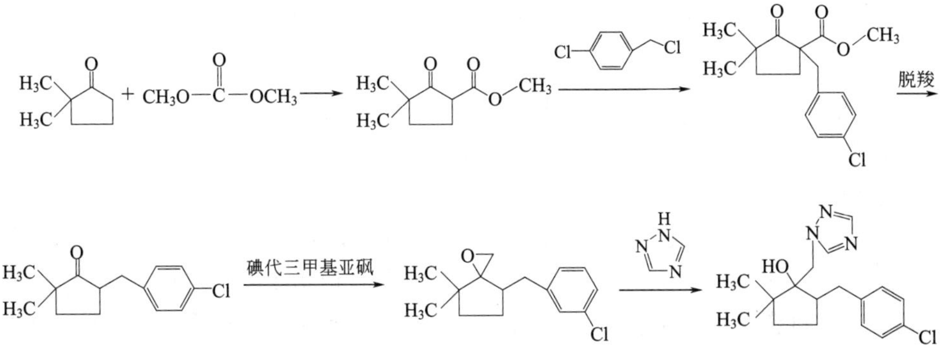

◆ 关键中间体：对氯氯苄（4-氯苄基氯）、1,2,4-三唑和 2,2-二甲基环戊酮等。

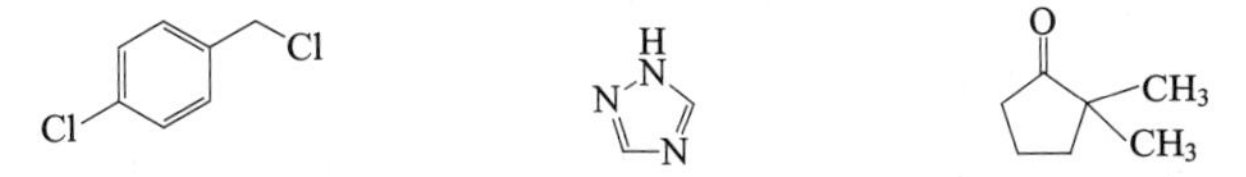

对氯氯苄(4-氯苄基氯)　　　　1,2,4-三唑　　　　2,2-二甲基环戊酮

◆ 中间体对氯氯苄的合成

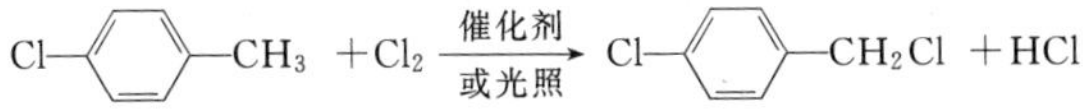

◆ 中间体 1,2,4-三唑的合成

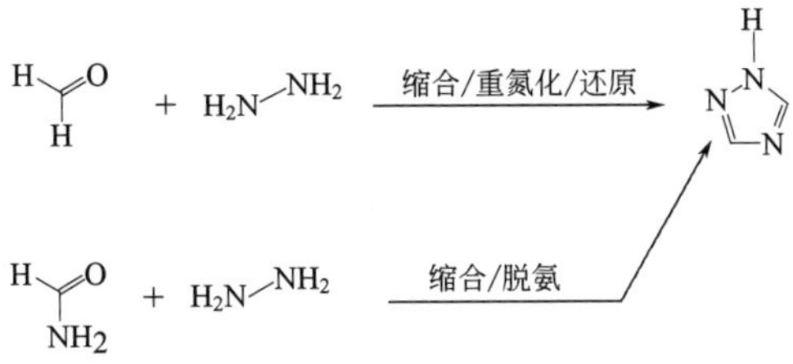

◆ 中间体 2,2-二甲基环戊酮的合成

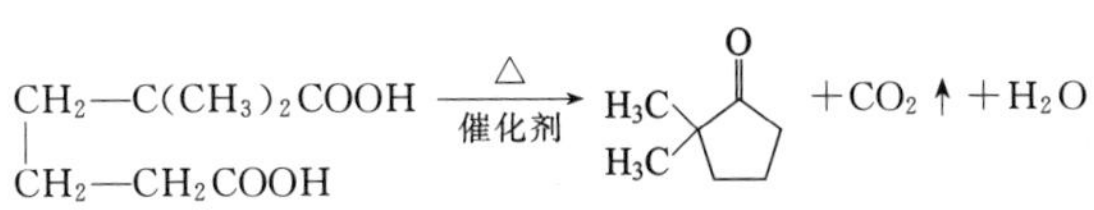

【专利概况】 欧洲专利：日本吴羽化学工业株式会社-EP 0267778，该专利申请时间为 1987 年 11 月 10 日，专利终止日期为 2007 年 11 月 9 日。

没有获得英国补充保护证书（SPCs）。

美国专利：日本吴羽化学工业株式会社-US 4938792，该专利终止日期为 2007 年 10 月 29 日。

【应用】 叶菌唑为麦角甾醇生物合成中 C_{14} 脱甲基化作用抑制剂，顺反式异构体均有活性，顺式活性高于反式。芽后施用，具有渗透和内吸活性，并能向基、向顶部传输。

叶菌唑广泛用于防治谷类作物上的叶部病害，用药量为 $90g/hm^2$；也可用于其他作物。对谷物上镰刀菌（*Fusarium*）和壳针孢菌（*Septoria*）引起的病害以及锈病等防效尤佳。

【小结】 叶菌唑是由日本吴羽化学工业株式会社开发的三唑类杀菌剂，主要用于谷类作物，目前已在世界上 30 多个国家登记，欧洲、中美洲和南美洲是其主要市场。

叶菌唑的欧洲专利已于 2007 年 11 月 9 日到期，同年 10 月 29 日其美国专利届满。2007 年 6 月 1 日，叶菌唑被列入欧盟农药登记指令（91/414）附录 1，所以其登记资料获得了 5 年期的保护权，因此，叶菌唑在欧盟的资料保护期超过了专利保护期。

叶菌唑的生产工艺相对简单，一些基本中间体来源广泛。然而，其活性成分是 4 个非对映体的混合物，因此难以得到异构体的最佳比例，印度的 Rallis 公司正在为日本吴羽化学工业株式会社生产叶菌唑。

非专利产品生产厂商想要进入欧盟市场，他们必须自行准备一套完整的登记资料，或者与资料持有商协商，也可以等到资料保护期满后再进入这片市场。但是短期内，像中美洲和南美洲等许多颇具魅力的市场很可能吸引非专利产品生产商首先涉足开发。

啶氧菌酯（picoxystrobin）

$C_{18}H_{16}F_3NO_4$，367.3

【化学名称】 (*E*)-3-甲氧基-2-[2-(6-三氟甲基-2-吡啶基氧甲基)苯基]丙烯酸甲酯（IUPAC）

(*E*)-α-甲氧基亚甲基-2-[[(6-三氟甲基-2-吡啶基)氧]甲基]苯乙酸甲酯（CA）

【CAS 登录号】 ［117428-22-5］

【其他名称】 Acanto、Acapela（先正达）

【理化性质】 原药含量≥950g/kg（欧盟的标准要求）；外观：无色粉末（原药为乳白色固体）。熔点：75℃；蒸气压：$5.5×10^{-3}$mPa(20℃)；分配系数：$K_{ow}\lg P=3.6(20℃)$；亨利常数：$6.5×10^{-4}$Pa·m³/mol（计算值）；相对密度：1.4(20℃)。溶解度：在水中溶解度为 3.1mg/L(20℃)。

【毒性】

（1）哺乳动物毒性 大鼠急性经口 $LD_{50}>5000$mg/kg；大鼠急性经皮 LD_{50} >2000mg/kg。对兔皮肤和眼睛无刺激性。对豚鼠皮肤无致敏作用。大鼠 LC_{50} >2.12mg/L。NOEL：（亚慢性，狗）为每日 4.3mg/kg(bw)。ADI：0.04mg/kg(bw)。无遗传毒性，无发育毒性（大鼠和兔），无生殖毒性（大鼠），无致癌作用（大鼠和小鼠）。

（2）生态毒性 鸟类：鹌鹑急性经口 $LD_{50}>5200$mg/kg；野鸭 NOEC（21 周）为 1350mg/kg。鱼类：LC_{50}（96h，两个品种）为 65～75μg/L。水蚤 EC_{50}（48h）为 18μg/L。羊角月牙藻（*Selenastrum capricornutum*）EC_{50}(72h) 为 56μg/L。其他水生生物：摇蚊（*Chironomus riparius*）EC_{50} 为 19mg/kg（28d，相对于沉积物的剂量），140μg/L（25d，相对于水的剂量）。蜜蜂：LD_{50}（48h，接触和经口）>200μg/蜂。蚯蚓（*Eisenia foetida*）LC_{50}(14d) 为 6.7mg/kg（土壤）。

其他有益生物：以 6 种非靶标节肢动物进行实验室和大田试验，结果表明，啶氧菌酯对这些种群风险低。LR_{50}(7d) 梨盲走螨（*Typhlodromus pyri*）为 12.6g/hm²，LR_{50}(2d) 缢管蚜茧蜂（*Aphidius rhopalosiphi*）为 280g/hm²。

（3）环境归趋 动物：在大鼠体内，很快被吸收，广泛代谢，并迅速排出体外，不会在肉和奶中产生蓄积。

植物：在谷物中残留水平低（<0.01～0.02mg/kg）。

土壤/环境：在土壤中快速降解，二氧化碳为主要降解产物；实验室中半衰期 DT_{50}（需氧型）为 19～33d；田间消散半衰期 DT_{50} 为 3～35d。在大田条件下，啶氧菌酯在土壤中不移动，K_{oc} 为 790～1200。在水中迅速消散，表明啶氧菌酯对水生生物没有慢性毒性；水相中半衰期 DT_{50} 为 7～15d（实验室和室外水/沉积物体系）。

【剂型】 主要剂型为：悬浮剂（SC，25%）。

【开发与登记】 啶氧菌酯是由捷利康农化公司（现先正达）发现、2000 年在英国布赖顿植保会议上介绍的杀菌剂产品，这是一个广谱的甲氧基丙烯酸酯类（亦称 strobilurin）杀菌剂，主要用于谷物和苹果。与其他 strobilurin 类产品一样，啶氧菌酯也是一个预防性杀菌剂，但它还可以提供很好的治疗活性。

该产品可有效防治小麦上壳针孢菌（*Septoria* spp.）引起的病害、褐锈病（*Puccinia recondita*）、黄锈病（*Pstriiformis*）和黄斑病（*Helminthosporium* spp.），大麦上的云斑病（*Rhynchosporium secalis*）、网斑病、白粉病（*Blumeria graminis*）、褐锈病（*Phordei*）和叶斑病（*Ramularia* spp.）等。

啶氧菌酯可以单剂销售，但公司主要开发它的复配产品。与啶氧菌酯复配的活性成分主要有：硅氟唑（simeconazole）、己唑醇（hexaconazole）、丁苯吗啉（fenpropimorph）和丙环唑＋苯锈啶（propiconazole＋fenpropidin）等。

啶氧菌酯具有独特的作用方式，同时拥有木质部内吸和蒸发作用。

1999 年，捷利康公司（现先正达）向欧盟递交了啶氧菌酯作为新活性成分评估的登记申请，同年，欧委会宣布该产品的登记资料完成。2004 年 1 月 1 日，啶氧菌酯被列入欧盟农药登记指令（91/414）附录 1 中，为此，其登记资料获得了 10 年期的保护权。

2000 年，先正达公司扩大了位于苏格兰 Grangemouth 生产厂生产啶氧菌酯的产能。

2001 年，含啶氧菌酯的产品 Acanto（250g/L）在德国、爱尔兰和奥地利获准登记。

2002 年，啶氧菌酯产品投放市场，当时估计其潜在销售额可达 1.50 亿美元。

2002 年，啶氧菌酯在英国登记。

2002 年第一个全季，啶氧菌酯的销售额达到了 4000 万美元。

2003 年，啶氧菌酯单剂 Acanto 及其与己唑醇的复配产品 Acanto Dos 在法国取得登记。

2005 年，啶氧菌酯在肯尼亚登记。

2006 年，啶氧菌酯单剂及复配产品的全球权利卖给了杜邦公司，在其后的 3 年里，先正达公司继续生产啶氧菌酯。

啶氧菌酯的主要适用作物有：苹果、大麦、硬质小麦、草坪、燕麦、黑麦、斯佩耳特小麦和小麦等。

啶氧菌酯的主要市场包括：奥地利、比利时、丹麦、埃塞俄比亚、法国、德国、肯尼亚、爱尔兰、瑞士和英国等。

【合成路线】

方法1：

方法2：

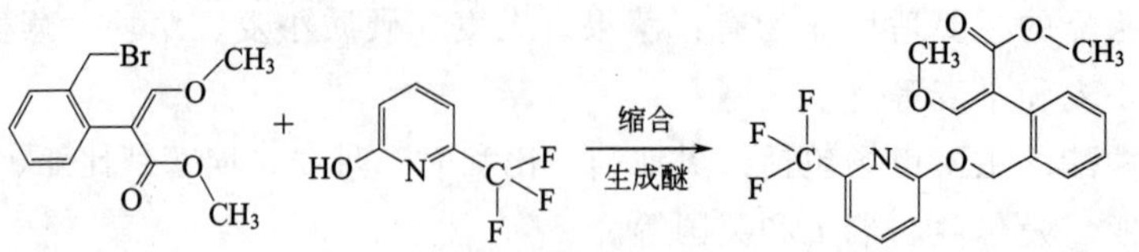

方法 3：

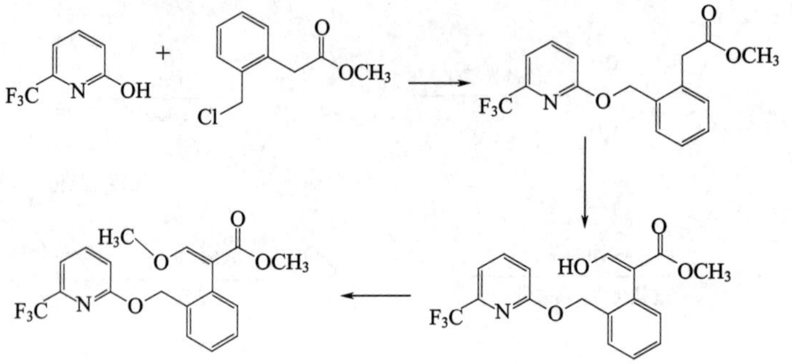

◆ 关键中间体：邻二甲苯、2-甲基苯乙腈、2-茚酮和 2-羟基-6-三氟甲基吡啶等。

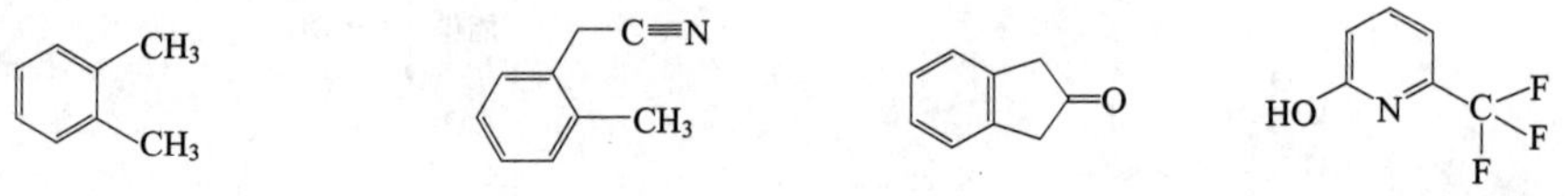

邻二甲苯　　　　　　2-甲基苯乙腈　　　　　2-茚酮　　　　2-羟基-6-三氟甲基吡啶

◆ 中间体 2-羟基-6-三氟甲基吡啶的合成

方法 1：

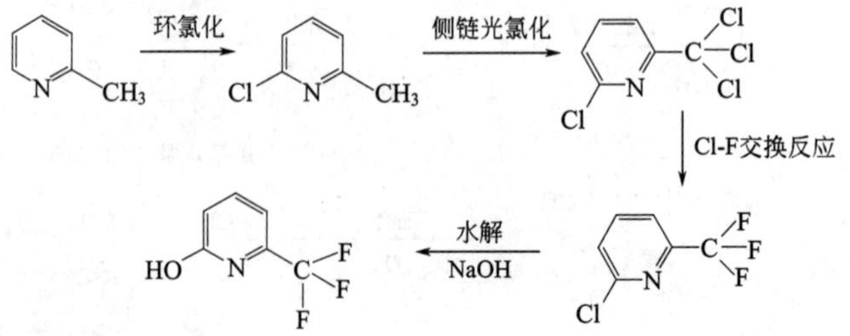

方法 2：

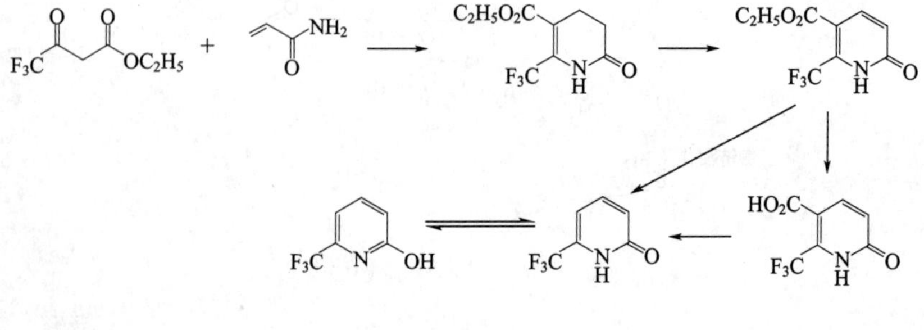

174

方法 3：

【分析和残留】　采用反相液相色谱法（rp-HPLC）分析。

【专利概况】　欧洲专利：先正达公司-EP 0278595，专利申请日为 1988 年 1 月 14 日，专利到期日为 2008 年 1 月 13 日。

英国补充保护证书（SPCs）：

① SPC/GB02/015 EP 0278595-啶氧菌酯，欧盟授权资料：德国，1996 年 4 月 4 日，最长有效期至 2013 年 1 月 13 日。

② SPC/GB04/004 EP 0278595-啶氧菌酯和嘧菌环胺（cyprodinil）的复配产品，最长有效期至 2013 年 1 月 13 日。

③ SPC/GB05/045 EP 0278595-啶氧菌酯与百菌清（chlorothalonil）的复配产品，最长有效期至 2013 年 1 月 13 日。

美国专利：先正达公司-US 5021581，该专利已于 2008 年 6 月 3 日到期。

【应用】　啶氧菌酯作用于 Qo 位点通过阻止细胞色素 b 和 c_1 间电子传递来抑制线粒体的呼吸作用。该产品为预防和治疗性杀菌剂，具有独特的分配特性，如内吸（向顶）、叶面吸收，还可以在叶部蜡质层扩散以及在空气中进行分子再分布等。

啶氧菌酯为广谱杀菌剂，可有效防治小麦上壳针孢菌引起的叶枯病（*Mycosphaerella graminicola*）、颖枯病（*Phaeosphaeria nodorum*）、褐锈病（*Puccinia recondita*）、黄斑病（*Helminthosporium tritici-repentis*）和对 strobilurin 敏感的白粉病（*Blumeria graminis* f. sp. *tritici*），大麦上的网斑病（*Helminthosporium teres*）、云斑病（*Rhynchosporium secalis*）、褐锈病（*Puccinia hordei*）和对 strobilurin 敏感的白粉病（*Erysiphe graminis* f. sp. *hordei*），燕麦上的冠锈病（*Puccinia coronata*）和叶斑病（*Helminthosporium avenae*），以及黑麦上的褐锈病（*Puccinia recondita*）和云斑病（*Rhynchosporium secalis*）等，用药量通常为 250g/hm^2。

【小结】　啶氧菌酯由先正达公司开发，主要用于欧洲谷物，它与嘧菌酯属于同类产品，对环境很友好。2006 年，杜邦从先正达收购了啶氧菌酯（单剂和复配产品）的全球权利。

2008 年 1 月 13 日，啶氧菌酯在欧盟的专利期满，然而，由于啶氧菌酯单剂、啶氧菌酯＋嘧菌环胺及啶氧菌酯＋百菌清 3 个英国补充保护证书（SPCs）的存在，将啶氧菌酯的专利保护延长至 2013 年 1 月 13 日。2004 年 1 月 1 日，啶氧菌酯被列入欧盟农药登记指令（91/414）附录 1，登记公司因此获得了 10 年期的登记资料保护权。非专利产品生产商如果想进入欧盟市场，他们要么自行准备一套完整的登记资料，要么与登记公司协商使用其登记资料，并支付一定的补偿费用，抑或等到资料保护期满。

啶氧菌酯的生产工艺相对简单，但要获得一些关键中间体如 2-羟基-6-三氟甲基吡啶等可能有困难，因为这些中间体主要用于生产啶氧菌酯，而在其他方面的用途很少。

啶氧菌酯的复配产品有效地分割了市场，从而使得非专利产品生产商很难进入该领域。由于 SPCs 的保护，使啶氧菌酯的专利期延长至 2013 年，在此之前，将很可能限制非专利产品生产商参与市场竞争。

嘧霉胺（pyrimethanil）

$$C_{12}H_{13}N_3，199.3$$

【化学名称】 N-(4,6-二甲基嘧啶-2-基)苯胺 （IUPAC）

4,6-二甲基-N-苯基-2-嘧啶胺 （CA）

【CAS 登录号】 ［53112-28-0］

【其他名称】 Assors（宝成公司）；Mythos、Scala（巴斯夫公司，拜耳作物科学公司）

【理化性质】 原药含量≥960g/kg，其中毒性杂质苯胺的含量≤1g/kg（澳大利亚的标准要求）；或者原药含量≥975g/kg（临时），原药中氨腈的含量≤0.5g/kg（欧盟的标准要求）。

外观：无色晶体；熔点：96.3℃；蒸气压：2.2mPa（25℃）；分配系数：$K_{ow}\lg P=2.84$(pH 6.1，25℃)；亨利常数：$3.6×10^{-3}$ Pa·m³/mol（计算值）；相对密度：1.15(20℃)。溶解度：在水中溶解度为 0.121g/L(pH 6.1，25℃)；在丙酮中溶解度为 389g/L，乙酸乙酯中为 617g/L，甲醇中为 176g/L，二氯甲烷中为 1000g/L，正己烷中为 23.7g/L，甲苯中为 412g/L（均为 20℃）。

稳定性：在相关的 pH 值范围内，在水中稳定。在 54℃热贮 14d 稳定。pK_a：3.53，弱碱（20℃）。

【毒性】

（1）哺乳动物毒性　急性经口 LD_{50}：大鼠为 4150～5971mg/kg，小鼠为 4665～5359mg/kg。大鼠急性经皮 $LD_{50}>$5000mg/kg。对兔皮肤和眼睛无刺激性，对豚鼠皮肤无致敏作用。大鼠吸入 LC_{50}(4h)≫1.98mg/L。NOEL：（2 年）大鼠为每日 20mg/kg(bw)。ADI：0.17～0.2mg/kg。致突变试验呈阴性，对大鼠和兔无致畸作用。

毒性级别：世界卫生组织（有效成分）为 U 级，美国环保署（制剂）为 Ⅳ 级。

（2）生态毒性　鸟类：野鸭和鹌鹑急性经口 LD_{50} 均>2000mg/kg；野鸭和鹌鹑 LC_{50}(5d) 均>5200mg/kg（饲料）。鱼类 LC_{50}(96h)：镜鲤鱼为 35.4mg/L，虹鳟为 10.6mg/L。水蚤 LC_{50}(48h) 为 2.9mg/L。藻类 E_bC_{50}(96h) 为 1.2mg/L。蜜蜂 LD_{50}（经口和接触）均>100μg/蜂。蚯蚓 LC_{50}（14d）为

625mg/kg（干土）。对一系列有益生物无害。

（3）环境归趋　动物：在所有测试品系中快速吸收、广泛代谢，并迅速排出体外。即使重复给药，也无蓄积作用。代谢途径为：通过氧化作用生成酚的衍生物，这些衍生物以葡萄糖苷酸或硫酸盐共轭体的形式排出体外。

植物：在水果中几乎不发生代谢，成熟期水果中的残留只由母体化合物组成，因此，作物中的残留测定方法已经改进为直接测定嘧霉胺本身的含量。

土壤和环境：在实验室研究中，土壤半衰期 DT_{50} 为 $27\sim82d$；田间试验表明能迅速降解，DT_{50} 为 $7\sim54d$，K_{oc} 为 $265\sim751$。嘧霉胺淋溶到地下水中的可能性小；田间研究表明，该化合物移动到深层土壤中的可能性非常小。嘧霉胺从地表水中很快消失，可以中等吸附到沉积物上，并从沉积物中进一步降解。

【剂型】　主要剂型有：可湿性粉剂（WP）、水分散粒剂（WG）、微乳剂（ME）和悬浮剂（SC）等。

【开发与登记】　嘧霉胺是在 1992 年的英国布赖顿植保会上首次报道、由先灵公司（现拜耳作物科学公司）开发的杀菌剂，2003 年，巴斯夫公司收购了嘧霉胺主要在欧洲的一些权利。

嘧霉胺与嘧菌胺（mepanipyrim）、嘧菌环胺（cyprodinil）一样均属于苯胺嘧啶类杀菌剂，同时和氯苯嘧啶醇（fenarimol）、嘧菌环胺一样也属于嘧啶类杀菌剂。主要用在香蕉、浆果、柑橘、切花、葡萄、观赏性植物、梨果、核果、坚果和蔬菜上，已经在包括澳大利亚、巴西、中国、智利、哥伦比亚、哥斯达黎加、厄瓜多尔、韩国、新西兰、菲律宾、美国和中国台湾等在内的超过 65 个国家和地区注册登记。主要单剂产品有：Mythos［SC，嘧霉胺 300g/L(a.i.)］、Scala［SC，嘧霉胺 400g/L(a.i.)］和 Scala/Siganex［SC，嘧霉胺 600g/L(a.i.)］等。主要复配产品有：Clarinet［SC，嘧霉胺 150＋氟喹唑（fluquinconazole）50g/L(a.i.)］、Vision［SC，嘧霉胺 200＋氟喹唑 50g/L(a.i.)］和 Walabi［SC，嘧霉胺 150＋百菌清（chlorothalonil）375g/L(a.i.)］等。

1993 年在法国登记，1995 年在英国登记，1996 年在德国登记。

1996 年，安万特公司嘧霉胺的销售额为 3000 万马克。

1998 年嘧霉胺与氟喹唑的复配产品 Vision 在德国登记。

嘧霉胺被安排在欧盟农药评审第 2 组，在巴斯夫公司收购嘧霉胺之前，由安万特公司支持其参加评审，后由拜耳公司予以支持。嘧霉胺于 2007 年 6 月 1 日列入欧盟农药登记指令（91/414）附录 1，并自该日起，获得了 5 年的资料保护权。

1998 年在美国登记。

嘧霉胺单剂产品 Scala、嘧霉胺与氟喹唑的复配产品 Vision 以及嘧霉胺与百菌清的复配产品 Walabi 在澳大利亚获准登记。

2002 年，巴斯夫公司收购了嘧霉胺用作种子处理剂的全球市场权利以及叶面应用的欧洲市场权利。

2004 年在美国登记，2005 年投放市场，用于一系列果树和蔬菜上。

根据 2010 年 8 月中国官方公布的信息，共有 73 家企业（包括德国拜耳作物科学公司）取得临时登记证 35 个（含分装产品 1 个），正式登记证 62 个（含分装产品 2 个）。其中，原药产品 14 个；制剂加工产品 83 个，包括可湿性粉剂、水分散粒剂、微乳剂和悬浮剂，含复配制剂 22 个，分别与乙霉威、百菌清、多菌灵、福美双组成二元复配制剂。

【合成路线】

方法 1：

方法 2：

方法 3：

方法 4：

179

◆ 关键中间体：乙酰丙酮（2,4-戊二酮）、苯胺、脲、硫脲、氰胺（氨基腈）和 2-氯-4,6-二甲基嘧啶等。

乙酰丙酮(2,4-戊二酮)　　苯胺　　脲　　硫脲　　氰胺(氨基腈)　　2-氯-4,6-二甲基嘧啶

◆ 中间体乙酰丙酮（2,4-戊二酮）的合成：

$$CH_2CO + CH_3CCH_3 \longrightarrow H_3C-\overset{CH_2}{\underset{O}{C}}-O-\overset{O}{C}-CH_3 \xrightarrow{钝化} CH_3COCH_2COCH_3$$

【分析和残留】　国外关于嘧霉胺的产品和残留采用高效液相色谱法（HPLC）分析。

分析：季汝泉等利用反相高效液相色谱外标法对嘧霉胺进行了定量分析研究，该方法的标准偏差为 0.0343，变异系数为 0.17%，平均回收率为 99.7%，线性相关系数为 0.9998。闫琦等采用气相色谱法分析嘧霉胺的含量，该方法的变异系数为 0.77%，回收率 99.13%～101.11%。江海亮等则用气相色谱-质谱法对嘧霉胺中的有关物质进行了定性、定量分析，得到了样品总离子流图及相应的质谱图，初步鉴定出嘧霉胺中 6 个主要物质。

残留：国内对嘧霉胺残留的研究报道比较多，如潘守奇等用气相色谱法测定水果和蔬菜中嘧霉胺残留量；赵其阳等建立了一种快速同时测定柑橘中抑霉唑、噻菌灵和嘧霉胺残留量的气相色谱分析方法；张心明等建立了青菜、大米、草莓、葡萄和番茄等农产品样品中嘧霉胺残留量的固相萃取-气相色谱测定方法；朱涛等建立了大蒜中嘧霉胺残留量的气相色谱-质谱联用（GC-MS）检测方法；高蓉和余向阳等分别建立了测定黄瓜和葡萄中嘧霉胺残留量的高效液相色谱分析方法；孙立荣等研究了消解去除草莓中嘧霉胺残留的方法；徐浩等则研究了嘧霉胺在黄瓜及土壤中的残留降解动态。

【专利概况】　欧洲专利：日本组合化学工业株式会社-EP 0270111，该专利申请时间为 1987 年 12 月 3 日，终止时间为 2004 年 12 月 3 日（未满 20 年，中途放弃）。没有获得英国补充保护证书（SPCs）。

美国专利：日本组合化学工业株式会社-US 4992438，该专利终止时间为 2006 年 3 月 21 日。

【应用】　嘧霉胺为蛋氨酸生物合成抑制剂，从而导致敏感病菌所必需的酶的分泌受阻。该产品对灰霉病（*Botrytis*）具有保护作用；对黑星病（*Venturia*）既有保护作用，又有治疗作用。

嘧霉胺可防治葡萄、水果、蔬菜及观赏植物上的灰霉病（*Botrytis cinerea*）；也可防治梨果上的疮痂病〔苹果黑星病（*Venturia inaequalis*）或梨黑腥病

($V.\ pirina$)]。

国内对嘧霉胺的药效研究主要集中在黄瓜灰霉病、番茄灰霉病等的防治上，如孔凡彬等通过用不同剂型的嘧霉胺对黄瓜灰霉病进行试验后得出结论，不论从持效性还是从治疗作用来说，嘧霉胺悬浮剂都要明显优于相同含量的嘧霉胺乳油和嘧霉胺可湿性粉剂；防治番茄灰霉病的试验报道也大都采用悬浮剂。此外，对25%嘧霉胺可湿性粉剂防治番茄叶霉病、40%菌核·嘧霉胺悬浮剂防治草莓灰霉病、嘧霉胺对梨黑斑病菌的毒力及其药效评价等都进行了相关试验。

【小结】 嘧霉胺主要用于香蕉、浆果、柑橘、切花、葡萄、观赏性植物、梨果、核果、坚果和蔬菜上，已经在包括澳大利亚、巴西、中国、智利、哥伦比亚、哥斯达黎加、厄瓜多尔、韩国、新西兰、菲律宾、美国和中国台湾等超过65个国家和地区取得登记。

嘧霉胺的欧洲专利已经于2004年12月3日终止（未满20年保护期），该专利没有获得英国补充保护证书（SPCs）。美国专利于2006年3月12日到期。

嘧霉胺被安排在欧盟农药评审第2组，2007年6月1日被列入欧盟农药登记指令（91/414）附录1，并自该日起，获得了5年的资料保护权，因此其资料保护远远超过专利保护。非专利产品生产商如果想进入欧盟市场，他们要么自行准备一套完整的登记资料，要么与资料持有商协商，或者等到资料保护期满后再进入该市场。

嘧霉胺的化学工艺和生产路线比较简单，但要注意对产品杂质的限制。因此，工艺条件，而不是实际技术，将成为非专利产品生产商能否生产出合格产品的关键。不过，目前看来，杂质因素不能成为准入壁垒，因为已有10多家非专利产品公司宣称生产出嘧霉胺。

对于非专利产品生产厂家而言，嘧霉胺＋氟喹唑、嘧霉胺＋百菌清以及嘧霉胺用作种子处理剂的市场会比嘧霉胺单剂市场更难进入。

嘧霉胺已经在世界上很多国家取得登记，因此非专利产品生产厂家将会首先把自己的目标锁定在不存在资料保护问题的市场，下一步再寻求进入像欧盟等其他市场。

参 考 文 献

[1] 安徽农业科学，2008，36（17）：7238.

[2] 现代科学仪器，2007（1）：77.

[3] 食品科学，2007，28（11）：424.

[4] 分析试验室，2007，26（10）：72.

[5] 现代农药，2004，3（6）：21.

[6] 江苏农业学报，2004，20（4）：268.

[7] 江苏农业学报，2007，23（2）：131.

[8] 浙江农业学报，2005，17（6）：380.

[9] 安徽化工，2005，31（2）：50.

[10] 河南化工，2005，22（3）：40.

[11] 药物分析杂志，2004，24（6）：608.

[12] 广西农业科学，2004，35（6）：477.

苯氧喹啉（quinoxyfen）

$C_{15}H_8Cl_2FNO$，308.1

【化学名称】 5,7-二氯-4-喹啉基 4-氟苯基醚（IUPAC）

5,7-二氯-4-(4-氟苯氧基)喹啉（CA）

【CAS 登录号】 ［124495-18-7］

【其他名称】 Fortress、Legend、Quintec（道农业科学）

【理化性质】 苯氧喹啉的原药含量≥980g/kg（澳大利亚的标准要求），或≥970g/kg（欧盟的标准要求）。原药中，杂质 4,5,7-三氯喹啉（TCQ）的含量不得超过 0.2％（按湿量计算）或 0.25％（折干量计算）。

外观：灰白色固体。熔点：106～107.5℃；蒸气压：$1.2×10^{-2}$mPa(20℃)，$2.0×10^{-2}$mPa(25℃)；分配系数：$K_{ow}lgP=4.66$（pH 值约为 6.6，20℃）；亨利常数：$3.19×10^{-2}$Pa·m^3/mol（计算值）；相对密度：1.56。溶解度：在水中溶解度为 116μg/L(pH 6.45，20℃)；在丙酮中溶解度为 116g/L，二氯甲烷中为 589g/L，乙酸乙酯中为 179g/L，甲醇中为 21.5g/L，正辛醇中为 37.9g/L，甲苯中为 272g/L，正己烷中为 9.64g/L，二甲苯中为 200g/L（均为 20℃）。

稳定性：在黑暗、25℃条件下，pH 值为 7 和 9 时，对水解稳定；半衰期 DT_{50} 为 75d(pH 4)。在光照下降解更迅速。闪点＞100℃。

【毒性】

(1) 哺乳动物毒性 大鼠急性经口 LD_{50}＞5000mg/kg。兔急性经皮 LD_{50}＞2000mg/kg。对兔眼睛有轻度刺激，对兔皮肤无刺激性。对豚鼠皮肤的致敏作用随着试验的不同而存在差异。大鼠吸入 LC_{50}＞3.38mg/L。NOEL：根据对狗 52 周的研究、对大鼠 2 年的致癌性研究和对大鼠的繁殖研究，NOEL 为每日 20mg/kg(bw)。ADI：0.2mg/kg。无致突变、致畸和致癌作用。

毒性级别：世界卫生组织（有效成分）为 U 级，欧盟级别为：R43｜N；R50，R53。

(2) 生态毒性 鸟类：鹌鹑 LD_{50}＞2250mg/kg；鹌鹑和野鸭 LC_{50}(5d) 均＞5620mg/kg（饲料）。鱼类 LC_{50}（96h）：虹鳟为 0.27mg/L，蓝鳃太阳鱼＞

0.28mg/L，鲤鱼为 0.41mg/L。水蚤 EC_{50}（48h）为 0.08mg/L。藻类 E_bC_{50}（72h）为 0.058mg/L。摇蚊属昆虫（*Chironomus riparius*）NOEC（28d）为 0.128mg/L。蜜蜂 LD_{50}（经口和接触）$>100\mu g$/蜂。蠕虫 LC_{50}（14d）$>923mg$/kg（土壤）。

其他有益生物：在实验室试验中，对绝大多数非靶标性节肢动物无害。在田间试验中，几乎没有或没有影响；对土壤微生物的无作用剂量为 $4000g/hm^2$。

（3）环境归趋　植物：在小麦中只有少量代谢，在该作物中的残留水平低。在小麦叶面上广泛光解，生成多个极性降解产物。在温室中种植的葡萄和黄瓜上，主要残留物为母体化合物苯氧喹啉。

土壤和环境　土壤：土壤半衰期 DT_{50}（田间）为 $11\sim454d$（两阶段，10 个试验）；DT_{90}（田间）>1 年，但在正常条件下无蓄积。DT_{50}（实验室，需氧）为 $106\sim508d$（7 种土壤，$20\sim25℃$）；DT_{50}（实验室，厌氧）为 $289d$（20℃）。土壤光解很少［估计 DT_{50}（田间）>1 年］。主要代谢产物（3-羟基苯氧喹啉）由喹啉环羟基化形成，少量代谢产物（5,7-二氯-4-羟基喹啉，DCHQ）则由醚桥断裂形成（特别是在酸性土壤中）。K_{oc} 为 $15415\sim75900$；苯氧喹啉及其残留物淋溶性不大。水：在黑暗条件下，对水解稳定。在水中光解更明显，DT_{50} 为 $1.7h$（6 月份），$22.8h$（12 月份）。在黑暗的水/沉积物系统中，苯氧喹啉迅速从水中移到沉积物中，并产生中度降解，DT_{50}（实验室）为 $35\sim150d$，生成 3-羟基苯氧喹啉。空气：用药后，只有少量挥发到空气中，并很快降解，空气中的半衰期 DT_{50} 为 $1.88d$。

【剂型】　主要剂型有：悬浮剂（SC，25％和 50％）等。

【开发与登记】　1989 年陶氏益农（现道农业科学公司）发现了苯氧喹啉，1996 年该公司在英国布赖顿植保会议上报道了该品种。

苯氧喹啉为内吸性杀菌剂，并具有蒸汽相活性，这样有助于药剂在整个植株的再分配。它作用于白粉病侵染前的生长阶段（孢子萌发和/或附着胞的形成），可有效防治谷物白粉病（*Erysiphe graminis* spp.）、甜菜白粉病（*E. betae*）、瓜类白粉病（*E. cichoraccearum* 和 *Sphaerotheca fuliginea*）、辣椒和番茄白粉病（*Leveillula taurica*）、葡萄白粉病（*Oidium tuckeri*）、桃树白粉病（*Sphaerotheca pannosa*）以及草莓和蛇麻白粉病（*S. macularis*）等。

市售苯氧喹啉既有单剂，又有复配产品，与其复配的活性成分有：环菌唑（cyproconazole）、氯苯嘧啶醇（fenarimol）、螺环菌胺（spiroxamine）和丁苯吗啉（fenpropimorph）等。

1997 年，苯氧喹啉首先在以色列开发，商品名为 Abir。

1997 年，500g/L 苯氧喹啉悬浮剂以及苯氧喹啉与丁苯吗啉的复配产品（EL-1288）在英国登记。

1997 年，苯氧喹啉在德国、爱尔兰、以色列和英国开发。

1998 年，苯氧喹啉与丁苯吗啉的复配产品 Fortress Duo 在德国登记，与氯苯嘧啶醇的复配产品 Vento 在德国和意大利开发用于葡萄。

2002 年，道农业科学公司将 Aldus（苯氧喹啉 75g/L＋环菌唑 80g/L）引入法国市场，用于小麦。

2002 年，苯氧喹啉与螺环菌胺的复配产品在法国登记，道农业科学公司销售该产品的商品名为 Bacchus，拜耳销售的商品名为 Prosper Plus。

2002 年，苯氧喹啉在澳大利亚登记。

欧洲抗性监测项目的数据显示，苯氧喹啉的抗性水平低而稳定。

在美国，根据 IR-4 计划，苯氧喹啉被考虑作为减风险农药候选品种用于许多作物，如大麦、玉米、葡萄、燕麦、水稻、黑麦、番茄、黑小麦和小麦等。2002 年，道农业科学公司向美国环保署递交了 Quintec 的登记申请，用于防治葡萄和蛇麻上的白粉病；2003 年，苯氧喹啉获得紧急豁免授权；2004 年，加州农药管理部（DPR）批准 Quintec 登记用于防治樱桃白粉病；2005 年 1 月，美国环保署公布了苯氧喹啉有时间限制的农药残留量；2006 年，美国环保署宣布建立苯氧喹啉残留管理的建议；至 2008 年 6 月，美国环保署还没有发布有关苯氧喹啉的情况说明书。

1995 年，陶氏益农向欧盟递交了苯氧喹啉作为新活性成分的登记申请；1997 年，苯氧喹啉被批准在欧盟临时登记，英国为报告撰写成员国；2001 年 3 月，SCP 要求公司补充资料；2002 年，由于欧盟根据 91/414 指令的评估进程缓慢，苯氧喹啉在欧盟的临时登记延长 2 年；2004 年 9 月 1 日，苯氧喹啉被列入欧盟农药登记指令（91/414）附录 1，其登记资料由此获得了这一天起算的 10 年期保护权。

苯氧喹啉的主要适用作物有：大麦、葫芦、蛇麻、西瓜、燕麦、辣椒、梨果、黑麦、草莓、黑小麦、葡萄和小麦等。

苯氧喹啉的主要市场包括：澳大利亚、奥地利、比利时、智利、克罗地亚、丹麦、法国、德国、希腊、匈牙利、爱尔兰、以色列、意大利、葡萄牙、斯洛文尼亚、南非、西班牙、英国和美国等。

【合成路线】

◆ 关键中间体：3,5-二氯苯胺、乙氧基亚甲基丙二酸二乙酯、4,5,7-三氯喹啉和对氟苯酚等。

185

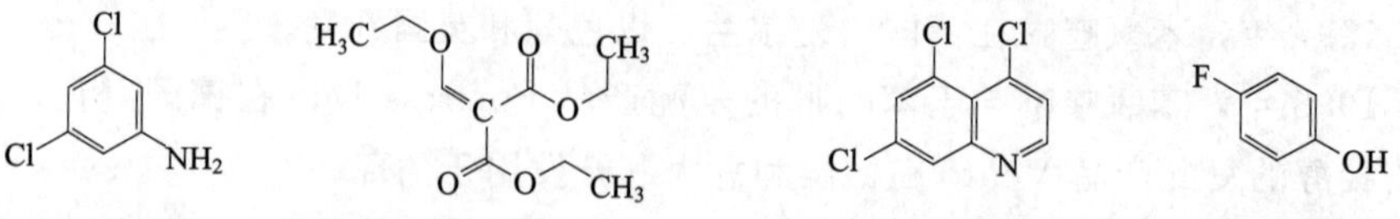

3,5-二氯苯胺　　　乙氧基亚甲基丙二酸二乙酯　　　4,5,7-三氯喹啉　　　对氟苯酚

◆ 中间体对氟苯酚的合成

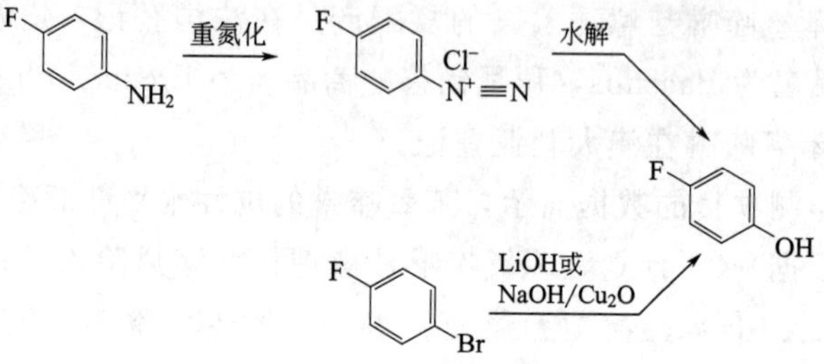

◆ 中间体 4,5,7-三氯喹啉的合成

方法 1：

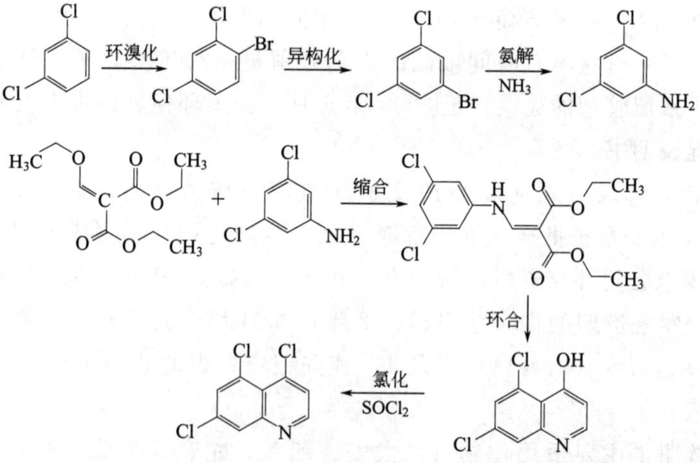

方法 2：

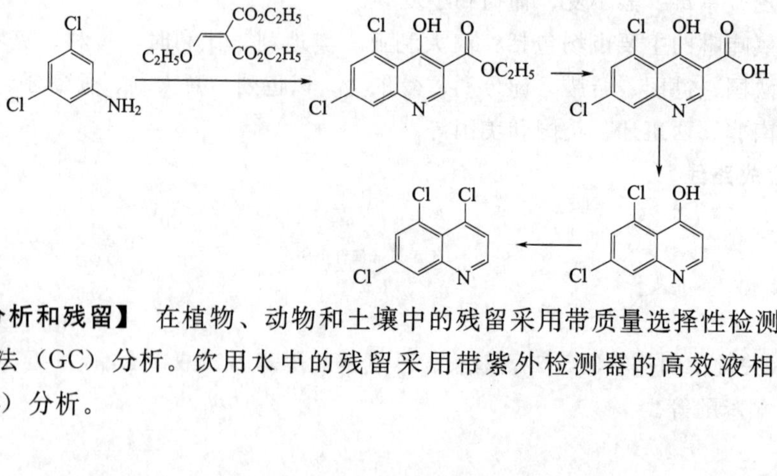

【分析和残留】 在植物、动物和土壤中的残留采用带质量选择性检测器的气相色谱法（GC）分析。饮用水中的残留采用带紫外检测器的高效液相色谱法（HPLC）分析。

186

【专利概况】 欧洲专利：道农业科学公司-EP 0326330，该专利申请日为1989年1月25日，专利终止日为2009年1月24日。

英国补充保护证书（SPCs）：SPC/GB02/043 EP0326330-苯氧喹啉，最长有效期至2012年2月27日。

美国专利：道农业科学公司-US 5145843，2009年9月7日该专利期满。

【应用】 苯氧喹啉为生长信号干扰剂。研究表明，它既不是甾醇生物合成抑制剂，也不是线粒体电子传递抑制剂，又不是二氢乳清酸脱氢酶（包括在嘧啶生物合成中的一种酶）抑制剂。该产品为保护性杀菌剂，移动性好，可以抑制附着胞生长，不具有铲除作用。它通过内吸向顶、向基部传输；并通过蒸汽相移动，实现药剂在植株中的再分配。

苯氧喹啉可以有效防治谷物白粉病（*Erysiphe graminis*），最大用药量为$250g/hm^2$，能提供长达70d的保护作用。与目前市售的三唑类、吗啉类和甲氧基丙烯酸酯类杀菌剂无交互抗性。防治葡萄白粉病（*Uncinula necator*）的用药量为$50\sim120g/hm^2$，该产品还登记在蔬菜、蛇麻和甜菜等作物上防治白粉病。

【小结】 苯氧喹啉对白粉病菌侵染前生长阶段（孢子萌发和/或附着胞形成）产生干扰作用。该产品在欧盟和美国的专利分别于2009年1月24日和2009年9月7日到期，然而，由于苯氧喹啉拥有英国补充保护证书（SPCs），所以其最长保护期延至2012年2月27日。

2004年9月1日，苯氧喹啉列入欧盟农药登记指令（91/414）附录1，因此，其登记资料获得了这一天起算的10年期保护权。非专利产品公司意欲进入欧盟市场，他们或者自行准备一套完整的登记资料，或者与道农业科学公司协商使用其登记资料，但需支付适当的补偿费用，抑或等到2012年资料保护期满后再进入该市场。

苯氧喹啉的生产工艺相对简单，其关键中间体也较容易制得。生产工艺的最后一步包括了4,5,7-三氯喹啉与对氟苯酚的反应，为了满足苯氧喹啉列入欧盟农药登记指令（91/414）附录1的要求，其原药中杂质4,5,7-三氯喹啉（TCQ）的含量不得高于0.2%（按湿量计算）或0.25%（折干量计算）。

道农业科学公司开发了许多含苯氧喹啉的复配产品，其配伍产品包括：氯苯嘧啶醇、环菌唑、丁苯吗啉和螺环菌胺等，这些复配产品有效地分割了市场，从而使得非专利产品生产商很难进入所有苯氧喹啉的开发领地。

由于专利延长、资料保护以及品牌复配产品的开发，使得道农业科学公司即使在苯氧喹啉的基本专利到期后仍可以继续保持较大的市场份额。

硅噻菌胺（silthiofam）

$$C_{13}H_{21}NOSSi, \ 267.5$$

【化学名称】 N-烯丙基-4,5-二甲基-2-(三甲基硅基)噻吩-3-甲酰胺（IUPAC）

4,5-二甲基-N-(2-丙烯基)-2-三甲基硅基-3-噻吩甲酰胺（CA）

【CAS 登录号】 ［175217-20-6］

【其他名称】 Latitude（孟山都）

【理化性质】 原药含量≥950g/kg（欧盟的标准要求）；外观：白色晶状粉末；熔点：86.1～88.3℃；分配系数：$K_{ow} \lg P = 3.48(20℃)$；溶解度：在水中溶解度为 35.3mg/L(20℃)。

【毒性】

（1）哺乳动物毒性　大鼠急性经口 LD_{50}＞5000mg/kg；大鼠急性经皮 LD_{50}＞5000mg/kg。对兔皮肤和眼睛无刺激性。Ames 试验、CHO/HGPRT 基因突变试验、离体细胞遗传学及小鼠微核试验均呈阴性。

（2）环境归趋　在土壤中的半衰期 DT_{50}＜365d。

【剂型】 主要剂型为：悬浮种衣剂（FS）等。

【开发与登记】 硅噻菌胺是由孟山都公司发现、并于 1998 年在英国布赖顿植保会议上介绍的新颖杀菌剂，持效期长，用作种子处理剂。

硅噻菌胺主要开发用于防治谷物上的全蚀病（*Gaeumannomyces graminis var tritici*）。当小麦不与其他作物轮作时就易发生全蚀病，目前市售杀菌剂不能有效防治这种病害。以硅噻菌胺处理种子后，可以保护植株免遭根腐病和全蚀病的侵扰，减少病害对植物的影响，提高作物产量。

1994 年，硅噻菌胺在欧盟进入田间试验阶段，1999 年在爱尔兰首先获准登记，继而在欧盟其他国家、中国、南非等取得进一步的登记。

2004 年 1 月 1 日，硅噻菌胺列入欧盟农药登记指令（91/414）附录 1，其登记资料因此获得了这一天起算的 10 年期的保护权。

Kemfine 为硅噻菌胺在芬兰的独家生产公司，该公司的生产厂位于 Kokkola，合同期 5 年，合同价值 3800 万美元。

硅噻菌胺的主要适用作物有：大麦、黑小麦和小麦等。其主要市场包括：比利时、智利、中国、捷克共和国、丹麦、法国、德国、爱尔兰、波兰、南非、瑞典和英国等。

根据 2010 年 6 月中国官方公布的信息，美国孟山都公司在我国取得 97.7% 硅噻菌胺原药和 125g/L 硅噻菌胺悬浮剂的正式登记；天津市阿格罗帕克农药有限公司取得 125g/L 硅噻菌胺悬浮剂的分装正式登记。

【合成路线】

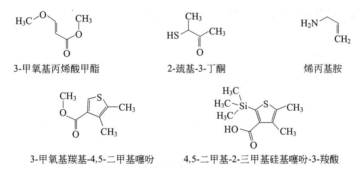

◆ 关键中间体有：3-甲氧基丙烯酸甲酯、2-巯基-3-丁酮、烯丙基胺（市场有售）、3-甲氧基羰基-4,5-二甲基噻吩和 4,5-二甲基-2-三甲基硅噻吩-3-羧酸等。

3-甲氧基丙烯酸甲酯

2-巯基-3-丁酮

烯丙基胺

3-甲氧基羰基-4,5-二甲基噻吩

4,5-二甲基-2-三甲基硅基噻吩-3-羧酸

◆ 中间体 4,5-二甲基-2-三甲基硅基噻吩-3-羧酸的合成

方法 1：

189

方法2：

【分析和残留】 采用高效液相色谱法（HPLC）分析。

【专利概况】 欧洲专利：孟山都-EP 0538231，该专利申请日为 1992 年 10 月 16 日，专利终止日为 2012 年 10 月 15 日。没有获得英国补充保护证书（SPCs）。

1995 年 11 月 14 日，孟山都公司在中国申请了硅噻菌胺原药及其制剂的专利，专利号为 ZL95197626.5，该专利仍在保护期内。

【应用】 硅噻菌胺抑制能量（ATP）从线粒体向细胞溶质的传递。该产品为保护性杀菌剂，持效期长。

硅噻菌胺用作谷物（小麦、大麦和黑小麦）抗菌种子处理剂，尤其适合防治小麦全蚀病（*Gaeumannomyces graminis* var. *tritici*），用药量为 25g/100kg（种子）。

王保通等用不同浓度的硅噻菌胺拌种小麦进行大田防治全蚀病试验。结果表明，使用种子量 0.5%～4.0%的硅噻菌胺拌种小麦，对小麦根部发病和小麦后期的白穗都有很好的控制效果，对成株期根部发病的防治效果为 54.46%～83.38%，其中 2.0mL 和 4.0mL 的处理防效相当，均超过 80%；各浓度处理对白穗的防效均超过 90%，效果明显优于对照药剂三唑酮（粉锈宁）。该药剂对小麦安全，无药害。

【小结】 硅噻菌胺是由孟山都公司发现的新颖杀菌剂，持效期长，用作种子处理剂。

孟山都公司主要将硅噻菌胺开发用于防治谷物全蚀病（*Gaeumannomyces graminis* var *tritici*），目前，市售杀菌剂不能有效防治这种病害。用硅噻菌胺处理的种子可以有效避免根腐病和全蚀病的侵扰，保护植株，降低病害对它的影响，并提高作物产量。

2012 年 10 月 15 日，硅噻菌胺在欧洲的专利期满，该专利没有获得英国补充保护证书（SPCs）。

2004 年 1 月 1 日，硅噻菌胺列入欧盟农药登记指令（91/414）附录 1，其登记资料由此获得了这一天起算的 10 年期保护权。非专利产品公司意欲进入欧盟市场，他们要么自行准备一套完整的登记资料，要么与孟山都公司协商分享其登记资料，但需支付适当的补偿费用。

硅噻菌胺的生产工艺相对简单，许多非专利产品公司和合同生产厂都应该能够生产出符合要求的产品。2014 年硅噻菌胺在欧盟的资料保护期满，在此之前，非专利产品生产公司可以首先进入中国、智利和南非等市场。

参 考 文 献

西北农业学报，2005，14（3）：26.

螺环菌胺（spiroxamine）

$C_{18}H_{35}NO_2$，297.5

【化学名称】 8-叔丁基-1,4-二氧螺[4·5]癸烷-2-基甲基（乙基）（丙基）胺（IUPAC）

8-(1,1-二甲基乙基)-N-乙基-N-丙基-1,4-二氧螺[4·5]癸烷-2-甲胺（CA）

【CAS 登录号】 [118134-30-8]

【其他名称】 Impulse、Prosper（拜耳作物科学公司）

【理化性质】 螺环菌胺的原药含量≥950g/kg（澳大利亚的标准要求）；或≥940g/kg（含异构体 A 和 B，欧盟的标准要求）。

由 2 个非对映异构体 A 和 B 组成，其比例分别为 49%～56% 和 44%～51%。外观：浅黄色液体（原药为浅棕色油状液体）；熔点：<-170℃（分离的非对映异构体螺环菌胺 A 和螺环菌胺 B，以及含两个非对映异构体的原药混合物）；沸点：约120℃分解；蒸气压：A，9.7mPa(20℃)；B，17mPa(25℃)（皆为推断值）；分配系数：$K_{ow}lgP$=2.79(A)，2.92(B)（未标明 pH 值）；亨利常数：$2.5×10^{-3}$Pa·m³/mol(A)，$5.0×10^{-3}$Pa·m³/mol(B)（均为20℃，计算值）；相对密度：A 和 B 均为 0.930(20℃)。溶解度：在水中，A 和 B 混合物的溶解度>200×10³mg/L（pH 3，20℃）；A，470mg/L(pH 7)，14mg/L(pH 9)；B，340mg/L(pH 7)，10mg/L(pH 9)（均为非对映异构体，20℃）。

稳定性：对水解、光解稳定，临时光解半衰期 DT_{50} 为 50.5d（25℃）。pK_a：6.9。闪点：147℃。

【毒性】

（1）哺乳动物毒性 急性经口 LD_{50}：雄性大鼠约为 595mg/kg，雌性大鼠为 500～560mg/kg。急性经皮 LD_{50}：雄性大鼠>1600mg/kg(bw)，雌性大鼠约为 1068mg/kg(bw)。对兔皮肤有强烈的刺激性，对兔眼睛没有刺激性。吸入 LC_{50}(4h)：雄性大鼠约为 2772mg/m³，雌性大鼠约为 1982mg/m³。NOEL：（2 年）大鼠为 70mg/kg（饲料），小鼠为 160mg/kg（饲料）；（1 年）狗为 75mg/kg(饲料)。ADI：0.025mg/kg(bw)。无遗传毒性，对生殖没有特殊影响。

毒性级别：世界卫生组织（有效成分）为Ⅱ级，美国环保署（制剂）为Ⅱ级，欧盟为：Xn；R20/21/22 | Xi；R38 | R43 | N；R50，R53。

（2）生态毒性　鹌鹑急性经口 LD_{50} 为 565mg/kg；鹌鹑和野鸭饲喂 LC_{50} 均＞5000mg/kg。鱼类 LC_{50}（96h，静态）：虹鳟为 18.5mg/L，蓝鳃太阳鱼为 7.13mg/L。藻类 E_rC_{50}（96h）：栅藻（*Scenedesmus subspicatus*）为 0.012mg/L，月芽藻（*Pseudokirchneriella subcapitata*）为 0.0194mg/L。蜜蜂 LD_{50}：（经口）＞100μg/蜂，（接触）为 4.2μg/蜂。蠕虫 LC_{50}≥1000mg/kg（干重基质）。

（3）环境归趋　动物：对大鼠的生物动力学和代谢研究表明同位素标记的螺环菌胺在大鼠体内高度吸收，继而迅速排出体外（口服后，48h 内排出 97％以上）。标记的有效成分很容易从血浆分布到外周组织。在各剂量组中的主要代谢物为分子中叔丁基基团氧化成的羧酸。在奶山羊和蛋鸡体内，由于螺环菌胺迅速排出体外，所以在组织、器官和奶中的总残留水平较低。代谢过程主要包括分子中叔丁基基团通过氧化作用生成相应的羧酸化合物，或者通过氨基基团上的脱烷基化作用生成相应的脱乙基和脱丙基衍生物。对动物组织而言，羧酸衍生物被认为是相关的残留物。

植物：在春小麦和葡萄中，螺环菌胺被广泛代谢。叔氨基团上的氧化作用优先发生，生成 N-氧化物；而叔丁基基团的氧化作用较少，生成相应的羟基化合物等；也有一些代谢物是通过脱烷基化作用形成的。根据螺环菌胺在植物中的代谢结果，其残留物主要包括母体化合物以及含 4-叔丁基环己基基团的所有代谢物。

土壤和环境：在土壤中迅速降解，最终生成二氧化碳；分子中叔丁基基团的氧化作用以及氨基基团的脱烷基化作用为主要代谢途径。脱烷基化合物可以进一步氧化生成相应的酸，或者进一步降解成酮代谢物。土壤半衰期 DT_{50}（实验室和田间）为 35～64d。土壤和空气中相应的残留物为母体化合物。在 pH=9 时，对水解相对稳定；在水中直接光解不是主要的降解方式。在水/沉积物研究中，螺环菌胺迅速键合到沉积物上；在上层清水中 DT_{50} 为 12～13h。在水/沉积物系统中彻底降解，最终生成二氧化碳。在水中，定量测定的相应残留物除母体化合物外，只有 N-氧化物。

【剂型】　主要剂型有：微胶囊剂（CS，30.9％）、乳油（EC，50％和 80％）和水乳剂（EW）等。

【开发与登记】　螺环菌胺是拜耳作物科学公司 1987 年发现、1996 年在英国布赖顿植保会议上报道的叶面杀菌剂，该产品具有保护、治疗和铲除活性，主要用于香蕉、谷物、葡萄、蛇麻和玫瑰等，可有效防治白粉病（*Erysiphe* spp.）、叶斑病（*Mycosphaerella* spp.）、锈病（*Puccinia* spp.）、网斑病（*Pyrenophora* spp.）、云纹病（*Rhynchosporium* spp.）、蔷薇白粉病（*Sphaerotheca pannosa*）和白粉病（*Uncinula* spp.）等。

拜耳作物科学公司开发的螺环菌胺既有单剂，又有与丙硫菌唑（prothioconazole）、戊唑醇（tebuconazole）、丙硫菌唑＋戊唑醇、三唑醇（triadimenol）和苯氧喹啉（quinoxyfen）等的复配产品。

主要的单剂产品包括：Impulse [EC，500g/L（a.i.）]、Impulse [EC，800g/L(a.i.)]、Prosper [EC，500g/L(a.i.)] 和 Prosper [SC，400g/L(a.i.)] 等。

主要复配产品包括：Falcon [EC，螺环菌胺250＋戊唑醇167＋三唑醇43g/L(a.i.)]、Milord [EC，螺环菌胺400＋戊唑醇100g/L（a.i.）]、Input Set [EC，螺环菌胺500＋丙硫菌唑150g/L(a.i.)] 和 Pronto Plus [EW，螺环菌胺250＋戊唑醇133g/L(a.i.)] 等。

1995年，拜耳作物科学公司向欧盟递交了螺环菌胺作为新活性成分的登记申请；1999年9月1日，该活性成分被列入欧盟农药登记指令（91/414）附录1中，其登记资料由此获得了这一天起算的10年期的保护权。欧委会为了审核螺环菌胺的再登记过程，已将该产品的登记有效期延长至2011年12月。

1998～1999年，螺环菌胺在英国、德国、爱尔兰和比利时销售，商品名Impulse，用于小麦、黑麦和大麦。

螺环菌胺的产品 Prosper/Hoggar 在法国销售，用于防治葡萄白粉病。

螺环菌胺原药在德国的 Dormagen 生产厂生产。

2001年，螺环菌胺在澳大利亚登记。

2002年，螺环菌胺与苯氧喹啉的复配产品在法国登记，由道农业科学公司和拜耳作物科学公司共同销售，商品名分别为 Bacchus 和 Prosper Plus。

2002年，拜耳作物科学公司向美国环保署申请登记螺环菌胺；2004年，螺环菌胺产品 Accrue 在美国登记和开发，用于蛇麻。

2005年，螺环菌胺在哥斯达黎加、洪都拉斯、危地马拉、尼加拉瓜、巴拿马、哥伦比亚和厄瓜多尔等国开发。

截止2008年，螺环菌胺已在世界上40多个国家登记。

螺环菌胺的主要适用作物有：大麦、蛇麻、燕麦、黑小麦、葡萄和小麦等。

螺环菌胺的主要市场包括：澳大利亚、奥地利、比利时、伯利兹、哥斯达黎加、法国、德国、希腊、危地马拉、洪都拉斯、匈牙利、爱尔兰、以色列、新西兰、尼加拉瓜、巴拿马、波兰、斯洛文尼亚、南非、瑞士、英国和美国等。

【合成路线】

◆ **关键中间体：** 4-叔丁基苯酚、4-叔丁基环己酮、3-氯-1,2-环氧丙烷和 3-氯-丙烷-1,2-二醇等。

4-叔丁基苯酚　　　4-叔丁基环己酮　　3-氯-1,2-环氧丙烷　　3-氯-丙烷-1,2-二醇

【分析和残留】 采用气相色谱法（GC）分析。

【专利概况】 欧洲专利：拜耳作物科学公司-EP 0281842，该专利申请日为 1988 年 2 月 24 日，专利终止日为 2008 年 2 月 23 日。

英国补充保护证书（SPCs）：SPC/GB97/059 EP 0281842-螺环菌胺，最长有效期至 2012 年 3 月 9 日。

美国专利：拜耳作物科学公司-US 4851405，2008 年 2 月 28 日，该专利保护期已经届满。

【应用】 螺环菌胺为甾醇生物合成抑制剂，具有保护、治疗和铲除作用的内吸杀菌剂，可以快速渗透到植物的叶部组织，继而向顶传输到叶尖，从而均匀地分布到整个叶部。

螺环菌胺可有效防治谷物白粉病（*Erysiphe graminis*，用药量 500～750g/hm²）、葡萄白粉病（*Erysiphe necator*，用药量 400g/hm²）、黑叶斑病（*Mycosphaerella fijiensis*，用药量 320g/hm²）和黄叶斑病（*Mycosphaerella musicola*，用药量 320g/hm²）等，对锈病（*Rhynchosporium* 和 *Pyrenophora teres*）的防效也较好，并对壳针孢菌（*Septoria*）引起的病害具有一定的兼治效果。螺环菌胺主要用于谷物、葡萄、香蕉、蛇麻、豌豆、观赏植物、蔬菜和水果等。渗透性研究表明：螺环菌胺与三唑类杀菌剂桶混使用可以促进三唑类化合物在植物中

的吸收。

【小结】 螺环菌胺为叶面杀菌剂，主要用于香蕉、谷物、葡萄、蛇麻和玫瑰等防治白粉病、叶斑病、锈病、网斑病、云纹病和蔷薇白粉病等。

至 2008 年底，螺环菌胺已经在包括哥伦比亚、哥斯达黎加、法国、德国、匈牙利和波兰等 40 多个国家登记。

2008 年 2 月 23 日，螺环菌胺在欧盟的专利到期，然而，由于该专利获得了英国补充保护证书（SPCs），所以其保护期延长至 2012 年 3 月 9 日。螺环菌胺在美国的专利也已于 2008 年 2 月 28 日期满。

1999 年 9 月 1 日，螺环菌胺列入欧盟农药登记指令（91/414）附录 1，因此，其登记资料在欧盟获得了 10 年期的保护权。目前，这一保护期已经届满。

尽管生产螺环菌胺的一些中间体很难购得或难以处理，但总的来说，它的生产工艺不算复杂。

螺环菌胺可与其他活性成分，如戊唑醇、三唑醇、苯氧喹啉和丙硫菌唑等复配，在这些配伍产品中，戊唑醇和三唑醇已经专利到期，而丙硫菌唑和苯氧喹啉仍在专利保护期内。由于这些复配产品的存在，尤其是配伍仍在专利保护期内的复配产品的开发，使得非专利产品公司很难获得螺环菌胺较大的市场份额。

虽然螺环菌胺在欧盟的专利保护和资料保护已经期满，但由于英国补充保护证书（SPCs）的作用，使得非专利产品公司仍难进入欧盟市场，不过，这些公司可以首先开发欧盟外的其他市场。

四氟醚唑 （tetraconazole）

$C_{13}H_{11}Cl_2F_4N_3O$，372.1

【化学名称】 (RS)-2-(2,4-二氯苯基)-3-(1H-1,2,4-三唑-1-基)丙基 1,1,2,2-四氟乙基醚 （IUPAC）

（±）-1-[2-(2,4-二氯苯基)-3-(1,1,2,2-四氟乙氧基)丙基]-1H-1,2,4-三唑 （CA）

【CAS 登录号】 ［112281-77-3］，未标明立体化学结构

【其他名称】 Domark、Eminent、Lospel（意赛格）；Buongiorno（爱利思达生命科学、意赛格、Toyo Green）；Hokuguard（爱利思达生命科学、北兴化学工业株式会社、意赛格）

【理化性质】 原药含量≥940g/kg（澳大利亚的标准要求）；外观：无色黏稠液体（原药为黄色至棕黄色液体）；熔点：倾点6℃；沸点：240℃分解，但不沸腾；蒸气压：0.18mPa（气体饱和法）；分配系数：$K_{ow}\lg P=3.56(20℃)$；亨利常数：$3.6×10^{-4}Pa·m^3/mol$（20℃，计算值）；相对密度：1.432(20℃)。溶解度：在水中溶解度为156mg/L(pH 7，20℃)；易溶于1,2-二氯乙烷、丙酮和甲醇等有机溶剂中。

稳定性：在 pH 值为 4～9 的稀水溶液中稳定。在水中对日光稳定。

【毒性】

（1）哺乳动物毒性　急性经口 LD_{50}：雄性大鼠为 1248mg/kg，雌性大鼠为 1031mg/kg。大鼠急性经皮 $LD_{50}>2000mg/kg$。对兔皮肤无刺激性，对兔眼睛有轻微刺激性。对豚鼠皮肤无致敏作用。大鼠吸入 $LC_{50}(4h)>3.66mg/L$。NOEL：在 2 年研究中，大鼠 NOAEL 为 80mg/kg（饲料）。无致突变作用。

毒性级别：世界卫生组织（有效成分）为 Ⅱ 级，欧盟级别为：R40｜Xn；R20/22｜N；R51，R53。

（2）生态毒性　鸟类饲喂 $LC_{50}(5d)$：鹌鹑为 650mg/kg，野鸭为 422mg/kg。鱼类 $LC_{50}(96h)$：虹鳟为 4.8mg/L，蓝鳃太阳鱼为 4.3mg/L。水蚤 $LC_{50}(48h)$ 为 3.0mg/L。蜜蜂 LD_{50}（经口）$>130\mu g/$蜂。

（3）环境归趋　动物：四氟醚唑在动物体内较易被吸收、代谢，并排出体

外，在组织中没有明显滞留。在大鼠尿液中确定的主要代谢产物为1,2,4-三唑。

植物：在植物中发生广泛代谢。已经确定的代谢物包括：四氟醚唑酸、四氟醚唑醇、三唑基丙氨酸和三唑基乙酸。

土壤和环境：在田间无蓄积。在标准土壤中不发生淋溶。K_{oc}为531～1922（4种土壤类型）。

【剂型】 主要剂型有：水乳剂（EW，4%）、乳油（EC）、种子处理液剂（LS）、微乳剂（ME）和悬乳剂（SE）等。

【开发与登记】 四氟醚唑是1988年在英国布赖顿植保会议上由C. Garavaglia等报道、并由Agrimont S. p. A. 公司（现意大利意赛格公司，Isagro）引入市场的三唑类杀菌剂，具有内吸作用，目前已在世界上45个国家取得登记，用于防治果树、蔬菜和谷物上的白粉病，甜菜上尾孢菌属（*cercospora*）以及蔬菜上链格孢属（*alternaria*）病原菌引起的病害。

近几年，拉美市场大豆锈病（*Phakopsora pachyrhizi*）暴发，四氟醚唑是防治这种病害的领先品种之一。

1993年，四氟醚唑开始商品化。

东绵株式会社在日本市场开发和商品化四氟醚唑，该公司拥有意赛格研发公司19%的股权。

2000年5月31日，意大利意赛格向欧盟递交了四氟醚唑作为现有活性成分评估的登记资料；2001年10月2日，欧委会宣布其登记资料完成，并归入评估产品第3组；2010年1月1日，四氟醚唑被列入欧盟农药登记指令（91/414）附录1，公司由此获得了这一天起算的5年期的登记资料保护权。

2000年，四氟醚唑的销售额增加，而其在美国、巴西和日本市场的增长尤为强劲。

2004年，四氟醚唑在阿根廷取得登记。

2004年，四氟醚唑市场销售强劲，从而导致该产品产量翻番。

2005年，Sipcam Agro将百菌清（chlorothalonil）和四氟醚唑的复配产品Domark投放巴西市场。

2005年，四氟醚唑在澳大利亚获准登记。

2005年，四氟醚唑在美国首次登记。根据"联邦杀虫剂、杀菌剂和杀鼠剂法案"，为了支持新农药化学品或现有农药新使用的登记，四氟醚唑的登记公司获得了10年期的资料独占权，保护期起自新活性物质的首个登记日。没有资料所有权公司的许可，其他登记商无权使用保护期内的登记资料。

2006年，富美实（FMC）与意赛格就巴西市场的四氟醚唑销售达成协议。

2006年，意赛格年产360t的意大利新生产厂开始生产。

目前，孟山都、意赛格和Sipcam英国分公司等在英国登记开发了125g/L

和 100g/L 四氟醚唑单剂以及 250g/L 百菌清＋62.5g/L 四氟醚唑复配产品等。

　　根据 2010 年 6 月中国官方公布的信息，意大利意赛格公司在我国取得了 94％四氟醚唑原药和 4％四氟醚唑水乳剂的正式登记，允发化工（上海）有限公司和上海泰禾（集团）有限公司分别取得了 4％四氟醚唑水乳剂的分装正式登记。

【合成路线】

方法 1：

方法 2：

方法 3：

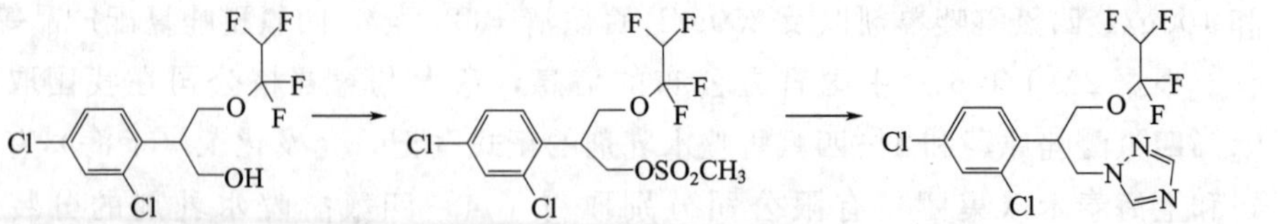

◆ 关键中间体：2,2′,4′-三氯苯乙酮、四氟乙烯、2′,4′-二氯-2-(1,2,4-三唑-1-基)苯乙酮和间二氯苯等。

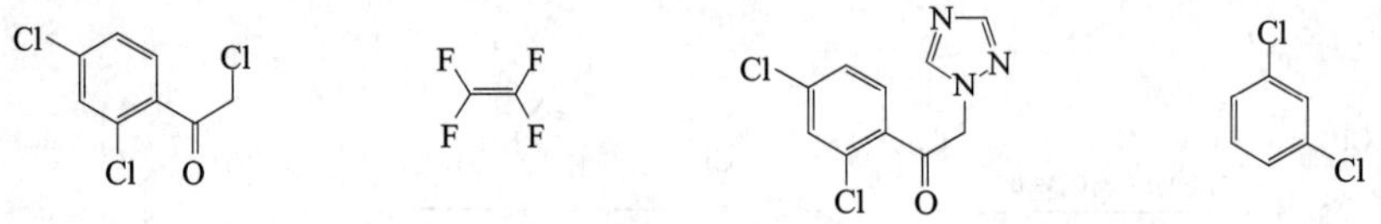

2,2′,4′-三氯苯乙酮　　　四氟乙烯　　2′,4′-二氯-2-(1,2,4-三唑-1-基)苯乙酮　　间二氯苯

◆ 中间体四氟乙烯的合成

$$2CHClF_2 \xrightarrow{\text{高温裂解}} CF_2=CF_2 + 2HCl$$

◆ 中间体间二氯苯的合成

方法1：

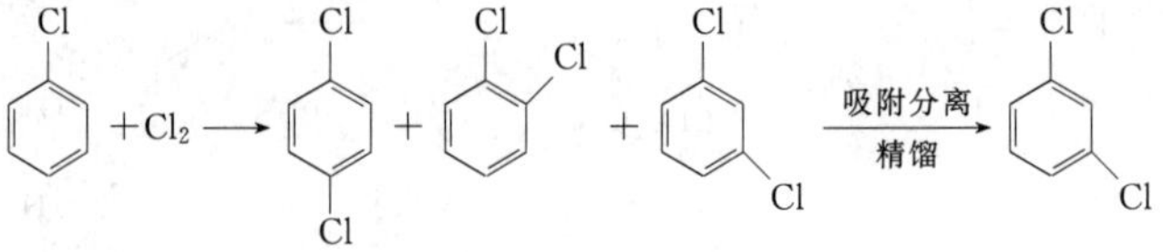

方法2：

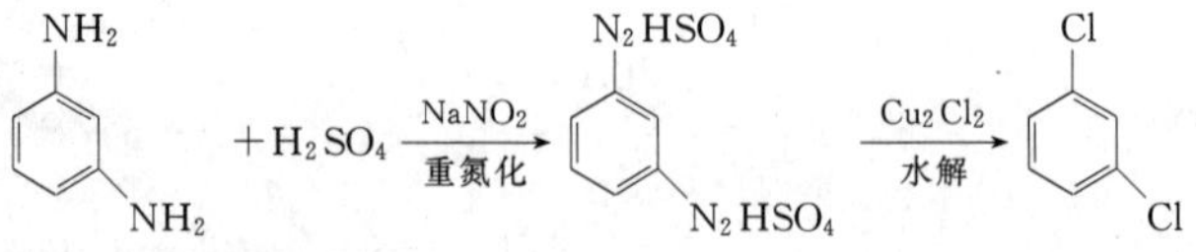

方法3：

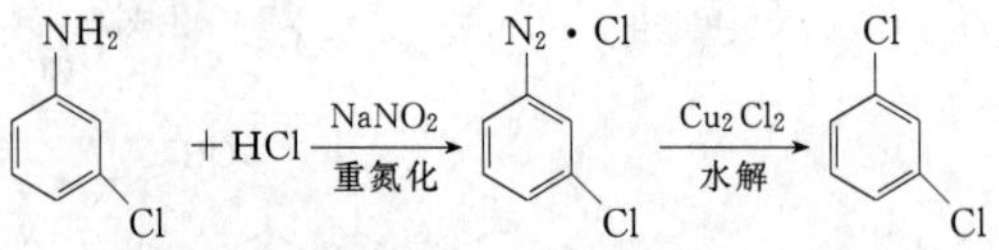

【分析和残留】 产品和残留采用气液色谱法（GLC）或高效液相色谱法（HPLC）分析。

戴荣彩等研究了四氟醚唑在草莓和土壤中的残留分析方法及其消解动态和最终残留量。样品经处理后，用带 ECD 检测器的气相色谱进行测定。四氟醚唑的最低检出量为 0.03ng，在草莓和土壤中的最低检出浓度均为 0.02mg/kg，平均回收率为 95.9%～97.5%。变异系数为 1.5%～2.8%，符合残留分析要求。用该方法测定了四氟醚唑在草莓和土壤中的消解动态以及最终残留量，结果表明，四氟醚唑在草莓上的降解速率较快，半衰期为 4.2d；在土壤中降解速率稍慢，半衰期为 15.4d，施药后 7d 四氟醚唑的消解达到 80% 以上。

【专利概况】 欧洲专利：意赛格-EP 0234242，该专利申请时间为 1987 年 1 月 19 日，专利终止时间为 2007 年 1 月 18 日。没有获得英国补充保护证书（SPCs）。

美国专利：意赛格-US 5081141，该专利终止时间为 2009 年 1 月 13 日。

【应用】 四氟醚唑为甾醇 C_{14} 脱甲基酶抑制剂。该产品为广谱内吸性杀菌剂，具有保护、治疗和铲除活性。通过植物根、茎和叶吸收，并向顶传输到植物的所有组织（包括新生组织）。

叶面应用和种子包衣四氟醚唑，可用于防治谷物白粉病、锈病、腥黑穗病和散黑穗病，梨果白粉病和疮痂病，葡萄和葫芦白粉病，甜菜白粉病和叶斑病，以及蔬菜、观赏植物和热带水果上的白粉病、锈病和疮痂病。果树和蔬菜上的施药剂量为 $2.5\sim5g/hl$，大田作物的用药量为 $100\sim125g/hm^2$。

【小结】 四氟醚唑是一种内吸性三唑类杀菌剂，已经在 45 个国家取得登记，广泛用于防治果树、蔬菜和谷物白粉病以及甜菜上尾孢菌属和蔬菜上链格孢属病原菌引起的病害，最近还用于防治大豆亚洲锈病（*Phakopsora pachyrhizi*）。

四氟醚唑的欧洲专利于 2007 年 1 月 18 日到期，该专利没有获得英国补充保护证书（SPCs）；美国专利也已于 2009 年 1 月 13 日到期。

2010 年 1 月 1 日，四氟醚唑被列入欧盟农药登记指令（91/414）附录 1，其登记资料由此获得了 5 年期的保护权。2005 年四氟醚唑在美国首次登记，因此，其在美国的登记资料保护期至 2015 年。非专利产品生产商想要进入欧盟或美国市场时，他们必须自己准备一套完整的登记资料，或者与资料持有商协商，抑或等到资料保护期满后再进入欧美市场。

四氟醚唑的生产工艺相对简单，非专利产品生产厂商应该有能力生产出具有可接受杂质含量、符合不同登记要求的产品。

由于资料保护的作用，非专利产品生产厂很难进入欧盟和美国市场，然而，他们在进入欧美市场之前，可以先行进入像南美等其他市场。

参 考 文 献

农药学学报，2005，7（2）：185.

肟菌酯（trifloxystrobin）

$C_{20}H_{19}F_3N_2O_4$，408.4

【化学名称】 (E)-甲氧基亚氨基-{(E)-α-[1-(α,α,α-三氟间甲苯基)乙基亚氨基氧]邻甲苯基}乙酸甲酯（IUPAC）

(αE)-α-甲氧基亚氨基-2-[[[(E)-[1-[3-(三氟甲基)苯基]亚乙基]氨基]氧]甲基]苯乙酸甲酯（CA）

【CAS 登录号】 ［141517-21-7］；以前为 ［221007-60-9］

【其他名称】 Flint、Tega（拜耳作物科学公司）

【理化性质】 原药含量≥960g/kg（澳大利亚和欧盟的标准要求）；外观：无嗅、白色固体；熔点：72.9℃；沸点：约 312℃（285℃开始分解）；蒸气压：3.4×10^{-3} mPa(25℃)；分配系数：$K_{ow} \lg P = 4.5(25℃)$；亨利常数：2.3×10^{-3} Pa·m³/mol(25℃)；相对密度：1.36(21℃)；溶解度：在水中溶解度为 610μg/L(25℃)。

稳定性：水解半衰期 DT_{50} 为 11.4 周（pH 7）；pH 值为 5 时稳定。水溶液中光解半衰期 DT_{50} 为 31.5h(pH 7，25℃)。

【毒性】

(1) 哺乳动物毒性 大鼠急性经口 $LD_{50} > 5000$mg/kg；大鼠急性经皮 $LD_{50} > 2000$mg/kg。对兔皮肤和眼睛无刺激性；通过皮肤接触可能引起过敏。大鼠吸入 $LC_{50} > 4646$mg/m³。NOEL：（2 年）大鼠为每日 9.8mg/kg(bw)。ADI：0.1mg/kg（公司建议）。无致突变、致畸和致癌作用，对生殖无不良影响。

毒性级别：世界卫生组织（有效成分）为 Ⅲ 级（公司分类）；欧盟分类：R43｜N；R50，R53。

(2) 生态毒性 鸟类：急性经口 LD_{50} 鹌鹑 >2000mg/kg，野鸭 >2250mg/kg；鹌鹑和野鸭饲喂 LC_{50} 均 >5050mg/kg。鱼类 LC_{50}(96h)：虹鳟为 0.015mg/L，蓝鳃太阳鱼为 0.054mg/L。水蚤 LC_{50}（48h）为 0.016mg/L。栅藻 (Scenedesmus subspicatus) E_bC_{50} 为 0.0053mg/L。其他水生生物：实验室试验表明，对水生生物有毒，但在生物环境中迅速消散。户外围隔试验证明，对水生生态系统风险低。蜜蜂 LD_{50}（经口）>200μg/蜂。蠕虫 LC_{50}(14d) >1000mg/kg

202

（土壤）。其他有益生物：正常使用时，对包括捕食螨、地面和叶面栖居的捕食性昆虫以及寄生蜂等多种有益节肢动物风险低。

（3）环境归趋　动物：大鼠经胃肠道吸收，迅速代谢并快速、彻底地排出体外。

植物：肟菌酯在许多作物中的代谢过程相似。根据小麦、苹果、黄瓜和甜菜的代谢数据，在以这些植物为原料的食品和饲料商品中，母体化合物即为残留物。

土壤和环境：肟菌酯从土壤和地表水中迅速消散。土壤半衰期 DT_{50} 为 $4.2\sim$ 9.5d，K_{oc} 为 $1642\sim3745$，没有淋溶作用。在水中的半衰期 DT_{50} 为 $0.3\sim1d$，DT_{90} 为 $4\sim8d$。

【剂型】　主要剂型有：乳油（EC，7.5％和12.5％）；干悬浮剂（DF，25％）；悬浮剂（SC，25％和50％）以及水分散粒剂（WG，50％）等。

【开发与登记】　肟菌酯是由汽巴-嘉基公司（现先正达）发现、1998 年在英国布赖顿植保会议上报道的杀菌剂，叶面使用，具有广泛的杀菌谱。可有效防治链格菌（*Alternaria* spp.）引起的病害、叶斑病（*Cercospora* spp.）、炭疽病（*Colletotrichum* spp.）、灰斑病（*Mycosphaerella* spp.）、白粉病、胞霉属（*Pyricularia* spp.）病原菌引起的病害、丝核病菌（*Rhizoctonia solani*）引起的病害、云纹病（*Rhynchosporium secalis*）、锈病、壳针孢属（*Septoria* spp.）病原菌引起的病害、黑星病（*Venturia* spp.）以及许多其他叶面和果实病害。

先正达是由诺华和捷利康合并而成，为了满足欧委会的要求，2000 年 12 月，先正达将肟菌酯的全球权利剥离给了拜耳作物科学公司。

肟菌酯主要应用于谷物、葡萄、梨果、蔬菜、草坪、观赏植物、热带种植园、水稻、甜菜及其他大田作物。上市的肟菌酯产品既有单剂，又有复配制剂。与肟菌酯复配的活性成分主要有：丙环唑（propiconazole）、环丙唑醇（cyproconazole）、戊唑醇（tebuconazole）、丙硫菌唑（prothioconazole）、霜脲氰（cymoxanil）、甲霜灵（metalaxyl）、克菌丹＋甲基硫菌灵＋甲霜灵（captan＋thiophanate-methyl＋metalaxyl）、三唑醇（triadimenol）以及氟嘧菌酯＋丙硫菌唑（fluoxastrobin＋prothioconazole）。

拜耳作物科学公司关于肟菌酯的主要单剂产品有：Tega［EC，75g/L（a.i.）］、Twist［EC，125g/L（a.i.）］、Flint/Tega［SC，250g/L（a.i.）］、Twist/Swift［SC，500g/L（a.i.）］、Gem［WG，250g/kg（a.i.）］和 Flint/Zato［WG，500g/kg（a.i.）］等。

拜耳作物科学公司开发的肟菌酯复配产品主要有：Rombus/Stratego［EC，肟菌酯125＋丙环唑125g/L（a.i.）］、Sphere［EC，肟菌酯 187.5＋环丙唑醇80g/L（a.i.）］、Stratego［EC，肟菌酯 187.5＋丙环唑 125g/L（a.i.）］、Nativo/

Coronet［SC，肟菌酯100＋戊唑醇200g/L（a.i.）］、Mobius［SC，肟菌酯150＋丙硫菌唑175g/L（a.i.）］、Consist full［WG，肟菌酯250＋戊唑醇500g/kg（a.i.）］和Éclair［WG，肟菌酯250＋霜脲氰240g/kg（a.i.）］等。

1998年，肟菌酯在南非首先登记，用于葡萄和苹果，商品名Flint。

1998年，肟菌酯在瑞士登记，1999年上市。

1999年，肟菌酯首次在美国登记。肟菌酯作为减风险杀菌剂在美国登记用于许多作物，其中包括小麦、水稻、马铃薯、甜菜、蔬菜、柑橘、梨果、核果、多种坚果以及观赏植物等。

根据"联邦杀虫剂、杀菌剂和杀鼠剂法案"，为了支持新农药化学品或现有农药新使用的登记，肟菌酯登记商可以获得10年期的登记资料保护权，起始时间为新活性物质的首个登记日。没有资料所有权公司的许可，其他登记商无权使用保护期内的登记资料。

肟菌酯与丙环唑的复配产品Stratego登记用于谷物和草坪。

2000年，肟菌酯在比利时、爱尔兰和英国登记。

2001年，肟菌酯在德国登记，用于防治蛇麻上的白粉病。

2000年，肟菌酯的销售额为2000万美元；2001年为9000万美元；2003年为2.00亿欧元；2004年为2.40亿欧元；2005年下降至1.93亿欧元；2006年为1.81亿欧元；2007年为2.43亿欧元（3.10亿美元）；2008年劲升至3.65亿欧元（4.65亿美元）；2009年达到历史高点，即为4.00亿欧元。

2001年，肟菌酯在法国登记；同年，肟菌酯与环丙唑醇的复配产品Sphere在英国上市。

2001年，Stratego（肟菌酯187.5g/L＋丙环唑125g/L）在德国登记。

2002年，Flint（肟菌酯单剂）和Sphere［EC，肟菌酯187.5＋环丙唑醇80g/L（a.i.）］在西班牙开发。

2002年，肟菌酯的新型干悬浮剂在美国登记。

拜耳作物科学公司在瑞士Muttenz的Clariant生产厂投资1400万美元，用于扩大肟菌酯的产能，这一投资使拜耳作物科学公司完成了肟菌酯的整个生产过程。

2004年，3个肟菌酯产品在加拿大登记，这3个产品分别为：50%的Flint，用于梨果、葡萄和谷物；50%的Compass，用于草坪和观赏植物；肟菌酯125g/L＋丙环唑125g/L的复配产品Stratego，用于谷物。

2005年，美国环保署授予拜耳作物科学公司的Stratego紧急豁免权，用于防治亚洲大豆锈病。

2005年，肟菌酯与戊唑醇的复配产品Nativo在巴西和阿根廷上市。

2005年，肟菌酯与丙环唑的复配产品Stratego在巴西上市，用于水稻。

2006年，肟菌酯与甲霜灵的复配产品 Trilex AL 在美国上市，用于大豆。

2007年，肟菌酯与戊唑醇的复配产品 Nativo 在巴西上市，用于香蕉。

至2008年，肟菌酯已在全球80多个国家登记。

1998年，诺华（现先正达）向欧盟递交了肟菌酯作为新活性成分评估的登记资料；2000年，欧委会宣布肟菌酯的登记资料完成。由于欧盟农药评估进程缓慢，2002年，肟菌酯在欧盟的临时登记获准延期2年；2003年10月1日，肟菌酯被列入欧盟农药登记指令（91/414）附录1，为此，肟菌酯获得了这一天起算的10年期登记资料保护权。

肟菌酯的主要适用作物有：苜蓿、苹果、香蕉、大麦、风轮菜、柑橘、葫芦、葡萄、蛇麻、芒果、西瓜、油桃、坚果、燕麦、观赏植物、桃、花生、梨、山核桃、阿月浑子、马铃薯、水稻、黑麦、甜菜、茶、草坪和小麦等。

肟菌酯的主要市场包括：澳大利亚、比利时、加拿大、克罗地亚、法国、德国、爱尔兰、以色列、日本、肯尼亚、马其顿、马来西亚、摩尔多瓦、荷兰、新西兰、菲律宾、波兰、俄罗斯、斯洛文尼亚、南非、韩国、西班牙、瑞士、中国台湾、泰国、英国、美国、也门等。

根据2010年6月中国官方公布的信息，德国拜耳作物科学公司在我国取得肟菌酯原药和75％肟菌·戊唑醇水分散粒剂的临时登记，拜耳作物科学（中国）有限公司取得75％肟菌·戊唑醇水分散粒剂的分装临时登记。

【合成路线】

方法1：

方法 2：

方法 3：

方法 4：

206

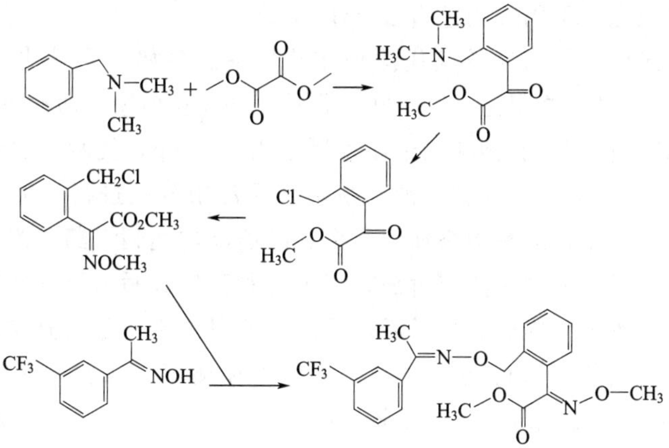

◆ 关键中间体：1-(3-三氟甲基苯基)乙酮、1-(3-三氟甲基苯基)乙酮肟（亦称间三氟甲基苯乙酮肟）、氧代邻甲苯基乙酸甲酯和（2-氯甲基苯基）氧代乙酸甲酯等。

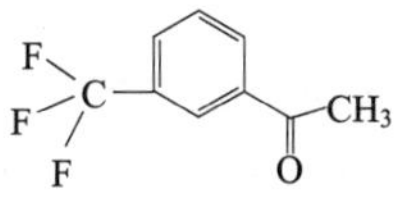

1-(3-三氟甲基苯基)乙酮 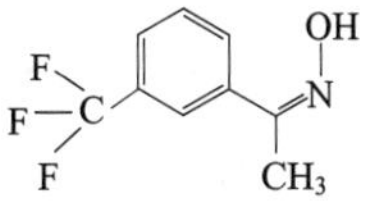　　1-(3-三氟甲基苯基)乙酮肟(亦称间三氟甲基苯乙酮肟)

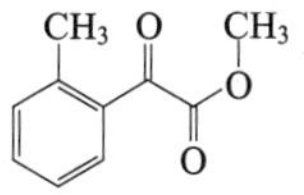

氧代邻甲苯基乙酸甲酯 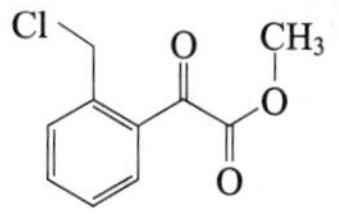　　　　（2-氯甲基苯基)氧代乙酸甲酯

◆ 中间体间三氟甲基苯乙酮肟的合成

方法1：

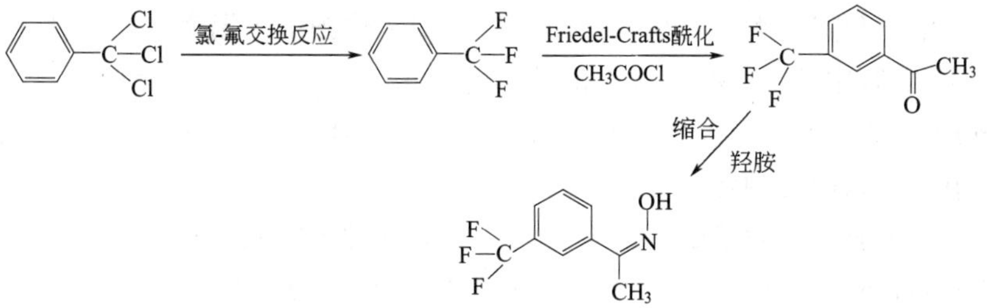

方法2：

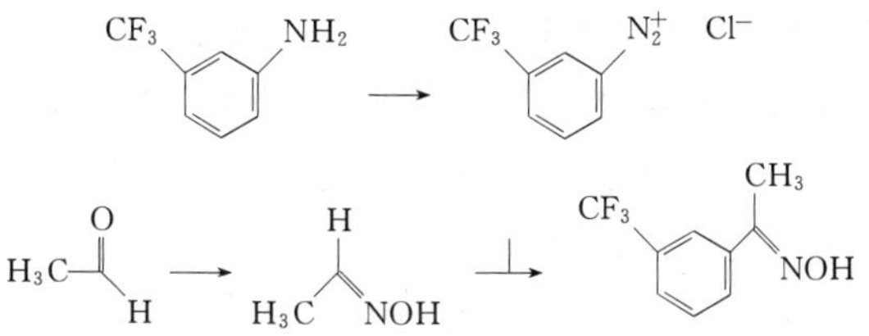

【分析和残留】 采用气相色谱法（GC）分析。

韩红新等研究了肟菌酯及其代谢物在花生油、牛奶和果汁中残留分析的方法。样品以乙腈/水（体积比，80∶20）提取，过 C_{18} 小柱，两次液液分配净化，气相色谱的 NPD 检测，肟菌酯的最小检测量为 0.01ng，代谢物的最小检测量为 0.005ng。用优化后的方法在花生油、牛奶和果汁中分别进行添加回收实验，得到的肟菌酯及其代谢物的平均添加回收率、准确度均达到农药残留分析的要求。

章虎等建立了一种同时测定番茄、黄瓜中醚菌酯和肟菌酯农药残留的气相色谱法。以乙腈高速匀浆提取、盐析后，再经氟罗里硅土柱色谱分离，采用带电子捕获检测器的气相色谱对待测组分进行了分离和测定。实验证明，添加浓度在 0.01mg/kg、0.05mg/kg 和 0.2mg/kg 时，番茄、黄瓜中醚菌酯和肟菌酯添加回收率在 80.2%～103% 之间，相对标准偏差（RSD，$n=5$）小于 10%，醚菌酯和肟菌酯在样品中的最低检出浓度为 0.005mg/kg。

【专利概况】 欧洲专利：拜耳作物科学公司- EP 0460575，专利申请日为 1991 年 6 月 3 日，专利到期日为 2011 年 6 月 2 日。

英国补充保护证书（SPCs）：SPC/GB00/011 EP 0460575-肟菌酯，欧盟授权资料：瑞士，1998 年 11 月 26 日，最长有效期至 2013 年 11 月 25 日。

美国专利：拜耳作物科学公司- US 4849432，2011 年 5 月 28 日该专利期满。

另外，还有一系列生产工艺、加工、复配和应用方法专利。

【应用】 肟菌酯通过阻止细胞色素 bc_1 Qo 中心的电子传递来抑制线粒体的呼吸作用。该产品为广谱杀菌剂，具有保护和特殊的治疗作用，并显示耐雨水冲刷特性。通过表面蒸汽的移动，可以实现药剂在植株上的再分配；并具有叶面渗透作用。

叶面应用肟菌酯，可广泛用于温带、亚热带和热带气候下的农业和园艺作物，既可用于开阔的大田，也可用于玻璃或塑料保护下的温室。在欧洲，肟菌酯的使用主要集中于谷物（用药量为 $50g/hm^2$）、葡萄（$187.5g/hm^2$）、梨果（$75g/hm^2$）和葫芦科作物（$187.5g/hm^2$）。肟菌酯对 4 大菌纲——子囊菌、半知菌、担子菌和卵菌纲皆有效。

汪汉成等研究了肟菌酯对属于不同分类的 9 种植物病原真菌的活性。室内测定结果表明，50%肟菌酯 WG 对供试的 9 种重要植物病原真菌均有较强的抑制活性。除水稻恶苗病菌外的所有供试真菌，其孢子萌发及活体试验的 EC_{50} 值均低于 3.6008g/ mL，EC_{90} 值均低于 80g/mL。试验还表明，肟菌酯对番茄灰霉病、黄瓜霜霉病和黄瓜白粉病的抗菌活性高于对番茄早疫病和辣椒炭疽病的活性，对水稻稻瘟病菌、纹枯病菌及稻曲病菌孢子萌发具有很强的毒力。

孙秀华等采用孢子萌发法进行了肟菌酯与戊唑醇不同配比组合在室温条件下对白菜黑斑病菌的毒力测定。结果表明：随着 2 种药剂不同配比组合浓度的提高，对病菌孢子萌发抑制作用增强，以质量浓度为 16.2mg/L 效果最好。肟菌酯与戊唑醇配比为 0.5∶1 时的共毒系数为 127.62，增效作用显著。

钟莉等应用 75％肟菌酯·戊唑醇 WP 防治稻曲病，在水稻孕穗末期和之后 7～10d 各施药 1 次，使用剂量为 10～15g/（667m^2）对稻曲病的防效达 90.4％～91.6％。

【小结】 肟菌酯是由诺华公司农化部（现先正达公司农化部）发现的杀菌剂。由于诺华和捷利康合并为先正达公司，为了满足欧盟委员会的要求，先正达公司于 2000 年 12 月将肟菌酯的全球权利剥离给了拜耳作物科学公司。

肟菌酯为叶面杀菌剂，具有广泛的防治谱，目前已在全球包括阿根廷、巴西、法国、德国和美国等在内的 80 多个国家登记，用于许多作物。

2011 年 6 月 2 日，肟菌酯在欧盟的专利期满，然而，在英国补充保护证书（SPCs）的保护下，肟菌酯的专利保护期被延长至 2013 年 11 月 25 日。肟菌酯在美国的专利将于 2011 年 5 月 28 日到期。肟菌酯还存在一系列生产工艺、加工、复配和应用方法专利的保护。

2003 年 10 月 1 日，肟菌酯被列入欧盟农药登记指令（91/414）附录 1，为此，该活性成分获得了这一天起算的 10 年期登记资料保护权。肟菌酯在美国的资料保护被延长至 2009 年。非专利产品生产商意欲进入欧盟市场，他们要么自行准备一套完整的登记资料，要么与肟菌酯产品登记商协商，共享其登记资料，并支付一定的补偿费用，要么等到登记资料保护期满后再进入这一市场。

肟菌酯的生产步骤较长，但绝大多数工艺相对简单，非专利产品生产商应该能够生产出符合纯度要求并且价格合理的肟菌酯产品。

由于专利延长及资料保护的作用，非专利产品生产商要进入欧盟和美国市场仍存在一定的难度，但可以在其他许多市场首先开发肟菌酯。

肟菌酯拥有大量的复配产品（主要配伍包括：环丙唑醇、丙环唑、戊唑醇、甲霜灵、丙硫菌唑、氟嘧菌酯和霜脲氰等），这些产品有效地分割了市场，并具有很强的品牌效应，所有这些将会增加非专利产品生产商对肟菌酯市场的开发难度。

参 考 文 献

[1] 农药，2006，45（11）：780-781，789.

[2] 食品工业科技，2008（6）：293.

[3] 化学通报，2008，71（6）：465-468.

[4] 菌物研究，2009（3）：185.

[5] 安徽农学通报，2009，15（20）：86.

灭菌唑 （triticonazole）

$C_{17}H_{20}ClN_3O$, 317.8

【化学名称】 （±）-(E)-5-(4-氯亚苄基)-2,2-二甲基-1-(1H-1,2,4-三唑-1-基
甲基)环戊醇 （IUPAC）

5-(4-氯苯基)亚甲基-2,2-二甲基-1-(1H-1,2,4-三唑-1-基甲基)
环戊醇 （CA）

【CAS 登录号】 ［131983-72-7］

【其他名称】 Real、Alios、Charter、Premis、Premis 25 （巴斯夫）

【理化性质】 原药为外消旋混合物，纯度为 95%；原药含量≥950g/kg（澳大
利亚的标准要求），或原药含量≥950g/kg（欧盟的标准要求）。外观：白色、无嗅
粉末（22℃）；熔点：139～140.5℃；蒸气压：<1×10^{-5}mPa(50℃)；分配系数：
$K_{ow}lgP=3.29(20℃)$；亨利常数：<3.9×10^{-5}Pa·m³/mol（计算值）；相对密度：
1.326～1.369(20℃)。溶解度：在水中溶解度为 9.3mg/L(20℃)，与 pH 值无关。

稳定性：180℃时稍有分解。

【毒性】

（1）哺乳动物毒性 大鼠急性经口 LD$_{50}$>2000mg/kg；大鼠急性经皮 LD$_{50}$
>2000mg/kg。对皮肤和眼睛无刺激性。吸入 LC$_{50}$>1.4mg/L（空气）。NOEL：
慢性 NOEL 大鼠为 750mg/kg［雄性和雌性大鼠分别为每日 29.4mg/kg(bw) 和
38.3mg/kg(bw)］；狗为 2.5mg/kg(bw)。ADI：（法国）0.0025mg/kg（临时）。

毒性级别：世界卫生组织（有效成分）为 U 级。

（2）生态毒性 鹌鹑急性经口 LD$_{50}$>2000mg/kg。对虹鳟急性毒性较低，
LC$_{50}$>10mg/L。水蚤 LC$_{50}$(48h)>9.3mg/L。藻类 EC$_{50}$(96h)>1.0mg/L。对
蜜蜂无毒性。

（3）环境归趋 动物：在大鼠体内，90%的给服药剂在 7d 内通过粪便排出体外。
植物：代谢生成二羟基衍生物及其他。

土壤和环境：半衰期 DT$_{50}$为 224～360d(10℃)。

【剂型】 悬浮种衣剂（FS，2.5%或 25g/L）。

【开发与登记】 灭菌唑是由罗纳-普朗克农化公司（现拜耳作物科学公司）

1988 年发现的杀菌剂，1993 年该产品在法国首次取得登记。2005 年，巴斯夫农化公司收购了灭菌唑的全球权利。灭菌唑为三唑类杀菌剂，该产品作为种子处理剂主要开发用于小谷粒谷物和玉米等作物。灭菌唑还用作消毒剂防治种传病害，或作为保护性处理剂，防治一系列谷物叶面病害。

市场上销售的灭菌唑既有单剂，又有复配产品，与其复配的有效成分包括：蒽醌（anthraquinone）、氯氰菊酯（cypermethrin）、抑霉唑（imazalil）、百菌清（chlorothalonil）、福美双（thiram）和咪鲜胺（prochloraz）等。

1993 年，Concept 727（复配产品）在法国登记，并上市。

小麦和大麦田叶面杀菌剂 Réal（灭菌唑＋蒽醌）在法国市场销售。

1996 年，灭菌唑产品 Alios（300g/L）作为种子处理剂在法国开发。

1998 年，灭菌唑与氯氰菊酯的复配产品 Premis 25 SC 在澳大利亚登记。

1999 年，安万特公司开发了灭菌唑与双胍辛胺（guazatine）的复配产品 Premis B。

2002 年，继拜耳并购了安万特公司之后，巴斯夫公司从拜耳收购了灭菌唑作为种子处理剂在全球的绝大多数权利，当时，拜耳保留了灭菌唑在美国的开发权，但是，2005 年，巴斯夫公司又接管了灭菌唑在美国的权利。

2003 年，拜耳公司在美国市场销售灭菌唑，用作谷物种子处理剂。

2004 年，巴斯夫公司从拜耳公司收购了其位于法国 St Aubin les Elbeuf 的生产厂，该厂用来生产氟虫腈（fipronil）、异菌脲（iprodione）和灭菌唑。

2005 年，灭菌唑种子处理剂 Charter（灭菌唑，25g/L）及 Charter PB（灭菌唑 1.25％＋福美双 12.5％）在加拿大获准登记。

2005 年，灭菌唑单剂 Charter 在美国登记。

2008 年，巴斯夫公司同意向拜耳环境科学公司提供灭菌唑，用于美国和加拿大草坪和风光带观赏植物市场。

灭菌唑是欧盟现有活性成分评估中的第 2 组产品，安万特是唯一的登记申请公司。2006 年，欧盟食品链和动物健康常务委员会（SCFCAH）投票同意将灭菌唑列入欧盟农药登记指令（91/414）附录 1，2007 年 2 月 1 日该产品列入附录 1。灭菌唑作为现有活性成分，其登记资料获得了这一天起算的 5 年期的保护权。

灭菌唑的主要适用作物有：大麦、玉米、草坪和小麦等。

灭菌唑的主要市场包括：阿尔及利亚、阿根廷、澳大利亚、比利时、玻利维亚、巴西、保加利亚、加拿大、智利、捷克、法国、德国、匈牙利、哈萨克斯坦、卢森堡、挪威、巴基斯坦、葡萄牙、俄罗斯、南非、瑞士、突尼斯、土耳其、乌克兰、乌拉圭、英国和美国等。

根据 2010 年 6 月中国官方公布的信息，巴斯夫欧洲公司在我国取得 95％灭菌唑原药和 25g/L 灭菌唑悬浮种衣剂的正式登记，以及 28％灭菌唑悬浮种衣剂的临时登记；允发化工（上海）有限公司取得 25g/L 灭菌唑悬浮种衣剂的分装正式登记。

【合成路线】

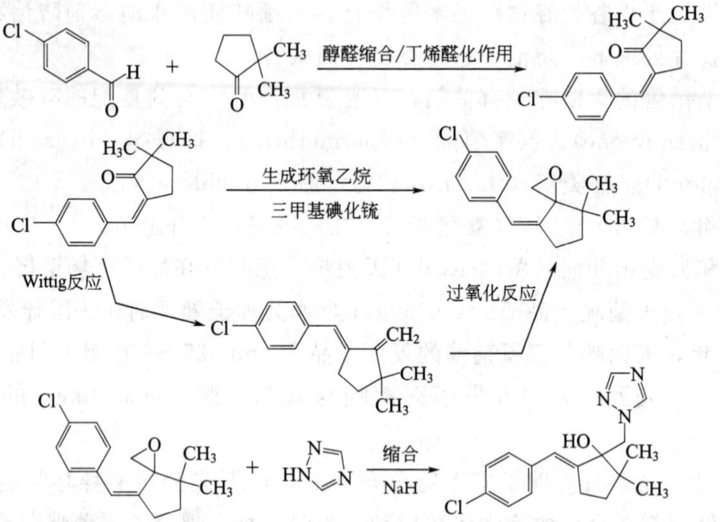

◆ 关键中间体：异丁腈、2,2-二甲基环戊酮、对氯苯甲醛和 1,2,4-三唑等。

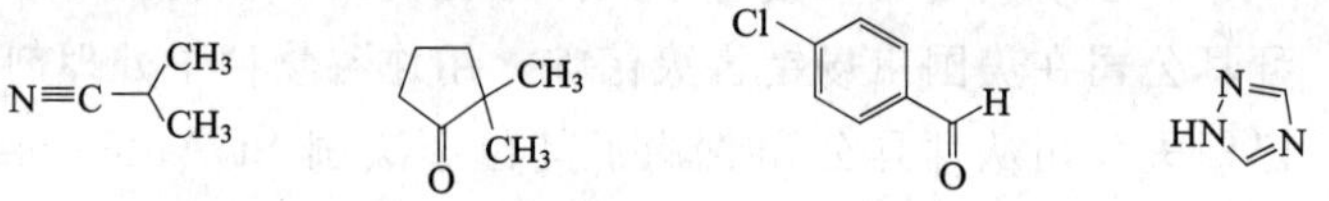

异丁腈　　　　2,2-二甲基环戊酮　　　对氯苯甲醛　　　1,2,4-三唑

◆ 中间体 2,2-二甲基环戊酮的合成

方法 1：

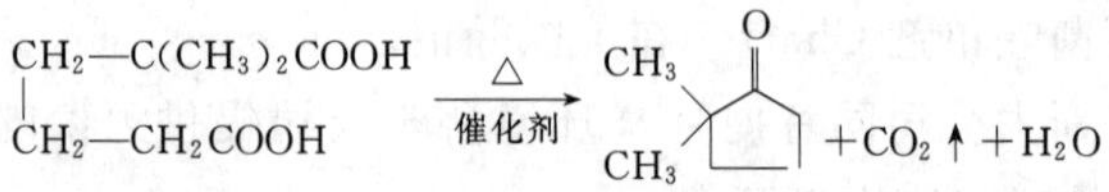

方法 2：

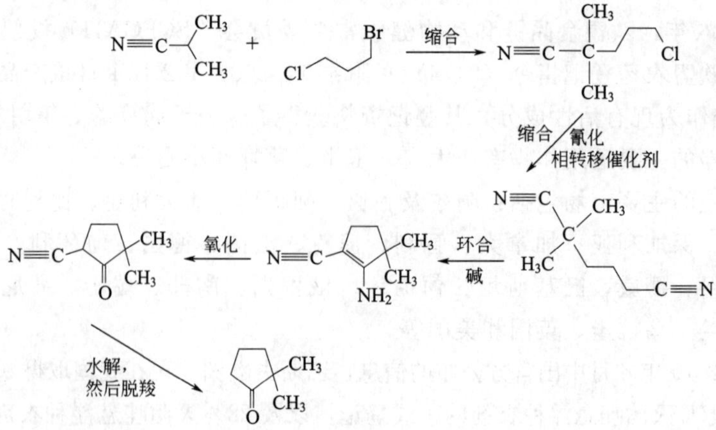

方法 3：

【分析和残留】　采用高效液相色谱法（HPLC）分析。

王小丽等采用高效液相色谱法对灭菌唑 300g/L 悬浮种衣剂进行了定量分析，以乙腈＋水为流动相，使用 ZORBAX EXTEND-C$_{18}$、$5\mu m$ 不锈钢柱和二极管阵列检测器，检测波长为 254nm。结果表明，该方法测得灭菌唑的标准偏差为 0.34，变异系数为 1.18%，线性相关系数为 0.9999，平均回收率为 101.55%。

【专利概况】　欧洲专利：巴斯夫公司-EP0378953，该专利申请日为 1989 年 12 月 27 日，终止日为 2009 年 12 月 26 日。没有获得英国补充保护证书（SPCs）。

美国专利：巴斯夫公司-US 5256683，该专利于 2010 年 10 月 25 日保护期满。

【应用】　灭菌唑为甾醇生物合成中 C$_{14}$ 脱甲基化酶抑制剂，具有触杀和内吸作用，对子囊菌和担子菌类真菌有效，可以控制种传和土传病害。

灭菌唑作为种子消毒剂，防治种传病害；作为保护性处理剂，防治许多叶面病害，如谷物锈病、白粉病、叶斑病、眼斑病和网斑病以及玉米丝黑穗病等。作为种子处理剂，用于谷物上的剂量为 50g/t，用于玉米上的剂量为 200g/t。

【小结】　灭菌唑是由罗纳-普朗克农化公司（现拜耳作物科学公司）开发的杀菌剂，1993 年在法国首先取得登记，2005 年巴斯夫公司收购了灭菌唑的全球权利。该产品主要用作小麦和大麦种子处理剂。

2009 年 12 月 26 日，灭菌唑在欧盟的专利到期，该专利没有获得英国补充保护证书（SPCs）；其美国专利将于 2010 年 10 月 25 日保护期届满。2006 年，欧盟食品链和动物健康常务委员会（SCFCAH）投票表决将灭菌唑列入欧盟农药登记指令（91/414）附录 1，2007 年 2 月 1 日，该产品列入附录 1。由于灭菌唑作为现有活性成分参与评估，所以其登记资料获得了这一天起算的 5 年期的保护权。如果非专利产品生产商想要进入欧盟或美国市场，他们要么自行准备一套完整的登记资料，要么与资料拥有公司协商使用其登记资料，但需支付适当的资料补偿费用，抑或等到资料保护期满后再进入这些市场。

灭菌唑的生产工艺相对简单，其关键中间体都可以从起始原料合成制得，这些起始原料来源丰富。因此，从生产工艺的角度来看，灭菌唑对非专利产品生产商来说，是一个颇具吸引力的杀菌剂产品。

近期内，非专利产品生产商很难进入欧盟和美国市场，因为资料保护很可能成为市场准入的有效壁垒；而许多复配产品的开发也成功地分割了市场，从而抑制了非专利产品生产商的市场竞争力。

参 考 文 献

农药科学与管理，2009，30（11）：31.

苯酰菌胺 (zoxamide)

$C_{14}H_{16}Cl_3NO_2$，336.6

【化学名称】 (RS)-3,5-二氯-N-(3-氯-1-乙基-1-甲基-2-氧丙基)对甲基苯甲酰胺 (IUPAC)

3,5-二氯-N-(3-氯-1-乙基-1-甲基-2-氧丙基)-4-甲基苯甲酰胺 (CA)

【CAS 登录号】 [156052-68-5]

【其他名称】 Zoxium (道农业科学公司)

【理化性质】 原药含量≥950g/kg (欧盟的标准要求)；外观：白色精细粉末，具有类似甘草的气味；熔点：159.5～161℃；蒸气压：<$1×10^{-2}$mPa (≤45℃)；分配系数：$K_{ow}lgP=3.76(20℃)$；相对密度：1.38(20℃)。溶解度：在水中溶解度为 0.681mg/L(20℃)；在丙酮中溶解度为 55.7g/L(25℃)。

稳定性：水溶液中水解 DT_{50}约为 15d(pH 4 和 7)，约为 8d(pH 9)。水溶液中光解 DT_{50}为 7.8d。

【毒性】

(1) 哺乳动物毒性 大鼠急性经口 LD_{50}>5000mg/kg；急性经皮 LD_{50}>2000mg/kg。对兔皮肤无刺激性，对兔眼睛有中度刺激性。对豚鼠皮肤有致敏作用。大鼠吸入 LC_{50}(4h)>5.3mg/L。NOEL：饲喂 NOEL (1 年) 狗为每日50mg/kg(bw)。ADI：2.6mg/kg(bw) (建议)。4 种致突变性试验均呈阴性，无致畸作用，对生殖无不良影响，无致癌作用。

(2) 生态毒性 鸟类：鹌鹑急性经口 LD_{50}>2000mg/kg；野鸭和鹌鹑饲喂 LC_{50}均>5250mg/kg (饲料)。野鸭和鹌鹑生殖 NOEL 均为 1000mg/kg (饲料)。鱼类：虹鳟 LC_{50}(96h) 为 160μg/L；LC_{50}(96h) 蓝鳃太阳鱼>790μg/L，羊头原鲷>855μg/L，斑马鱼>730μg/L (均大于溶解度)。黑头呆鱼生命周期 NOEC 为 60μg/L。水蚤 EC_{50}(48h)>780μg/L (溶解度)。生殖 NOEC (21d) 为 39μg/L。藻类：EC_{50} (120h，细胞密度) 羊角月牙藻 (*Selenastrum capricornutum*) 为 19μg/L，栅藻 (*Scenedesmus subspicatus*) 为 11μg/L；EC_{50} (120h，细胞密度) 水华鱼腥藻 (*Anabaena flosaquae*)>860μg/L，舟形藻 (*Navicula pellicu-*

losa）＞930μg/L，中肋骨条藻（*Skeletonema costatum*）＞910μg/L（均大于溶解度）。其他水生生物：东方牡蛎 EC_{50}（48h）为 703μg/L；糠虾 LC_{50}（96h）为 76μg/L。浮萍（*Lemna gibba*）EC_{50}（14d）为 17μg/L。蜜蜂 LD_{50}（接触）＞100μg/蜂。蠕虫 LC_{50}（14d）＞1070mg/kg（土壤）；亚致死生长和生殖 NOEC 为 7mg/kg（天然土壤）。其他有益生物：（IOBC 分类）在 0.15kg/hm² （1×典型剂量）时，对梨盲走螨（*Typhlodromus pyri*）、缢管蚜茧蜂（*Aphidius rhopalosiphi*）、安氏钝绥螨（*Amblyseius andersoni*）、豹蛛（*Pardosa* spp.）、步甲（*Poecilus cupreus*）、草蛉（*Chrysoperla carnea*）和小花蝽（*Orius insidiosus*）等无害；在 0.3kg/hm²（2×典型剂量）时，对蚜茧蜂（*Aphidius*）和草蛉（*Chrysoperla*）有微害。

（3）环境归趋　动物：代谢研究表明，给服药剂主要通过粪便排出体外。在尿液和粪便中检测到包括母体化合物在内的 36 种代谢产物，并且母体化合物为主要成分。蓝鳃太阳鱼的生物富集因子为 95～136；0.4d 内 50% 的给服药剂排出体外。

植物：苯酰菌胺可以渗透到植物的表层，但传输性较差。

土壤和环境：土壤半衰期 DT_{50} 为 2～10d；二氧化碳为主要代谢产物。K_{oc} 为 1166～1224；移动性低，不发生淋溶。

【剂型】　主要剂型有：悬浮剂（SC，24%）、水分散粒剂（WG）和可湿性粉剂（WP，80%）等。

【开发与登记】　苯酰菌胺是罗姆哈斯公司（现道农业科学公司）发现、并于 1998 年在英国布赖顿植保会议上介绍的杀菌剂产品，这是一个苯甲酰胺类保护剂，具有新颖的作用机制，可以防治包括葡萄和马铃薯在内的果树和蔬菜等作物上的卵菌纲真菌引起的病害。

苯酰菌胺是对现有市售杀菌剂的补充和加强。它与代森锰锌（mancozeb）的复配产品 Gavel 75DF（8.3% 苯酰菌胺＋66.7% 代森锰锌）正开发用于美国市场，该产品还以 Electis 商品名在欧洲许多市场销售。2001 年，苯酰菌胺的单剂首先在英国和美国上市。

苯酰菌胺是北美自由贸易区（NAFTA）通过三方评估的第一个产品，2001 年，该产品在 NAFTA 获准登记，用于马铃薯，并作为减风险产品在三国用于葡萄。

2001 年，苯酰菌胺首次在美国取得登记。

根据"联邦杀虫剂、杀菌剂和杀鼠剂法案"，为了支持新农药化学品或现有农药新使用的登记，苯酰菌胺登记商可以获得 10 年期的登记资料保护权，起始时间为该活性物质的首个登记日。没有资料所有权公司的许可，其他登记商无权使用保护期内的登记资料。

1999 年，罗姆哈斯向欧盟递交了苯酰菌胺作为新活性成分的登记申请，2000 年，欧委会宣布该登记资料完成。2004 年 4 月 1 日，苯酰菌胺被列入欧盟农药登记指令（91/414）附录 1，因此，其登记资料在欧盟获得了 10 年期的保护权。

苯酰菌胺的主要适用作物有：花椰菜、葫芦、莴苣、西瓜、洋葱、豌豆、马铃薯、菠菜、南瓜小果、番茄和葡萄等。

苯酰菌胺的主要市场包括：阿根廷、比利时、巴西、加拿大、智利、哥伦比亚、丹麦、法国、德国、意大利、墨西哥、斯洛文尼亚、南非、瑞典、英国和美国等。

【合成路线】

方法 1：

方法 2：

◆ 关键中间体：3,5-二氯对甲基苯甲酰氯、2-乙基-2-甲基炔丙醇和 2-乙基-2-甲基炔丙胺等。

3,5-二氯对甲基苯甲酰氯　　　2-乙基-2-甲基炔丙醇　　　2-乙基-2-甲基炔丙胺

【分析和残留】 产品：采用带紫外检测器的反相高效液相色谱法（rp-HPLC）分析。

残留：农作物及各种环境中的苯酰菌胺残留用带电子捕获检测器的气相色谱法（GC）分析。

【专利概况】 欧洲专利：罗姆哈斯公司（现道农业科学公司)-EP 0456826，该专利申请日为 1993 年 11 月 15 日，终止日为 2013 年 11 月 14 日。没有获得英国补充保护证书（SPCs）。

美国专利：罗姆哈斯公司（现道农业科学公司）-US 5304566，该专利将于 2012 年 11 月 30 日保护期满。

【应用】 苯酰菌胺通过与微管蛋白的 β-亚单元键合来阻止细胞核分裂，从而破坏细胞骨架中的微管。该产品具有持效性，耐雨水冲刷。

苯酰菌胺在 120～200g/hm² 用量下，可有效防治包括马铃薯和番茄晚疫病 (*Phytophthora infestans*，其中马铃薯包括叶、茎和块茎疫病)、葡萄霜霉病 (*Plasmopara viticola*) 和葫芦科霜霉病 (*Pseudoperonospora cubensis*) 等卵菌纲真菌引起的病害。苯酰菌胺与目前市场上的卵菌纲杀菌剂，如苯基酰胺类、甲氧基丙烯酸酯类和霜脲氰 (cymoxanil) 等无交互抗性。市场销售的苯酰菌胺常为与代森锰锌或霜脲氰的预混产品。

【小结】 苯酰菌胺是由罗姆哈斯公司发现的苯甲酰胺类保护性杀菌剂，具有新颖的作用机理，可有效防治果树、蔬菜等作物（如葡萄和马铃薯等）上由卵菌纲真菌引起的病害。市售苯酰菌胺既有单剂，又有与代森锰锌等的复配产品。

2001 年，苯酰菌胺首先在英国和美国上市；目前已在包括欧洲、南美和北美等地区在内的超过 15 个国家登记。

2013 年 11 月 14 日，苯酰菌胺在欧洲的专利到期，该产品没有申请英国补充保护证书（SPCs），其美国专利也将于 2012 年 11 月 30 日期满。

2001 年，苯酰菌胺首次在美国取得登记，为了支持新产品的登记，该产品在美国获得了登记日起算的 10 年期的登记资料保护权。2004 年 4 月 1 日，苯酰菌胺被列入欧盟农药登记指令（91/414）附录 1，因此，其登记资料也获得了这一天起算的 10 年期保护权。非专利产品生产商意欲进入欧盟或美国市场，他们要么自行准备一套完整的登记资料，要么与道农业科学公司协商使用其登记资料，并支付适当的资料补偿费用。

虽然苯酰菌胺的生产工艺相对简单，但有几个关键中间体很难从市场上获得。3,5-二氯-4-甲基苯甲酸并不用于其他农药的生产，供应商很少，但其前体化合物 4-甲基苯甲酸较易购得。另一中间体 2-乙基-2-甲基炔丙醇也不用于其他农药产品的合成，目前还没有供应商可以提供商品量的产品，但其前体化合物甲乙酮市场有售，并容易买到。苯酰菌胺及其光学异构体的生产工艺有许多专利保护，根据合同，中国有厂家生产苯酰菌胺，并供应给道农业科学公司。

非专利产品公司在进入北美（2012 年专利到期）和欧洲（2013 年专利到期，2014 年登记资料保护期满）市场之前可以先行进入南美市场。

除 草 剂

氨唑草酮（amicarbazone）

$$C_{10}H_{19}N_5O_2,\ 241.3$$

【化学名称】 4-氨基-N-叔丁基-4,5-二氢-3-异丙基-5-氧-1,2,4(1H)-三唑-1-甲酰胺（IUPAC）

4-氨基-N-(1,1-二甲基乙基)-4,5-二氢-3-(1-甲基乙基)-5-氧-1H-1,2,4-三唑-1-甲酰胺（CA）

【CAS登录号】 ［129909-90-6］

【其他名称】 Dinamic、Battalion（爱利思达生命科学公司）

【理化性质】 外观：无色晶体；熔点：137.5℃；蒸气压：1.3×10^{-3} mPa（20℃）；3.0×10^{-3} mPa（25℃）；分配系数（20℃）：$K_{ow}\lg P = 1.18$（pH 4），1.23（pH 7），1.23（pH 9）；亨利常数：6.8×10^{-8} Pa·m³/mol（20℃）；相对密度：1.12；溶解度：在水中溶解度为 4.6g/L（pH 4~9，20℃）。

【毒性】

(1) 哺乳动物毒性 雌性大鼠急性经口 LD_{50} 为 1015mg/kg；大鼠急性经皮 $LD_{50}>2000$mg/kg。对兔皮肤无刺激性，对兔眼睛有轻微刺激性，对豚鼠皮肤无致敏作用。大鼠吸入 LC_{50}(4h) 为 2.242mg/L（空气）。无致突变、致畸和致癌作用，没有遗传毒性。

(2) 生态毒性 鸟类：鹌鹑急性经口 $LD_{50}>2000$mg/kg，鹌鹑饲喂 $LC_{50}>5000$mg/kg。鱼类 LC_{50}(96h)：蓝鳃太阳鱼>129mg/L，虹鳟>120mg/L。水蚤 LC_{50}(48h)>119mg/L。浮萍（Lemna gibba）EC_{50} 为 226μg/L。蜜蜂：经口 LD_{50} 为 24.8μg/蜂；接触 $LD_{50}>200$μg/蜂。

(3) 环境归趋 土壤/环境：水解半衰期 DT_{50} 为 64d（pH 9，25℃）；pH=5、7时稳定。土壤中需氧降解 DT_{50} 为 50d。初步结果表明：土壤中光解 DT_{50} 为 54d；K_{oc} 为 23~37；田间消散 DT_{50} 为 18~24d；检测到的最低深度>LOQ

30cm（母体化合物），61cm（代谢物）。

【剂型】 主要剂型有：水分散粒剂（WG，70%）和悬浮剂（SC，60%）等。

【开发与登记】 1999年，英国布赖顿植保会议上报道了除草剂氨唑草酮，该产品由拜耳作物科学公司开发，并于2002年授权给爱利思达生命科学公司（Arysta LifeScience Corporation）。

氨唑草酮为三唑啉酮类除草剂，用于防除玉米和甘蔗田的多种阔叶杂草。当氨唑草酮与其他玉米田除草剂如氟噻草胺（flufenacet）、嗪草酮（metribuzin）和精异丙甲草胺（S-metolachlor）等复配时，也可以增强产品对禾本科杂草的残效作用。

氨唑草酮具有触杀和土壤活性，该产品被推荐于种植前、芽前或芽后用于玉米田防除一年生阔叶杂草，也可芽前、芽后用于甘蔗田防除一年生阔叶杂草和禾本科杂草。

2002年，爱利思达生命科学公司从拜耳公司收购了玉米和甘蔗田除草剂氨唑草酮的全球权利，2004年在巴西上市，2005年即取得了良好的市场销售业绩。2005年在美国取得登记，2006年在澳大利亚获准登记。

由于氨唑草酮2005年在美国首次登记，根据"联邦杀虫剂、杀菌剂和杀鼠剂法案"，为了支持新农药化学品或现有农药新使用的登记，氨唑草酮的资料递交公司可以获得10年期的资料独占使用权，起始时间为新活性物质的首个登记日。没有资料所有权公司的许可，其他登记商无权使用保护期内的登记资料。

除甘蔗和玉米外，氨唑草酮还可用于苜蓿、棉花和小麦等作物，其主要市场有美国、澳大利亚、巴西、古巴、墨西哥、菲律宾、南非和泰国等。

爱利思达公司预测，2010年氨唑草酮的全球年销售额可达3000万美元。

【合成路线】

方法1：

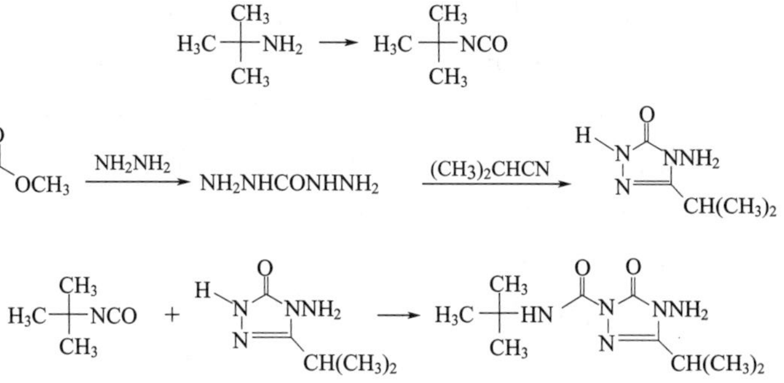

方法2：

221

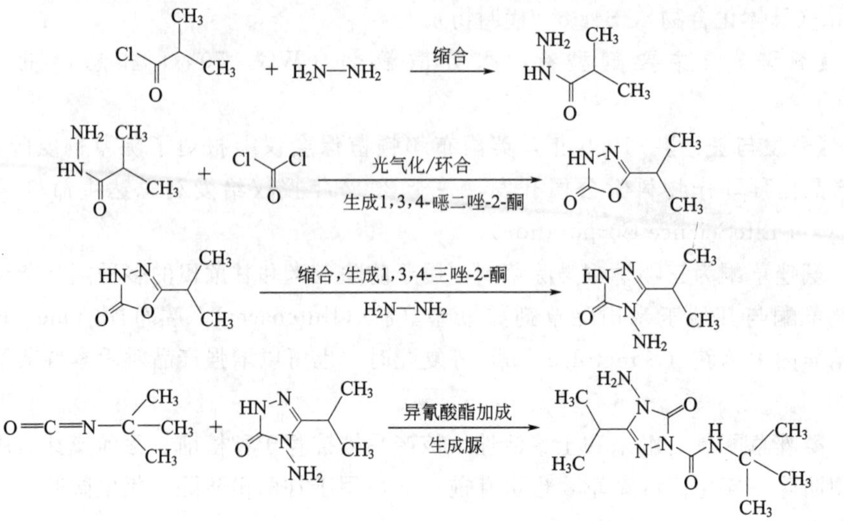

缩合

光气化/环合
生成 1,3,4-噁二唑-2-酮

缩合，生成 1,3,4-三唑-2-酮
H₂N—NH₂

异氰酸酯加成
生成脲

◆ 关键中间体：异丁酸、异氰酸叔丁酯和 4-氨基-5-异丙基-2,4-二氢-[1,2,4]三唑-3-酮等。

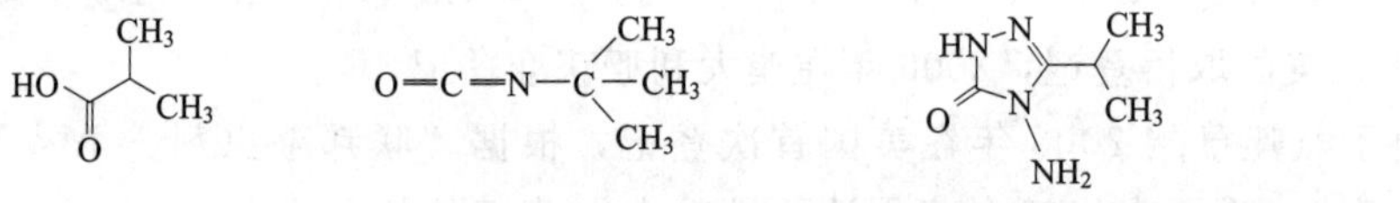

异丁酸　　　　异氰酸叔丁酯　　　4-氨基-5-异丙基-2,4-二氢-[1,2,4]三唑-3-酮

【分析和残留】　产品采用高效液相色谱法（HPLC）分析。

【专利概况】　欧洲专利：拜耳作物科学公司-EP 0370293，专利申请日为 1989 年 11 月 4 日，专利到期日为 2009 年 11 月 3 日。

没有获得英国补充保护证书（SPCs）。

美国专利：拜耳作物科学公司-US 5194085，2010 年 5 月 15 日该专利期满。

【应用】　氨唑草酮为光合作用抑制剂。受药植株通过根部吸收药剂，芽期杂草也通过叶面吸收，从而导致药剂对植株的触杀效果。氨唑草酮可以提供对杂草的击倒和持效双重作用。

氨唑草酮芽前防除玉米田一年生双子叶杂草，如苘麻（*Abutilon theophrasti*）、藜（*Chenopodium album*）、苋菜（*Amaranthus* spp.）、苍耳（*Xanthium strumarium*）和牵牛花（*Ipomoea* spp.）等，用药量最高至 500g/hm²；还可以芽前、芽后防除甘蔗田一年生双子叶杂草和禾本科杂草，如猩猩草（*Euphorbia heterophylla*）、车前状臂形草（*Brachiaria plantaginea*）和棘蒺藜草（*Cenchrus echinatus*）等，用药量最高约为 1000g/hm²。

上海市闵行区农业和绿化管理局对爱利思达公司提供的 70％氨唑草酮水分散粒剂进行了防除玉米田杂草的田间药效试验。试验结果表明，该药剂可有效防除玉米田阔叶杂草，并可兼除部分禾本科杂草，同时对玉米安全。于玉米苗后茎叶处理，有效成分用量为 280g/hm² 时，药后 45 d 对小藜的株防效为 80.8%，鲜重防效为 83.5%；对婆婆纳的株防效为 90.6%，鲜重防效为 91.1%；对狗尾草的株防效为 57.4%，鲜重防效为 71.3%。

【小结】 氨唑草酮是一种三唑啉酮类除草剂，主要用于防除玉米田和甘蔗田多种杂草。该产品由拜耳作物科学公司开发，2002 年授权给爱利思达生命科学公司。

氨唑草酮具有触杀和土壤活性，该产品被推荐种植前、芽前或芽后防除玉米田一年生阔叶杂草，也可以芽前或芽后用于甘蔗田防除一年生阔叶杂草和禾本科杂草。

2009 年 11 月 3 日，氨唑草酮在欧洲的专利期满；2010 年 5 月 15 日，其美国专利到期。

由于 2005 年氨唑草酮在美国首次取得登记，登记公司由此获得了 10 年期的登记资料独家使用权。欧盟市场还没有开发氨唑草酮，其主要市场在美国以及澳大利亚、巴西、古巴、墨西哥、菲律宾、南非和泰国等国家。

在氨唑草酮的生产中，包括了氨基甲酸酯和异氰酸酯的合成，所以其生产工艺相对比较复杂。在其他农药活性成分中还没有发现 1,2,4-三唑-3-酮的取代结构，从而致使氨唑草酮的关键中间体 4-氨基-5-异丙基-2,4-二氢-[1,2,4]-三唑-3-酮来源比较困难，必须自己生产，或者由合同生产商生产。

氨唑草酮的市场较小，并被复配产品进一步分割，与氨唑草酮复配的有效成分包括氟噻草胺、嗪草酮和精异丙甲草胺等。由于存在一些生产问题，可能导致非专利产品生产商寻求开发氨唑草酮的替代产品。

参 考 文 献

杂草科学，2007，(3)：52.

氟丁酰草胺 （beflubutamid）

$C_{18}H_{17}F_4NO_2$，355.3

【化学名称】 *N*-苄基-2-(α,α,α,4-四氟间甲苯基氧)丁酰胺 （IUPAC）

2-[4-氟-3-(三氟甲基) 苯氧基]-*N*-(苯基甲基)丁酰胺(CA)

【CAS 登录号】 [113614-08-7]

【理化性质】 原药纯度≥97%；外观：白色蓬松粉末；熔点：75℃；蒸气压：1.1×10^{-2}mPa （25℃）；分配系数：$K_{ow}lgP=4.28$；亨利常数：1.1×10^{-4} Pa·m^3/mol；相对密度：1.33。溶解度 （20℃）：水中为 3.29mg/L；丙酮中＞600g/L，1,2-二氯乙烷中＞544g/L，乙酸乙酯中＞571g/L，甲醇中＞473g/L，正庚烷中 2.18g/L，二甲苯中 106g/L。

稳定性：130℃贮存 5h 稳定；21℃，pH 值为 5、7 和 9 时贮存 5d 稳定。对光解相当稳定。

【毒性】

(1) 哺乳动物毒性 大鼠急性经口 LD$_{50}$＞5000mg/kg；大鼠急性经皮 LD$_{50}$＞2000mg/kg。对兔皮肤和眼睛无刺激；对豚鼠皮肤无致敏作用。大鼠吸入 LD$_{50}$＞5mL/L。NOEL(90d)：大鼠每日 29mg/kg(bw)。无致畸作用，Ames 试验、基因突变试验、细胞遗传学试验和微核试验均呈阴性。

(2) 生态毒性 鸟类：鹌鹑急性经口 LD$_{50}$＞2000mg/kg，饲喂 LC$_{50}$＞5200mg/kg。鱼类 LC$_{50}$ （96h）：蓝鳃太阳鱼为 2.69mg/L，虹鳟为 1.86mg/L。水蚤急性 EC$_{50}$(48h) 为 1.64mg/L。羊角月芽藻 (*Selenastrum*) E$_b$C$_{50}$ 为 4.45μg/L。浮萍 (*Lemnagibba*)EC$_{50}$ （96h） 为 0.029mg/L。蜜蜂 LD$_{50}$ （经口和接触)＞100μg/蜂。蚯蚓 LC$_{50}$(14d) 为 732mg/kg。对土壤微生物低风险。

(3) 环境归趋 动物：与在土壤中的主要代谢物相同。

植物：与在土壤中的主要代谢物相同。

土壤/环境：土壤中 DT$_{50}$ 为 5.4d；主要代谢产物为酰胺键断裂生成的相应的丁酸，该代谢产物本身可在土壤中迅速降解。K_{oc} 为 852～1793。pH 值为 5～9 时，对水解稳定。

【剂型】 氟丁酰草胺的主要剂型为悬浮剂（SC）。

开发与登记　氟丁酰草胺是由日本宇部兴产株式会社研发的选择性除草剂，1999 年首次在英国布赖顿植保会议上报道。该除草剂在作物芽后早期施用，用药量为 170～255g/hm^2，对小麦、大麦、黑麦和黑小麦等作物田间的阔叶杂草如阿拉伯婆婆纳（*Veronica persica*）、野芝麻（*Lalium amplexicaule*）和地堇菜（*Viola arvensis*）等有着卓越的防效。

1996 年以来，德国 Stähler 农药公司在欧洲对氟丁酰草胺与异丙隆的复配悬浮剂（85g/L＋500g/L）进行了评估，并且以 Herbaflex 商品名销售。

2000 年，日本宇部兴产株式会社向欧盟提交了氟丁酰草胺作为新活性成分进行评估的登记申请。2007 年 12 月 1 日，该品种被列入欧盟农药登记指令（91/414）附录 1。

日本宇部兴产株式会社与德国 Stähler 农药公司共同开发氟丁酰草胺的欧洲谷物市场。

2003 年，复配制剂 Herbaflex（氟丁酰草胺 8.5%＋异丙隆 50%）在德国登记。

2006 年，氟丁酰草胺在斯洛文尼亚登记。

【合成路线】

方法 1：

方法 2：

方法 3：

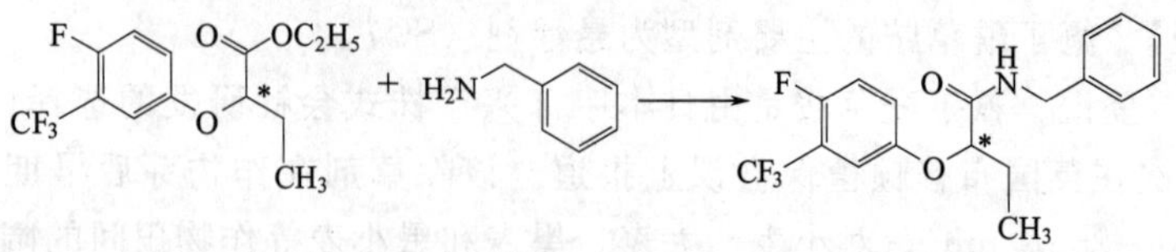

◆ 关键中间体：(R)-2-氯丁酸乙酯、4-氟-3-三氟甲基苯酚和苄胺等。

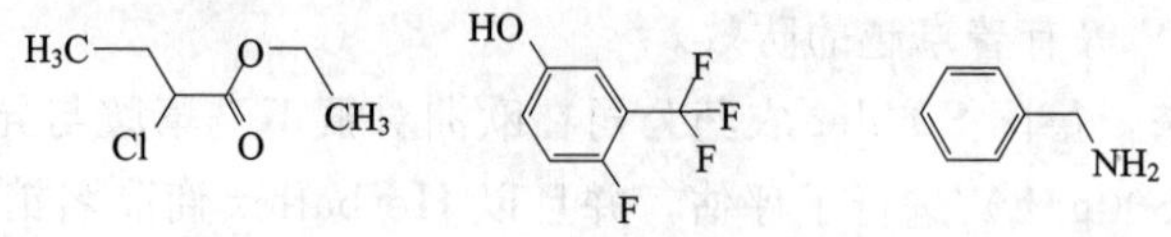

(R)-2-氯丁酸乙酯　　　　4-氟-3-三氟甲基苯酚　　　　苄胺

◆ 中间体（R)-2-氯丁酸乙酯的合成

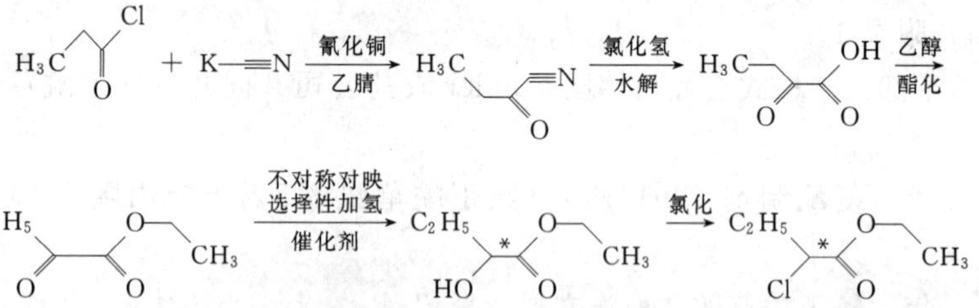

◆ 中间体 4-氟-3-三氟甲基苯酚的合成

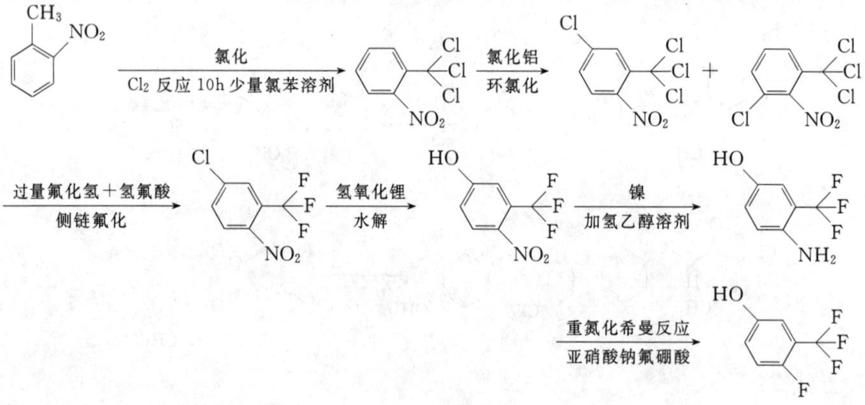

◆ 中间体苄胺的合成

方法 1：

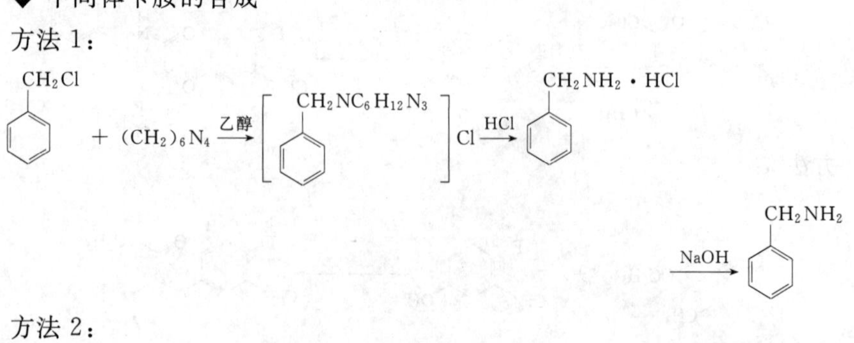

方法 2：

226

$$\text{C}_6\text{H}_5\text{CH}_2\text{Cl} + \text{NH}_4\text{OH} \longrightarrow \text{C}_6\text{H}_5\text{CH}_2\text{NH}_2 \cdot \text{HCl} \xrightarrow{\text{NaOH}} \text{C}_6\text{H}_5\text{CH}_2\text{NH}_2$$

【专利概况】 欧洲专利：日本宇部兴产株式会社-EP0239414，该专利申请日为 1987 年 3 月 27 日，专利终止日为 2007 年 3 月 26 日。

没有获得英国补充保护证书（SPCs）。

美国专利：日本宇部兴产株式会社-US 4929273，该专利已于 2007 年 5 月 28 日届满。

【应用】 氟丁酰草胺通过抑制八氢番茄红素脱氢酶，阻碍胡萝卜素的生物合成。用药量为 170～255g/hm²，单独或与异丙隆（isoproturon）混合使用，芽前或芽后早期防治大、小麦田阿拉伯婆婆纳（*Veronica persica*）、野芝麻（*Lamium amplexicaule*）和地堇菜（*Viola arvensis*）等阔叶杂草。

【小结】 早在 1986 年，日本宇部兴产株式会社即申请了氟丁酰草胺的专利，但直到 1999 年，才在英国布赖顿植保会议上首次介绍该产品。氟丁酰草胺从研发到投入市场花费了较长时间，直至近年才开始商品化。其专利在欧盟的有效期至 2007 年，在美国则到 2009 年为止。

氟丁酰草胺是一种芽后早期使用的除草剂，可以有效防除小麦、大麦、黑麦和黑小麦等作物田的多种阔叶杂草，如阿拉伯婆婆纳（*Veronica persica*）、野芝麻（*Lalium amplexicaule*）和地堇菜（*Viola arvensis*）等。

1996 年以来，德国 Stähler 农药公司一直在欧洲市场对氟丁酰草胺与异丙隆的复配悬浮剂（85g/L＋500g/L）进行评估，并以 Herbaflex 为商品名进行销售。

氟丁酰草胺的合成相对来说比较简单，但需要先得到关键中间体（*R*)-2-氯丁酸乙酯。

氟丁酰草胺已于 2007 年 12 月 1 日起列入欧盟农药登记指令（91/414）附录 1，从这一天起，其将会享有 10 年的资料保护权。

由于氟丁酰草胺的市场尚待进一步开发，并且还有较长的资料保护期，所以在短期内非专利产品生产厂家对于氟丁酰草胺的兴趣还值得商榷。

唑草胺 （cafenstrole）

$C_{16}H_{22}N_4O_3S$，350.4

【化学名称】 N,N-二乙基-3-[(2,4,6-三甲基苯基)磺酰基]-1H-1,2,4-三唑-1-甲酰胺（IUPAC,CA）

【CAS 登录号】 ［125306-83-4］

【其他名称】 Grachitor （SDS Biotech KK）

【理化性质】 外观：无色晶体；熔点：114～116℃；蒸气压：5.3×10^{-5} mPa(20℃)；分配系数：K_{ow} lg$P = 3.21$；相对密度：1.30(25℃)；溶解度：20℃时在水中溶解度为 2.5mg/L。

稳定性：在中性和弱酸性介质中稳定，对热相对稳定。

【毒性】

（1）哺乳动物毒性 大鼠和小鼠急性经口 LD_{50}＞5000mg/kg；大鼠急性经皮 LD_{50}＞2000mg/kg。大鼠吸入 LC_{50}(14d)＞1.97g/m³。ADI：0.003mg/kg。Ames 试验无致突变作用。

（2）生态毒性 鹌鹑和野鸭急性经口 LD_{50}＞2000mg/kg。鲤鱼 LC_{50}(48h)＞1.2mg/L。水蚤 LC_{50}(3h)＞500mg/L。蜜蜂 LC_{50}(72h)：经口＞1000mg/kg；接触＞5000mg/kg。

（3）环境归趋 动物：唑草胺在大鼠和狗体内的主要代谢产物为 3-(2,4,6-三甲基苯磺酰基)-1,2,4-三唑。

植物：在水稻中的主要代谢产物与在大鼠中的相同。

土壤/环境：DT_{50}（日本稻田）约 7d，（日本高地）约 8d。

【剂型】 主要剂型有颗粒剂（GR）、悬浮剂（SC）、水分散粒剂（WG）和可湿性粉剂（WP）等。

【开发与登记】 1987 年，Chugai 公司发现了唑草胺，1991 年 Chugai 药物有限公司在英国布赖顿植保会议上报道了该产品。这是一个禾本科杂草除草剂，对稗草（*Echinochloa oryzicola*）和其他一年生杂草药效尤佳。它可以与其他除草剂复配，作为一次性除草剂用于水稻田；其单剂主要用于草坪除草。

继 Chugai 公司退出农药市场以后，1995 年 1 月，该公司将唑草胺业务转让给 Eikou Kasei 公司。

至 2001 年，Eikou Kasei 公司已在市场销售 16 种不同的唑草胺制剂产品用于水稻田除草，年销售额为 1700 万美元。与唑草胺复配的有效成分包括：吡嘧磺隆（pyrazosulfuron-ethyl）、吡嘧磺隆＋氰氟草酯（pyrazosulfuron-ethyl＋cyhalofop-butyl）、四唑嘧磺隆＋苄嘧磺隆＋杀草隆（azimsulfuron＋bensulfuron-methyl＋daimuron）、唑吡嘧磺隆＋杀草隆（imazosulfuron＋daimuron）、cyclosulfuron＋杀草隆、氰氟草酯＋杀草隆＋氯吡嘧磺隆（cyhalofop-butyl＋daimuron＋halosulfuron-methyl）、MCPP-P、乙氧嘧磺隆（ethoxysulfuron）、氯吡嘧磺隆＋双环磺草酮＋杀草隆（halosulfuron＋benzobicyclon＋daimuron）等。

目前，唑草胺只在日本和韩国取得登记。

【合成路线】

方法 1：

方法 2：

◆ 关键中间体：2,4,6-三甲基苯胺、硫代氨基脲、1H-[1,2,4]-三唑-3-硫醇以及 N,N-二乙基氨基甲酰氯等。

2,4,6-三甲基苯胺　　　硫代氨基脲　　　1H-[1,2,4]-三唑-3-硫醇　　　N,N-二乙基氨基甲酰氯

【分析和残留】　采用带紫外检测器的高效液相色谱法（HPLC）测定。

【专利概况】　欧洲专利：Chugai Boyeki-EP 0332133，专利申请日为 1989 年 3 月 7 日，专利有效期至 2009 年 3 月 6 日。

没有获得英国补充保护证书（SPCs）。

美国专利：Chugai Boyeki-US 5147445，该专利已于 2009 年 8 月 14 日期满。

【应用】　唑草胺抑制细胞分裂。芽前或芽后早期用于水稻田防除稗草（*Echinochloa oryzicola*）、异型莎草（*Cyperus difformis*）和其他一年生杂草，用药量为 150~300g/hm^2。

【小结】　1987 年，Chugai 公司发现了唑草胺，1991 年 Chugai 药物有限公司在英国布赖顿植保会议上介绍了该品种。唑草胺是一个禾本科杂草除草剂，对稗草（*Echinochloa oryzicola*）和其他一年生杂草药效尤佳。它可以与其他除草剂复配，作为一次性除草剂用于水稻田；其单剂可用于草坪除草。目前，唑草胺只在日本和韩国取得了登记。

唑草胺的生产工艺相对复杂，其中包括了多个关键中间体，如 2,4,6-三甲基苯胺和 1,2,4-三唑-3-硫醇的取代物等，这些中间体是其他农药产品中未出现过的。

唑草胺的主要市场为日本水稻田除草剂市场，其上市产品多为唑草胺与其他除草剂组成的复配制剂，在该市场取得登记很困难，所以，唑草胺将不太可能成为吸引非专利产品生产商开发的候选品种。

唑草酮 （carfentrazone-ethyl）

$C_{15}H_{14}Cl_2F_3N_3O_3$ ，412.2；$C_{13}H_{10}Cl_2F_3N_3O_3$ （酸）

【化学名称】 (RS)-2-氯-3-[2-氯-5-(4-二氟甲基-4,5-二氢-3-甲基-5-氧-1H-1,2,4-三唑-1-基)-4-氟苯基] 丙酸乙酯 （IUPAC）

α,2-二氯-5-(4-二氟甲基-4,5-二氢-3-甲基-5-氧-1H-1,2,4-三唑-1-基)-4-氟苯基丙酸乙酯 （CA）

【CAS 登录号】 ［128621-72-7］（酸）；［128639-02-1］（乙酯）

【其他名称】 Aurora、Spotlight、Aim、Platform、Shark（富美实）

【理化性质】 原药含量≥900g/kg；外观：黄色黏稠液体；熔点：—22.1℃；沸点：350～355℃/760mmHg；蒸气压：1.6×10^{-2}mPa(25℃)；分配系数：$K_{ow}lgP=3.36$；亨利常数：2.47×10^{-4}Pa·m³/mol(20℃，计算值)；相对密度：1.457(20℃)。溶解度：在水中溶解度为12μg/mL(20℃)，22μg/mL(25℃)，23μg/mL(30℃)；在甲苯中溶解度为0.9g/mL，已烷中为0.03g/mL(20℃)，易溶于丙酮、乙醇、乙酸乙酯和二氯甲烷等。

稳定性：水解 DT_{50} 为 3.6h(pH 9)，8.6d(pH 7)；pH=5 时稳定；水中光解 DT_{50} 为 8d。闪点＞110℃。

【毒性】

(1) 哺乳动物毒性 雌性大鼠急性经口 LD_{50} 为 5143mg/kg。大鼠急性经皮 LD_{50}＞4000mg/kg，对兔眼睛刺激性很小，对兔皮肤无刺激。对豚鼠皮肤无致敏作用。大鼠吸入 LC_{50}(4h)＞5mg/L。NOEL：(2 年) 大鼠为每日 3mg/kg(bw)。ADI：0.03mg/kg（建议）。Ames 试验无致突变作用。

毒性级别：世界卫生组织（有效成分）为Ⅲ级；美国环保署（制剂）为Ⅲ、Ⅳ级；欧盟分类：N；R50，R53。

(2) 生态毒性 鸟类：鹌鹑 LD_{50}＞1000mg/kg，鹌鹑和鸭 LC_{50}＞5000mg/L。鱼类 LC_{50}(96h) 为 1.6～43mg/L（由鱼的种类决定）。水蚤 EC_{50}(48h) 为 9.8mg/L。藻类 EC_{50} 为 12～18μg/L（由藻的种类决定）。其他水生生物 EC_{50}(96h)：东方牡蛎为 2.05mg/L，糠虾为 1.16mg/L。蜜蜂：LD_{50}（经口）＞35μg/蜂；（接触）＞200μg/蜂。蠕虫 LC_{50}＞820mg/kg（土壤）。

(3) 环境归趋 动物：在大鼠体内，约 80% 的给服剂量被迅速吸收，并在

24h 内随尿液排出体外。主要代谢产物为相应的酸。分子中甲基基团氧化羟基化或通过脱氯化氢作用进一步代谢生成相应的肉桂酸。

植物：迅速转化为游离酸，三唑啉酮甲基被羟基化，继而被氧化生成二元酸；DT_{50}（唑草酯）$<7d$，DT_{50}（酸）$<28d$。

土壤/环境：在土壤中通过微生物作用发生降解；土壤施药后，药剂在土壤中不易光解和挥发。在无菌土壤中，被土壤强烈吸附，25℃时 K_{oc} 为 750 ± 60；在未经消毒的土壤中，迅速转化为游离酸，该酸与土壤的键合作用较小，25℃、pH＝5.5 时，K_{oc} 为 $15\sim35$。在实验室中，土壤 DT_{50} 为数小时，降解成游离酸，而游离酸的 DT_{50} 为 $2.5\sim4.0d$。

【剂型】 主要剂型有：乳油（EC，24％和40％）、可溶性粒剂（SG）和水分散粒剂（WG，40％和50％）等。

【开发与登记】 唑草酮是由富美实公司发现、1993 年在英国布赖顿植保会议上报道的除草剂，该活性成分为原卟啉原氧化酶（PPO）抑制剂，选择性芽后除草，用于大豆、棉花、小麦和高粱等作物。唑草酮与草甘膦的复配产品可以提升产品的触杀作用。唑草酮可作为干燥剂用于马铃薯，并能防除水稻田阔叶杂草和莎草。

市场开发的唑草酮既有单剂，又有复配产品。与唑草酮复配的活性成分主要有：异丙隆（isoproturon）、精 2 甲 4 氯丙酸（mecoprop-P，MCPP-P）、甲磺隆（metsulfuron-methyl）、嘧草醚＋吡嘧磺隆（pyriminobac-methyl＋pyrazosulfuron-ethyl）和禾草丹（thiobencarb）。

1996 年，富美实公司向欧盟递交了唑草酮作为新活性成分登记的申请资料，1997 年，欧委会宣布该登记资料完成。由于欧盟的评估进程缓慢，2002 年，唑草酮在欧盟的临时登记延长了两年。2003 年 10 月 1 日，唑草酮被列入欧盟农药登记指令（91/414）附录 1，因此，唑草酮的登记资料在欧盟获得了这一天起算的 10 年期的保护权。

1997 年，杜邦和富美实公司签订了一份协议，根据协议，富美实授权杜邦公司开发唑草酮与其磺酰脲类除草剂的复配产品。同年，杜邦和富美实还达成在欧洲销售唑草酮的协议。

1997 年，唑草酮与氟啶嘧磺隆（flupyrsulfuron-methyl）的复配产品 KS 999 在英国上市；1998 年，唑草酮与甲磺隆的复配产品 Ally Express 在英国和法国开发；1998 年，唑草酮与 2 甲 4 氯丙酸（mecoprop）的复配产品 Platform S 在英国和法国开发；唑草酮与异丙隆的复配产品 Affinity 在巴基斯坦开发；唑草酮与精 2 甲 4 氯丙酸（mecoprop-P）的复配产品在法国和德国登记。

美国环保署批准唑草酮按照减风险程序快速评估，1998 年，唑草酮首次在

232

美国登记，用于玉米、小麦和大豆。2001 年，唑草酮作为棉花田除草剂和脱叶剂在美国登记。这是美国按照减风险程序授权登记的第一个除草剂，目前，该产品还登记用于非甜质玉米、甜玉米、高粱、水稻、大麦、棉花、小麦、燕麦和大豆等作物。

根据"联邦杀虫剂、杀菌剂和杀鼠剂法案"，为了支持新农药化学品或现有农药新使用的登记，唑草酮首个登记商可以获得 10 年期的登记资料保护权，起始时间为新活性物质的首个登记日。没有资料所有权公司的许可，其他登记商无权使用保护期内的登记资料。

1998～1999 年，唑草酮在瑞士、东欧和欧盟开发用于谷物和水稻。1998 年，在菲律宾和中国上市。

1999 年，唑草酮在中国获得行政保护，授权号为 NB-US99010415。目前，该行政保护已经期满。

2002 年，比利时 Belchim 公司在法国开发唑草酮的新油乳剂（water-in-oil emulsion）。

唑草酮 2000 年前的销售额估计为 1 亿美元；2001 年只有 3000 万美元，远远低于早期预测水平；2003 年销售额为 5000 万美元；目前预计其峰值年销售额为 7500 万美元。

2006 年，纽发姆获得了唑草酮的销售权。

目前，唑草酮已在世界上超过 30 个国家使用，其主要市场有：阿根廷、澳大利亚、奥地利、比利时、巴西、加拿大、中国、哥伦比亚、捷克、法国、德国、希腊、匈牙利、爱尔兰、以色列、意大利、日本、墨西哥、荷兰、菲律宾、波兰、斯洛伐克、南非、韩国、西班牙、瑞士、英国和美国等。

根据中国官方 2010 年 8 月公布的信息，美国富美实公司在中国取得 90％唑草酮原药、52.6％唑草酮母药和 40％唑草酮水分散粒剂的正式登记；江苏省苏州富美实植物保护剂有限公司取得 40％唑草酮水分散粒剂分装正式登记，36％唑草·苯磺隆可湿性粉剂、70.50％2 甲·唑草酮干悬浮剂、70.50％2 甲·唑草酮水分散粒剂的正式登记以及 55％苯·唑·2 甲钠可湿性粉剂、73％莠·唑·2 甲钠可湿性粉剂的临时登记。正式登记的还有上海杜邦农化有限公司的 38％苄嘧·唑草酮可湿性粉剂、河北宣化农药有限责任公司的 28％唑草·苯磺隆可湿性粉剂和江苏联化科技有限公司的 90％唑草酮原药。临时登记的还有江苏宝众宝达药业有限公司的 90％唑草酮原药以及陕西上格之路生物科学有限公司的 70.5％2 甲·唑草酮可湿性粉剂。

【合成路线】

方法 1：

方法2：同方法1得到取代苯肼（中间体B），缩合生成亚胺（中间体D），再经环合、N-烷基化、硝化等步骤得中间体C，由中间体C得到唑草酮的路线同方法1。

方法3：同方法1得到 N-乙酰基-4-氯-2-氟苯胺（中间体 A），经水解、重氮化、缩合等步骤得到亚胺（中间体 D），由中间体 D 得到唑草酮的路线同方法 2。

（A） → （D）

◆ 关键中间体：邻氟苯胺、2-氟-4-氯-5-硝基苯胺、2-氟-4-氯-5-硝基苯肼和二氟一氯甲烷等。

邻氟苯胺　　2-氟-4-氯-5-硝基苯胺　　2-氟-4-氯-5-硝基苯肼　　二氟一氯甲烷

【分析和残留】　我国农业部农药检定所对唑草酮原药的高效液相色谱分析方法进行了研究。以甲醇＋0.05％H_3PO_4 为流动相，使用以 ZORBAX80 Extend-C_{18} 5μm 为填料的不锈钢柱和二极管阵列检测器，在 245nm 波长下对唑草酮原药进行了分离和定量分析，得到该方法的线性相关系数为 0.9995，标准偏差为 0.42，变异系数为 0.47％，平均回收率为 99.49％。

中国热带农业科学院研究了唑草酮及其主要酸性代谢物在谷物和饲料中的残留分析方法。样品以丙酮提取，唑草酮过 Si-SPE 小柱，用带 ECD 的气相色谱检测；三种主要酸性代谢物过串联 SPE 柱（SCX 小柱在 C_{18} 小柱上面），气相色谱和质谱联用检测。最小检测量分别为 0.01ng 和 0.005ng。用优化后的方法在谷物、饲料中分别进行添加回收实验，得到的唑草酮平均添加回收率：添加 0.1mg/L 时为 79.4％，添加 1.0mg/L 时为 81.3％，三种主要酸性代谢物的准确性、灵敏度均达到农药残留分析的要求。

【专利概况】　欧洲专利：美国富美实公司（FMC）-EP 0432212，专利申请日为 1989 年 8 月 16 日，专利到期日为 2009 年 8 月 15 日。

英国补充保护证书（SPCs）：

① SPC/GB98/005 EP0432212-唑草酮，最长有效期至 2012 年 7 月 28 日。

② SPC/GB99/022 GB20065116-噻吩磺隆（thifensulfuron-methyl）与唑草酮的复配产品，最长保护期至 2005 年 11 月 27 日。

③ SPC/GB98/020-甲磺隆（metsulfuron-methyl）与唑草酮的复配产品，2004 年 5 月 28 日该保护期满。

美国专利：美国富美实公司-US 5125958，该专利已于 2009 年 6 月 29 日到期。

【应用】 唑草酮为原卟啉原氧化酶抑制剂，植株受药后可导致其细胞膜破坏。该产品通过叶面吸收，并具有一定的传输性。

芽后用药，广泛用于防除谷物上的许多阔叶杂草，尤其是猪殃殃（*Galium aparine*）、苘麻（*Abutilon theophrasti*）、裂叶牵牛（*Ipomoea hederacea var. hederacea*）和藜（*Chenopodium album*）等，也可用于防除多种芥属植物，用药量 $9\sim35g/hm^2$。用作马铃薯干燥剂时用药量为 $60g/hm^2$。

国内有关单位分别对 38％苄嘧磺隆·唑草酮可湿性粉剂和 70％异丙隆·唑草酮可湿性粉剂防除冬小麦田杂草的效果进行了田间药效试验，均取得较好效果。38％苄嘧磺隆·唑草酮可湿性粉剂于小麦返青期喷雾施药，对冬小麦田阔叶杂草有好的除草增产效果。有效成分用量 $45.6\sim114g/hm^2$，药后 30d，对麦田阔叶杂草的株防效为 84.66％～93.84％，鲜重防效为 98.12％～98.98％，对小麦安全。

70％异丙隆·唑草酮可湿性粉剂在冬小麦田使用，用量为 $1200\sim3000g/hm^2$，药后 15d、34d 对阔叶草的株防效分别为 64.68％～84.60％、88.70％～99.14％，药后 135d 对冬小麦田总草株防效为 80.75％～99.59％，鲜重防效为 81.56％～99.60％。不仅防效优良，且持效期长达 135d。

唑草酮应用范围广泛，国外报道其适用作物包括：大麦、谷物、水稻、花生、高粱、大豆、黑小麦、小麦、葡萄、马铃薯、棉花、玉米、燕麦、豆科植物、金虎尾、杏树、鳄梨树、香蕉、琉璃苣、芸苔、仙人掌、番荔枝、柑橘、椰子、咖啡、南美番荔枝、费约果属植物、无花果、亚麻、饲料植物、葡萄柚、葡萄、番石榴、蛇麻、辣根、唐棣属植物、猕猴桃、越橘、荔枝、龙眼树、芒果、桑树、芥菜籽、黄秋葵、橄榄、西番莲果、木瓜树、番木瓜树、柿树、阿月浑子、梨果、石榴树、野红毛丹、柚子、红毛丹树、油菜子、根菜、块茎类蔬菜、黑麦、红花、北美白珠树、人参果树、金星果、核果、草莓、甜菊、甘蔗、向阳花、茶树、坚果树、草坪、结球叶菜和香草等。

【小结】 唑草酮为原卟啉原氧化酶（PPO）抑制剂，这是一个芽后选择性除草剂，主要用于大豆、棉花、小麦、水稻和高粱等作物。既有单剂产品，又有复配品种。与其复配的活性成分有：磺酰脲类除草剂、精 2 甲 4 氯丙酸和异丙隆等。

美国富美实公司曾预测唑草酮的年峰值销售额可达 1 亿美元，至今这一目标还没有达到，目前的年销售额大约为 5000 万美元。富美实公司为此将唑草酮的年峰值销售潜能修正为 7500 万美元。

2009 年 8 月 15 日，唑草酮在欧洲的专利期满，美国专利有效期终止于 2009 年 6 月 29 日。唑草酮单剂拥有英国补充保护证书（SPCs），其最长有效期至

2012 年 7 月 28 日。另外，唑草酮与噻吩磺隆、甲磺隆的复配产品都曾获得 SPCs，不过目前，这两项保护都已期满。

1998 年，唑草酮首次在美国登记，并因此获得了唑草酮登记资料在美国 10 年期的独占使用权。2003 年 10 月 1 日，唑草酮列入欧盟农药登记指令（91/414）附录 1，因此也获得了这一天起算的 10 年期登记资料保护权。所以，如果非专利产品公司打算进入欧盟市场，他们需要自行准备一套完整的登记资料，或者与富美实公司协商共享其登记资料，但需支付适当的补偿费用。而非专利产品公司进入美国市场已不存在专利保护和资料保护的阻碍作用。

在唑草酮的生产工艺中，有一些步骤存在难度，如叠氮化物和酰基异氰酸酯等中间体可能较难处理，而 900g/kg 的原药标准应该不难达到。

目前，已经有几家中国公司登记生产唑草酮产品。唑草酮虽在中国申请了行政保护（授权号：NB-US99010415），不过，该保护几年前已经到期。

富美实公司通过开发唑草酮复配产品来分割市场，并与杜邦签订合作协议，从而使杜邦公司成为唑草酮的合作开发商；另外，富美实最近还授予纽发姆公司唑草酮的开发权。所有这些都将阻碍非专利产品生产商进入唑草酮市场。富美实公司采取的开发战略以及主要市场高昂的登记费用将有助于公司在唑草酮的后专利时代继续保持可观的市场份额。

参 考 文 献

［1］ 农药科学与管理，2008，（2）：9.
［2］ 农药科学与管理，2008，（8）：52.
［3］ 杂草科学，2009，（1）：65.
［4］ 现代农药，2008，7（2）：11.

吲哚酮草酯（cinidon-ethyl）

$C_{19}H_{17}Cl_2NO_4$，394.3

【化学名称】 (Z)-2-氯-3-[2-氯-5-(1,2-环己-1-烯二羰基亚氨基) 苯基] 丙烯酸乙酯 (IUPAC)

(2Z)-氯-3-[2-氯-5-(1,3,4,5,6,7-六氢-1,3-二氧-2H-异吲哚-2-基) 苯基]-2-丙烯酸乙酯 (CA)

【CAS 登录号】 [142891-20-1]，(Z)-异构体；[132057-06-8]，未指明立体化学结构

【其他名称】 Lotus、Bingo、Orbit、Solar、Vega（巴斯夫）

【理化性质】 原药含量≥940g/kg（欧盟的标准要求）；外观：白色、无嗅晶状粉末；熔点：112.2～112.7℃；沸点：＞360℃；蒸气压：＜1×10^{-2} mPa (20℃)；分配系数：$K_{ow}lgP$=4.51(25℃)；亨利常数：＜6.92×10^{-2}Pa·m^3/mol（计算值）；相对密度：1.398(20℃)。溶解度：在水中溶解度为 0.057mg/L(20℃)；在丙酮中溶解度为 213g/L，甲醇中为 8g/L，甲苯中为 384g/L（均为20℃）。

稳定性：快速水解和光解。水解半衰期 DT_{50} 为 5d(pH 5)，35h(pH 7)，54min（pH 9）（均为 20℃）。光解半衰期 DT_{50} 为 2.3d(pH 5)。

【毒性】

(1) 哺乳动物毒性 大鼠急性经口 LD_{50}＞2200mg/kg。大鼠急性经皮 LD_{50}＞2000mg/kg。对兔皮肤和眼睛无刺激，对豚鼠皮肤有致敏作用。大鼠吸入 LC_{50}(4h)＞5.3mg/L。NOEL：(12 个月) 狗为每日 1mg/kg(bw)。ADI：0.01mg/kg。

(2) 生态毒性 鹌鹑急性经口 LD_{50}＞2000mg/kg；虹鳟 LC_{50}（96h）＞24.8mg/L。水蚤 LC_{50} 为 52.1mg/L。藻类：E_rC_{50} 羊角月芽藻 (*Pseudokirchneriella subcapitata*) 为 0.02mg/L，水华鱼腥藻 (*Anabaena flosaquae*) 为 1.53mg/L。浮萍 (*Lemna gibba*)E_rC_{50} 为 0.602mg/L。蜜蜂 LD_{50}（经口和接触）＞200μg/蜂。赤子爱胜蚓 (*Eisenia foetida*)LC_{50}＞1000mg/kg（土壤）。

(3) 环境归趋 动物：吲哚酮草酯在动物体内被有限、迅速吸收，并广泛分布于器官和组织中，其有效成分被大量代谢，并很快排出体外。

植物：有效成分被广泛代谢，残留于谷物中的生物活性组分的毒性水平较低。

238

土壤/环境：土壤中的半衰期 DT_{50} 为 $0.6\sim2d$（实验室，需氧条件，20°C），迅速矿化。在水中快速降解；碱性增强，降解增加。在水中会发生光解作用。

【剂型】 主要剂型为乳油（EC，20%）。

【开发与登记】 吲哚酮草酯是由巴斯夫公司发现、并于 1999 年在英国布赖顿植保会议上介绍的除草剂。该产品为芽后触杀型除草剂，用于防除谷物上的阔叶杂草。它对猪殃殃（*Galium aparine*）特别有效，而且，从秋季到晚春都可施用。

1997 年，巴斯夫公司向欧盟递交了吲哚酮草酯作为新活性成分评估的登记资料。经过一次延长登记后，它于 2002 年 1 月 1 日被列入欧盟农药登记指令（91/414）附录 1，因此其登记资料获得了 10 年期的保护权。

吲哚酮草酯目前仅在欧洲市场开发，主要分布于比利时、捷克、法国、德国、波兰、斯洛伐克、斯洛文尼亚和英国等。2007 年，巴斯夫公司将吲哚酮草酯的全球资产剥离给澳洲新农公司。协议中，巴斯夫公司授予澳洲新农公司销售吲哚酮草酯与二甲戊灵（pendimethalin）的复配产品 Orbit 用于小麦市场的权利。

吲哚酮草酯在德国巴斯夫的 Ludwigshaven 生产厂生产。

【合成路线】

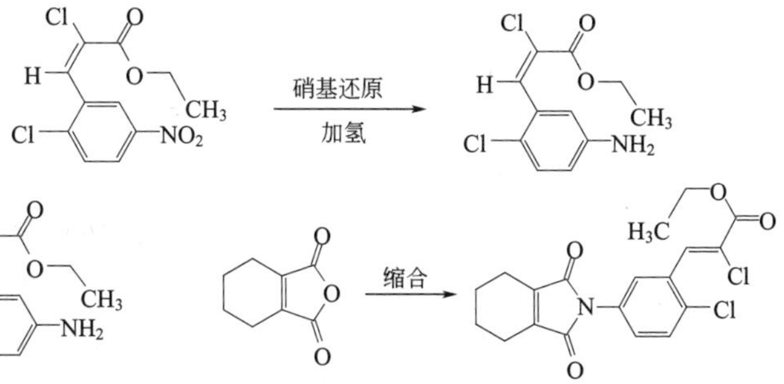

◆ 关键中间体：2-氯-5-硝基苯甲醛、3,4,5,6-四氢邻苯二甲酸酐、氯乙酸乙酯、草酸二乙酯和 2-氯-3-(2-氯-5-硝基苯基) 丙烯酸乙酯等。

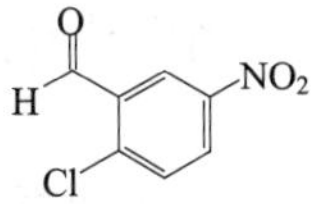

2-氯-5-硝基苯甲醛 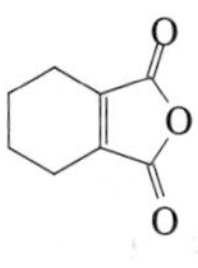　　3,4,5,6-四氢邻苯二甲酸酐 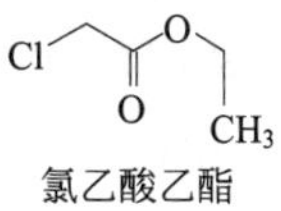　　氯乙酸乙酯

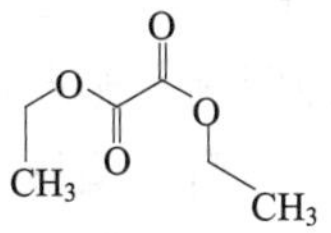

草酸二乙酯 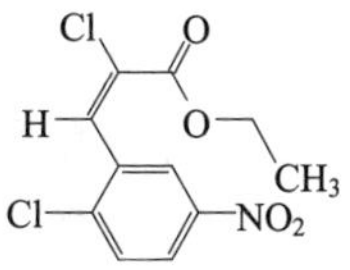　　2-氯-3-(2-氯-5-硝基苯基)丙烯酸乙酯

239

◆ 中间体 2-氯-3-(2-氯-5-硝基苯基) 丙烯酸乙酯的合成

方法 1：

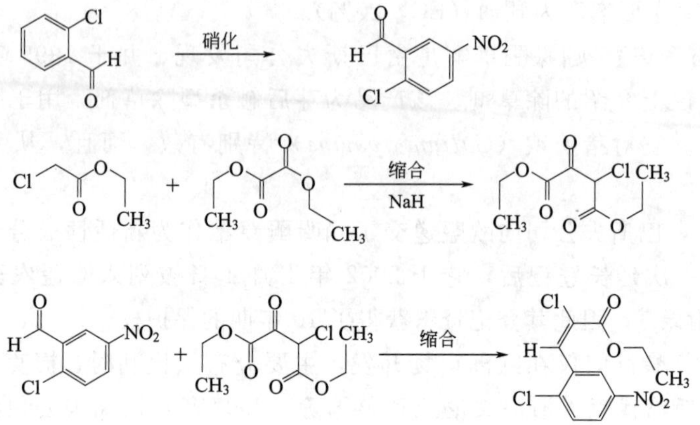

方法 2：

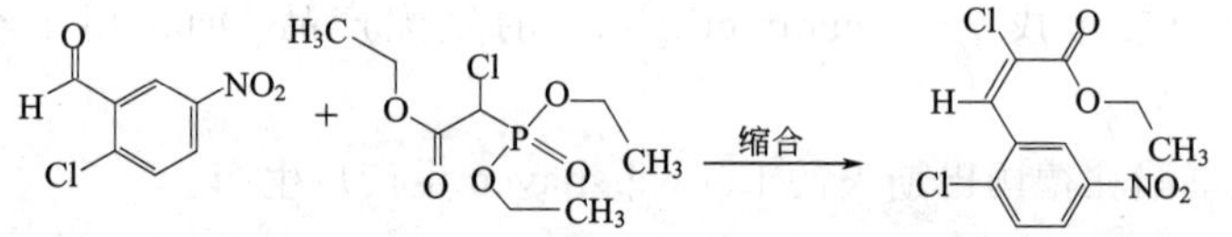

方法 3：

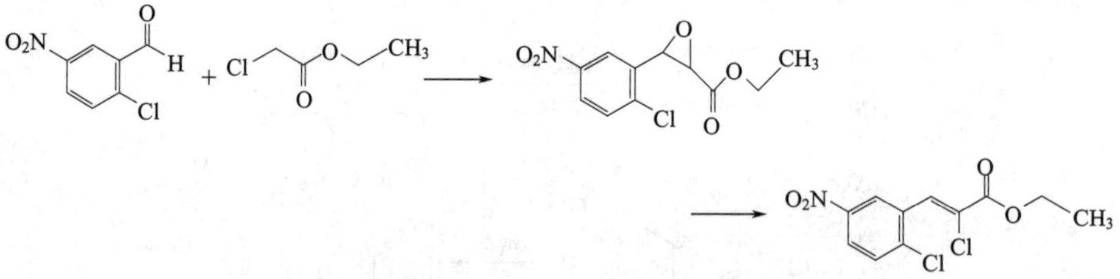

方法 4：

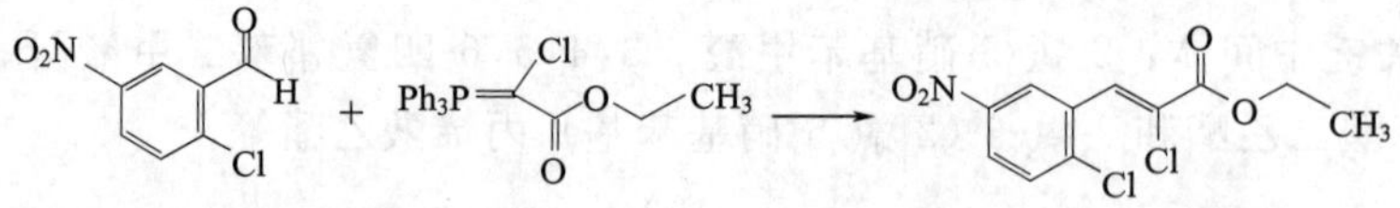

【专利概况】 欧洲专利：巴斯夫公司-EP 0240659，专利申请日为 1987 年 2 月 2 日，专利到期日为 2007 年 2 月 1 日。

英国补充保护证书（SPCs）：SPC/GB99/055 EP0240659-吲哚酮草酯，最长有效期至 2012 年 2 月 1 日。

美国专利：巴斯夫公司-US 5062884，该专利已于 2008 年 11 月 4 日到期。

【应用】 吲哚酮草酯为原卟啉原（Ⅸ）氧化酶抑制剂，施药后植株中积聚的原卟啉原充当了光敏剂，激发细胞中氧自由基的产生，引起脂质过氧化作用，破坏细胞膜，并最终导致细胞快速死亡，组织脱水。该产品为触杀型除草剂，不具有向顶、向基传输特性。

吲哚酮草酯为芽后除草剂，主要用于冬、春小谷粒谷物（如大麦、黑麦、黑小麦和小麦等）防除一年生阔叶杂草，对猪殃殃（*Galium aparine*）、野芝麻（*Lamium* spp.）和婆婆纳（*Veronica* spp.）防效尤佳，用药量为 $50g/hm^2$。

【小结】　吲哚酮草酯为芽后触杀型除草剂，主要用于谷物上防除阔叶杂草，对猪殃殃（*Galium aparine*）的防效尤为显著，施药适期长，从秋季到晚春用药皆可。目前仅在欧洲谷物市场开发，2007 年，巴斯夫公司将吲哚酮草酯的全球权利卖给了澳洲新农公司。

吲哚酮草酯的欧洲和美国专利分别于 2007 年 2 月 1 日和 2008 年 11 月 4 日到期，然而，由于该产品获得了英国补充保护证书（SPCs），所以其欧洲专利有效期最长延至 2012 年 2 月 1 日。

2002 年 1 月 1 日，吲哚酮草酯列入欧盟农药登记指令（91/414）附录 1，因此，其登记资料获得了这一天起算的 10 年期保护权。非专利产品生产商意欲进入欧盟市场，他们要么自行准备一套完整的登记资料，要么与巴斯夫公司（现澳洲新农公司）协商共享其登记资料，但必须支付适当的资料补偿费，抑或等到资料保护期满后再进入该市场。

吲哚酮草酯的生产工艺相对简单，许多非专利产品生产商和合同生产厂应该都能生产出符合要求的产品。其关键中间体 4-氯间苯二胺和 3,4,5,6-四氢邻苯二甲酸酐市场有售。

由于吲哚酮草酯的市场仅限于欧洲，加之，该产品的 SPCs 保护期最长延至 2012 年（同年，吲哚酮草酯在欧盟的登记资料保护终止），所以在此之前，非专利产品生产商进入欧洲市场的机会受到限制。

环丙嘧磺隆 (cyclosulfamuron)

$C_{17}H_{19}N_5O_6S$, 421.4

【化学名称】 1-[2-(环丙基羰基) 苯基氨基磺酰基]-3-(4,6-二甲氧基嘧啶-2-基) 脲 (IUPAC)

[[[2-(环丙基羰基) 苯基] 氨基] 磺酰基]-N'-(4,6-二甲氧基-2-嘧啶基) 脲 (CA)

【CAS 登录号】 [136849-15-5]

【其他名称】 Orysa、Invest、Jin-Qiu、Ichiyonmaru (巴斯夫)

【理化性质】 外观：灰白色固体；熔点：160.9~162.9℃ (原药，149.6~153.2℃)；蒸气压：约 $2.2×10^{-2}$ mPa(20℃，气体饱和度测定方法)；分配系数：$K_{ow}lgP$=1.58(pH 3)，2.045(pH 5)，1.69(pH 6)，1.41(pH 7)，0.7(pH 8) (均为 25℃)；相对密度：0.624(20℃)。溶解度：在水中溶解度为 0.17mg/L (pH 5)，6.52mg/L(pH 7)，549mg/L(pH 9) (均为 25℃)。

稳定性：半衰期 DT_{50} 为 0.33d(pH 5)，1.68d(pH 7)，1.66d(pH 9)。25℃贮存 18 个月稳定，36℃贮存 12 个月稳定，45℃贮存 3 个月稳定。pK_a：5.04。

【毒性】

(1) 哺乳动物毒性 大鼠和小鼠急性经口 LD_{50}＞5000mg/kg。兔急性经皮 LD_{50}＞4000mg/kg，对兔皮肤没有刺激性，对兔眼睛有中等刺激性。大鼠吸入 LC_{50}(4h)＞5.2mg/L。NOEL：(2 年) 大鼠为 1000mg/kg (饲料) [每日 50mg/kg(bw)]；(1 年) 狗为 100mg/kg (饲料) [每日 3mg/kg(bw)]。Ames 试验无致突变作用。

毒性级别：世界卫生组织 (有效成分) 为 U 级。

(2) 生态毒性 鸟类：鹌鹑急性经口 LC_{50}＞1880mg/kg；鹌鹑饲喂 LC_{50}(8d)＞5010mg/kg。鱼类 LC_{50}(72h)：鲤鱼＞50mg/L，(96h) 虹鳟＞7.7mg/L，蓝鳃太阳鱼＞8.2mg/L。水蚤 LC_{50}(48h)＞9.1mg/L。藻类 EC_{50}(72h) 为 0.44μg/L。蜜蜂：急性 LD_{50} (经口，24h)＞99μg/蜂；(接触)＞106μg/蜂。蚯蚓：无作用剂量为 892mg/kg。

(3) 环境归趋 动物：在大鼠体内，环丙嘧磺隆被迅速吸收，并主要通过粪便很容易排出体外。

　　植物：在作物中，环丙嘧磺隆分子中的脲桥发生水解，生成无活性的化合物。

　　土壤/环境：K_{oc}（在 4 个美国土样和 4 个日本水稻土样中的平均值）为 1440。

　　【剂型】　主要剂型有：水分散粒剂（WG）和可湿性粉剂（WP，10％）等。

　　【开发与登记】　环丙嘧磺隆是由氰胺公司（现巴斯夫公司）发现、并于 1993 年在英国布赖顿植保会议上报道的除草剂。该产品开发用于谷物和水稻，但主要应用于水稻生长区。

　　环丙嘧磺隆是一个新颖的乙酰乳酸合成酶/乙酰羟基酸合成酶（ALS/AHAS）抑制剂，用于防除一年生和多年生阔叶杂草和莎草。据称，环丙嘧磺隆比市场上其他除草剂持效期更长。它是目前移栽水稻田除草剂中唯一用于防除藻类杂草——水绵的品种。

　　环丙嘧磺隆芽前、芽后都可使用，加入助剂的产品被推荐芽后使用。

　　1997 年，环丙嘧磺隆作为单剂在许多国家首次开发，继而以复配制剂的形式开发用作水稻田一次性除草剂，与其复配的活性成分主要有：唑草胺＋杀草隆 [cafenstrole＋daimuron（Nebiros）]、唑草胺＋双环磺草酮＋杀草隆（cafenstrole＋benzobicyclone＋daimuron）以及环戊噁草酮[pentoxazone(Utopia)]等。

　　环丙嘧磺隆的主要适用作物有谷物和水稻（移栽和直播水稻）。

　　环丙嘧磺隆的主要市场包括：智利、中国、科特迪瓦、日本、韩国、马来西亚、菲律宾、中国台湾、泰国、土耳其和越南等。

　　环丙嘧磺隆曾在中国获得行政保护，授权号为 NB-US97030308，虽然其 7.5 年的保护期已经届满，但到目前为止在中国没有厂家生产该产品。

　　据 2010 年 6 月中国官方公布的信息，巴斯夫欧洲公司在我国取得 97.4％环丙嘧磺隆原药和 10％环丙嘧磺隆可湿性粉剂的正式登记。

　　【合成路线】

◆ 关键中间体：环丙基腈、2-氨基苯基环丙基酮、氯磺酰基异氰酸酯和2-氨基-4,6-二甲氧基嘧啶等。

环丙基腈　　2-氨基苯基环丙基酮　　　氯磺酰基异氰酸酯　　2-氨基-4,6-二甲氧基嘧啶

◆ 中间体2-氨基苯基环丙基酮的合成

方法1：

方法2：

【分析和残留】 采用高效液相色谱法（HPLC）分析。

【专利概况】 欧洲专利：巴斯夫公司-EP 0463287，该专利申请日为1991年1月23日，终止日为2011年1月22日。

没有获得英国补充保护证书（SPCs）。

美国专利：巴斯夫公司-US 5009699，该专利于2010年6月21日期满。

【应用】 环丙嘧磺隆为支链氨基酸合成〔乙酰乳酸合成酶（ALS）或乙酰羟基酸合成酶（AHAS）〕抑制剂，它通过抑制植物所必需的氨基酸——缬氨酸和

异亮氨酸的生物合成来阻止细胞分裂和植物生长。

环丙嘧磺隆可以控制许多双子叶杂草和莎草，如水稻田水莎草（*Cyperus serotinus*）、野荸荠（*Eleocharis kuroguwai*）、矮慈姑（*Sagittaria pygmaea*）等，用药量为 $45\sim60g/hm^2$；以及小麦和大麦田猪殃殃（*Galium aparine*）、洋甘菊（*Matricaria* spp.）、婆婆纳（*Veronica* spp.）、野芥（*Sinapis arvensis*）和油菜（*Brassica napus*）等，用药量为 $25\sim50g/hm^2$。

【小结】 环丙嘧磺隆是氰胺公司（现巴斯夫公司）发现、1993 年在英国布赖顿植保会议上报道的除草剂，该产品被开发用于谷物和水稻，但主要用于水稻生长区。

环丙嘧磺隆是一个新颖的 ALS/AHAS 抑制剂，用于防除一年生和多年生的阔叶杂草和莎草，其持效期比市场上其他产品更长。在目前移栽水稻田除草剂中，环丙嘧磺隆是可以控制藻类杂草水绵的唯一品种。

1997 年，环丙嘧磺隆的单剂产品在许多国家首次开发，继而又开发了它的复配产品，这些复配产品用作水稻田一次性除草剂。

环丙嘧磺隆的生产工艺相对简单，并与其他磺酰脲类除草剂相类似，目前，有许多非专利产品生产商生产该类除草剂。1997 年，环丙嘧磺隆在中国获得行政保护，不过，2004 年其保护期已经届满。

巴斯夫公司开发了环丙嘧磺隆的许多复配产品，用作水稻田一次性除草剂，这些产品的开发有效地限制了非专利产品生产商占领市场。

吡氟酰草胺 （diflufenican）

$C_{19}H_{11}F_5N_2O_2$，394.3

【化学名称】 $2',4'$-二氟-2-$(\alpha,\alpha,\alpha$-三氟间甲苯氧基）烟酰苯胺 （IUPAC）
N-(2,4-二氟苯基)-2-[3-(三氟甲基）苯氧基]-3-吡啶甲酰胺
（CA）

【CAS 登录号】 ［83164-33-4］

【其他名称】 Fenican、Tigrex、Blizzard、Brodal、Econal、Ioniz、Zodiac TX（拜耳作物科学）；Legato、Legacy（马克西姆）

【理化性质】 原药纯度≥97%；外观：无色晶体；熔点：159～161℃；蒸气压：4.25×10^{-3}mPa(25℃，气体饱和度测定法)；分配系数：$K_{ow}\lg P=4.9$；亨利常数：0.033Pa·m^3/mol。溶解度：在水中溶解度<0.05mg/L(25℃)；溶于大多数有机溶剂，如在丙酮、二甲基甲酰胺中的溶解度为100g/kg，在苯乙酮和环己酮中为50g/kg，异佛尔酮中为35g/kg，二甲苯中为20g/kg，环己烷、2-乙氧基乙醇和煤油中均<10g/kg(20℃)。

稳定性：在空气中，熔点温度以下稳定。在22℃，pH 值为 5、7 和 9 的水溶液中非常稳定。对光解相当稳定。

【毒性】

(1) 哺乳动物毒性 急性经口 LD_{50}：大鼠>2000mg/kg，小鼠>1000mg/kg，兔>5000mg/kg。大鼠急性经皮 LD_{50}>2000mg/kg。对兔眼睛和皮肤无刺激性。大鼠吸入 LC_{50}(4h)>2.34mg/L（空气）。NOEL：大鼠 14d 亚急性试验，无作用剂量为1600mg/kg(bw)；90d 饲喂试验，狗的 NOEL 为每日 1000mg/kg(bw)，大鼠为 500mg/kg（饲料）。Ames 试验无致突变作用。

毒性分级：世界卫生组织（有效成分）为 U 级；欧盟分类：R52，R53。

(2) 生态毒性 鸟类急性经口 LD_{50}：鹌鹑>2150mg/kg，野鸭>4000mg/kg。鱼类 LC_{50}(96h)：虹鳟为 56～100mg/L，鲤鱼为 105mg/L。水蚤 LC_{50}(48h)：10mg/L 剂量下无影响。10mg/L(96h) 对藻类的生长没有抑制作用。摄食或接触对蜜蜂无毒。对蚯蚓无毒。

(3) 环境归趋 植物：在谷物中，通过烟酰胺和烟酸迅速代谢为二氧化碳。

秋季芽前施药，200～250d 后在谷粒和秸秆中未检测到残留。

土壤/环境：在土壤中，通过 2-(3-三氟甲基苯氧基) 烟酰胺和 2-(3-三氟甲基苯氧基) 烟酸两个代谢产物降解为键合的残留物和二氧化碳。半衰期为 15～30 周，随土壤类型和含水量而变化。

【剂型】 主要剂型有悬浮剂（SC）和可湿性粉剂（WP）等。

【开发与登记】 吡氟酰草胺是由 May & Baker 公司（现拜耳作物科学公司）发现的一种烟酰苯胺类芽前除草剂，主要用于大麦和小麦，主要在欧洲谷物生产国销售，法国和德国是其最大市场。

2000 年 5 月 31 日，宣布有意支持欧盟评估的公司有：拜耳作物科学公司、Barclay 化学品公司、Hermoo 公司和马克西姆公司。在 2001 年 2 月 10 日公布的欧盟 91/414 通告中，通过评审并被接受的公司是：拜耳作物科学公司、Hermoo公司和马克西姆公司，吡氟酰草胺被归为第 3 组评估产品。2009 年 1 月 1 日吡氟酰草胺被列入欧盟农药登记指令（91/414）附录 1，并因此获得了 5 年期的登记资料保护权。

英国率先使用吡氟酰草胺与异丙隆的复配产品"Panther"防除秋季阔叶杂草。

1993 年，吡氟酰草胺与碘苯腈和精 2 甲 4 氯丙酸的复配产品在德国取得登记。

1995 年，合资公司 Philagro（住友 60%、日产 30%、安万特 10%）在法国市场推出了吡氟酰草胺与溴苯腈和碘苯腈的复配产品"First"。

1996 年，吡氟酰草胺与特丁津的复配产品"Bolero"投放到英国市场。

1998 年，拜耳公司将吡氟酰草胺与氟噻草胺的复配产品"Herold"投放到德国和比利时市场。

1998 年，吡氟酰草胺与精 2 甲 4 氯丙酸和溴苯腈的复配组合"Dièze/Travi-ata"投放到法国市场。

1995 年，吡氟酰草胺的全球销售额估计已上升到 1.15 亿美元，并在其后的几年保持在这一水平上。1998 年其全球销售额约为 1 亿美元。

2001 年，吡草醚（pyraflufen-ethyl）、吡氟酰草胺和异丙隆的复配组合"Etnos"投放法国市场。

2004 年，谷物除草剂 Liberator（400g/L 氟噻草胺＋100g/L 吡氟酰草胺）在英国取得登记。

法国占据了吡氟酰草胺 41% 的市场份额，其主要产品有：Carat（吡氟酰草胺＋呋草酮）、Dolmen（吡氟酰草胺＋呋草酮）和 Bizon（吡氟酰草胺＋呋草酮＋异丙隆）。

在中欧和东欧市场存在发展潜力，销量在 2002 年之前均缓慢增长。

拜耳作物科学公司的吡氟酰草胺在 2003 年的销售额为 1.15 亿欧元。

根据 2010 年 8 月农业部农药检定所公布的信息，有 4 个企业的吡氟酰草胺原药取得临时登记，分别是：江苏辉丰农化股份有限公司（98%）、江苏省南通嘉禾化工有限公司（98%）、江苏中旗化工有限公司（98%）和上海生农生化制品有限公司（95%）。

【合成路线】

方法 1：

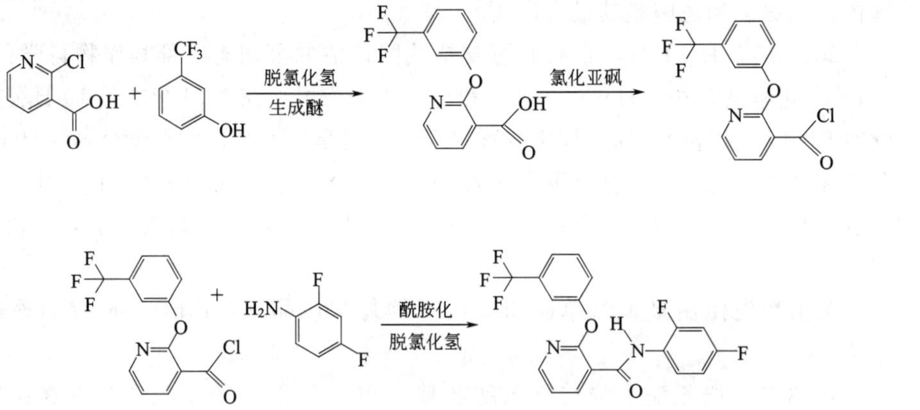

方法 2：

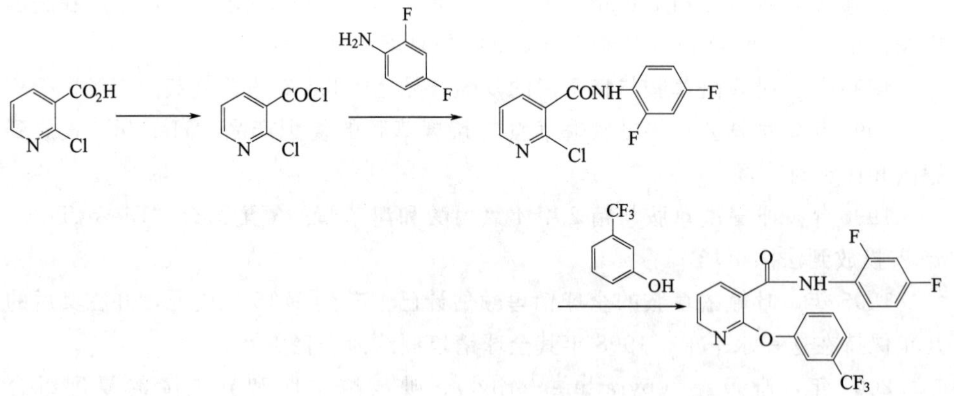

◆ 关键中间体：间三氟甲基苯酚、2-氯烟酸和 2,4-二氟苯胺等。

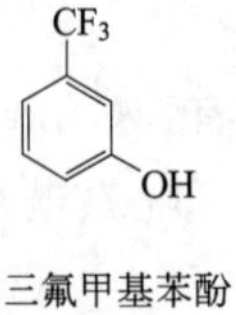

间三氟甲基苯酚 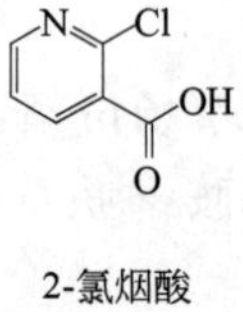　　　　　　　2-氯烟酸 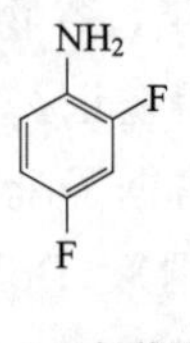　　　　　　　　2,4-二氟苯胺

◆ 中间体间三氟甲基苯酚的合成

248

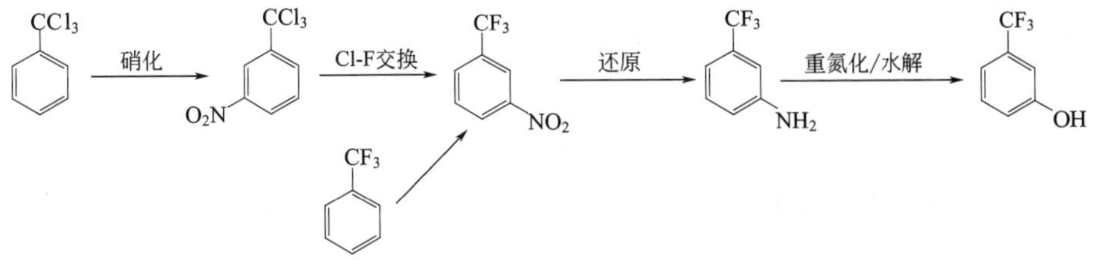

硝化 → Cl-F交换 → 还原 → 重氮化/水解

◆ 中间体 2-氯烟酸的合成

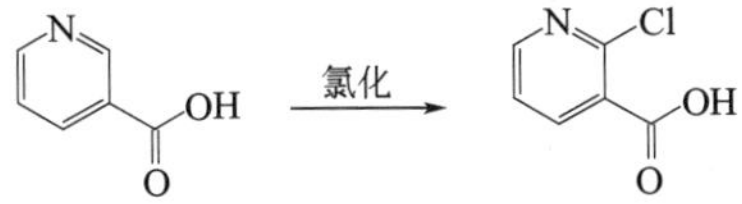

氯化

◆ 中间体 2,4-二氟苯胺的合成

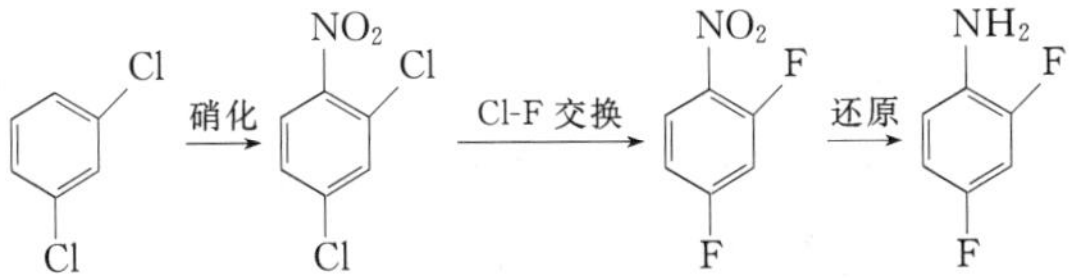

硝化 → Cl-F 交换 → 还原

【分析和残留】 国外产品分析一般采用反相液相色谱法（rp-HPLC）；并有多种方法测定植物和土壤中的残留。

国内有文献报道，高静等确立了吡氟酰草胺原药的高效液相色谱定量分析方法。采用 $250mm \times 4.6mm(5\mu m)C_{18}$ 柱，流动相为甲醇/水（H_3PO_4，pH＝3，体积比为 85：15），波长为 280nm，得到线性相关系数为 0.9998，回收率为 99.47%～100.8%。该方法准确、简便、快速，是一套适用于实验室和工业生产的分析方法。

【专利概况】 欧洲专利：拜耳作物科学公司-EP 0053011，该专利申请日为1981 年 11 月 19 日，终止日为 2001 年 11 月 18 日。

英国补充保护证书（SPCs）：

① SPC/GB97/057，EP0211518-吡氟酰草胺＋炔草酯（clodinafop-propargyl)＋异丙隆（isoproturon）的复配产品，最长有效期至 2010 年 7 月 9 日。

② SPC/GB97/062，EP0210818-吡氟酰草胺＋溴苯腈（bromoxynil)＋碘苯腈（ioxynil）的复配产品，最长有效期至 2008 年 3 月 24 日。

③ SPC/GB97/063，EP0273668-吡氟酰草胺＋二氯吡啶酸（clopyralid)＋2甲4氯（MCPA）的复配产品，最长有效期至 2009 年 6 月 9 日。

④ SPC/GB97/069，EP0223449-吡氟酰草胺＋特丁津（terbuthylazine）的复配产品，最长有效期至 2010 年 9 月 10 日。

⑤ SPC/GB97/070，EP0210818-吡氟酰草胺＋精2甲4氯丙酸（MCPP-P)＋溴苯腈＋碘苯腈的复配产品，最长有效期至 2009 年 11 月 13 日。

⑥ SPC/GB98/009，GB2142629-吡氟酰草胺＋呋草酮（flurtamone）＋异丙隆的复配产品，最长有效期至 2009 年 6 月 17 日。

⑦ SPC/GB98/015，GB2142629-吡氟酰草胺＋呋草酮的复配产品，最长有效期至 2009 年 6 月 17 日。

美国专利：拜耳作物科学公司-US 4618366，专利到期日为 2004 年 6 月 14 日。

中国专利：拜耳作物科学公司-CN 101282641，含有吡氟酰草胺的油悬浮液浓缩物，2008 年 10 月 8 日公开；江苏辉丰农化股份有限公司-CN 10292660，一种含有吡氟酰草胺的麦田除草剂组合物，2008 年 10 月 29 日公开。

【应用】 吡氟酰草胺通过抑制八氢番茄红素脱氢酶，阻止类胡萝卜素的生物合成。该产品为选择性触杀型除草剂，持效期长，通过种子幼芽吸收，并具有一定的传输特性。

吡氟酰草胺于秋播小麦和大麦芽前或芽后早期施用，$125\sim250g/hm^2$ 剂量即可控制田间禾本科杂草和阔叶杂草，尤其是猪殃殃（*Galium aparine*）、婆婆纳（*Veronica* spp.）和三色堇（*Viola* spp.）。通常与异丙隆（isoproturon）或者其他谷物田除草剂复配。

国内对吡氟酰草胺的应用也作了一些研究，如方忠义等在温室条件下研究了吡氟酰草胺与 2 甲 4 氯钠盐混用的除草活性，发现二者混用可以扩大杀草谱，且土壤处理效果要略好于茎叶处理，但因 2 甲 4 氯钠盐对小麦安全系数相对较低，因此，在达到预期防效的前提下，应尽量降低 2 甲 4 氯钠盐的含量。又如冯林剑等通过试验比较，建议选用 55％吡氟酰草胺-异丙隆悬浮剂防除冬小麦田间杂草，其冬前喷施的适宜用量为 $2500mL/hm^2$。

【小结】 吡氟酰草胺在主要市场的专利已经到期，但它的各种复配产品的扩展专利在欧洲国家得到授权，这些复配产品在市场上占主导地位，其中一些产品的专利权延长到了 2010 年。

拜耳作物科学公司已经广泛地分割了市场，并拥有许多品牌产品，从而有效地降低了非专利制造厂商的市场份额。对于非专利生产厂商来说，昂贵的登记费用是他们进入欧洲市场的主要障碍。

吡氟酰草胺的生产工艺相对简单，3 个关键中间体 2-氯烟酸、2,4-二氟苯胺和间三氟甲基苯酚来源广泛。因此，从技术层面来看，吡氟酰草胺对于非专利生产厂商具有很大的吸引力。

吡氟酰草胺已于 2009 年 1 月 1 日被列入欧盟农药登记指令（91/414）附录 1，其后将有 5 年的资料保护期。在此之前，非专利生产厂商或许可以进入主要欧洲市场，但需要支付高额的登记资料费用。

如果不考虑知识产权和市场限制的影响，吡氟酰草胺对于非专利生产厂商来说是一个有吸引力的产品，而实际上，拜耳作物科学仅仅可能失去一小部分市场份额。

参 考 文 献

［1］ 安徽农业科学，2007，(8)：2316.
［2］ 河南农业科学，2006，(9)：76.
［3］ 化学工程师，2005，(12)：22.

乙氧磺隆 （ethoxysulfuron）

$$C_{15}H_{18}N_4O_7S, \quad 398.4$$

【化学名称】 1-(4,6-二甲氧基嘧啶-2-基)-3-(2-乙氧苯基氧磺酰基) 脲 （IU-PAC）

2-乙氧基苯基[[(4,6-二甲氧基-2-嘧啶基) 氨基] 羰基] 氨基磺酸酯 （CA）

【CAS 登录号】 ［126801-58-9］

【其他名称】 Sunrice、Gladium、Grazie、Hero、Skol、Sunrise、Sunstar （拜耳作物科学公司）

【理化性质】 乙氧磺隆原药含量≥950g/kg （欧盟的标准要求）；外观：白色至米色粉末；熔点：144~147℃；蒸气压：6.6×10^{-2} mPa；分配系数：$K_{ow} \lg P = 2.89$(pH 3)，0.004(pH 7)，−1.2(pH 9) （均为 20℃）；亨利常数 （计算值）：1.00×10^{-3} Pa·m³/mol(pH 5)，1.94×10^{-5} Pa·m³/mol(pH 7)，2.73×10^{-6} Pa·m³/mol(pH 9) （均为 20℃）。溶解度：在水中溶解度为 26mg/L(pH 5)，1353mg/L (pH 7)，9628mg/L(pH 9) （均为 20℃）。稳定性：水解半衰期 DT_{50} 为 65d(pH 5)，259d(pH 7)，331d(pH 9)。

【毒性】

(1) 哺乳动物毒性 大鼠急性经口 $LD_{50} > 3270$mg/kg。大鼠急性经皮 $LD_{50} < 4000$mg/kg。对大鼠眼睛和皮肤无刺激性。Ames 试验无致突变作用。

毒性级别：欧盟分类：N；R50，R53。

(2) 环境归趋 实验室试验表明，在生物活性土壤中的半衰期 DT_{50} 为 18~20d。在水稻田中的 DT_{50} 为 10~60d。

【剂型】 主要剂型有：油悬剂 （OD）、悬浮剂 （SC） 和水分散粒剂 （WG，15% 和 60%） 等。

【开发与登记】 乙氧磺隆是由赫司特公司发明的磺酰脲类除草剂，该公司后来成为艾格福的一部分，继而归属于安万特公司，2001 年 10 月安万特被拜耳作物科学公司收购。1995 年，赫司特公司首次报道乙氧磺隆，并于 1998 年在中国和日本上市。

乙氧磺隆为芽后除草剂，可防除阔叶杂草以及一年生和一些多年生莎草。该产品主要用于水稻田，也可以用于小谷粒谷物、草坪和甘蔗。

目前，公司已经开发了乙氧磺隆的许多复配产品，其配伍主要包括：莎稗磷（anilophos）、精噁唑禾草灵（fenoxaprop-P-ethyl）、吡唑特＋丙草胺（pyrazolynate＋pretilachlor，商品名 Topran，1998 年在日本登记）、莎稗磷＋呋草黄＋杀草隆（anilofos＋benfuresate＋daimuron，商品名 Bingo，2000 年在日本上市）、莎稗磷＋呋草黄（anilofos＋benfuresate，商品名 Kita-bingo，2000 年在日本上市）、莎稗磷＋杀草隆（anilofos＋daimuron，商品名 Goku-Jumbo，2000 年在日本上市）、噁唑禾草灵＋双苯噁唑酸（fenoxaprop-ethyl＋isoxadifen，商品名 Turbo，2004 年在越南上市）、四唑酰草胺（fentrazamide，商品名 Deumzigi）、氰氟草酯（cyhalofop-butyl，商品名 Puranmae）以及唑草胺（cafenstrole，商品名 Sanattack）等。

1997 年 3 月 3 日，乙氧磺隆在中国获得了行政保护（授权号为 NB-GE970303010），目前该行政保护已经期满。

2003 年 7 月 1 日，乙氧磺隆列入欧盟农药登记指令（91/414）附录 1，因此，其登记资料获得了 10 年期的保护权。

乙氧磺隆的主要适用作物有：大麦、水稻、甘蔗、草坪和小麦等。

乙氧磺隆的主要市场包括：澳大利亚、巴西、智利、中国、哥伦比亚、印度、意大利、日本、菲律宾、韩国、南非、中国台湾地区、泰国和越南等。

根据 2010 年 7 月中国官方公布的信息，德国拜耳作物科学公司在我国取得 95％乙氧磺隆原药和 15％乙氧磺隆水分散粒剂的正式登记。浙江泰达作物科技有限公司取得 15％乙氧磺隆水分散粒剂的临时登记。

【合成路线】

方法 1：

方法 2：

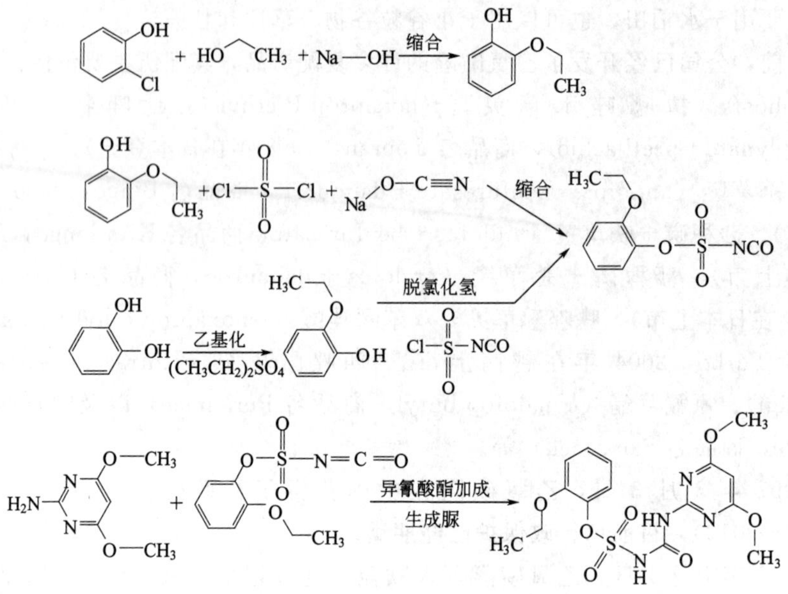

缩合

脱氯化氢

乙基化
$(CH_3CH_2)_2SO_4$

异氰酸酯加成
生成脲

方法 3：

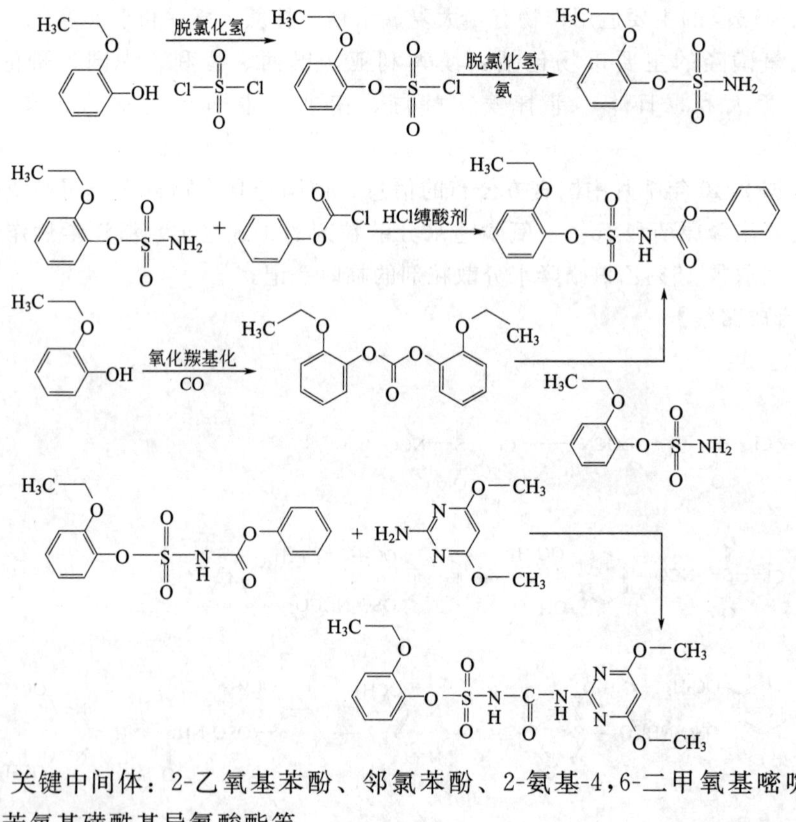

脱氯化氢

脱氯化氢
氨

HCl缚酸剂

氧化羰基化
CO

H_2N—

◆ 关键中间体：2-乙氧基苯酚、邻氯苯酚、2-氨基-4,6-二甲氧基嘧啶和 2-乙氧基苯氧基磺酰基异氰酸酯等。

2-乙氧基苯酚　　　邻氯苯酚　　　2-氨基-4,6-二甲氧基嘧啶　　　2-乙氧基苯氧基磺酰基异氰酸酯

◆ 关键中间体 2-氨基-4,6-二甲氧基嘧啶的合成

方法 1：

方法 2：

【分析和残留】　采用高效液相色谱法（HPLC）分析。

【专利概况】　欧洲专利：赫司特公司（现拜耳作物科学公司）-EP 0342569，专利申请日为 1989 年 5 月 16 日，专利终止日为 2009 年 5 月 15 日。没有获得英国补充保护证书（SPCs）。

美国专利：赫司特（现拜耳作物科学公司）-US 5104443，2009 年 5 月 14 日该专利期满。

【应用】　乙氧磺隆为支链氨基酸合成［乙酰乳酸合成酶（ALS）或乙酰羟基酸合成酶（AHAS）］抑制剂，通过抑制植物所必需的氨基酸——缬氨酸和异亮氨酸的生物合成，阻止细胞分裂和植物生长。由于乙氧磺隆在作物和杂草中不同的代谢决定了它的选择性。

乙氧磺隆可用于防除谷物、水稻和甘蔗上的阔叶杂草和莎草，用药量为10～120g/hm²。

赵汉荣等对乙氧磺隆与二氯喹啉酸复配防除水直播稻田杂草效果进行了试验，结果表明，26.2％二氯喹啉酸·乙氧磺隆 SC 可有效防除水直播稻田中的稗草、一年生阔叶草及莎草，具有杀草谱广、除草效果好、增产保产作用明显等优

点，一次施药即可基本控制整季杂草的危害，但对千金子无效。

　　【小结】　乙氧磺隆为磺酰脲类除草剂，该产品由赫司特公司（现拜耳作物科学）发明。1995 年首次报道，1997 年 3 月 3 日在中国获得行政保护，1998 年在中国和日本首先上市。

　　乙氧磺隆为芽后除草剂，用于防除阔叶杂草及一年生和一些多年生莎草。该产品主要用于水稻田，也可应用于小谷粒谷物、草坪和甘蔗等。

　　2009 年 5 月 15 日，乙氧磺隆在欧洲的专利期满，在此前一天（2009 年 5 月 14 日）它在美国的专利到期。

　　2003 年 7 月 1 日，乙氧磺隆被列入欧盟农药登记指令（91/414）附录 1，为此，该产品的登记资料获得了 10 年期的保护权。如果非专利产品生产商打算进入欧盟或美国市场，他们或者自行准备一套完整的登记资料，或者与拜耳作物科学公司协商使用其登记资料，并支付适当的补偿费用。

　　与其他磺酰脲类除草剂相类似，乙氧磺隆的生产工艺相对简单。有许多磺酰脲类除草剂已经专利过期，所以已经有许多非专利产品生产商生产该类除草剂。目前，在非专利产品生产商中，只有浙江泰达作物科技有限公司宣称生产乙氧磺隆。

　　拜耳公司开发了许多乙氧磺隆的复配产品，与其复配的活性成分主要有：莎稗磷、精噁唑禾草灵、吡唑特＋丙草胺、莎稗磷＋呋草黄＋杀草隆、莎稗磷＋呋草黄、莎稗磷＋杀草隆、噁唑禾草灵＋双苯噁唑酸、四唑酰草胺、氰氟草酯以及唑草胺等。

　　由于这些复配产品的开发，将大幅度缩减非专利产品生产商可涉足的市场。

参 考 文 献

杂草科学，2004（2）：31.

双氟磺草胺（florasulam）

C_{12}H_8F_3N_5O_3S，359.3

【化学名称】　2′,6′,8-三氟-5-甲氧基 [1,2,4] 三唑并 [1,5-c] 嘧啶-2-磺酰苯胺 （IUPAC）

N-(2,6-二氟苯基)-8-氟-5-甲氧基 [1,2,4] 三唑并 [1,5-c] 嘧啶-2-磺酰胺 （CA）

【CAS 登录号】　[145701-23-1]

【其他名称】　Boxer、Nikos、Primus、Broadsmash、EF-1343（道农业科学）

【理化性质】　原药含量≥96.2%（加拿大和欧盟的标准要求）；熔点：193.5～203.5℃（分解）；蒸气压：$1×10^{-2}$ mPa(25℃)；分配系数：$K_{ow}lgP=-1.22$（pH 7.0）。溶解度：在水中溶解度为 6.36g/L（pH 7.0，20℃）。pK_a：4.54。

【毒性】

(1) 哺乳动物毒性　大鼠急性经口 LD_{50}>6000mg/kg。兔急性经皮 LD_{50}>2000mg/kg；对皮肤或眼睛无刺激性。NOEL：（90d）大鼠和小鼠均为每日100mg/kg(bw)。遗传毒性试验和 Ames 试验均呈阴性。

毒性级别：欧盟分类为 N；R50，R53。

(2) 生态毒性　鸟类：鹌鹑急性经口 LD_{50} 为 1046mg/kg；鹌鹑和野鸭饲喂 LC_{50} 均>5000mg/kg（饲料）。鱼类 LC_{50}(96h)：蓝鳃太阳鱼>98mg/L，虹鳟>96mg/L。水蚤 LC_{50}(48h)>292mg/L。藻类 EC_{50}(72h) 为 8.94μg/L。蜜蜂 LD_{50}（48h，经口和接触）>100μg/蜂。蚯蚓 LC_{50}(14d)>1320mg/kg。

(3) 环境归趋　土壤/环境：在实验室土壤研究中，需氧和厌氧降解都很快，降解包括 4 步。首先，双氟磺草胺脱甲基化生成 5-羟基产物，DT_{50}<5d，DT_{90}<16d；然后，嘧啶开环，DT_{50} 为 7～31d，DT_{90} 为 33～102d；接着，转化为三唑-3-磺酰胺；最后，生成 CO_2 和土壤结合残留物。田间研究表明，DT_{50} 为 2～18d。降解物对 ALS 试验和指示生物无活性。厌氧水溶液中的 DT_{50} 为 13d，需氧水溶液中的 DT_{50} 为 3d。K_d 为 0.13mL/g（英国沙质黏壤土），0.33mL/g（美国沙壤土）。渗漏计测定表明：双氟磺草胺及其降解产物不会以超过欧盟临界值

的水平淋溶到地下水中。

【剂型】 主要剂型有：悬浮剂（SC，2.5%、50g/L 或 4.84%）和悬乳剂（SE）等。

【开发与登记】 双氟磺草胺是由道农业科学公司（DAS）发现、1999 年在英国布赖顿植保会议上报道的除草剂。双氟磺草胺为道农业科学公司 6 个三唑并嘧啶磺酰苯胺类除草剂之一，这些产品分别为：氯酯磺草胺（cloransulam-methyl）、双氯磺草胺（diclosulam）、双氟磺草胺（florasulam）、唑嘧磺草胺（flumetsulam）、磺草唑胺（metosulam）和五氟磺草胺（penoxsulam）。

双氟磺草胺用于防除阔叶杂草，在土壤中的半衰期短，对猪殃殃（*Galium aparine*）的防效很好。

1998 年在以色列登记。

1998 年，道农业科学公司向欧盟递交了双氟磺草胺作为新活性成分评估的登记申请，该年欧委会宣布其登记资料完成。2002 年 10 月 1 日，双氟磺草胺被列入欧盟农药登记指令（91/414）附录 1，其登记资料由此获得了这一天起算的 10 年期保护权。

1999 年在比利时上市用于谷物。

1999 年在英国获准登记，并上市。

2000 年在德国上市。

2001 年在法国、荷兰、西班牙和英国上市。

2001 年，双氟磺草胺与 2,4-D 的复配产品 Mustang 在克罗地亚获准登记。

2002 年，双氟磺草胺与草甘膦双包装产品在法国上市。

2002 年双氟磺草胺的销售额约为 1.40 亿美元。

2003 年，双氟磺草胺在英国谷物上的应用适期拓宽，从秋季到冬季皆宜。

双氟磺草胺＋草甘膦、双氟磺草胺＋2 甲 4 氯（MCPA）以及双氟磺草胺＋二氯吡啶酸（clopyralid）＋2 甲 4 氯等的双包装复配产品引入加拿大市场。

2006 年，先正达公司获得了在美国谷物上开发许多双氟磺草胺复配产品的权利。

双氟磺草胺＋唑嘧磺草胺（flumetsulam）的复配产品 Derby 于 2007 年在中国取得正式登记，并在中国市场销售。

道农业科学公司计划用氯氟吡氧乙酸（fluroxypyr）＋双氟磺草胺的复配产品取代氯氟吡氧乙酸单剂产品 Starane。

2008 年，美国环保署（EPA）计划登记双氟磺草胺。

双氟磺草胺的主要适用作物有：大麦、燕麦、黑麦、斯卑尔脱小麦、黑小麦和小麦等。

双氟磺草胺的主要市场包括：奥地利、比利时、加拿大、中国、丹麦、法国、德国、芬兰、匈牙利、意大利、日本、荷兰、西班牙、南非、瑞典、瑞士、坦桑尼亚、英国和美国等。

　　根据 2010 年 7 月中国官方公布的信息，双氟磺草胺相关产品共在我国取得 7 个正式登记，分别为美国陶氏益农公司的 97％双氟磺草胺原药、50g/L 双氟磺草胺悬浮剂、58g/L 双氟·唑嘧胺悬浮剂、459g/L 双氟·滴辛酯悬乳剂和 175g/L 双氟·唑嘧胺悬浮剂，以及 2 个分装产品，分别为上海泰禾（集团）有限公司的 58g/L 双氟·唑嘧胺悬浮剂和中农住商（天津）农用化学品有限公司的 459g/L 双氟·滴辛酯悬乳剂。

【合成路线】

方法 1：

方法 2：

方法 3：

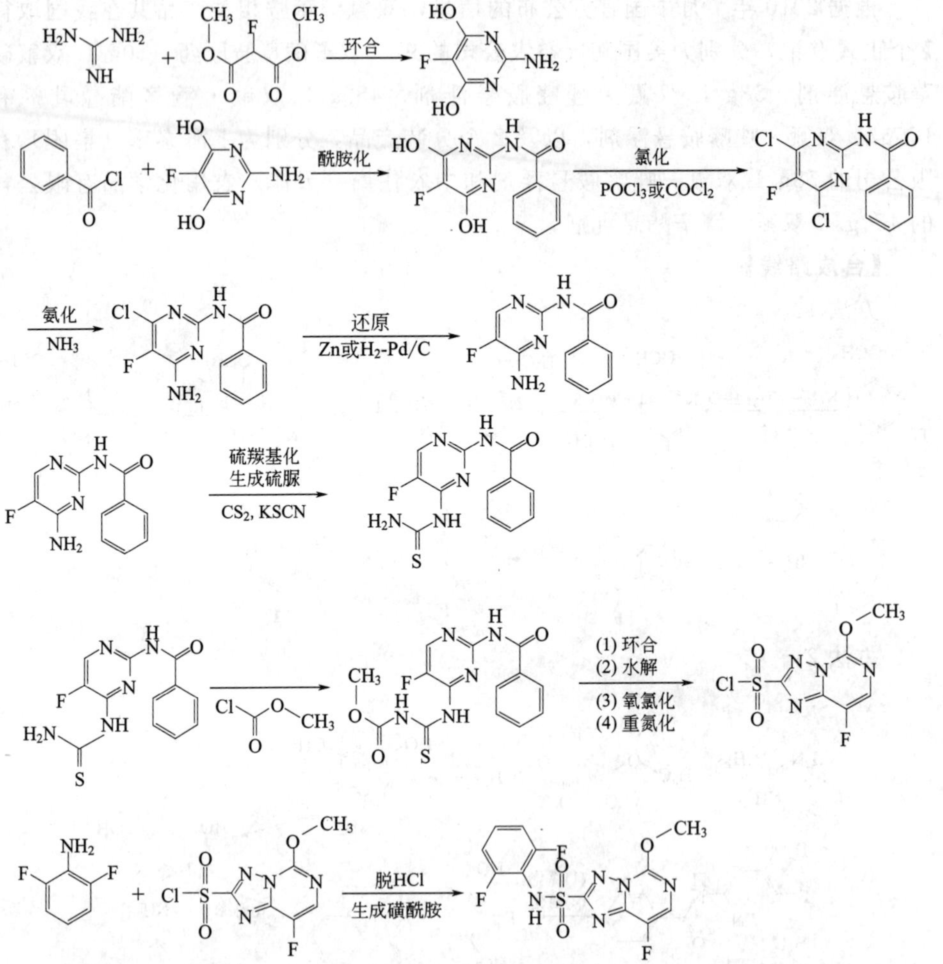

◆ 关键中间体：2,6-二氯苯腈、2,6-二氟苯胺、2-氟丙二酸二甲酯和 2-氨基-5-氟-4,6-二羟基嘧啶等。

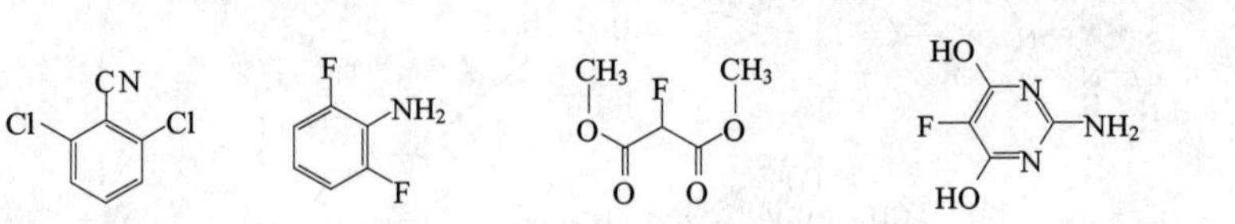

2,6-二氯苯腈　　2,6-二氟苯胺　　2-氟丙二酸二甲酯　　2-氨基-5-氟-4,6-二羟基嘧啶

◆ 中间体 2,6-二氟苯胺的合成：

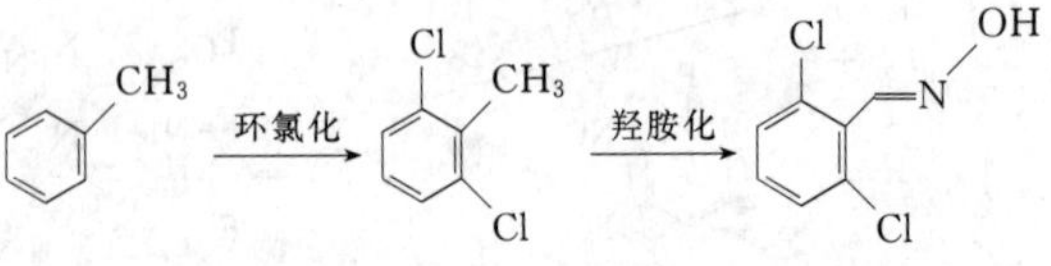

【专利概况】 欧洲专利：道农业科学公司-EP 0343752，该专利申请日为1989年5月24日，专利终止日为2009年5月23日。

英国补充保护证书（SPCs）：SPC/GB00/009 EP0343752-双氟磺草胺，最长有效期至2013年12月3日。

美国专利：道农业科学公司-US 5010195，该专利已于2008年5月24日届满。

【应用】 双氟磺草胺为支链氨基酸（白氨酸、异亮氨酸和缬氨酸）合成［乙酰乳酸合成酶（ALS）或乙酰羟基酸合成酶（AHAS)］抑制剂，它对小麦的选择性来源于其在小麦和杂草中的代谢不同。该产品通过根和嫩枝吸收，并在木质部和韧皮部传输。

双氟磺草胺为芽后除草剂，防除阔叶杂草，尤其对谷物和玉米上的猪殃殃（*Galium aparine*）、繁缕（*Stellaria media*）、卷茎蓼（*Polygonum convolvulus*）、甘菊（*Matricaria* spp.）和许多十字花科植物防效尤佳，最大用药量为7.5g/hm²。

【小结】 双氟磺草胺用来防除阔叶杂草，在土壤中的半衰期短，对猪殃殃（*Galium aparine*）的防效尤佳。目前，该产品主要在欧洲谷物市场开发，并已在许多国家登记用于冬、春大麦、燕麦和小麦等。2008年，美国EPA计划登记该产品。

双氟磺草胺的欧洲专利已于2009年5月23日届满，美国专利保护更在2008年5月24日即已终止。然而，由于英国补充保护证书（SPCs）的存在，使双氟磺草胺的最长保护期延长至2013年12月3日。

2002年10月1日，双氟磺草胺列入欧盟农药登记指令（91/414）附录1，其登记资料由此获得了这一天起算的10年期保护权。非专利产品生产商意欲进入欧盟市场，他们要么自行准备一套完整的登记资料，要么与资料拥有商协商使用其登记资料，同时支付一定的补偿费用，或者等到资料保护期满后再进入欧盟市场。

双氟磺草胺的生产工艺冗长，有几步还存在一定的难度，其中包括有毒中间体的处理等。该产品的生成成本较高，要生产出含量不低于96.2％的原药可能比较困难。

道农业科学公司在欧洲市场开发了许多双氟磺草胺的复配产品，如双氟磺草胺＋氯氟吡氧乙酸和双氟磺草胺＋二氯吡啶酸等。这两个配伍活性成分都已专利过期，且来源广泛，然而，如果要在欧盟登记复配产品，需要提供其中每个活性成分完整的登记资料。

在未来一段时间内，由于双氟磺草胺在欧盟受到SPCs的资料保护，因此，欧盟对其仍是一个受保护的市场，不过，2008～2009年双氟磺草胺在其他市场专利已期满，可吸引非专利产品生产商首先进入这些市场。

氟噻草胺 （flufenacet）

$C_{14}H_{13}F_4N_3O_2S$, 363.3

【化学名称】 4′-氟-N-异丙基-2-(5-三氟甲基-1,3,4-噻二唑-2-基氧)乙酰苯胺（IUPAC）

N-(4-氟苯基)-N-(1-甲基乙基)-2-[(5-三氟甲基-1,3,4-噻二唑-2-基)氧]乙酰胺（CA）

【CAS 登录号】 [142459-58-3]

【其他名称】 Cadou、Drago、Tiara、Define（拜耳作物科学公司）

【理化性质】 原药含量≥950g/kg（欧盟和美国的标准要求）；外观：白色至棕黄色固体。熔点：76～79℃；蒸气压：$9×10^{-2}$mPa(20℃)（氟噻草胺异构体加热，因此这两个数据指的是 N-异构体作为气相中的主要成分）。分配系数：$K_{ow}lgP=3.2(24℃)$；亨利常数：$9×10^{-4}$Pa·m^3/mol（计算值）；相对密度：1.45(20℃)。溶解度：在水中溶解度为 56mg/L（pH 4）、56mg/L（pH 7）、54mg/L(pH 9)（均为 25℃）；在丙酮、二氯甲烷、二甲基甲酰胺、甲苯和二甲基亚砜中溶解度均＞200g/L，异丙醇中为 170g/L，正己烷中为 8.7g/L，正辛醇中为 88g/L，聚乙二醇中为 74g/L。

稳定性：在 pH 5～9 的水溶液中不发生水解；pH 值为 5 时，对光解稳定。

【毒性】

(1) 哺乳动物毒性　急性经口 LD_{50}：雄性大鼠为 1617mg/kg，雌性大鼠为 589mg/kg。大鼠急性经皮 LD_{50}＞2000mg/kg。对兔眼睛和皮肤无刺激性。大鼠吸入 LC_{50}(4h)＞3740mg/m^3（气雾剂）。NOEL：（2 年）大鼠为 25mg/kg（饲料）；（12 个月）狗为 40mg/kg（饲料）；（20 个月）小鼠为 50mg/kg（饲料）。ADI：0.01mg/kg(bw)。无致突变（Ames 试验）和致畸（兔和大鼠）作用。

毒性级别：世界卫生组织（有效成分）为Ⅲ级，美国环保署（制剂）为Ⅲ级；欧盟级别：Xn；R22，R48/22｜R43｜N；R50，R53。

(2) 生态毒性　鸟类：鹌鹑急性经口 LD_{50} 为 1608mg/kg；LC_{50}(6d) 鹌鹑＞5317mg/L，野鸭＞4970mg/L。鱼类 LC_{50}(96h)：蓝鳃太阳鱼为 2.13mg/L，虹鳟为 5.84mg/L。水蚤 LC_{50}(48h) 为 30.9mg/L。藻类：EC_{50}(120h) 羊角月牙藻（*Selenastrum capricornutum*）为 0.00452mg/L；水华鱼腥藻（*Anabaena*

flosaquae）为 0.035mg/L。进一步试验证明，受影响的藻类可以得到恢复。蜜蜂：LD_{50}（经口）＞329.5μg/蜂；（接触）＞387.2μg/蜂。蚯蚓（*Eisenia foetida*）LC_{50}(14d) 为 219mg/kg（干土）。

（3）环境归趋　动物：口服后，氟噻草胺可以被动物（大鼠、山羊和母鸡等）迅速排出体外，因此在组织和器官中没有蓄积。其代谢途径为：氟噻草胺首先发生分子断裂，继而氟苯基基团与半胱氨酸共轭，噻二唑及其多种共轭体形成。

植物：在玉米、大豆和棉花中，氟噻草胺被迅速且广泛地代谢，即使在早期采集的样品中，也没有检测到母体化合物。虽然只有 3 个代谢物的量较大，但是氟噻草胺在植物中的总残留是根据 *N*-氟苯基-*N*-异丙基衍生残留物的总量来确定的。

土壤/环境：氟噻草胺在土壤中很容易降解，并最终生成二氧化碳；半衰期 DT_{50} 为 10～54d。在土壤中对光解稳定。K_{oc}（沙壤土）为 354（变化范围为 233～613）。渗漏计测定结果表明，即使在更差的条件下，母体化合物也不可能对低于 1.2m 的土壤层以及对地下水产生浓度＞0.1μg/L 的污染。

【剂型】　主要剂型有：乳油（EC）、颗粒剂（GR，0.3%）、悬浮剂（SC，50%）、水分散粒剂（WG，60%）以及可湿性粉剂（WP，60%）等。

【开发与登记】　氟噻草胺是由拜耳作物科学公司发现、1995 年在英国布赖顿植保会议上介绍的除草剂品种。该活性成分与苯噻酰草胺（mefenacet）一样同属芳氧乙酰胺类化合物，与氯代乙酰胺类除草剂具有类似的杂草防治谱，可以广泛防除一年生禾本科杂草、莎草和一些小粒阔叶杂草。氟噻草胺主要用于土壤处理，芽前、芽后皆可使用。

氟噻草胺广泛用于许多作物，是阔叶杂草除草剂的优秀配伍，与其复配的活性成分主要有：嗪草酮（metribuzin，商品名 Axiom 和 Bastille）、磺草唑胺（metosulam，商品名 Diplôme 和 Terano）、吡氟酰草胺（diflufenican，商品名：Herold、Liberator 和 Firebird）、二甲戊灵（pendimethalin，商品名 Malibu 和 Crystal）以及异噁唑草酮（isoxaflutole，商品名 Cadou Star）。

氟噻草胺单剂已在印度、南非、菲律宾、泰国和印度尼西亚等国取得登记。

1997 年，欧委会宣布氟噻草胺的登记资料完成，由于农药登记评估进程缓慢，所以 2002 年时，欧盟将氟噻草胺的临时登记有效期延长了两年。2004 年 1 月 1 日，氟噻草胺被列入欧盟农药登记指令（91/414）附录 1，并由此获得了 10 年期登记资料保护权。

1998 年，氟噻草胺首次在美国取得登记。根据"联邦杀虫剂、杀菌剂和杀鼠剂法案"，为了支持新农药化学品或现有农药新使用的登记，氟噻草胺登记商可以获得 10 年期的登记资料保护权，起始时间为新活性物质的首个登记日。没有资料所有权公司的许可，其他登记商无权使用保护期内的登记资料。

氟噻草胺的主要适用作物有：豆类、玉米、红辣椒、棉花、黄瓜、生姜、花生、马铃薯、水稻、大豆、向日葵、烟草、番茄、蔬菜和西瓜等。

氟噻草胺的主要市场包括：奥地利、比利时、加拿大、智利、捷克、德国、法国、匈牙利、印度、印度尼西亚、意大利、马来西亚、荷兰、菲律宾、波兰、斯洛伐克、斯洛文尼亚、南非、瑞士、泰国、英国和美国等。

【合成路线】

方法1：

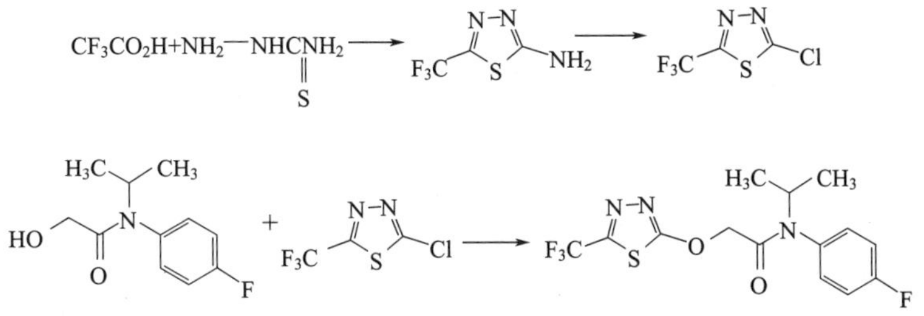

方法2：

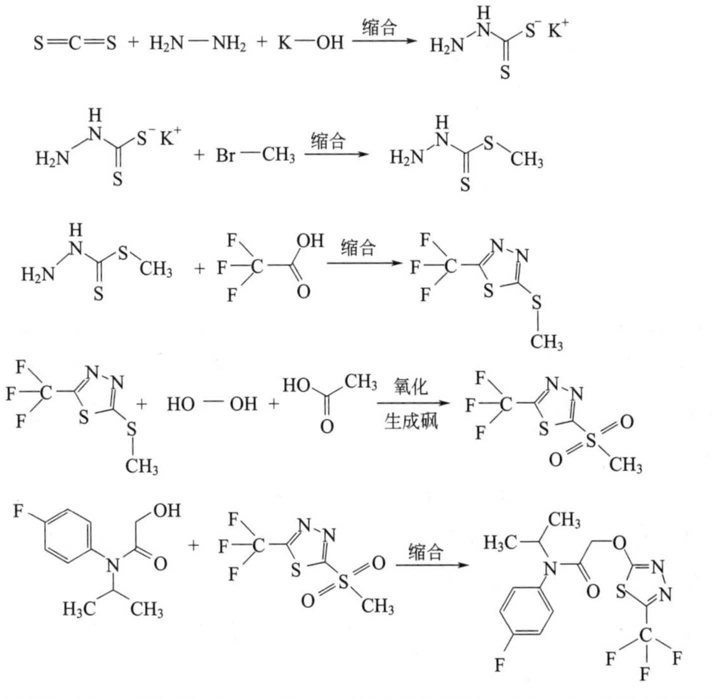

◆ 关键中间体：对氟苯胺、4-氟-*N*-异丙基苯胺、[*N*-(4-氟苯基)-*N*-异丙基氨基甲酰基]甲基乙酸酯、1-羟基-4'-氟-*N*-异丙基乙酰苯胺、三氟乙酸和5-三氟甲基-2-甲硫基-1,3,4-噻二唑等。

265

对氟苯胺　　　　4-氟-N-异丙基苯胺　　　[N-(4-氟苯基)-N-异丙基氨基
　　　　　　　　　　　　　　　　　　　　甲酰基]甲基乙酸酯

1-羟基-4′-氟-N-　　　　三氟乙酸　　　　5-三氟甲基-2-甲硫
异丙基乙酰苯胺　　　　　　　　　　　　基-1,3,4-噻二唑

◆ 中间体 1-羟基-4′-氟-N-异丙基乙酰苯胺的合成

【分析和残留】 采用气相色谱法（GC）或高效液相色谱法（HPLC）分析。

【专利概况】 欧洲专利：拜耳作物科学公司-EP 0456826，专利申请日为 1989 年 6 月 14 日，专利终止日为 2009 年 6 月 13 日。没有获得英国补充保护证书（SPCs）。

美国专利：拜耳作物科学公司-US 4968342，2009 年 6 月 14 日该专利期满。

【应用】 氟噻草胺为细胞分裂和细胞生长抑制剂，其主要靶标位点可能在于脂肪酸代谢，作物对其耐药性来源于谷胱甘肽转移酶的快速解毒作用。该产品为芽前和芽后早期用内吸除草剂，具有非原质体传输和分配特性，并具有分生组织活性。

氟噻草胺为选择性除草剂，具有广泛的杀草谱，可有效防除一年生禾本科杂草、莎草和一些小粒阔叶杂草。玉米和大豆在种植前和芽前处理；番茄种植前处理；马铃薯和向日葵芽前处理；玉米、小麦和水稻芽后处理。用药量最高至

$0.9kg/hm^2$。

【小结】 氟噻草胺是由拜耳作物科学公司发现、并于 1995 年在英国布赖顿植保会议上报道的除草剂，可以广泛防除一年生禾本科杂草、莎草和一些小粒阔叶杂草。氟噻草胺主要用于土壤处理，芽前、芽后皆可使用。

氟噻草胺适用于许多作物，是一个优秀的复配配伍产品，与其复配的活性成分主要有：嗪草酮、磺草唑胺、吡氟酰草胺、二甲戊灵和异噁唑草酮等。

氟噻草胺的单剂产品已在印度、南非、菲律宾、泰国和印度尼西亚等国登记，复配产品也已在许多国家，尤其是在欧盟和美国开发。

2009 年 6 月 13 日，氟噻草胺在欧洲的专利到期；其后的一天，即 2009 年 6 月 14 日，氟噻草胺在美国的专利期满。

1998 年，氟噻草胺首次在美国登记，因此登记公司获得了登记日起算的 10 年期登记资料独占使用权。2004 年 1 月 1 日，氟噻草胺被列入欧盟农药登记指令（91/414）附录 1，由于氟噻草胺是作为新活性成分在欧盟登记，所以登记公司获得了氟噻草胺在欧盟 10 年期的登记资料保护权。非专利产品生产商意欲进入欧盟市场，他们需自行准备一套完整的登记资料，或者与拜耳作物科学公司协商分享其登记资料，但要支付适当的补偿费用。

氟噻草胺的生产工艺中包括许多独立的步骤，其中一些工艺需要特殊的操作设备，如光气化作用等，所以，氟噻草胺的生产成本可能较高。目前还没有非专利产品生产商宣称生产氟噻草胺。

非专利产品公司如果要涉入氟噻草胺市场，他们可能会被局限于印度、菲律宾和泰国等市场，因为在这些国家登记相对简单，而且拜耳作物科学公司在这些国家登记的是单剂产品。而欧盟市场由于登记资料的保护作用，可能要将非专利产品公司拒绝至 2014 年。

氟啶嘧磺隆（flupyrsulfuron-methyl-sodium）

$C_{15}H_{13}F_3N_5NaO_7S$（酸，$C_{14}H_{12}F_3N_5O_7S$），487.3

【化学名称】 2-(4,6-二甲氧基嘧啶-2-基氨基羰基氨基磺酰基)-6-三氟甲基烟酸甲酯单钠盐（IUPAC）

2-[[[[(4,6-二甲氧基-2-嘧啶基）氨基］羰基］氨基］磺酰基]-6-三氟甲基-3-吡啶羧酸甲酯单钠盐（CA）

【CAS 登录号】 ［144740-54-5］；［150315-10-9］（酸）

【其他名称】 Lexus、Ductis、Lexus Solo、Oklar、Balance（杜邦）

【理化性质】 原药含量≥903g/kg（欧盟的标准要求）；外观：白色粉末，具有刺激性、苦涩气味；熔点：165～170℃；蒸气压：$1×10^{-6}$ mPa(20℃)；分配系数：$K_{ow}lgP$＝0.96(pH 5)，0.10(pH 6)（均为20℃）。亨利常数：$1×10^{-8}$ Pa·m³/mol（pH 5，20℃，计算值）；相对密度：1.55（19.3℃）。溶解度(20℃)：在水中溶解度为62.7mg/L(pH 5)，603mg/L(pH 6)；在二氯甲烷中溶解度为0.60g/L，丙酮中为3.1g/L，乙酸乙酯中为0.49g/L，乙腈中为4.3g/L，正己烷中＜0.001g/L，在甲醇中为5.0g/L。

稳定性：DT_{50}为44d(pH 5)，12d(pH 7)，0.42d(pH 9)（均为20℃）。在大多数有机溶剂中稳定。pK_a：4.9。

【毒性】

(1) 哺乳动物毒性 大鼠急性经口 LD_{50}＞5000mg/kg。兔急性经皮 LD_{50}＞2000mg/kg。对兔眼睛和皮肤无刺激性，对豚鼠皮肤无致敏作用。大鼠吸入 LC_{50}(4h)＞5.8mg/L。NOEL：(90d) 雄性大鼠为每日 124mg/kg；(2 年) 雄性大鼠为每日 14.2mg/kg；(1 年) 雄性狗为每日 146.3mg/kg。ADI：0.035mg/kg。无致突变作用（Ames试验），无遗传毒性。

毒性级别：世界卫生组织（有效成分）为 U 级，欧盟级别：N；R50，R53。

(2) 生态毒性 鸟类：野鸭急性经口 LD_{50}＞2250mg/kg。鹌鹑和野鸭饲喂 LC_{50}＞5620mg/kg。鱼类吸入 LC_{50}(96h)：鲤鱼为820mg/L，虹鳟为470mg/L。水蚤 LC_{50}(48h) 为 721mg/L。绿藻 EC_{50}(120h) 为 0.004mg/L。浮萍（*Lemna*

gibba）EC_{50}（14d）为 0.003mg/L。蜜蜂：LD_{50}（接触）＞25μg/蜂；（饲喂）＞30μg/蜂。蠕虫 LC_{50}＞1000mg/kg。

（3）环境归趋　动物：在大鼠体内，氟啶嘧磺隆被迅速吸收、代谢，并排出体外，其中，90％的给服药剂在 96h 内随粪便和尿液排出。

植物：氟啶嘧磺隆在植物体内通过谷胱甘肽或通过磺酰脲桥上分子内自位氮对磺酰基的亲核取代而迅速代谢。

土壤/环境：在实验室条件下，需氧土壤中的半衰期 DT_{50}（平均值）为 14d；在大田条件下，DT_{50} 和 DT_{90} 平均值分别为 14d 和 47d。在碱性土壤中降解更快；在酸性土壤中，磺酰脲桥会发生水解作用。

【剂型】　主要剂型为：水分散粒剂（WG，50％）。

【开发与登记】　氟啶嘧磺隆是由杜邦公司发现、并于 1995 年在英国布赖顿会议上报道的除草剂，其作用机制新颖，可用于秋、春季播种的谷物，选择性防除鼠尾看麦娘等，芽后用药，具有一定的持效作用。

杜邦公司开发了许多氟啶嘧磺隆的复配产品，其配伍主要包括：吡氟酰草胺（复配产品商品名 Absolute）、氟吡酰草胺、噻吩磺隆、甲磺隆（metsulfuron-methyl，复配产品商品名 Lexus XPE）、唑草酯（carfentrazone-methyl）和苯磺隆等。

氟啶嘧磺隆的使用主要局限于欧盟和一些东欧市场。主要市场包括：奥地利、东欧、法国、德国、瑞士和英国等。

2001 年 7 月 1 日，氟啶嘧磺隆列入欧盟农药登记指令（91/414）附录 1，其登记资料由此获得了这一天起算的 10 年期保护权。

【合成路线】

方法 1：

方法 2：

方法 3：

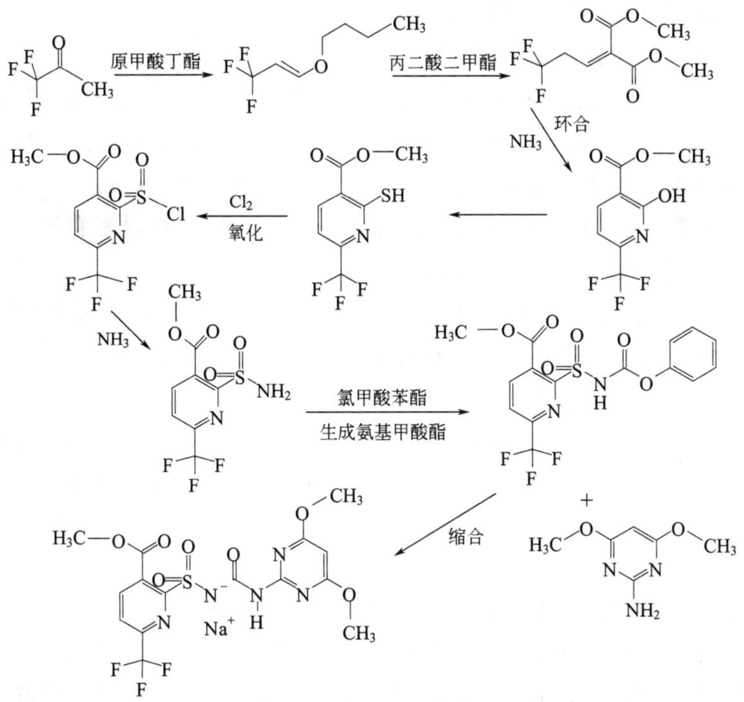

◆ 关键中间体：4,6-二甲氧基-2-氨基嘧啶（市场有售）、2-(3,3,3-三氟亚丙基）丙二酸二甲酯和2-氨基磺酰基-6-三氟甲基烟酸甲酯等。

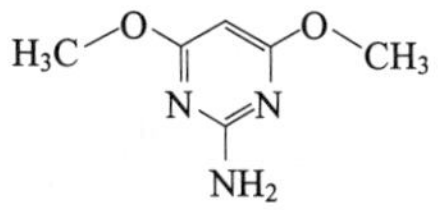

4,6-二甲氧基-2-
氨基嘧啶

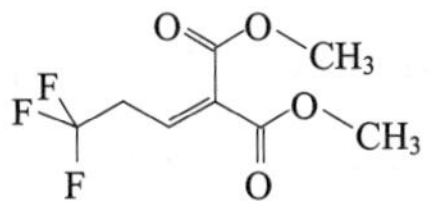

2-(3,3,3-三氟亚丙基)
丙二酸二甲酯

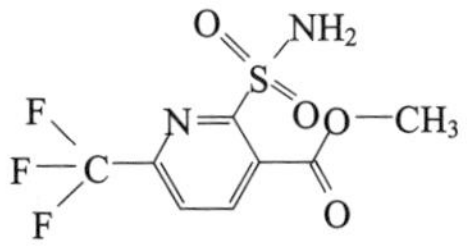

2-氨基磺酰基-6-
三氟甲基烟酸甲酯

【分析和残留】 采用高效液相色谱/质谱法（HPLC/MS）分析。

【专利概况】 欧洲专利：杜邦公司-EP 0575503，专利申请日为1992年3月5日，专利终止日为2012年3月4日。

英国补充保护证书（SPCs）：

① SPC/GB/00/003 EP 0575503-氟啶嘧磺隆与噻吩磺隆（thifensulfuron-methyl）的复配产品，最长有效期至2013年9月2日。

② SPC/GB/02/044 EP 0575503-氟啶嘧磺隆与苯磺隆（tribenuron-methyl）的复配产品，最长有效期至2017年3月4日。

③ SPC/GB/EP 0575503-氟啶嘧磺隆与氟吡酰草胺（picolinafen）的复配产品，最长有效期至2017年3月4日。

④ SPC/GB/EP 0575503-氟啶嘧磺隆与吡氟酰草胺（diflufenican）的复配产

品，最长有效期至 2017 年 3 月 4 日。

美国专利：杜邦公司-US 5393734，该专利于 2012 年 2 月 27 日期满。

【应用】 与其他磺酰脲类除草剂一样，氟啶嘧磺隆也是乙酰乳酸合成酶（ALS）抑制剂，受药后，细胞很快停止分裂，继而植株停止生长。该产品为芽后选择性除草剂，主要通过叶面吸收，几乎没有或没有土壤活性。

氟啶嘧磺隆主要用于防除谷物上的禾本科杂草（主要是鼠尾看麦娘）和阔叶杂草，芽后用药，用药量为 $10g/hm^2$。

【小结】 氟啶嘧磺隆是由杜邦公司发现、1995 年在英国布赖顿会议上介绍的除草剂，其作用机制新颖，可选择性防除秋、春播谷物上的鼠尾看麦娘，芽后用药，具有一定的持效作用。

杜邦公司开发了许多氟啶嘧磺隆的复配产品，其配伍主要包括：吡氟酰草胺（diflufenican）、氟吡酰草胺（picolinafen）、噻吩磺隆（thifensulfuron-methyl）、苯磺隆（tribenuron-methyl）、甲磺隆（metsulfuron-methyl）和唑草酯（carfentrazone-methyl）等。

氟啶嘧磺隆的使用主要局限于欧盟和一些东欧市场。

氟啶嘧磺隆的欧洲和美国专利分别于 2012 年 3 月 4 日及同年的 2 月 27 日到期，然而该产品拥有众多的英国补充保护证书（SPCs）：与噻吩磺隆的复配产品最长有效期至 2013 年 9 月 2 日，氟啶嘧磺隆＋苯磺隆、氟啶嘧磺隆＋氟吡酰草胺以及氟啶嘧磺隆＋吡氟酰草胺等 3 个复配产品的最长有效期都终止于 2017 年 3 月 4 日。

2001 年 7 月 1 日，氟啶嘧磺隆列入欧盟农药登记指令（91/414）附录 1，其登记资料由此获得了 10 年期的保护。非专利产品生产商意欲进入欧盟市场，他们要么自行准备一套完整的登记资料，要么与杜邦公司协商共享其登记资料，但同时需支付一定的资料补偿费用。

氟啶嘧磺隆的生产工艺相对简单，许多非专利产品及合同生产厂商应该都能够生产，尤其是中间体 4,6-二甲氧基-2-氨基嘧啶至少用于其他 16 个磺酰脲类除草剂的生产，且市场有售。其吡啶部分与其他磺酰脲类除草剂啶嘧磺隆（flazasulfuron）、砜嘧磺隆（rimsulfuron）和烟嘧磺隆（nicosulfuron）的相关部分相类似。

短期内，非专利产品生产商不可能对氟啶嘧磺隆感兴趣。一方面，因为该产品主要用于欧盟市场；另一方面，在专利延期和资料保护的双重作用下，将在未来较长一段时间内限制非专利产品生产商涉足该产品的市场。

呋草酮（flurtamone）

$C_{18}H_{14}F_3NO_2$，333.3

【化学名称】 (RS)-5-甲氨基-2-苯基-4-$(\alpha,\alpha,\alpha$-三氟间甲苯基）呋喃-3$(2H)$-酮 （IUPAC）

（±）-5-甲氨基-2-苯基-4-[3-（三氟甲基）苯基]-3$(2H)$-呋喃酮（CA）

【CAS 登录号】 ［96525-23-4］

【其他名称】 Benchmark、Roulette（拜耳作物科学公司）

【理化性质】 原药含量≥960g/kg（欧盟的标准要求）；外观：乳白色粉末；熔点：152～155℃。溶解度：在水中溶解度为 35mg/L(20℃)；可溶于丙酮、二氯甲烷和甲醇等有机溶剂，微溶于异丙醇。

稳定性：稳定，但要避免浓酸和浓碱。

【毒性】

(1) 哺乳动物毒性　大鼠急性经口 LD_{50} 为 500mg/kg。急性经皮 LD_{50}：兔为 500mg/kg，大鼠＞5000mg/kg。对兔皮肤无刺激性，对兔眼睛有短暂的刺激作用。NOEL 约为 50mg/(kg·d)。Ames 试验表明，无致突变作用。

毒性级别：欧盟分类为 N；R50；R53。

(2) 生态毒性　鸟类经口 LC_{50}：鹌鹑＞6000mg/kg（饲料），野鸭为 2000mg/kg（饲料）。鱼类吸入 LC_{50}(96h)：蓝鳃太阳鱼为 11mg/L，虹鳟为 7mg/L。蜜蜂 LD_{50}(48h，接触)＞100μg/蜂。

(3) 环境归趋　植物：收获期的花生和谷物中无残留。

土壤/环境：大田中的半衰期 DT_{50} 为 46～65d，主要代谢产物为三氟甲基苯甲酸。在土壤胶体中有中等吸附作用；呋草酮残留物保留在土壤上层 20cm 内，其代谢物在土壤上层上 10cm 内。施药 10 个月后，没有检测到任何残留物。

【剂型】 主要剂型有：悬浮剂（SC）、水分散性粒剂（WG）和可湿性粉剂（WP）等。

【开发与登记】 呋草酮是 D. D. Rogers 等在 1987 年的英国布赖顿植保会议上报道、Chevron 化学公司开发的除草剂。后来，罗纳-普朗克公司（现拜耳作物科学公司）收购了呋草酮的全球权利。

呋草酮为土壤用除草剂，芽后早期使用。用于豌豆、黑麦、向日葵、黑小麦、冬大麦和冬小麦等作物田防除包括洋甘菊（*Matricaria chamomilla*）、猪殃殃（*Galium aparine*）、繁缕（*Stellaria media*）和婆婆纳（*Veronica* spp.）等在内的阔叶杂草以及包括阿披拉草（*Apera spica venti*）和早熟禾（*Poa annua*）等在内的禾本科杂草。

呋草酮仅限在阿根廷、欧洲和沙特阿拉伯登记，其主要产品有：Bacara 悬浮剂［呋草酮 250g/L(a.i.)＋吡氟酰草胺 100g/L(a.i.)］和 Carat 悬浮剂［呋草酮 76g/L(a.i.)＋吡氟酰草胺 27g/L(a.i.)＋异丙隆 400g/L(a.i.)］。

1997 年，呋草酮与苯草醚（aclonifen）的复配产品 Nikeyl 以及与吡氟酰草胺的复配产品 Carat 投放法国市场。

1994 年，罗纳-普朗克公司向欧盟递交了呋草酮作为新活性成分评估的登记申请。由于欧盟的评估进程缓慢，2002 年，呋草酮在欧盟的临时登记延长了两年。2004 年 1 月 1 日，呋草酮列入欧盟农药登记指令（91/414）附录 1，因此其登记资料获得了这一天起算的 10 年期保护权。

拜耳作物科学公司在英国登记了多个呋草酮复配产品：Bacara（呋草酮 250g/L＋吡氟酰草胺 100g/L）、Graduate（呋草酮 400g/L＋吡氟酰草胺 80g/L）和 Ingot（吡氟酰草胺 27g/L＋呋草酮 67g/L＋异丙隆 400g/L）。

【合成路线】

◆ 关键中间体：3-(三氟甲基)苯乙腈、苯乙酸甲酯、3-氰基-1-苯基-3-[3-(三氟甲基)苯基]丙酮和 5-氨基-2-苯基-4-(3-三氟甲基苯基)呋喃-3-酮等。

3-(三氟甲基)苯乙腈　　苯乙酸甲酯　　3-氰基-1-苯基-3-[3-(三氟甲基)苯基]丙酮　　5-氨基-2-苯基-4-(3-三氟甲基苯基)呋喃-3-酮

◆ 中间体 3-(三氟甲基)苯乙腈的合成

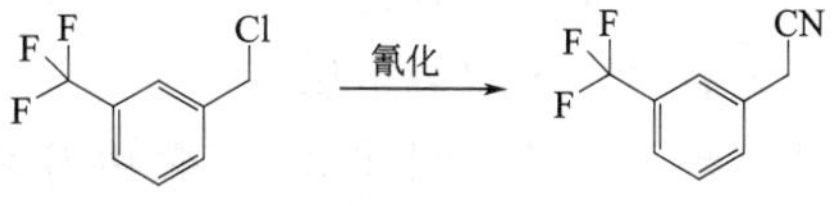

◆ 中间体 3-氰基-1-苯基-3-[3-(三氟甲基) 苯基] 丙酮的合成

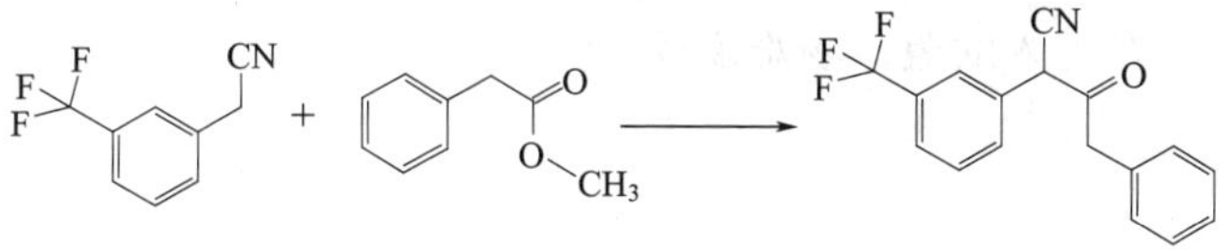

【专利概况】 欧洲专利：拜耳作物科学-GB 2142629，该专利申请日期为 1984 年 6 月 18 日，专利终止日期为 2004 年 6 月 17 日。

英国补充保护证书（SPCs）：

① SPC/GB98/009 GB 2142629-呋草酮、吡氟酰草胺（diflufenican）和异丙隆（isoproturon）的复配产品，最长有效期至 2009 年 6 月 17 日。

② SPC/GB98/015 GB 2142629-呋草酮和吡氟酰草胺的复配产品。欧盟授权资料：法国，最长有效期至 2009 年 6 月 17 日。

美国专利：拜耳作物科学-US 4568376，该专利终止日期为 2003 年 6 月 16 日。

【应用】 呋草酮通过抑制八氢番茄红素脱饱和酶，来阻碍类胡萝卜素的生物合成。

种植前拌土、芽前或芽后使用呋草酮，可以防除小粒谷类作物、花生、棉花、豌豆和向日葵等作物田的阔叶杂草和一些禾本科杂草，施药量为 250～375g/hm^2。

【小结】 呋草酮是由 Chevron 化学公司首先开发的除草剂，后来，罗纳-普朗克公司（现拜耳作物科学公司）收购了该产品的全球权利。

呋草酮是一种土壤用除草剂，芽后早期用于豌豆、黑麦、向日葵、黑小麦、冬大麦和冬小麦等作物田防除阔叶杂草和一些禾本科杂草。该产品目前仅限在阿根廷、欧洲和沙特阿拉伯登记。

呋草酮在欧盟和美国的专利已经到期，呋草酮＋吡氟酰草胺＋异丙隆以及呋草酮＋吡氟酰草胺两个复配产品虽取得英国补充保护证书（SPCs），但它们的保护期也都于 2009 年 6 月 17 日届满。

1994 年罗纳-普朗克公司向欧盟递交了呋草酮作为新活性成分评估的登记申请。由于欧盟的评估进程缓慢，2002 年，呋草酮在欧盟的临时登记延长了两年。2004 年 1 月 1 日，呋草酮列入欧盟农药登记指令（91/414）附录 1，因此其登记资料获得了这一天起算的 10 年期保护权。非专利产品生产商想要进入欧盟市场，他们必须自行准备一套完整的登记资料，或者与资料拥有商协商，抑或等到资料保护期满后再进入欧盟市场。

呋草酮的关键中间体 3-(三氟甲基) 苯乙腈并不用于其他农药产品的生产，因此其来源和生产可能存在一些困难。

呋草酮几乎所有的市场都在欧盟，因此对于非专利产品生产商而言，由于资料保护的作用，要进入欧盟市场难度较大。

甲氧咪草烟 （imazamox）

$$C_{15}H_{19}N_3O_4，305.3$$

【化学名称】 （RS)-2-(4-异丙基-4-甲基-5-氧-2-咪唑啉-2-基)-5-甲氧基甲基烟酸 （IUPAC）

（±)-2-[4,5-二氢-4-甲基-4-(1-甲基乙基)-5-氧-1H-咪唑-2-基]-5-甲氧基甲基-3-吡啶甲酸 （CA）

【CAS 登录号】 [114311-32-9]

【其他名称】 Beyond、Raptor、Sweeper、Powergizer （巴斯夫）；Meridien （意大利，巴斯夫）、Tropical （意大利，巴斯夫）

【理化性质】 原药含量≥97.4% （美国的标准要求）；外观：无嗅、灰白色固体；熔点：166～166.7℃ （原药）；蒸气压：$<1.3\times10^{-2}$ mPa(25℃)；分配系数：$K_{ow}lgP=-1.03$(pH 5，未校正)，-2.4(pH 7，未校正)，0.73(pH 5 和 6，已校正)。亨利常数：$<9.76\times10^{-7}$ Pa·m³/mol （计算值）。相对密度：1.39(20℃)。溶解度：在水中溶解度为 4160mg/L(20℃)；在丙酮中溶解度为 2.93g/100mL，乙酸乙酯中为 1g/100mL，甲醇中为 6.7g/100mL。

稳定性：在 pH 值为 5、7 和 9 时，对水解稳定。水中光解半衰期 DT_{50} 为 6.8h。pK_a：2.3，3.3，10.8。

【毒性】

（1）哺乳动物毒性　雄性和雌性大鼠急性经口 $LD_{50}>5000$mg/kg。雄性和雌性大鼠急性经皮 $LD_{50}>4000$mg/kg。对兔皮肤有轻微刺激性，对兔眼睛有中度刺激性。对豚鼠皮肤无致敏作用。大鼠吸入 LC_{50}(4h)>6.3mg/L。NOEL：(1 年) 狗为每日 1165mg/kg(bw)。Ames 试验、微核畸变试验和 CHO/HGPRT 试验均呈阴性。

毒性级别：欧盟级别：N；R50，R53。

（2）生态毒性　鹌鹑急性经口 LD_{50}(14d)>1846mg/kg。虹鳟 LC_{50}(96h)>122mg/L。NOEC：(96h) 蓝鳃太阳鱼为 119mg/L。水蚤 NOEC(48h) 为 122mg/L。藻类：>0.037mg/L （4 个品种）。蜜蜂 LD_{50} （接触)$>25\mu$g/蜂。蠕虫 $LC_{50}>901$mg/kg （土壤）。对 4 种有代表性的非靶标节肢动物研究表明无害。

（3）环境归趋　动物：大鼠口服甲氧咪草烟后，主要以母体化合物的形式迅速随尿液和粪便排出体外。

植物：甲氧咪草烟在植物体内的代谢途径为：通过脱甲基化生成醇，通过氧化作用生成羧酸。

土壤/环境：在需氧土壤中降解为无除草活性的代谢物，也通过在水溶液中的光解作用而降解，土壤中的光降解较慢，实验室中的降解速率中等，其 DT_{50} 为 44d(20℃)，而田间 DT_{50} 为 5～41d。甲氧咪草烟具有移动性，但最终的土壤代谢物移动性为中等至不移动。田间研究表明，甲氧咪草烟的淋溶性非常有限。

【剂型】　主要剂型有：水分散粒剂（WG）和水剂（AS，4%）等。

【开发与登记】　甲氧咪草烟已开发用于多种田间作物。Raptor（甲氧咪草烟单剂）用于紫花苜蓿、菊苣、可食用豆科植物和大豆等作物，而 Clearmax（甲氧咪草烟与 2 甲 4 氯的复配产品）用于控制小麦田恶性禾本科杂草和常见的阔叶杂草。

1995 年获得欧洲专利授权。

1997 年美国氰胺公司向欧盟递交了甲氧咪草烟作为新活性成分评估的登记申请，1999 年欧委会宣布登记资料完成，2003 年 7 月 1 日甲氧咪草烟被列入欧盟农药登记指令（91/414）附录 1，从而获得了自这一天起算的 10 年期资料保护权。

1995 年美国环保署颁布了甲氧咪草烟的临时允许残留量，有效期至 1997 年 4 月，旨在允许用这种产品处理的大豆在市场上销售。

1997 年甲氧咪草烟首次在美国获得登记。根据"联邦杀虫剂、杀菌剂和杀鼠剂法案"，为了支持新农药化学品或现有农药新使用的登记，甲氧咪草烟的登记商可以获得 10 年期的登记资料保护权，起始时间为新活性物质的首个登记日。没有资料所有权公司的许可，其他登记商无权使用保护期内的登记资料。

甲氧咪草烟与咪唑乙烟酸（imazethapyr）的复配产品 Odyssey 在加拿大获准登记，用于油菜和豌豆。

2001 年甲氧咪草烟＋咪唑乙烟酸＋二氯吡啶酸（clopyralid）的三元复配产品 Absolute 在加拿大取得登记。

2001 年甲氧咪草烟与二甲戊灵（pendimethalin）的复配产品 Nirvana 在法国上市。

2001 年甲氧咪草烟用于大豆上的销售额估计为 6000 万美元。

2006 年甲氧咪草烟与 2 甲 4 氯的复配产品 Clearmax 在美国登记。

根据 2010 年 5 月中国官方公布的信息，巴斯夫欧洲公司在我国取得 97％甲氧咪草烟原药和 4％甲氧咪草烟水剂的正式登记。

【合成路线】

方法 1：

方法 2：

方法 3：

方法 4：

280

◆ 关键中间体：2-氨基-2-甲基异戊酰胺、2-甲基丙烯醛、邻氨基苯酚和5-甲基喹啉酸酐等。

| 2-氨基-2-甲基异戊酰胺 | 2-甲基丙烯醛 | 邻氨基苯酚 | 5-甲基喹啉酸酐 |

【分析和残留】 原药和制剂都采用高效液相色谱法（HPLC）分析。

【专利概况】 欧洲专利：美国氰胺公司（现巴斯夫公司）-EP 0254951，该专利申请日期为 1987 年 7 月 14 日，专利终止日期为 2007 年 7 月 13 日。

没有获得英国保护补充证书（SPCs）。

美国专利：美国氰胺公司（现巴斯夫公司）-US 5334576，该专利终止日期为 2011 年 8 月 1 日。

【应用】 甲氧咪草烟为支链氨基酸合成〔乙酰乳酸合成酶（ALS）或乙酰羟酸合成酶（AHAS）〕抑制剂，其在大豆和花生作物上的选择性源于该化合物可以在这两种作物中通过脱甲基化和糖基化作用而迅速解毒。芽后除草，通过叶面和根部吸收，并传输到生长点，致使植物枯萎、变黄。

甲氧咪草烟适用于大豆田，与甜菜等不宜用长残效咪唑啉酮类除草剂的作物轮作的其他豆科作物田，以及 Clearfield 品系小麦、油菜、向日葵等耐甲氧咪草烟的大田中。

【小结】 甲氧咪草烟已被开发用于多种田间作物。Raptor（甲氧咪草烟单剂）用于紫花苜蓿、菊苣、可食用豆科植物和大豆等作物，而其与 2 甲 4 氯的复配产品 Clearmax 用于防治 Clearfield 小麦品系的恶性禾本科杂草和常见的阔叶杂草。Clearfield 品系的冬、春小麦是通过传统的植物育种技术开发的，因此被认为是非转基因作物，因为该品系没有通过外源 DNA 的植入来提供植株对甲氧咪草烟的耐药性。

甲氧咪草烟的欧洲专利已于 2007 年 7 月 13 日终止，该专利没有获得英国补充保护证书（SPCs）；而其在美国的专利保护要远远超过这一时间，有效期至 2011 年 8 月 1 日，因为该美国专利的公布日期较晚。

1997 年甲氧咪草烟首次在美国取得登记，并因此获得了 10 年期的登记资料保护权。2003 年 7 月 1 日甲氧咪草烟被列入欧盟农药登记指令（91/414）附录 1，也因此获得了这一天起算的 10 年期的登记资料保护权。非专利产品生产厂商想要进入欧盟市场，他们必须自行准备一套完整的登记资料，或者与资料拥有商协商，抑或等到资料保护期满后再进入这片市场。

甲氧咪草烟的生产工艺与咪唑啉酮类农药的生产工艺相似，许多非专利产品生产厂已经生产咪唑乙烟酸、咪唑喹啉酸（imazaquin）和咪唑烟酸（imazapyr）等，因此可以推断甲氧咪草烟将会很自然地扩充到这些公司的产品系列中。

专利保护、资料保护、复配产品以及具有专利保护的 Clearfield 体系等将有助于巴斯夫公司在甲氧咪草烟的后专利市场保持强劲的市场地位。

茚草酮（indanofan）

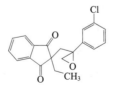

$C_{20}H_{17}ClO_3$，340.8

【化学名称】 (RS)-2-[2-(3-氯苯基)-2,3-环氧丙基]-2-乙基茚满-1,3-二酮（IUPAC）

(RS)-2-[[2-(3-氯苯基) 环氧乙烷] 甲基]-2-乙基-1H-茚-1,3(2H)-二酮（CA）

【CAS 登录号】 [133220-30-1]

【其他名称】 Kusastop；Dinaman

【理化性质】 外观：无色晶体；熔点：60.0～61.1℃；蒸气压：2.8×10^{-3} mPa(25℃)；分配系数：$K_{ow} \lg P = 3.59$(25℃)；亨利常数：5.6×10^{-5} Pa·m^3/mol（计算值）；相对密度：1.24(25℃)。溶解度：在水中溶解度为 17.1mg/L (25℃)。

稳定性：在酸性介质中水解。

【毒性】

（1）哺乳动物毒性 急性经口 LD_{50}：雄性大鼠为 631mg/kg，雌性大鼠为 460mg/kg。大鼠急性经皮 $LD_{50} > 2000$mg/kg。对眼睛有中度刺激性，对皮肤无刺激性。大鼠吸入 LC_{50} 为 1.57g/m^3。Ames 试验呈阴性。

（2）生态毒性 鹌鹑急性经口 $LD_{50} > 2000$mg/kg。鲤鱼 LC_{50}（96h）为 5.0mg/L。水蚤 LC_{50}(48h) 为 7.90mg/L。

（3）环境归趋 水田条件下半衰期 DT_{50} 为 1～3d，高地条件下 DT_{50} 为 1～17d。

【剂型】 主要剂型有：乳油（EC，40%）、颗粒剂（GR，1.5%）、悬浮剂（SC，3.0%）、水分散粒剂（WG，50%）以及可湿性粉剂（WP，20% 和 50%）等。

【开发与登记】 茚草酮是由日本三菱化学株式会社于 1987 年发现（2002 年其农化业务卖给了日本农药株式会社）、1994 年在华盛顿第 8 届 IUPAC 国际农药化学交流会上报道的禾本科杂草除草剂。芽前或芽后早期用药皆可，主要用于玉米、水稻、大豆和棉花等作物。它通过抑制脂肪酸合成，继而减缓杂草生长来控制杂草。1999 年初，茚草酮首先在日本取得登记，同年开发用于草坪，商品名 Trebiace，2000 年用于水稻。茚草酮与吡嘧磺隆（pyrazosulfuron-ethyl）的复配产品在韩国登记。

与茚草酮复配形成的其他产品有：Kusastop 和 Dancing［茚草酮＋苄嘧磺隆（bensulfuron-methyl）＋四唑嘧磺隆（azimsulfuron）］；Agrohitter Gr［茚草酮＋灭藻醌（quinoclamine）＋氯吡嘧磺隆（halosulfuron-methyl）］，2001 年作为一次性除草剂在日本上市；Vget-Dynaman Ryuzai［噻酰菌胺（tiadinil）60％＋氯甲酰草胺（clomeprop)11.6％＋茚草酮 4.6％＋苄嘧磺隆 2.5％］是第一个杀菌剂与除草剂的复配产品，用于水稻。

据日本农药株式会社估计，茚草酮成熟期的市场大约为 9500 万美元。

【合成路线】

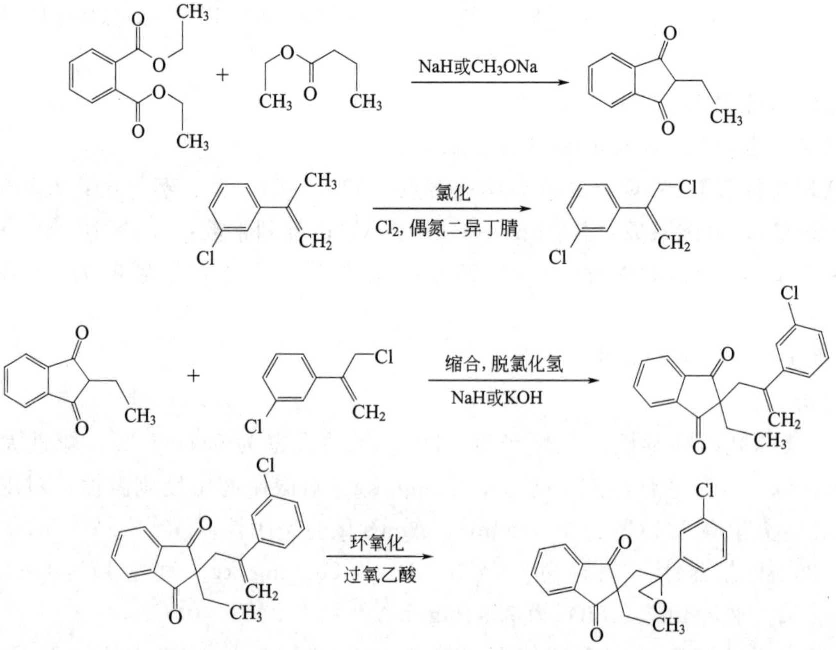

◆ 关键中间体：邻苯二甲酸二乙酯、丁酸乙酯、2-乙基茚满-1,3-二酮和间氯-α-甲基苯乙烯等。

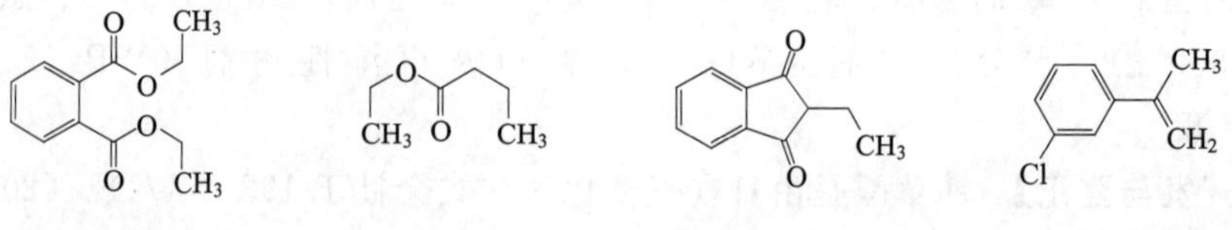

| 邻苯二甲酸二乙酯 | 丁酸乙酯 | 2-乙基茚满-1,3-二酮 | 间氯-α-甲基苯乙烯 |

【专利概况】 欧洲专利：日本农药株式会社-EP 0398258，专利申请日为 1990 年 5 月 15 日，专利终止日为 2010 年 5 月 14 日。

284

没有获得英国补充保护证书（SPCs）。

美国专利：日本农药株式会社-US 5110342，该专利于 2010 年 5 月 14 日期满。

【应用】 在移栽水稻田芽前、芽后使用茚草酮，可以有效防除稗草（*Echinochloa crusgalli*）、鸭舌草（*Monochoria vaginalis*）、陌上菜（*Lindernia procumbens*）、异型莎草（*Cyperus difformis*）、萤蔺（*Scirpus juncoides*）和牛毛毡（*Eleocharis acicularis*）等。用药量为 150g/hm²。也可以芽前用于草坪除草，目前，公司正在评估茚草酮芽前用于小麦和大麦田防除杂草的情况。

【小结】 1987 年，日本三菱化学株式会社发现了茚草酮（2002 年，其农化部卖给了日本农药株式会社），这是一个禾本科杂草除草剂，芽前或芽后早期施药，主要用于移栽水稻田。茚草酮通过抑制脂肪酸合成，继而减缓杂草生长来控制杂草。1999 年初在日本登记，2000 年在韩国登记。茚草酮仅在这两个国家登记。

茚草酮主要以复配产品上市，与其复配的主要活性成分有：吡嘧磺隆、苄嘧磺隆＋四唑嘧磺隆、灭藻醌＋氯吡嘧磺隆以及噻酰菌胺＋氯甲酰草胺＋苄嘧磺隆等。

据日本农药株式会社预测，茚草酮成熟期的市场可达 9500 万美元。

2010 年 5 月 14 日，茚草酮在欧洲和美国的专利同时期满，公司没有申请该产品的英国补充保护证书（SPCs）。

茚草酮的生产工艺相对简单，许多非专利产品公司和合同生产厂应该都能生产出符合要求的产品。

由于目前茚草酮的市场仅局限于日本和韩国，加之这两个国家的登记体系相对严格，从而限制了来自非专利产品生产公司的竞争，因此，这些公司很可能对茚草酮的兴趣不大。另外，由于茚草酮复配产品的市场分割，也限制了非专利产品公司的可开发市场。

异噁唑草酮（isoxaflutole）

$$C_{15}H_{12}F_3NO_4S, \ 359.3$$

【化学名称】 5-环丙基-1,2-噁唑-4-基 α,α,α-三氟-2-甲磺酰基对甲苯基酮；5-环丙基-4-[2-甲基磺酰基-4-(三氟甲基) 苯甲酰基] 异噁唑 (IUPAC)

(5-环丙基-4-异噁唑基)[2-甲基磺酰基-4-(三氟甲基) 苯基] 甲酮 (CA)

【CAS 登录号】 [141112-29-0]

【其他名称】 Balance (拜耳作物科学公司)；Merlin (拜耳作物科学公司、Certis Europe 公司)

【理化性质】 原药含量≥98%（美国环保署的标准要求）；外观：灰白色或浅黄色固体；熔点：140℃；蒸气压：$1×10^{-3}$ mPa(25℃)；分配系数：K_{ow} lg $P=2.32$；亨利常数：$1.87×10^{-5}$ Pa·m³/mol(20℃)；相对密度：1.590。溶解度：在水中溶解度为 6.2mg/L(pH 5.5，20℃)。

稳定性：在 54℃ 热贮 14d 稳定，对光稳定。在 pH=7 的水中半衰期 DT_{50} 为 1d。

【毒性】

(1) 哺乳动物毒性　大鼠急性经口 $LD_{50}>5000$mg/kg。兔急性经皮 $LD_{50}>2000$mg/kg。对兔皮肤无刺激性，对兔眼睛有轻微刺激性，对皮肤无致敏作用。大鼠吸入 LC_{50}(4h)>5.23mg/L。NOEL：（2 年）大鼠为 2mg/（kg·d）。无致突变作用，无神经毒性。

毒性级别：美国环保署（制剂）为Ⅲ级，欧盟分级：R63 | N；R50，R53。

(2) 生态毒性　鹌鹑和野鸭急性经口 LD_{50}（14d）均>2150mg/kg；饲喂 LC_{50}（8d）均>5000mg/kg。鱼类：受到异噁唑草酮在水中溶解度的限制，对鱼无毒。由于溶解度的限制，对水蚤无毒。羊角月牙藻 (*Selenastrum capricornutum*) EC_{50} 为 0.016mg/L。其他水生生物：EC_{50}（96h）东方牡蛎 (*Crassostrea virginica*)3.4mg/L，糠虾 (*Mysidopsis bahia*)18μg/L。蜜蜂 LD_{50}（经口和接触）>100μg/蜂。蠕虫：在 1000mg/kg 剂量下无毒。

(3) 环境归趋　动物：口服药剂后，异噁唑草酮迅速排出体外。

植物：植物代谢研究表明，收获期植物中的残留水平很低，主要包括一个无毒性代谢物。

土壤/环境：实验室土壤研究表明，异噁唑草酮的降解途径为水解和微生物降解，并最终矿化生成二氧化碳。在模拟强降雨的条件下，异噁唑草酮及其主要代谢物在土壤中具有潜在的移动性；然而，田间实验表明，残留物保留在土壤表层；4个月后，土壤中几乎没有残留。

【剂型】 主要剂型有：悬浮剂（SC，4.0%）、水分散粒剂（WG，75%）和可湿性粉剂（WP）等。

【开发与登记】 异噁唑草酮是由罗纳-普朗克公司1992年发现的芽前或芽后早期除草剂，1995年在英国布赖顿植保会议上报道。主要用于防除玉米和甘蔗田阔叶杂草和禾本科杂草。

目前，拜耳公司开发了许多异噁唑草酮的复配产品，与其复配的有效成分主要有：苯草醚（aclonifen）、莠去津（atrazine）、氟噻草胺（flufenacet）和乙草胺（acetochlor）等。

异噁唑草酮是一个内吸性除草剂，通过根部和叶面吸收后传输到整个植株，并在植物体内迅速转化为具有生物活性的二酮腈（diketonitrile，DKN）。

1996年，异噁唑草酮在牙买加首先上市，商品名Merlin。同年，该产品在其他加勒比海国家和一些南美国家取得登记。

单剂产品包括：Balance Pro[SC，480g/L(a.i.)]和Merlin，Provence [WG，75g/kg(a.i.)]等。

复配产品包括：Atoll [SC，异噁唑草酮37.5＋莠去津500g/L(a.i.)]、Lagon，Merlin Combi [SC，异噁唑草酮75＋苯草醚500g/L(a.i.)]、Merlin Duo [SC，异噁唑草酮37.5＋特丁津（terbuthylazine）375g/L(a.i.)]、Merlin Extra/Mix [SC，异噁唑草酮50＋莠去津500g/L(a.i.)]、Radius [异噁唑草酮51.5＋氟噻草胺528.5g/L(a.i.)] 以及Epic，Merlin GP，Boreal [WG，异噁唑草酮100＋氟噻草胺480g/kg(a.i.)] 等。

1996年，罗纳-普朗克公司向欧盟递交了异噁唑草酮作为新活性成分评估的登记申请，由于欧盟评估进程缓慢，2002年，异噁唑草酮的临时登记延长了两年。2003年10月1日，该活性成分被列入欧盟农药登记指令（91/414）附录1中，其登记资料因此获得了10年期的保护权。

1995年3月，80%异噁唑草酮水分散粒剂作为芽前玉米田除草剂在美国申请试验，1998年在该国获准登记。这是异噁唑草酮在美国首次登记。

根据"联邦杀虫剂、杀菌剂和杀鼠剂法案"，为了支持新农药化学品或现有农药新使用的登记，资料递交公司可以获得10年期的登记资料保护权，起始时间为新活性物质的首个登记日。没有资料所有权公司的许可，其他登记商无权使用保护期内的登记资料。

1999 年，在美国 400 万公顷用异噁唑草酮防治的玉米作物上，约 6%～7%的面积发生了药害，美国因此修改了异噁唑草酮的应用方式，并发布了混配指南。

1996 年，异噁唑草酮在阿根廷开发用于玉米田。其后在西班牙、意大利、捷克、罗马尼亚和斯洛伐克等国取得登记，并被指定取代甲草胺（alachlor）、乙草胺（acetochlor）和异丙甲草胺（metolachlor）等产品。在市场上，异噁唑草酮与稀禾啶（sethoxydim）和灭草松（bentazone）形成了竞争之势。

2001 年，异噁唑草酮的销售额达到 1 亿美元；2003 年，拜耳公司的该产品销售额达 1.06 亿欧元。

KemFine 公司向安万特公司提供异噁唑草酮的关键中间体，1998 年，KemFine 与安万特公司签署了价值 1.81 亿美元的来料加工协议，从而在芬兰的 Kokkola 生产厂生产异噁唑草酮。

1998 年，拜耳公司开发了异噁唑草酮与苯草醚（aclonifen）的两个新复配产品，其中 Acajou 用于草饲料田，而 Lagon 用于玉米田。

2001 年，异噁唑草酮在澳大利亚登记，用于防除禾本科植物和甘蔗田的阔叶杂草。

2001 年，异噁唑草酮与氟噻草胺（flufenacet）的复配产品在德国登记。

2001 年，异噁唑草酮在加拿大正式登记。

2006 年，杜邦公司获准使用异噁唑草酮、安全剂双苯噁唑酸（isoxadifen-ethyl）与其玉米田除草剂复配，开发用于美国市场。

异噁唑草酮的主要适用作物包括：鹰嘴豆、棉花、玉米、观赏植物、马铃薯、甘蔗和甜薯等。

异噁唑草酮的主要市场有：阿根廷、澳大利亚、巴巴多斯、比利时、巴西、加拿大、哥伦比亚、捷克、法国、德国、印度尼西亚、意大利、牙买加、卢森堡、荷兰、葡萄牙、秘鲁、罗马尼亚、俄罗斯、圣基茨、斯洛伐克、西班牙、泰国、特立尼达岛和多巴哥岛、美国和越南等。

【合成路线】

方法 1：

缩合

H_2O_2

缩合

缩合/环合
$H_2N\text{-}OH \cdot HCl$

方法 2：

◆ 关键中间体：对氯三氟甲苯、2′-甲硫基-4′-(三氟甲基）苯乙酮、环丙烷甲酸乙酯和原甲酸三乙酯等。

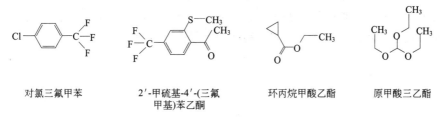

对氯三氟甲苯　　　2′-甲硫基-4′-(三氟　　环丙烷甲酸乙酯　　　原甲酸三乙酯
　　　　　　　　　甲基)苯乙酮

【分析和残留】 采用带紫外检测器的高效液相色谱法（HPLC）分析。

【专利概况】 欧洲专利：拜耳作物科学公司-EP 0418175，专利申请日为 1990 年 9 月 10 日，专利到期日为 2010 年 9 月 9 日。

没有获得英国补充保护证书（SPCs）。

美国专利：拜耳作物科学公司-US 5747424，专利申请日为 1997 年 5 月 1 日，专利到期日为 2017 年 4 月 30 日。

【应用】 异噁唑草酮为对羟基苯基丙酮酸双氧化酶（HPPD）抑制剂，它在植物和土壤中快速代谢，通过打开异噁唑环，生成二酮腈，发挥除草作用。HPPD 将对羟基苯基丙酮酸转化为尿黑酸，这是质体醌生物合成中的关键步骤。异噁唑草酮对 HPPD 的抑制作用间接地抑制了类胡萝卜素的生物合成，从而引起新生组织的黄化。该产品为内吸性除草剂，通过根部或叶面吸收。

异噁唑草酮广泛用于玉米和甘蔗田防除禾本科杂草和阔叶杂草，芽前或芽后早期用药，用药量为 $75 \sim 140 \text{g/hm}^2$。如果与其他活性成分混用，可以扩大防治谱。

【小结】 异噁唑草酮由拜耳公司开发，该产品可广泛防除玉米、甘蔗和其他作物上的一年生禾本科杂草和阔叶杂草，其主要市场包括阿根廷、澳大利亚、巴西、加拿大、古巴、捷克、法国、匈牙利、意大利、罗马尼亚和美国等。拜耳公司关于该产品的销售额约为 1.20 亿欧元。

2010 年 9 月 9 日，异噁唑草酮在欧盟的专利期满，该专利没有获得英国补充保护证书（SPCs）。2003 年 10 月 1 日，异噁唑草酮被列入欧盟农药登记指令（91/414）附录 1，其登记资料因此获得了这一天起算的 10 年期保护权。1998 年，异噁唑草酮在美国首次登记，并由此获得了 10 年期的登记资料保护权。非专利产品生产商如果想进入欧盟或美国市场，它们要么自行准备一套完整的登记资料，要么与资料拥有公司协商，或者等到资料保护期满。

异噁唑草酮的生产工艺中有几步难度较大，加之 98% 的最低含量要求及具有竞争力的成本要求可能会给一些非专利产品生产商设置较高的技术门槛。

异噁唑草酮的复配产品较多，与其复配的活性成分主要有：莠去津、苯草醚、特丁津和氟噻草胺等，配伍产品大多已专利过期，且来源广泛，这样，非专利产品生产商就可以生产异噁唑草酮的绝大多数复配产品。

异噁唑草酮的绝大多数专利将于 2010 年到期，但在欧盟市场，由于资料保护的作用将使异噁唑草酮的保护期进一步延长至 2013 年。所以，非专利产品生产商首先涉足阿根廷、澳大利亚和巴西等市场的可能性更大。

硝磺草酮（mesotrione）

$C_{14}H_{13}NO_7S$, 339.3

【化学名称】 2-(4-甲磺酰基-2-硝基苯甲酰基) 环己烷-1,3-二酮 （IUPAC）

2-(4-甲基磺酰基-2-硝基苯甲酰基)-1,3-环己二酮（CA）

【CAS 登录号】 ［104206-82-8］

【其他名称】 甲基磺草酮；Callisto （先正达公司）

【理化性质】 原药含量≥920g/kg（欧盟的标准要求）；熔点：165℃；蒸气压：$5.69×10^{-3}$ mPa(20℃)；亨利常数：$<5.1×10^{-7}$ Pa·m³/mol （计算值）。溶解度：在水中溶解度为 2.2g/L(pH 4.8)，15g/L(pH 6.9)，22g/L(pH 9)（均为 20℃）。

稳定性：在 pH 4~9 的水中，不发生水解作用。pK_a：3.12。

【毒性】

(1) 哺乳动物毒性 雄性和雌性大鼠急性经口 LD_{50}＞5000mg/kg。雄性和雌性大鼠急性经皮 LD_{50}＞2000mg/kg。对兔皮肤几乎无刺激性，对兔眼睛有轻度刺激性。对豚鼠皮肤无致敏作用。雄性和雌性大鼠吸入 LC_{50}(4h)＞5mg/L。ADI：0.01mg/kg(bw)（建议）。

毒性级别：欧盟级别：N；R50，R53。

(2) 生态毒性 鸟类急性经口 LD_{50}：鹌鹑＞2000mg/kg，野鸭＞5200mg/kg。鱼类：蓝鳃太阳鱼和虹鳟 LC_{50}(96h)＞120mg/L。水蚤 $L(E)C_{50}$(48h，静态) 为 900mg/L。藻类：羊角月牙藻 （*Selenastrum capricornutum*）$L(E)C_{50}$(72h，静态) 为 4.5mg/L。蠕虫：NOEL≥1000mg/kg。

(3) 环境归趋 在无菌条件下，pH 值为 5~9 时，对水解稳定，30d 后降解小于 10%(25℃)。水中光解 DT_{50} （无菌）为 84d。土壤吸附受 pH 值和有机碳含量的影响很大；K_{oc} 为 387 （土壤 pH 4.6）~19(pH 7.7)；K_d 随有机碳含量线性变化，范围为 1~5。降解受土壤 pH 值的影响；DT_{50} 为 31.5d(pH 5.0，有机碳含量 2%)~4d(pH 7.7，在机碳含量为 0.9%)。环境归趋可能由土壤 pH 值决定，半衰期作为唯一重要的参数。

【剂型】 主要剂型为悬浮剂（SC，10%、15%）。

高长义等进行了 15%硝磺草酮水悬浮剂配方研究。通过对润湿分散剂和增稠剂的选择搭配使用、各配方的质量性能的测定及比较，获得了性能优越、品质稳定、高悬浮率的 15％硝磺草酮水悬浮剂。

【开发与登记】 硝磺草酮是由先正达公司发现、并于 1999 年在英国布赖顿植保会议上介绍的除草剂，这是先正达公司继磺草酮（sulcotrione）之后开发的第二个三酮类除草剂。硝磺草酮为内吸、选择性除草剂，芽前或芽后用于玉米田防除一年生阔叶杂草和一些禾本科杂草。它与由 Bottlebrush 植物红千层自然产生的除草剂类似，并由化合物纤精酮（leptospermone）衍生而来，该成分是一些植物杀死竞争植物的秘密武器。

纤精酮

硝磺草酮可以被植物的叶、芽、根和种子快速吸收，它通过抑制对羟苯基丙酮酸双氧化酶（HPPD）来表现其生物活性，HPPD 酶能够催化植株中从酪氨酸到质体醌的生化过程。

硝磺草酮既有单剂，又有复配产品。与其复配的活性成分主要包括：精异丙甲草胺（S-metolachlor）、莠去津（atrazine）＋精异丙甲草胺、乙草胺（acetochlor）、草硫膦（glyphosate trimesium）以及精异丙甲草胺＋草甘膦等。

先正达公司开发了硝磺草酮单剂和复配产品，芽前或芽后防除玉米田阔叶杂草和一些禾本科杂草。

硝磺草酮的杂草防治谱和使用剂量与异噁唑草酮（isoxaflutole）相类似，其生化作用机制也与异噁唑草酮相同。

2001 年，硝磺草酮首次在美国登记。

根据"联邦杀虫剂、杀菌剂和杀鼠剂法案"，为了支持新农药化学品或现有农药新使用的登记，硝磺草酮登记商可以获得 10 年期的登记资料保护权，起始时间为新活性物质的首个登记日。没有资料所有权公司的许可，其他登记商无权使用保护期内的登记资料。

1998 年，捷利康公司（后并入先正达公司）向欧盟递交了硝磺草酮作为新活性成分的登记申请，2003 年 10 月 1 日，该产品列入欧盟农药登记指令（91/414）附录 1 中，因此，硝磺草酮的登记资料获得了 10 年期的保护权。

2001 年，硝磺草酮在美国、德国和奥地利开发，同年在法国和荷兰取得登记。

先正达公司在美国亚拉巴马州的 Cold Creek 生产厂投资 4700 万美元，用于硝磺草酮的生产和加工。该厂于 2000 年开始兴建，2001 年投入生产。

先正达公司期望硝磺草酮能成为年销售额突破 2 亿美元的重量级产品。在 2002～2005 年的 4 年中，硝磺草酮的销售额分别为 1.03 亿美元、2.18 亿美元、2.89 亿美元以及 3.87 亿美元，这已经远远超过公司的预期。

2004 年，硝磺草酮＋精异丙甲草胺＋莠去津的复配产品 Lexar 在美国获准登记，次年，作为一次性除草剂在美国开发。

相对于磺草酮而言，硝磺草酮的优点是：无论在防除一些阔叶杂草方面还是在作物安全方面都作了一些改进。

2004 年，硝磺草酮在加拿大取得登记。

2005 年，硝磺草酮在中国取得行政保护，授权号为 NB-US2005020229，从而有效地阻止其他公司生产或销售硝磺草酮达 7.5 年之久。

2008 年，先正达公司在美国开发硝磺草酮＋精异丙甲草胺＋草甘膦的复配产品 Halex GT，用于耐草甘膦玉米。

硝磺草酮的主要适用作物包括：玉米和洋葱等。

硝磺草酮的主要市场位于：奥地利、阿根廷、比利时、加拿大、克罗地亚、捷克、法国、德国、匈牙利、意大利、荷兰、葡萄牙、斯洛文尼亚、南非、土耳其和美国等。

根据 2010 年 5 月中国官方公布的信息，瑞士先正达作物保护有限公司在我国取得 94％硝磺草酮原药、9％硝磺草酮悬浮剂的正式登记和 550g/L 硝磺·莠去津悬浮剂的临时登记；辽宁省丹东市农药总厂取得 95％硝磺草酮原药、15％硝磺草酮悬浮剂和 33.50％硝磺·异丙·莠悬浮剂的临时登记；取得原药临时登记的还有江苏长青农化股份有限公司（97％）、江苏富田农化有限公司（94％）、辽宁省大连松辽化工有限公司（96％）和沈阳科创化学品有限公司（95％）；辽宁省大连松辽化工有限公司还取得 10％硝磺草酮悬浮剂的临时登记；先正达（苏州）作物保护有限公司取得 550g/L 硝磺·莠去津悬浮剂的临时登记和硝磺草酮悬浮剂的分装正式登记。

【合成路线】

方法 1：

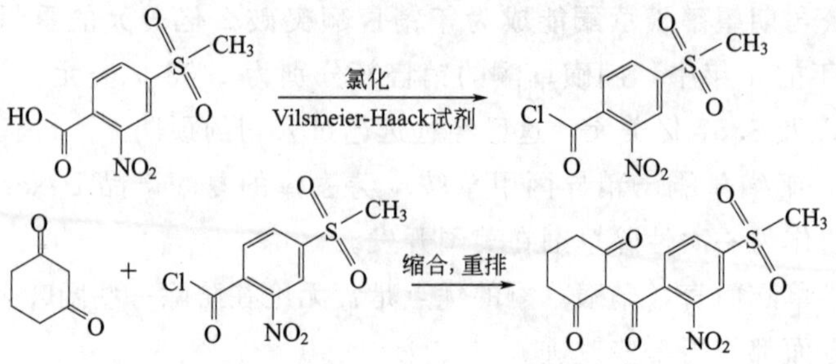

方法 2：

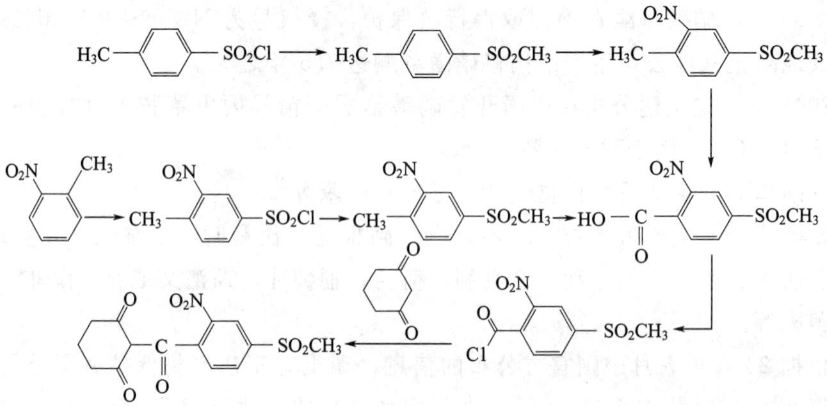

◆ 关键中间体：对甲苯磺酰氯、2-硝基-4-甲磺酰基苯甲酰氯和 1,3-环己二酮等。

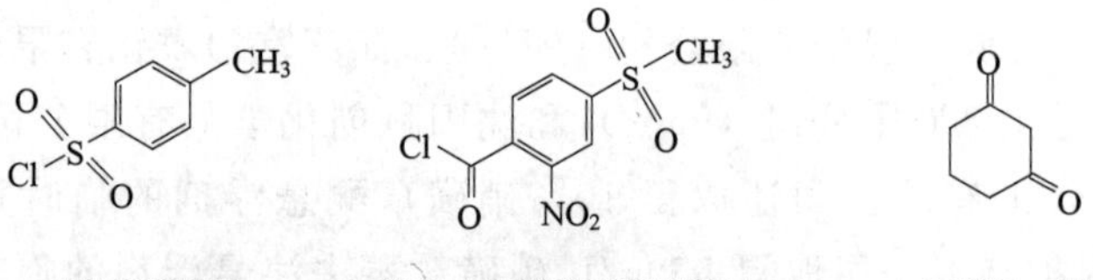

对甲苯磺酰氯　　　2-硝基-4-甲磺酰基苯甲酰氯　　　1,3-环己二酮

◆ 中间体 1,3-环己二酮的合成

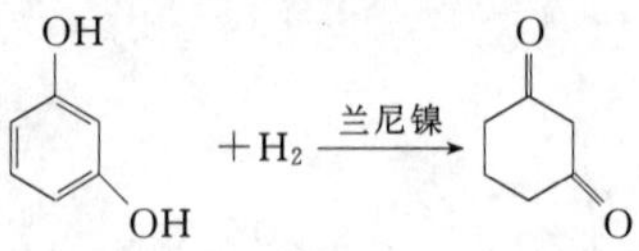

【分析和残留】　王小丽等进行了硝磺草酮原药高效液相色谱分析方法研究。以甲醇＋磷酸水溶液为流动相，使用 ZORBAX EXTEND-C_{18}、$5\mu m$ 不锈钢柱和二极管阵列检测器，检测波长为 270nm。结果表明，该方法测得硝磺草酮的标准偏差为 0.51，变异系数为 0.52％，线性相关系数为 0.9999，平均回收率为 98.58％。

【专利概况】　欧洲专利：先正达公司-EP 0186118，专利申请日为 1985 年

294

12月18日，专利到期日为2005年12月17日。

英国补充保护证书（SPCs）：

① SPC/GB05/029 EP 0186118-硝磺草酮。欧盟授权资料：奥地利，2000年10月16日，最长有效期至2010年12月17日。

② SPC/GB97/045 EP 0186118-硝磺草酮和特丁津（terbuthylazine）的复配产品。欧盟授权资料：丹麦，2005年2月3日，最长有效期至2010年10月27日。

美国专利：先正达公司-US 5006158，2008年4月9日该专利期满。

中国专利：该品种由施多福公司开发，曾取得2项中国专利，专利号分别为ZL85109771［发明名称：含2-(2′-硝基苯甲酰)-1,3-环己二酮类化合物的除草组合物及其应用］和ZL89102929［发明名称：2-(2′-硝基苯甲酰)-1,3-环己二酮类化合物的使用方法］，均于2005年12月19日到期。

先正达公司先后取得关于硝磺草酮纯化方法的2项中国专利，并取得硝磺草酮与三嗪类除草剂、植物油＋尿素硝酸铵/硫酸铵等的复配制剂专利，我国沈阳化工研究院取得了硝磺草酮油悬剂的专利，这些专利均在有效期内。此外，还有一些有关硝磺草酮悬浮剂、复配制剂以及杂草防除方法等方面的专利申请目前尚未授权。

【应用】 硝磺草酮通过抑制对羟基苯基丙酮酸双氧化酶，最终影响类胡萝卜素的生物合成。其选择性来源于硝磺草酮在玉米和杂草中的代谢作用的不同（在作物中代谢为4-羟基衍生物），还可能由于作物对其叶面吸收要慢于杂草的缘故。硝磺草酮主要通过叶面和根部吸收，并向顶和向基传输。杂草受药后，叶面白化，继而分生组织坏死。

芽前（用药量为$100\sim225g/hm^2$）或芽后（用药量为$70\sim150g/hm^2$）防除玉米田阔叶杂草，如苍耳（*Xanthium strumarium*）、三裂叶豚草（*Ambrosia trifida*）、苘麻（*Abutilon theophrasti*）、藜（*Chenopodium*）、苋（*Amaranthus*）和蓼（*Polygonum* spp.）等，并能防除玉米田一些禾本科杂草。

【小结】 硝磺草酮是由先正达公司开发的三酮类除草剂，2001年首次登记。该产品为芽前、芽后选择性除草剂，可用于防除广泛的多生长阶段的阔叶杂草，尤其被开发用于玉米田。用药量低，施药剂量为$100\sim150g/hm^2$（a.i.）。硝磺草酮可被叶、芽、根和种子快速吸收。

2005年12月17日，硝磺草酮在欧盟的专利期满，但由于2个英国补充保护证书（SPCs）的存在，使得硝磺草酮单剂产品的专利期延长至2010年12月17日，硝磺草酮与特丁津复配产品的专利保护期延长至2010年10月27日。而硝磺草酮在美国的专利已于2008年4月9日到期。

2003年10月1日，硝磺草酮被列入欧盟农药登记指令（91/414）附录1，因此，该活性成分的登记资料获得了这一天起算的 10 年期保护权。2001 年，硝磺草酮首次在美国登记，其登记资料也因此获得了 10 年保护期。这样，登记资料的保护期超越了专利和 SPC 终止日期。非专利产品生产商意欲进入欧盟或美国市场，他们要么自行准备一套完整的登记资料，要么与产品登记商协商使用其登记资料，并支付适当的资料补偿费用，抑或等到资料保护期满后再进入这两块市场。

硝磺草酮的生产工艺相对简单，其中一些基本中间体来源广泛。但由于生产杂质 1-氰基-6-甲基磺酰基-7-硝基-9H-咕吨-9-酮被认为有毒，因此，该杂质占原药的含量必须低于 0.0002％（质量分数）。这样，生产中的工艺条件将非常关键，它将决定着非专利产品生产商能否生产出符合要求的原药产品。2005 年，硝磺草酮在中国获得行政保护，保护期为 7.5 年，授权号为 NB-US2005020229，这样有效阻止了其他公司生产或销售硝磺草酮产品。

硝磺草酮有许多复配产品，如硝磺草酮＋精异丙甲草胺＋莠去津以及硝磺草酮＋特丁津等，其中，精异丙甲草胺为专利产品，但莠去津和特丁津已专利过期，许多公司都有生产。

由于专利保护、资料保护和工艺技术等的多重作用，将使得先正达公司能够保持硝磺草酮在欧盟和美国等地区的市场份额，非专利产品生产商要进入该产品的市场可能存在一定难度。然而，硝磺草酮每年超过 3.50 亿美元的销售额着实吸引了众多公司的强烈关注，非专利产品公司在进入欧盟和美国市场之前，可以首先涉足其他市场。

参 考 文 献

[1] 农药科学与管理，2009, 30 (6)：44.
[2] 精细化工中间体，2009, 39 (4)：11.

磺草唑胺 （metosulam）

$C_{14}H_{13}Cl_2N_5O_4S$，418.3

【化学名称】 $2',6'$-二氯-5,7-二甲氧基-$3'$-甲基[1,2,4]三唑并[1,5-a]嘧啶-2-磺酰苯胺（IUPAC）

N-(2,6-二氯-3-甲基苯基)-5,7-二甲氧基[1,2,4]三唑并[1,5-a]嘧啶-2-磺酰胺（CA）

【CAS 登录号】 [139528-85-1]

【其他名称】 Sinal、Eclipse、Tacco（拜耳作物科学、道农业科学）

【理化性质】 原药含量≥960g/kg；外观：淡黄色至棕褐色粉末；熔点：210~211.5℃；蒸气压：$4×10^{-10}$ mPa（20℃）；分配系数：$K_{ow}\lg P=0.9778$（蒸馏水）；2.12(pH 5)；2.46(pH 7)，3.08(pH 9)（均为 20℃）；相对密度：1.49(20℃)。溶解度：在水中溶解度为 200mg/L(蒸馏水，pH 7.5)，100mg/L(pH 5.0)，700mg/L(pH 7.0)，5600mg/L(pH 9.0)（均为 20℃）；在丙酮、乙腈和二氯甲烷中溶解度均>5.0g/L，在正辛醇、正己烷和甲苯中≤0.2g/L。

稳定性：在正常贮藏条件下，温度高于熔点时会分解，几乎不光解（DT_{50} 为 140d-氙弧）；在正常环境条件下，对水解稳定。pK_a：4.8。

【毒性】

（1）哺乳动物毒性 大鼠和小鼠急性经口 LD_{50} 均>5000mg/kg。兔急性经皮 LD_{50}>2000mg/kg。对豚鼠皮肤无致敏作用。大鼠吸入 LC_{50}(4h)>1.9mg/L。NOEL：(2 年) 大鼠为每日 5mg/kg(bw)；（18 个月) 小鼠为每日 1000mg/kg(bw)。ADI：0.02mg/kg(bw)。

毒性级别：世界卫生组织（有效成分）为 U 级。

（2）生态毒性 野鸭和鹌鹑急性经口 LD_{50} 均>2000mg/kg。鱼类 LC_{50}(96h)：虹鳟、蓝鳃太阳鱼和黑头呆鱼均大于有效成分的溶解度。水蚤 LC_{50}(48h) 大于有效成分的溶解度。绿藻 EC_{50}(72h) 为 75μg/L。蜜蜂：对蜜蜂无毒；LD_{50}(48h)(经口)>50μg/蜂；（接触）>100μg/蜂。蚯蚓 LC_{50}(14d)>1000mg/kg。

（3）环境归趋　动物：口服后，磺草唑胺被迅速吸收（$DT_{50}<1h$），并在啮齿动物体内广泛代谢，但在狗体内的代谢要少得多，3-羟基（脂肪族氧化作用）和5-羟基（O-脱甲基化作用）代谢物随尿液排出体外（DT_{50}在啮齿动物中为54～60h，狗为73h）。人和大鼠离体经皮吸收都很低（24h内，吸收量占用药量的1%以下）。

植物：小麦叶面用药后，作物对磺草唑胺吸收很少（吸收量小于用药量的5%），所以几乎没有残留蓄积。环甲基通过羟基化作用代谢，生成3-羟甲基代谢物及其糖苷，它们是除了母体化合物外发现的唯一的主要代谢产物。

土壤/环境：在20℃、40%持水量条件下，实验室需氧降解半衰期DT_{50}平均为6d（4种土壤）。大田DT_{50}平均为25d（0～10cm范围内）。磺草唑胺通过5-羟基和7-羟基同系物降解为5-氨基-N-（2,6-二氯-3-甲基苯基）-$1H$-1,2,4 三唑-3-磺酰胺和二氧化碳。K_{oc}平均值（9种土壤）<500。以约25g/hm²（a.i.）一年连续两次处理土壤后，以渗漏测定仪进行测定，在淋溶液中未检出浓度>0.1μg/L的组分。

【剂型】　主要剂型有：悬浮剂（SC）、悬乳剂（SE）和水分散粒剂（WG）等。

【开发与登记】　磺草唑胺是由 M. Snel 等人于 1993 年在英国布赖顿植保会议上首次报道的除草剂。1994 年其与 2,4-滴异辛酯的复配产物 Sansac 在土耳其上市。

磺草唑胺为叶面和土壤用除草剂，主要用于谷物、玉米、水稻和羽扇豆等作物，防除一年生阔叶杂草，如琉璃繁缕（*Anagallis arvensis*）、藜（*Chenopodium album*）、矢车菊（*Centaurea cyanus*）、猪殃殃（*galium aperine*）、野芝麻（*Lamium Pupureum*）、母菊（*Matricaria* spp.）、蓼（*Polygonum* spp.）、野萝卜（*Raphanus raphanistrum*）、野芥菜（*Sinapis arvensis*）、欧洲千里光（*Senecio Vulgaris*）、龙葵（*Solanum nigrum*）和繁缕（*Stellaria media*）等。

磺草唑胺已在阿尔及利亚、澳大利亚、比利时、克罗地亚、捷克、法国、希腊、意大利、马来西亚、摩洛哥、波兰、罗马尼亚、斯洛文尼亚、突尼斯和英国等国取得登记。

磺草唑胺的主要单剂产品包括：Eclipse、Tacco［悬浮剂，100g/L（a.i.）］和 Eclipse［水分散粒剂，714g/kg（a.i.）］；主要复配产品有：Terano/Diplome［水分散粒剂，磺草唑胺 25g/kg（a.i.）＋氟噻草胺（flufenacet）600g/kg（a.i.）］和 Sansac［悬浮剂，磺草唑胺 5g/L（a.i.）＋2,4-D 360g/L（a.i.）］。

1994 年，磺草唑胺首先在土耳其商品化。同年在法国登记，并进入澳大利亚市场。

1996 年，磺草唑胺与莠去津（atrazine，比利时）、氯氟吡氧乙酸（fluroxypyr）和 2,4-D 的复配产品在德国和意大利登记。同年，其与氯氟吡氧乙酸的复配剂在英国进行试销。

1998 年，磺草唑胺与氟噻草胺的复配产品 Diplôme 在法国登记，并以 Tera-no 商品名在德国销售。

2000 年 5 月 31 日，道农业科学公司向欧盟递交了磺草唑胺作为现有活性成分评估的登记资料，该产品被归入评估产品第 3 组，然而，截至 2010 年 5 月，该产品未被列入欧盟农药登记指令（91/414）附录 1。

2001 年，拜耳公司收购了在世界范围内生产、加工和销售磺草唑胺的权利。

【合成路线】

方法 1：

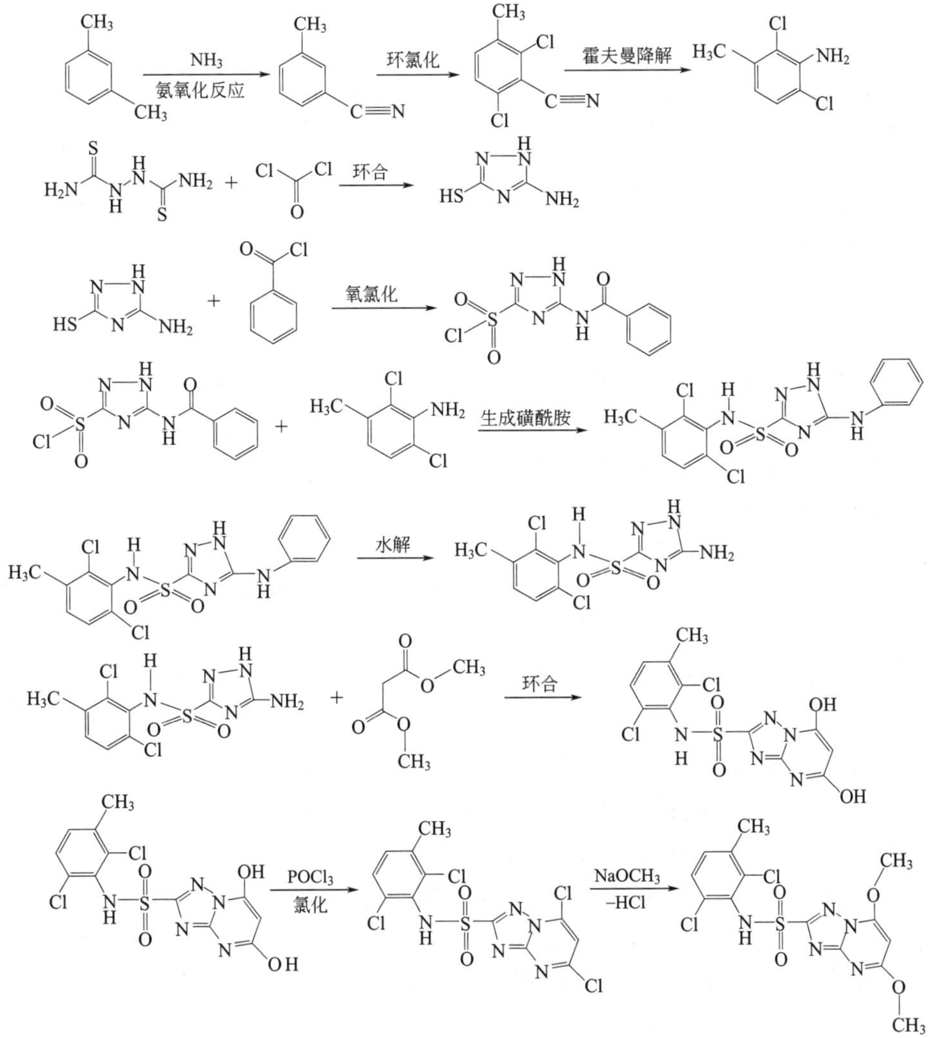

方法 2：

◆ 关键中间体：2,6-二氯-3-甲基苯胺、3-氨基-5-巯基-1,2,4-三唑和丙二酸二甲酯等。

2,6-二氯-3-甲基苯胺　　　　3-氨基-5-巯基-1,2,4-三唑　　　　丙二酸二甲酯

【分析和残留】 产品采用高效液相色谱法（HPLC）分析。

【专利概况】 欧洲专利：道农业科学公司-EP 0142152，该专利申请日期为1984 年 11 月 12 日，专利终止日期为 2004 年 11 月 11 日。

英国补充保护证书（SPCs）：SPC/GB97/054 GB 2149792-磺草唑胺，最长有效期至 2009 年 11 月 13 日。

美国专利：道农业科学公司-US 4819273，该专利终止日期为 2006 年 4 月3 日。

【应用】 磺草唑胺为支链氨基酸（亮氨酸、异亮氨酸和缬氨酸）合成［乙酰乳酸合成酶（ALS）或乙酰羟酸合成酶（AHAS）］抑制剂，其在小麦中的选择性源于该活性成分在植株中迅速代谢后失活。该产品易被作物的根和叶吸收。

以 3.5～20g/hm² 的剂量，用于芽后防除小麦、大麦和黑麦田中的许多重要的阔叶杂草，如猪殃殃（Galium aparine）、繁缕（Stellaria media）以及所有的十字花科杂草等；以 30g/hm² 的剂量，用于芽前或芽后防除玉米田许多重要的阔叶杂草，包括藜（Chenopodium spp.）、反枝苋（Amaranthus retroflex-us）、龙葵（Solanum nigrum）和蓼（Polygonum persicaria）等；还可以 10g/hm² 的剂量施用于羽扇豆田。

300

【小结】 磺草唑胺为叶面和土壤用除草剂，主要用于谷物和玉米。

欧洲专利于 2004 年 11 月 11 日终止，而英国补充保护证书（SPCs）的保护期延长至 2009 年 11 月 13 日。2000 年 5 月 31 日，道农业科学公司向欧盟递交了磺草唑胺作为现有活性成分评估的登记资料，该产品被归入评估产品第 3 组，然而，截至 2010 年 5 月，该产品未被列入欧盟农药登记指令（91/414）附录 1。

磺草唑胺生产工艺路线繁琐，有多步反应存在难度，且受到最低纯度需达到 96％的要求以及成本竞争条件的限制，因此，对非专利产品生产厂家而言，生产磺草唑胺比较困难。

对磺草唑胺而言，除欧美市场外，非专利产品生产厂家还可以开发一些非欧盟市场，如阿尔及利亚、澳大利亚、马来西亚、摩洛哥和突尼斯等。

烟嘧磺隆 （nicosulfuron）

$$C_{15}H_{18}N_6O_6S, \quad 410.4$$

【化学名称】 2-(4,6-二甲氧基嘧啶-2-基氨基甲酰基氨基磺酰基)-N,N-二甲基烟酰胺；1-(4,6-二甲氧基嘧啶-2-基)-3-(3-二甲基氨基甲酰基-2-吡啶基磺酰基)脲 （IUPAC）

2-[[[[(4,6-二甲氧基-2-嘧啶基)氨基]羰基]氨基]磺酰基]-N,N-二甲基-3-吡啶甲酰胺(CA)

【CAS 登录号】 ［111991-09-4］

【其他名称】 Accent （杜邦）；Dasul （石原产业株式会社、先正达)、Milagro （石原产业株式会社、先正达)、Mistral （石原产业株式会社、先正达)；Akizon （Calliope)；Elite （西班牙，石原产业株式会社)；Ghibli （意大利，石原产业株式会社)；Lama （法国，石原产业株式会社、拜耳作物科学)；Motivel （石原产业株式会社、巴斯夫)；Nisshin （阿根廷，石原产业株式会社)；Onehope （日本，石原产业株式会社)；Samson、Sanson、Yu Nong Le （石原产业株式会社)

【理化性质】 外观：无色晶体；熔点：169～172℃；蒸气压：$<8\times10^{-7}$ mPa(25℃)；分配系数：$K_{ow}\lg P=-0.36$(pH 5)，-1.8(pH 7)，-2(pH 9)；亨利常数：$<4.68\times10^{-9}$ Pa·m³/mol(25℃)；相对密度：0.313 （堆积密度)。溶解度：在水中溶解度为 0.07g/L；在丙酮中溶解度为 18g/kg，乙醇中为 4.5g/kg，氯仿和二甲基甲酰胺中为 64g/kg，乙腈中为 23g/kg，甲苯中为 0.370g/kg，正己烷中<0.02g/kg，二氯甲烷中为 160g/kg （均为 25℃)。

稳定性：水解半衰期 DT_{50} 为 15d (pH 5)；在 pH 7 和 pH 9 的条件下稳定。pK_a：4.6(25℃)。闪点：>200℃ （克利夫兰开杯法)。

【毒性】

(1) 哺乳动物毒性　雄性和雌性大、小鼠急性经口 LD_{50} 均>5000mg/kg。雄性和雌性大鼠急性经皮 LD_{50} 均>2000mg/kg。对兔眼睛有中度刺激性，对兔皮肤无刺激性。对豚鼠皮肤无致敏作用。75%的制剂对眼睛无刺激性。大鼠吸入

302

LC_{50}（4h）为 5.47mg/L。NOEL：大鼠和小鼠 28d 饲喂试验表明，最大无作用剂量为 30g/kg（饲料）。Ames 试验无致突变作用。

毒性级别：世界卫生组织（有效成分）为 U 级；美国环保署（制剂）为 Ⅳ 级。

（2）生态毒性　鸟类：鹌鹑饲喂经口 LD_{50}＞2250mg/kg；野鸭和鹌鹑饲喂 LC_{50} 均＞5620mg/kg。鱼类：蓝鳃太阳鱼和虹鳟 LC_{50}（96h）均＞1000mg/L。水蚤 LC_{50}（48h）＞1000mg/L。绿藻 NOEC（96h）为 100mg/L。蜜蜂：LD_{50}（接触）＞20μg/蜂；饲喂 LC_{50}（48h）＞1000mg/kg。NOEC 为 500mg/kg。蚯蚓 LC_{50}（14d）＞1000mg/kg。

（3）环境归趋　动物：以 60mg/kg 的药剂饲喂山羊后，在其组织和羊奶中仅发现＜0.1mg/kg 的残留物，因此烟嘧磺隆及其代谢物不会产生生物蓄积。磺酰脲桥的水解及羟基化作用是主要的代谢途径。

植物：烟嘧磺隆在玉米中迅速降解，DT_{50} 为 1.5～4.5d。在所有作物中的残留＜0.02mg/kg。磺酰脲桥水解生成吡啶磺酰胺和嘧啶胺，嘧啶环上发生羟基化作用，这是烟嘧磺隆在植物中的两个主要代谢途径。

土壤/环境：土壤 DT_{50}（需氧）为 26d（pH 6.1，5.1％有机物，25℃）。在 4 个沙壤土中，K_d（25℃）为 0.16（pH 6.6，1.1％有机物）～1.73（pH 5.4，4.3％有机物）。光解 DT_{50}（土壤）为 60～67d；（水）为 14～19d（pH 5），200～250d（pH 7），180～200d（pH 9）。分离研究的数据为：土壤 DT_{50} 为 24～43d（20℃）；DT_{90} 为 80～143d（20℃）。K_d 为 0.05～0.7。在水中，DT_{50} 为 15d（pH 5，20℃）。

【剂型】　主要剂型有：可分散油悬浮剂（WOF）、可湿性粉剂（WP）、油悬浮剂（OF）、水分散粒剂（WG）和悬浮剂（SC）等。

国内主要对烟嘧磺隆油悬浮剂进行了研究。其中，杨靖华等采用超微粉碎加工工艺，对 6％烟嘧磺隆油悬浮剂中润湿分散剂、增稠剂、消泡剂及 pH 值等进行了筛选试验，确定了优化配方。该制剂经（0±1）℃低温和（54±2）℃热稳定性试验表明，外观无明显分层，水中分散性良好，各项指标均符合油悬浮剂的相关标准。童军等从影响油悬浮剂粒度大小的各种因素，如溶剂、分散剂及其配比、研磨时间、研磨转速等出发，对 4％烟嘧磺隆油悬浮剂制备的加工工艺进行了系统的研究。刘跃群等则进行了以生物柴油作为分散介质的 4％烟嘧磺隆油悬浮剂的研究。除此之外，为了减少加工、贮存、运输的数量，降低制剂用量，山东华阳科技股份有限公司成功研制了 80％烟嘧磺隆水分散粒剂产品，取得比较理想的效果。

【开发与登记】　烟嘧磺隆是由杜邦公司和石原产业株式会社同时发现并获得专利的磺酰脲类除草剂。两家公司对于烟嘧磺隆专利权一直存在争论，1993 年，双方就烟嘧磺隆的生产和市场销售达成了一个长期协议。根据协议，石原产业株式会社是烟嘧磺隆关键中间体 N,N-二甲基-2-氨基磺酰基烟酰胺的主要供应商，杜邦公司用此中间体生产烟嘧磺隆原药，并加工成终端产品，供杜邦、石原产业株式会社及其授权公司市场销售。

1990 年 6 月，杜邦公司首先在美国登记注册烟嘧磺隆；1992 年，石原产业株式会社将其投放到法国市场。

1993 年，先正达/安万特在法国开发烟嘧磺隆。

1995 年，烟嘧磺隆在奥地利获准登记，并由赫司特奥地利公司分销。

1996 年，烟嘧磺隆在意大利取得登记。

杜邦公司和石原产业株式会社关于烟嘧磺隆关键中间体的争论得到解决，最终达成了一个市场协议，即石原产业株式会社为杜邦公司提供中间体，杜邦公司享有美国和加拿大的专营权，石原产业株式会社及其授权公司享有在欧洲的专营权。

石原产业株式会社在中国销售烟嘧磺隆。

先正达公司从石原产业株式会社获得了烟嘧磺隆在亚太地区以外的开发权。

1995 年杜邦在美国的销售额为 1.235 亿美元，1999 年的全球销售额约为 1.9 亿美元，其中 50％销售额来自于美国。

烟嘧磺隆广泛用于各地区市场，但主要限制在玉米作物上使用。

2000 年 5 月 31 日，日本石原产业株式会社向欧盟递交了烟嘧磺隆作为现有活性成分评审的登记资料，该产品被归入评估产品第 3 组。2009 年 1 月 1 日，烟嘧磺隆被列入欧盟农药登记指令（91/414）附录 1 中，因此，其登记资料获得了这一天起算的 5 年期的保护权。

2001 年，烟嘧磺隆的销售额下降至 1 亿美元。

美国环保署宣称，使用烟嘧磺隆时无需采取减风险措施（2004 年，烟嘧磺隆在美国市场的使用量达到了 90t）。

烟嘧磺隆在美国的登记产品有：杜邦公司的 Accent Gold[6.5％烟嘧磺隆＋51.7％二氯吡啶酸（clopyralid）＋6.5％砜嘧磺隆（rimsulfuron）＋19.1％唑嘧磺草胺（flumetsulam）]、Basis Gold(1.34％烟嘧磺隆＋82.4％莠去津＋1.34％砜嘧磺隆)、93.5％烟嘧磺隆原药、Accent Gold WG（5.4％烟嘧磺隆＋51.4％二氯吡啶酸＋5.4％砜嘧磺隆＋15.9％唑嘧磺草胺）、DPX-79406 75 DF（37.5％烟嘧磺隆＋37.5％砜嘧磺隆）、75 Premix（75.0％烟嘧磺隆）、Steadfast Atz（2.7％烟嘧磺隆＋85.3％莠去津＋1.3％砜嘧磺隆）、Stout [67.5％烟嘧磺隆＋5.0％噻吩磺隆（thifensulfuron-methyl）]，以及巴斯夫公司的 Celebrity [7.5％烟嘧磺隆＋69.3％麦草畏（dicamba）]、Celebrity Plus [10.6％烟嘧磺隆＋46.6％麦草畏＋18.1％氟吡草腙（diflufenzopyr）] 等。

在英国，包括先正达在内的多国公司登记了烟嘧磺隆的单剂产品，含量为

40.0g/L。

根据 2010 年 6 月中国官方公布的信息，共有 160 家企业（包括日本石原产业株式会社）取得烟嘧磺隆临时登记证 73 个（含分装产品 1 个），正式登记证 180 个（含分装产品 2 个）。其中，原药产品 37 个；制剂加工产品 216 个，包括可分散油悬浮剂、可湿性粉剂、水分散粒剂、悬浮剂、油悬浮剂等剂型，含复配制剂 65 个，分别与莠去津、乙草胺、嗪草酮、麦草畏、2,4-滴丁酯、溴苯腈、辛酰溴苯腈、异丙草胺、异丙甲草胺、磺草酮等组成 57 个二元复配制剂和 8 个三元复配制剂。

【合成路线】

方法 1：

方法 2：

◆ 关键中间体：N,N-二甲基-2-氨基磺酰基烟酰胺和 2-氨基-4,6-二甲氧基嘧啶（ADMP）等。

N,N-二甲基-2-氨基磺酰基烟酰胺　　　　2-氨基-4,6-二甲氧基嘧啶（ADMP）

◆ 中间体 N,N-二甲基-2-氨基磺酰基烟酰胺的合成：

方法 1：

方法 2：

方法 3：

方法 4：

方法 5：

306

方法 6：

◆ 中间体 2-氨基-4,6-二甲氧基嘧啶的合成

方法 1：

方法 2：

【分析和残留】 产品采用高效液相色谱法（HPLC）分析。

产品分析：吴春先等对烟嘧磺隆原药和悬浮剂的高效液相色谱分析方法进行了研究。试验采用高效液相色谱内标法，以乙腈＋水为流动相，邻苯二甲酸二甲酯为内标物，使用 Symmetry Shield™ RP-C$_{18}$ 不锈钢柱和二极管阵列检测器，在 237nm 波长下对试样中的烟嘧磺隆进行了分离和定量分析。结果表明，烟嘧磺隆的线性相关系数为 0.9998，测定 4％烟嘧磺隆悬浮剂时，标准偏差为 0.029，变异系数为 0.70％，平均回收率为 99.92％；测定烟嘧磺隆原药时，标准偏差为 0.23，变异系数为 0.26％，平均回收率为 100.16％。

冯宝艳等介绍了 40％烟嘧磺隆·莠去津干悬浮剂的高效液相色谱分析方法。采用 ODS 色谱柱，UV240nm 为检测波长，用乙腈/水＝48：52（体积比）（用磷酸调至 pH4.0～5.0）做流动相，在 ODS 色谱柱上同柱测定烟嘧磺隆和莠去津含量，其变异系数分别为 0.86％和 1.17％，回收率分别在 99.46％～100.54％和 98.57％～100.27％范围内，相关系数分别为 0.9897 和 0.9903。

残留分析：杨培苏等进行了烟嘧磺隆在玉米和土壤中的残留分析和消解动态

研究。试验结果表明，烟嘧磺隆在玉米植株和土壤中的半衰期分别是大约 2d 和 6～14d；按推荐剂量施药，在收获的玉米籽粒、茎秆及土壤中烟嘧磺隆的最终残留量低于最大允许残留量 0.1mg/kg。

【专利概况】 欧洲专利：石原产业株式会社-EP0232067，该专利申请日期为 1987 年 1 月 21 日，终止日期为 2007 年 1 月 20 日。没有获得英国补充保护证书（SPCs）。

美国专利：杜邦-US 4789393，该专利终止日期为 2006 年 3 月 6 日。

中国专利：烟嘧磺隆由日本石原产业株式会社开发，1987 年申请 2 项中国专利，分别为 ZL87100436（发明名称：含吡啶磺酰胺的除草组合物）和 ZL92100308.0（发明名称：制备取代的吡啶磺酰胺类化合物的方法），均于 2007 年 1 月 27 日到期。该公司还先后取得了有关烟嘧磺隆与其他除草剂的复配制剂、烟嘧磺隆的植物油悬浮剂、加入尿素的烟嘧磺隆悬浮剂等 3 项专利，其中前 2 项已于 2008 年到期。

国内有关农药企业也申请了许多有关烟嘧磺隆复配制剂的专利，其中有些已获得授权，如烟嘧磺隆与溴苯腈复配、烟嘧磺隆与氟唑草酮复配、烟嘧磺隆与麦草畏复配、烟嘧磺隆与特丁净复配等。

【应用】 烟嘧磺隆为支链氨基酸合成〔乙酰乳酸合成酶（ALS）或乙酰羟基酸合成酶（AHAS）〕抑制剂，通过抑制必需的氨基酸缬氨酸和异亮氨酸的生物合成，阻止细胞分裂和植物生长。它对玉米的选择性来源于其选择性的新陈代谢（细胞色素 P450 介导的嘧啶-5-羟基化作用，继而与葡萄糖产生共轭作用）。该产品为选择性除草剂，具有内吸作用。通过植物的叶面和根部吸收，并通过木质部和韧皮部迅速传输到分生组织。

芽后施药，使用剂量为 35～70g/hm²，可选择性防除玉米田一年生禾本科杂草，如狗尾草（*Setaria*）、稗草（*Echinochloa*）、马唐（*Digitaria*）、黍（*Panicum*）、黑麦草（*Lolium*）和野燕麦（*Avena* spp.）等，以及包括苋（*Amaranthus* spp.）和十字花科在内的阔叶杂草，还可以防除多年生的假高粱（*Sorghum halepense*）和匍匐冰草（*Agropyron repens*）等。

国内对烟嘧磺隆防除玉米田杂草的试验报道很多，除烟嘧磺隆单一制剂之外，还包括烟嘧磺隆与其他除草剂品种的复配制剂，如与氰草津、莠去津、辛酰溴苯腈、甲基磺草酮、氯氟吡氧乙酸的二元复配制剂，以及三元复配制剂 24% 磺草酮·烟嘧磺隆·莠去津悬浮剂、47% 莠去津·乙草胺·烟嘧磺隆悬浮剂等，对防除各种玉米田杂草都有比较好的效果。

【小结】 烟嘧磺隆是由杜邦公司和石原产业株式会社同时发现并获得专利的磺酰脲类除草剂。两家公司对于烟嘧磺隆专利权一直存在争论，1993 年始，双方在生产和市场销售上达成了一个长期协议。

烟嘧磺隆虽在很多国家应用，但主要局限于玉米作物。该产品主要在北美洲和欧洲销售，在这两个地区市场的销售额分别占总销售额的 45％和 30％。

烟嘧磺隆在欧盟和美国的专利保护期已过，没有获得英国补充保护证书（SPCs）。2009 年 1 月 1 日，烟嘧磺隆被列入欧盟农药登记指令（91/414）附录 1 中，因此，其登记资料获得了 5 年期的保护权。非专利产品生产商想要进入欧盟市场，他们必须自行准备一套完整的登记资料，或者与资料持有商协商，抑或等到资料保护期满后再进入这片市场。

烟嘧磺隆通常与其他活性成分复配，一般是磺酰脲类产品，这样导致市场被进一步分割，从而使得非专利产品生产商更难进入烟嘧磺隆市场，如果配伍为专利产品，那么进入该产品市场将尤为困难。

从化学工艺的角度来看，用于生产烟嘧磺隆的两个关键中间体 N,N-二甲基-2-氨基磺酰基烟酰胺和 2-氨基-4,6-二甲氧基嘧啶（ADMP）的合成工艺不难，且合成路线较多。ADMP 还用于其他几个磺酰脲类产品的生产，且来源广泛，其中包括瑞士的龙沙公司。而 N,N-二甲基-2-氨基磺酰基烟酰胺是烟嘧磺隆的专用中间体，且有多条合成路线。日本石原产业株式会社以 2-氯烟酸为起始原料生产烟嘧磺隆，该原料来源广泛，包括法国的 Hexachemie 和美国的 Eastman 化学公司等都有供应，该原料同时也用于生产吡氟酰草胺（diflufenican）和氟吡酰草胺（picolinafen）。

鉴于杜邦公司和石原产业株式会社两家公司同时开发烟嘧磺隆这一特殊情况，使得该产品的相关专利问题变得较为复杂，而其关键中间体、复配产品及产品晶形的专利使本已复杂的专利问题更加复杂。因此，还需对这些专利及其专利扩展［如英国补充保护证书（SPCs）］等进行进一步的调查。

由于进入美国和欧洲市场需要花费高额的登记费用，这使得其他厂家很难打入该市场，然而，诸如巴西和阿根廷等市场也有着可观的市场前景，非专利产品生产商可以先行进入这些市场。

参 考 文 献

[1] 农药科学与管理，2006，27（10）：6.
[2] 农药科学与管理，2005，26（3）：11.
[3] 贵州农业科学，2009，37（3）：74.
[4] 四川师范大学学报：自然科学版，2008，31（5）：604.
[5] 吉林农业科学，2009，34（4）：41-43.

烯草胺（pethoxamid）

$$C_{16}H_{22}ClNO_2, 295.8$$

【化学名称】　2-氯-N-（2-乙氧基乙基）-N-（2-甲基-1-苯基丙烯-1-基）乙酰胺
（IUPAC）

2-氯-N-（2-乙氧基乙基）-N-（2-甲基-1-苯基-1-丙烯基）乙酰胺
（CA）

【CAS 登录号】　[106700-29-2]

【其他名称】　Koban(Tokuyama)；Successor 600(Stähler,Tokuyama)

【理化性质】　原药含量≥940g/kg（欧盟的标准要求）；外观：红棕色晶状固体；熔点：37～38℃；沸点：141℃/20Pa；蒸气压：$3.4×10^{-1}$ mPa（25℃）；分配系数：K_{ow} lg$P=2.96$；相对密度：1.19。溶解度：在水中溶解度为 0.401g/L（20℃）；在丙酮中溶解度为 3566g/kg，1,2-二氯乙烷中为 6463g/kg，乙酸乙酯中为 4291g/kg，甲醇中为 3292g/kg，正庚烷中为 117g/kg，二甲苯中为 2650g/kg（均为 20℃）。

稳定性：在 pH 值为 5、7 和 9 时，对水解稳定。闪点：299℃（$1.015×10^5$ Pa）时自燃。

【毒性】

（1）哺乳动物毒性　大鼠急性经口 LD_{50} 为 1196mg/kg。大鼠急性经皮 LD_{50}＞2000mg/kg。对兔眼睛和皮肤无刺激性，对豚鼠皮肤有致敏作用。大鼠吸入 LC_{50}（4h）＞4.16mg/L。NOEL：（90d）大鼠为每日 7.5mg/kg。无致突变、致畸或致癌作用。

（2）生态毒性　鸟类：鹌鹑急性经口 LD_{50} 为 1800mg/kg；鹌鹑饲喂 LC_{50}＞5000mg/kg。鱼类：LC_{50}（96h）虹鳟为 2.2mg/L，蓝鳃太阳鱼为 6.6mg/L。水蚤 EC_{50}（48h）为 23mg/L。藻类：EC_{50}（120h）羊角月牙藻（*Selenastrum capricornutum*）为 5.0μg/L，鱼腥藻（*Anabaena*）为 10mg/L。蜜蜂 LD_{50}（48h，经口和接触）＞200μg/蜂。蚯蚓 LC_{50}（14d）为 435mg/kg。

（3）环境归趋　动物：在动物体内的代谢与在植物中的代谢类似。

植物：通过谷胱甘肽的共轭作用进行代谢。在收获的作物中没有检测到残留。

土壤/环境：在水/沉积物中的 DT_{50} 为 $5.1\sim10d$；土壤中 DT_{50} 为 $5.4\sim7.7d$（20℃，实验室研究），$4.4\sim22.0d$（大田）。降解过程与植物体中相类似。

【开发与登记】 S Kato 等于 2001 年 1 月 23 日在英国布赖顿植保会上首次报道了烯草胺，该产品由 ToKuyama 公司发现，并与 Stähler Agrochemie GmbH 公司共同开发。

烯草胺是一种选择性除草剂，可以防除玉米和大豆田禾本科杂草和阔叶杂草。

德国 Stähler 公司于 2000 年向欧盟递交了烯草胺作为新活性成分评估的登记申请；2001 年，宣布登记资料完成；2006 年 8 月 1 日，被列入欧盟农药登记指令（91/414）附录 1，并由此获得了该日起为期 10 年的登记资料保护权。

Stähler 公司在德国市场开发烯草胺。

Isagro 公司获得了烯草胺在意大利、西班牙和葡萄牙的销售权。

【合成路线】

方法 1：

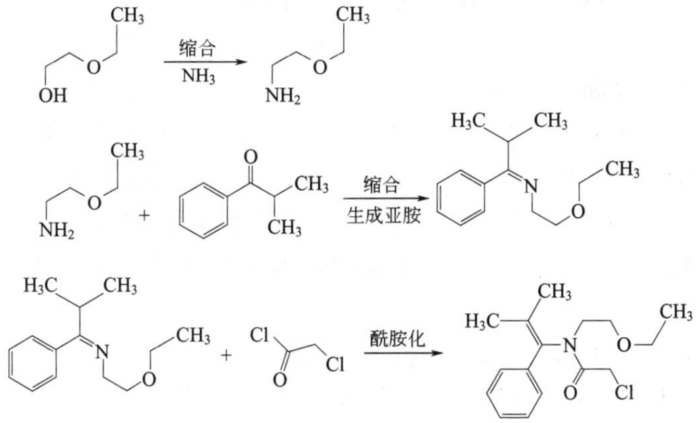

方法 2：

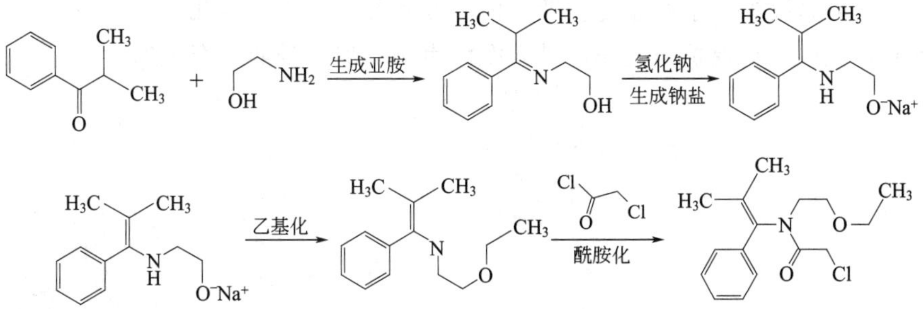

◆ 关键中间体：2-乙氧基乙胺、异丙基苯基酮和氯乙酰氯等。

311

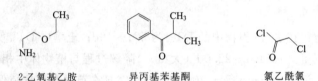

2-乙氧基乙胺 　　　　异丙基苯基酮 　　　　氯乙酰氯

【专利概况】 欧洲专利：Tokuyama 公司-EP 0206251，该专利申请日期为 1986 年 6 月 19 日，终止日期为 2006 年 6 月 18 日。

没有获得英国补充保护证书（SPCs）。

美国专利：Tokuyama 公司-US 4895587，该专利终止日期为 2007 年 1 月 22 日。

【应用】 烯草胺为细胞分裂抑制剂。据报道，氯乙酰胺类化合物可以抑制长链脂肪酸的合成。该产品为内吸性除草剂，通过根部和嫩芽吸收。

芽前和芽后早期用于防除玉米和大豆田的稗草（*Echinochloa crus-galli*）、马唐（*Digitaria sanguinalis*）和莠狗尾草（*Setaria geniculata*）等禾本科杂草，以及反枝苋（*Amaranthus retroflexus*）、藜（*Chenopodium album*）等阔叶杂草，施药量为 $1.0 \sim 2.4 \mathrm{kg/hm^2}$。也可使用复配制剂，以提高对阔叶杂草的防除效果。

【小结】 烯草胺是一种选择性除草剂，用于防除玉米和大豆田禾本科和阔叶杂草。

烯草胺的欧盟和美国专利已经到期，并且没有获得英国补充保护证书（SPCs）。2006 年 8 月 1 日被列入欧盟农药登记指令（91/414）附录 1，其登记资料由此获得了 10 年期的保护权，这样，烯草胺的资料保护要远远超过其专利保护。因此如果非专利产品生产厂商想要进入欧盟市场，他们必须自行准备一套完整的登记资料，要么与资料持有商协商，抑或等到资料保护期满后再进入该市场。

令人非常惊奇的是，烯草胺专利保护期满时，该产品还没有商品化。

烯草胺的生产工艺比较简单，一些基本中间体来源广泛。因此，非专利产品生产厂商应该能够生产出符合标准要求并且具有价格竞争优势的烯草胺产品。

虽然烯草胺尚处于商品化初期，但其专利已经到期，因此如果非专利产品生产商能够克服资料保护的阻碍，进入欧洲市场，那将是非常有趣的。

氟吡酰草胺（picolinafen）

$C_{19}H_{12}F_4N_2O_2$，376.3

【化学名称】 4′-氟-6-(α,α,α-三氟间甲苯基氧)吡啶-2-羰基苯胺（IUPAC）

N-(4-氟苯基)-6-[3-(三氟甲基)苯氧基]-2-吡啶甲酰胺（CA）

【CAS 登录号】 [137641-05-5]

【其他名称】 Pico、Picosolo、Sniper（巴斯夫公司）

【理化性质】 原药含量≥970g/kg（欧盟的标准要求），或≥950g/kg（澳大利亚的标准要求），或≥960g/kg（加拿大的标准要求）。

外观：白色，细晶状固体，具有霉臭的酚味；熔点：107.2～107.6℃；沸点：>230℃时分解；蒸气压：1.66×10^{-7} mPa（估计值，20℃）；分配系数：$K_{ow} \lg P = 5.37$；亨利常数：1.6×10^{-3} Pa·m³/mol（计算值）；相对密度：1.45。

溶解度：在水中溶解度为 3.9×10^{-5} g/L（蒸馏水，20℃），4.7×10^{-5} g/L（pH 7，20℃）；在丙酮中溶解度为 55.7g/100mL，二氯甲烷中为 76.4g/100mL，乙酸乙酯中为 46.4g/100mL，甲醇中为 3.04g/100mL。

稳定性：在50℃，pH值为4、7和9的条件下贮存5d以上，不发生水解。光解 DT_{50} 为 24.8d(pH 5)，31.4d(pH 7)，22.6d(pH 9)。闪点：>180℃。

【毒性】

(1) 哺乳动物毒性 雄性和雌性大鼠急性经口 LD_{50} 均>5000mg/kg。雄性和雌性大鼠急性经皮 LD_{50} 均>4000mg/kg。对兔皮肤和眼睛无刺激性。对豚鼠皮肤无致敏作用。雄性和雌性大鼠吸入 LC_{50}(4h) 均>5.9mg/L。NOEL：（1年）狗为每日 1.5mg/kg(bw)；（2年）大鼠为每日 2.7mg/kg(bw)。ADI：0.015mg/kg(bw)。Ames试验、HGPRT/CHO试验、微核试验和离体细胞遗传学测试均呈阴性。

(2) 生态毒性 鸟类：鹌鹑和野鸭急性经口 LD_{50} 均>2250mg/kg；鹌鹑和野鸭饲喂 LC_{50} 均>5314mg/kg。鱼类 LC_{50}(96h)：虹鳟为 0.281mg/L，蓝鳃太阳鱼>0.57mg/L。水蚤：EC_{50}(48h) 为 0.612mg/L。藻类 EC_{50}(72h)：鱼腥藻 (Anabaena) 为 0.12mg/L，羊角月牙藻 (Selenastrum capricornutum) 为 0.18μg/L。浮萍 (Lemna) EC_{50} 为 0.057mg/L。蜜蜂 LD_{50}（经口和经皮）>200μg/蜂。蚯蚓 LC_{50}(14d) >1000mg/kg。对盲走螨 (Typhlodromus)、蟠

（*Poecilus*）、蚜茧蜂（*Aphidius*）和豹蛛（*Pardosa*）等有益生物无害。

（3）环境归趋　动物：通过水解作用迅速代谢，氟吡酰草胺分子中的酰胺键水解断裂，生成取代的甲基吡啶酸和对氟苯胺。

植物：在小麦中缓慢代谢，母体化合物和代谢产物在植物体中几乎不传输，氟吡酰草胺通过酰胺键的断裂进行代谢。

土壤/环境：对水解稳定，但可通过光化学降解，其半衰期 DT_{50} 为 $23\sim$ 31d。在大田里的平均半衰期 DT_{50} 为 1 个月，$DT_{90}<4$ 个月。与土壤的键合作用强，K_{oc}（4 种土壤类型）为 $15100\sim31800$，K_d 为 $248\sim764$。

【剂型】　主要剂型有：乳油（EC）、悬浮剂（SC）和水分散粒剂（WG，75%）等。

【开发与登记】　氟吡酰草胺是由壳牌国际研究公司发现、1999 年在英国布赖顿植保会议上介绍的除草剂品种。壳牌公司后被美国氰胺公司收购，继而又被巴斯夫农化公司收购。氟吡酰草胺是一个新颖的叶面除草剂，芽后使用，防除冬/春小谷粒谷物上的一年生阔叶杂草。

氟吡酰草胺与吡氟酰草胺（diflufenican）具有类似的化学结构，公司已经开发了这两个活性成分的复配产品，并申请了专利保护。其他与氟吡酰草胺复配的化合物包括：异丙隆（isoproturon）、2 甲 4 氯（其复配产品 Sniper 于 2001 年在澳大利亚登记）、二甲戊灵（复配产品 Celtic 于 2002 年在法国登记）、氟啶嘧磺隆和氰草津（cyanazine）等。

另外，公司也开发了氟吡酰草胺的单剂产品，商品名 Pico，其 75% 的水分散粒剂（WDG）于 2001 年在德国和英国上市。

据巴斯夫公司估计，氟吡酰草胺的潜在市场为每年 7000 万美元。其主要市场位于澳大利亚、比利时、加拿大、法国、德国和英国等。

2002 年 10 月 1 日，氟吡酰草胺被列入欧盟农药登记指令（91/414）附录 1 中，因此其登记资料获得了这一天起算的 10 年期保护权。

【合成路线】

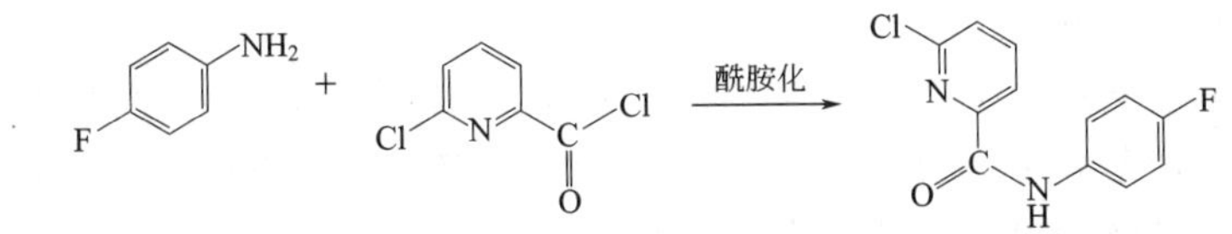

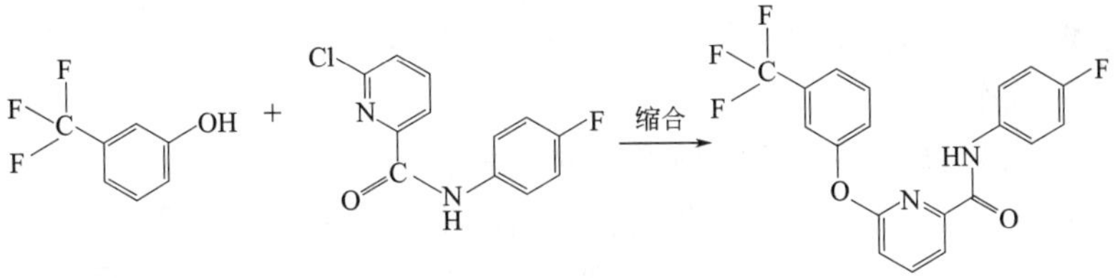

◆ 关键中间体：3-羟基三氟甲苯、6-氯-吡啶-2-甲酰氯和4-氟苯胺等。

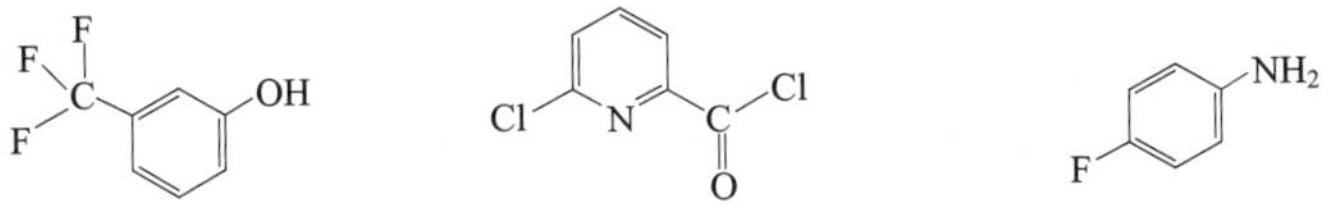

3-羟基三氟甲苯　　　　6-氯-吡啶-2-甲酰氯　　　　4-氟苯胺

【专利概况】 欧洲专利：壳牌公司（现巴斯夫公司）-EP 0447004，该专利申请日为1991年3月12日，专利到期日为2011年3月11日。

美国专利：壳牌公司（现巴斯夫公司）-US 5304566，2011年3月14日该专利期满。

复配产品专利：

① 欧洲专利：巴斯夫公司- EP 0537816，这是氟吡酰草胺与氟啶嘧磺隆（flupyrsulfuron-methyl sodium）复配产品的专利，其申请日为1992年9月10日，终止日为2012年9月9日。该专利获得了英国补充保护证书（SPCs）：SPC/GB02/045 EP 0537816，其最长保护期至2017年3月4日。

② 欧洲专利：巴斯夫公司- EP 0665715，该专利于1993年10月5日申请，并将于2013年10月4日到期。其英国补充保护证书（SPCs）为SPC/GB02/012 EP 0665715，这是关于氟吡酰草胺与二甲戊灵（pendimethalin）的复配产品，该产品最长有效期至2016年7月19日。

【应用】 氟吡酰草胺为八氢番茄红素去饱和酶抑制剂，可以阻止类胡萝卜素的生物合成。其选择性来源于该活性成分在作物和杂草中吸收和传输的不同所致。该产品为芽后除草剂，敏感植物受药后通过叶面快速吸收，植物根部几乎没有或没有吸收作用。施药后，可引起敏感杂草的叶部白化。

氟吡酰草胺芽后防除谷物上的阔叶杂草，如猪殃殃（Galium）、堇菜（Viola）、宝盖草（Lamium）和婆婆纳（Veronica spp.）等，用药量为0.05～0.10kg/hm²。市场上既有氟吡酰草胺的单剂产品，又有与其他谷物除草剂（二甲戊灵、异丙隆或2甲4氯等）的复配产品，复配后的产品其防治谱得到拓宽。

氟吡酰草胺的主要适用作物包括：大麦、羽扁豆、紫花豌豆、黑麦、黑小麦、春小麦、硬质小麦和冬小麦等。

　　【小结】　氟吡酰草胺是由壳牌国际研究公司（现巴斯夫公司）发现的新颖叶面除草剂，芽后用药，主要用于防除冬/春小谷粒谷物上一年生阔叶杂草。

　　巴斯夫公司已经开发了氟吡酰草胺与吡氟酰草胺、异丙隆、2甲4氯、二甲戊灵、氟啶嘧磺隆和氰草津等的复配产品，其单剂产品 Pico（75%，WG）2001年在德国和英国开发。

　　巴斯夫公司估计，氟吡酰草胺产品的潜在市场为 7000 万美元/年。

　　2011 年 3 月 11 日，氯吡酰草胺在欧洲的专利到期，同年 3 月 14 日其美国专利届满，其单剂产品并未获得英国补充保护证书（SPCs）。然而，氟啶嘧磺隆＋氟吡酰草胺和二甲戊灵＋氟吡酰草胺两个复配产品都获得了英国补充保护证书，这两个复配产品的最长有效期分别至 2017 年 3 月 4 日和 2016 年 7 月 19 日。

　　2002 年 10 月 1 日，氟吡酰草胺被列入欧盟农药登记指令（91/414）附录 1 中，因此，其登记资料获得了这一天起算的 10 年期保护权。非专利产品公司意欲进入欧盟市场，他们要么自行准备一套完整的登记资料，或与巴斯夫公司协商分享其登记资料，但需支付适当的补偿费用。

　　氟吡酰草胺的生产工艺相对简单，许多非专利和合同生产厂家应该都能生产。其关键中间体 4-氟苯胺和 3-羟基三氟甲苯还用于其他农药生产中，并有许多供应商供应这两个中间体。另一个关键中间体 6-氯吡啶-2-甲酰氯并不用于其他农药产品的生产，因此，该中间体可能不容易从市场购得。

　　氟吡酰草胺的主要市场在欧盟，由于资料保护和复配产品 SPCs 的作用，有力地限制了非专利产品公司的竞争力。

丙苯磺隆（propoxycarbazone）

$C_{15}H_{17}N_4NaO_7S$，420.4

【化学名称】 （4,5-二氢-4-甲基-5-氧-3-丙氧基-1H-1,2,4-三唑-1-基羰基）（2-甲氧基羰基苯基磺酰基）胺钠盐；2-（4,5-二氢-4-甲基-5-氧-3-丙氧基-1H-1,2,4-三唑-1-基）甲酰氨基磺酰基苯甲酸甲酯（N-酸）（IUPAC）

2-[[[（4,5-二氢-4-甲基-5-氧-3-丙氧基-1H-1,2,4-三唑-1-基）羰基]氨基]磺酰基]苯甲酸甲酯钠盐（CA）

【CAS 登录号】 ［181274-15-7］，钠盐；［145026-81-9］，N-酸

【其他名称】 Attribut、Olympus、Attribute（拜耳作物科学公司）

【理化性质】 原药含量≥95%；外观：无色、无嗅、晶状粉末；熔点：230~240℃（分解）；蒸气压：$<1×10^{-5}$ mPa(20℃)；分配系数：$K_{ow}\lg P=-0.30$(pH 4)，-1.55(pH 7)，-1.59(pH 9)(均为 20℃)；亨利常数：$<1×10^{-10}$ Pa·m^3/mol；相对密度：1.42(20℃)。溶解度：在水中溶解度为 2.9g/L (pH 4)，42.0g/L(pH 7)，42.0g/L(pH 9)(均为 20℃)；在二氯甲烷中溶解度为 1.5g/L，正庚烷、二甲苯和异丙醇中<0.1g/L(均为 20℃)。

稳定性：在 pH 值为 4~9 时，对水解稳定（25℃）。pK_a：2.1（N-酸）。

【毒性】

（1）哺乳动物毒性　大鼠急性经口 $LD_{50}>5000$mg/kg；大鼠急性经皮 $LD_{50}>5000$mg/kg。对兔皮肤和眼睛无刺激性。对豚鼠皮肤无致敏作用。大鼠吸入 LC_{50}(4h)>5030mg/m^3 （空气）。NOEL：雄性大鼠为每日 43mg/kg(bw)，雌性大鼠为每日 49mg/kg(bw)。ADI：0.43mg/kg(bw)。所有的遗传毒性试验（沙门菌/微粒体酶试验、体外哺乳类细胞基因突变试验、程序外 DNA 试验、哺乳动物细胞遗传试验以及小鼠微核试验等）均呈阴性。没有神经毒性，无致癌作用，没有发育和生殖毒性。

毒性级别：欧盟级别为 N；R50，R53。

（2）生态毒性　鸟类：鹌鹑急性经口 $LD_{50}>2000$mg/kg；鹌鹑饲喂 $LC_{50}>$

10566mg/kg（饲料）。鱼类 LC_{50}（96h）：蓝鳃太阳鱼＞94.2mg/L，虹鳟＞77.2mg/L。水蚤 EC_{50}（48h）＞107mg/L。绿藻 EC_{50}（96h）为 7.36mg/L。浮萍（*Lemna gibba*）E_rC_{50}（14h）为 0.0128mg/L。蜜蜂：LD_{50}（经口）＞319μg/蜂；（接触）＞200μg/蜂。蚯蚓 LC_{50}＞1000mg/kg（干土）。

（3）环境归趋　动物：48h 内迅速且几乎完全通过粪便排出体外（＞88％），尿液和粪便中 75％～89％的母体化合物不发生改变。根据对奶山羊的代谢研究，只有母体化合物为动物体内的相关残留物。

植物：根据对小麦的代谢研究，丙苯磺隆在植物中的代谢物为母体化合物及其 2-羟基丙氧代谢物。

土壤/环境：土壤中的半衰期 DT_{50} 约为 36d；水中光解半衰期 DT_{50}（25℃）约为 30d；大田消散 DT_{50} 约为 9d。

【剂型】　主要剂型有：可溶性粒剂（SG）和水分散粒剂（WG，70％）等。

【开发与登记】　丙苯磺隆是由拜耳作物科学公司发现、并于 1999 年在英国布赖顿植保会议上报道的新芽后除草剂，该产品用于防除小麦田一年生和多年生的禾本科杂草。受药植株通过叶、嫩枝，并主要通过根吸收，在木质部和韧皮部向顶、向基传输。丙苯磺隆为乙酰乳酸合成酶抑制剂，具有内吸性。

2000 年，丙苯磺隆首次上市，目前已在世界上 20 多个国家取得登记，产品主要以单剂销售。为了提高产品对阔叶杂草的防效，2005 年以来，公司在美国上市了丙苯磺隆与甲基二磺隆（mesosulfuron-methyl）的复配产品 Olympus Flex。

据拜耳作物科学公司估计，丙苯磺隆的年峰值销售额可达 2.50 亿美元。

2004 年，德国 Stöhler 国际公司收购了丙苯磺隆复配产品在除德国以外的欧盟市场的销售权。

2004 年，丙苯磺隆在美国首次取得登记。根据"联邦杀虫剂、杀菌剂和杀鼠剂法案"，为了支持新农药化学品或现有农药新使用的登记，丙苯磺隆登记商可以获得 10 年期的登记资料保护权，起始时间为新活性物质的首个登记日。没有资料所有权公司的许可，其他登记商无权使用保护期内的登记资料。

2004 年 4 月 1 日，丙苯磺隆被列入欧盟农药登记指令（91/414）附录 1，因此，其登记资料获得了这一天起算的 10 年期的保护权。

丙苯磺隆的主要适用作物有：黑麦、黑小麦和小麦（硬质小麦，春、冬小麦）等。

丙苯磺隆的主要市场包括：奥地利、白俄罗斯、比利时、智利、捷克、爱沙尼亚、欧盟、芬兰、法国、德国、匈牙利、以色列、拉脱维亚、立陶宛、卢森堡、肯尼亚、墨西哥、荷兰、波兰、斯洛伐克、瑞典、瑞士、土耳其、英国、乌克兰和美国等。

【合成路线】

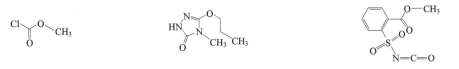

◆ 关键中间体：氯甲酸甲酯、4-甲基-5-丙氧基-2,4-二氢-3*H*-1,2,4-三唑-3-酮和 2-异氰酸酯基磺酰基苯甲酸甲酯［该中间体也用于甲磺隆（metsulfuron-methyl）的合成］等。

氯甲酸甲酯   4-甲基-5-丙氧基-2,4-二氢-3*H*-1,2,4-三唑-3-酮   2-异氰酸酯基磺酰基苯甲酸甲酯

【分析和残留】 产品采用高效液相色谱法（HPLC，内标法）分析。

【专利概况】 欧洲专利：拜耳作物科学公司-EP 0507171，该专利申请日为1992年3月23日，专利终止日为2012年3月22日。

英国补充保护证书（SPCs）：SPC/GB01/031 EP 0507171-丙苯磺隆，最长保护期至2016年1月30日。

美国专利：拜耳作物科学公司-US 5597939，该专利将于2014年1月27日保护期满。

丙苯磺隆还拥有一系列的生产工艺专利，其中包括关键中间体的制备专利，如 US 6376699、US 6222045 和 US 5917050 等。

【应用】 丙苯磺隆为支链氨基酸合成（乙酰乳酸合成酶 ALS 或乙酰羟酸合成酶 AHAS）抑制剂，它通过抑制植物体所必需的氨基酸缬氨酸和异亮氨酸的生物合成，来阻止细胞分裂和植物生长。该产品主要通过叶和根吸收，并在木质部和韧皮部向顶、向基传输。敏感杂草受药后停止生长、褪绿，并坏死。

丙苯磺隆钠盐为芽后除草剂，可以防除小麦、黑麦和黑小麦上的一年生和一些多年生禾本科杂草，如雀麦（*Bromus* spp.）、大穗看麦娘（*Alopecurus myosuroides*）、阿披拉草（*Apera spica-venti*）、偃麦草（*Elymus repens*）以及一些阔叶杂草等。用药量为 $30\sim70g/hm^2$。

【小结】 丙苯磺隆钠盐是由拜耳作物科学公司发现的芽后除草剂，可以用来防除小麦田一年生和多年生禾本科杂草。2000年，丙苯磺隆首次上市，目前已在世界上20多个国家登记。上市产品主要以单剂为主，不过，为了提高产品对阔叶杂草的防效，拜耳作物科学公司于2005年以来在美国开发了丙苯磺隆与甲基二磺隆的复配产品 Olympus Flex。据拜耳公司估计，丙苯磺隆的年峰值销售额可达2.50亿美元。

2012年3月22日，丙苯磺隆的欧洲专利到期，然而，该专利获得了英国补充保护证书（SPCs），从而使其最长有效期延至2016年1月30日。丙苯磺隆的美国专利将于2014年1月27日期满。

2004年，丙苯磺隆首次在美国登记，其登记资料由此获得了10年期的保护。2004年4月1日，丙苯磺隆被列入欧盟农药登记指令（91/414）附录1，登记公司因此也获得了这一天起算的10年期的登记资料保护权。非专利产品生产公司如果想进入欧盟或美国市场，他们或者自行准备一套完整的登记资料，或者与拜耳作物科学公司协商使用其登记资料，并支付适当的资料补偿费。

丙苯磺隆钠盐的生产工艺步骤较长，许多工艺及关键中间体的生产都有专利保护，从而有效地限制了来自非专利产品生产商的竞争力。

吡草醚（pyraflufen-ethyl）

$C_{15}H_{13}Cl_2F_3N_2O_4$（酸：$C_{13}H_9Cl_2F_3N_2O_4$），413.2

【化学名称】 2-氯-5-(4-氯-5-二氟甲氧基-1-甲基吡唑-3-基)-4-氟苯氧基乙酸乙酯（IUPAC）

2-氯-5-(4-氯-5-二氟甲氧基-1-甲基-1*H*-吡唑-3-基)-4-氟苯氧基乙酸乙酯（CA）

【CAS 登录号】 ［129630-19-9］，酯；［129630-17-7］，酸

【其他名称】 Ecopart（日本农药株式会社）

【理化性质】 原药含量≥956g/kg（欧盟的标准要求）；外观：乳白色细粉；熔点：126～127℃；蒸气压：$1.6×10^{-5}$ mPa(25℃)；分配系数：K_{ow} lg$P$=3.49；亨利常数：$8.1×10^{-5}$ Pa·m³/mol（计算值）；相对密度：1.565(24℃)。溶解度：在水中溶解度为 0.082mg/L(20℃)；在二甲苯中溶解度为 41.7～43.5g/L，丙酮中为 167～182g/L，甲醇中为 7.39g/L，乙酸乙酯中为 105～111g/L(均为 20℃)。

稳定性：在 pH=4 的水中稳定，半衰期 DT_{50} 为 13d(pH 7)；pH 值为 9 时迅速水解。水溶液中光解半衰期 DT_{50} 为 30h。

【毒性】

(1) 哺乳动物毒性　大鼠急性经口 LD_{50} ＞5000mg/kg；大鼠急性经皮 LD_{50}＞2000mg/kg。对兔皮肤无刺激性，对兔眼睛有轻微的刺激性。对豚鼠皮肤无致敏作用。大鼠吸入 LC_{50}＞5.03mg/L。NOEL：（2 年）大鼠为 2000mg/kg（饲料）；（18 个月）小鼠为 200mg/kg（饲料）；（52 周）狗为 1000mg/kg(bw)。Ames试验中无致突变作用，无致畸作用，无生殖毒性，无致癌作用。

毒性级别：欧盟级别为 N；R50，R53（酸与此同）。

(2) 生态毒性　鸟类：鹌鹑急性经口 LD_{50}＞2000mg/kg；鹌鹑和野鸭饲喂 LC_{50} 均＞5000mg/kg。鱼类 LC_{50}(48h)：鲤鱼＞10mg/L、虹鳟＞0.1mg/L。水蚤 EC_{50}(48h)＞0.1mg/L。藻类 EC_{50}(96h)：羊角月牙藻（*Selenastrum capricornutum*）为 0.00065mg/L、舟形藻（*Navicula pelliculosa*）为 0.0054mg/L。蜜蜂 LD_{50}：（经口）＞111μg/蜂；（接触）＞100μg/蜂。蚯蚓（*Eisenia foetida*）

LC$_{50}$（14d）＞1000mg/kg（干土）。

（3）环境归趋　吡草醚在植物中首先通过脱酯作用，继而通过 N-脱甲基化作用进行代谢。

【剂型】　主要剂型有：乳油（EC，2.5％）和悬浮剂（SC，2％）等。

【开发与登记】　1993 年，日本农药株式会社在英国布赖顿植保会议上报道了吡草醚；1999 年，该产品引入日本市场。吡草醚为过氧化除草剂，是原卟啉原-IX 氧化酶抑制剂，芽后用于棉花、玉米、大豆和马铃薯等作物上。

该产品的主要市场在东、西欧，目前，日本农药株式会社正在西欧销售含吡草醚的产品。

使用吡草醚时通常采用桶混方式，加入吡草醚的目的是为了控制 ALS（乙酰乳酸合成酶）抗性杂草，或者是为了给持效性除草剂增加击倒作用。

日本农药株式会社开发的吡草醚产品既有单剂，又有复配产品，与其复配的活性成分主要有：吡氟酰草胺＋异丙隆（diflufenican＋isoproturon）、甲羧除草醚＋碘苯腈（bifenox＋ioxynil）和草硫膦（glyphosate-trimesium）等。

1997 年，日本农药株式会社向欧盟递交了吡草醚作为新活性成分登记的申请资料；1998 年，欧盟宣布吡草醚的登记资料完成；2001 年 11 月 1 日，吡草醚被列入欧盟农药登记指令（91/414）附录 1，因此，登记公司获得了吡草醚登记资料在欧盟的 10 年期保护权。

1998 年，吡草醚在日本获准登记。

1999 年，在日本开发吡草醚与草硫膦的复配产品 Thunderbolt。

2000 年在匈牙利、比利时和中国完成登记，并在这些市场开发。

吡草醚作为马铃薯和向日葵干燥剂（脱叶剂）在中欧市场开发。

2000 年 11 月，日本农药株式会社向美国递交了吡草醚的登记申请；2002 年，吡草醚原药在美国获准登记；2003 年，该产品登记用于棉花、玉米、大豆和马铃薯等作物。

2001 年起，Feinchemie Schwebda（2002 年被以色列马克西姆公司收购）在欧洲绝大多数市场开发吡草醚与甲羧除草醚的复配产品 Milan。

2001 年，日本农药株式会社在法国开发吡草醚复配产品：Etnos（吡草醚＋吡氟酰草胺＋异丙隆）和 Fizz（吡草醚＋甲羧除草醚＋碘苯腈）。

2003 年，吡草醚在美国登记，并由日本农药株式会社在美国市场直销。

2003 年夏，Nichino America 开发吡草醚，用作棉花脱叶剂和马铃薯茎干燥剂。

2007 年，吡草醚在澳大利亚登记。

吡草醚主要适用作物有：大麦、棉花、玉米、马铃薯（干燥剂）、大豆、甘蔗、向日葵、小麦、常绿果树和坚果树等。

吡草醚主要市场包括：澳大利亚、比利时、中国、捷克、法国、德国、匈牙利、意大利、日本、罗马尼亚和美国等。

根据 2010 年 6 月中国官方公布的信息，日本农药株式会社在我国取得 95%
吡草醚原药、40% 吡草醚母药和 2% 吡草醚悬浮剂的正式登记；江苏龙灯化学有
限公司取得 2% 吡草醚悬浮剂的分装正式登记。

【合成路线】

方法 1：

方法 2：

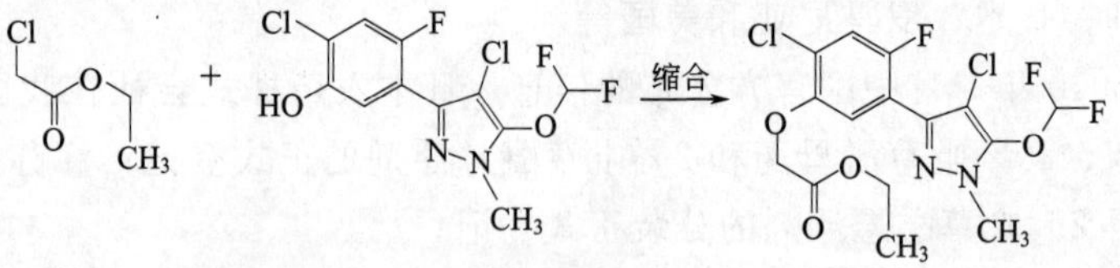

方法 3：

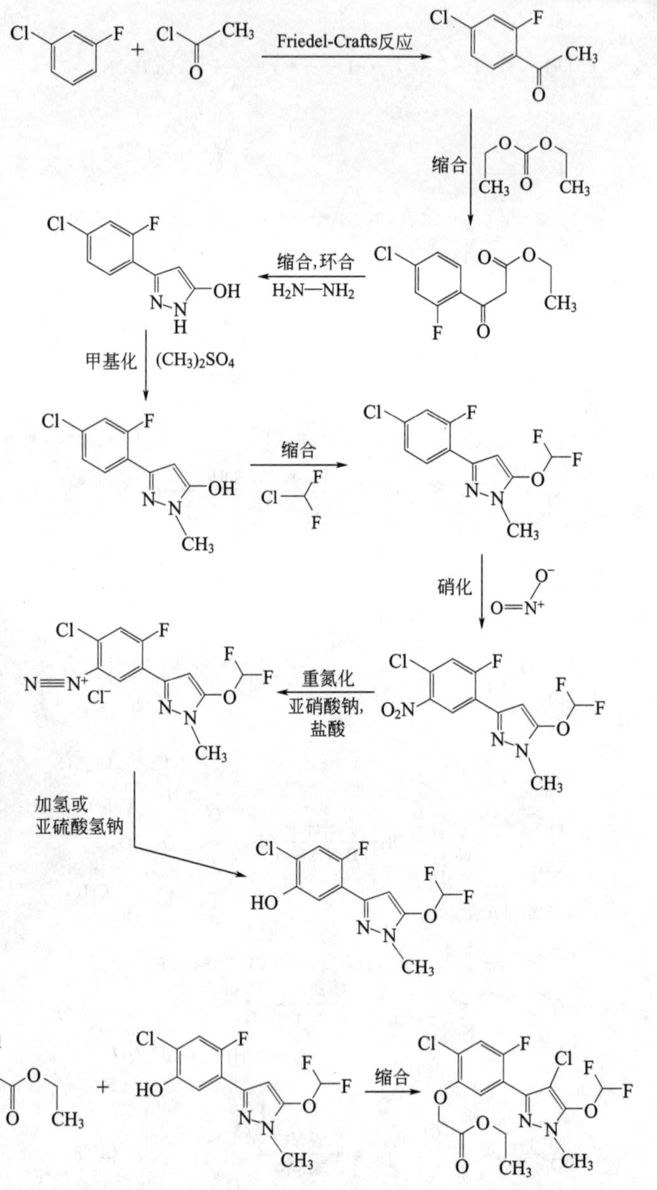

◆ 关键中间体：1-(4-氯-2-氟-5-甲氧基苯基)乙酮、碳酸二乙酯、一氯二氟甲烷和 2-氯-5-(4-氯-5-二氟甲氧基-1-甲基-1H-吡唑-3-基)-4-氟苯酚等。

324

1-(4-氯-2-氟-5-甲氧基苯基)乙酮　　碳酸二乙酯　　一氯二氟甲烷

2-氯-5-(4-氯-5-二氟甲氧基-1-甲基-1H-吡唑-3-基)-4-氟苯酚

【分析和残留】　分析：吴厚斌等采用气相色谱法对吡草醚的分析方法进行了研究。该方法的标准偏差为 0.13，变异系数为 0.13%，平均回收率为 100.85%，线性相关系数 $r=0.9999$。

残留：胡秀卿等建立了气相色谱检测柑橘和土壤中吡草醚的检测方法。结果表明，吡草醚用乙腈提取，经液液分配净化后用 GC-NPD 检测，当添加量在 0.01mg/kg、0.1mg/kg、1.0mg/kg 时，回收率为 82%～98%，变异系数为 1.3%～9.2%，对吡草醚的最小检出量为 5.0×10^{-11}g，在橘肉、橘皮和土壤的最低检出浓度均为 0.01mg/kg。

王会利等对苹果和土壤中吡草醚残留的分析方法进行了研究，建立了液液分配经弗罗里硅土净化和固相萃取两种方法，并对其进行了比较，发现用 PSA 和 C_{18} 两种固相萃取小柱分别对苹果和土壤中的吡草醚进行净化处理，可减少液液分配所使用的溶剂，简化操作步骤，提高工作效率。

【专利概况】　欧洲专利：日本农药株式会社-EP0361114，专利申请日为 1989 年 8 月 29 日，专利终止日为 2009 年 8 月 28 日。没有获得英国补充保护证书（SPCs）。

美国专利：日本农药株式会社-US 5032165，2009 年 8 月 29 日该专利到期。

【应用】　吡草醚为原卟啉原-IX 氧化酶抑制剂，它在小麦和猪殃殃（*Galium aparine*）间的选择性来源于其在植株中的滞留、吸收和代谢的不同。该产品为触杀型除草剂，叶面施药后，很容易被吸收进入植物组织，使植物的茎和叶快速坏死或干枯，光照对这一过程有诱导作用。

吡草醚为芽后选择性除草剂，可以防除许多阔叶杂草，对猪殃殃（*Galium aparine*）、藜（*Chenopodium album*）、母菊（*Matricaria inodora*）、野芝麻（*Lamium purpureum*）、繁缕（*Stellaria media*）、荠菜（*Capsella bursa-pastoris*）、欧洲千里光（*Senecio vulgaris*）、婆婆纳（*Veronica hederifolia*）和阿拉伯婆婆纳（*V. persica*）效果尤佳，谷物上的用药量为 10～20g/hm²。

薛元海等用吡草醚与苯磺隆混用防除麦田杂草，取得了非常理想的效果。

2％吡草醚 SC 150mL/hm² ＋75％苯磺隆 DF 9g/hm² 桶混具有相加作用，药后80d 对荠菜、婆婆纳株防效分别达 62.2％、100％，鲜重防效分别达88.7％、96.9％。

郤德良等将 2％吡草醚悬浮剂、10％苯磺隆 WP 2 种药剂与其他除草剂混用，对作物的安全性及其麦田杂草综合除草效果进行了田间防除试验。结果表明，吡草醚、苯磺隆与异丙隆混用后，对以猪殃殃为主的双子叶杂草和以看麦娘为主的禾本科杂草都具有较好的防除效果，施药后 45d 综合鲜重防效达 90％以上，并对小麦生长安全。

【小结】 吡草醚主要用作棉花脱叶剂，作为马铃薯干燥剂的推广范围相对小一些。日本农药株式会社开发了吡草醚的许多复配产品，与其复配的活性成分有：草硫膦、甲羧除草醚、吡氟酰草胺＋异丙隆以及甲羧除草醚＋碘苯腈等。

2009 年 8 月 28 日，吡草醚在欧盟的专利到期，该专利没有获得英国补充保护证书（SPCs）；2009 年 8 月 29 日，吡草醚在美国的专利也已期满。

2001 年 11 月 1 日，吡草醚被列入欧盟农药登记指令（91/414）附录 1，因此，其登记资料获得了 10 年期的保护权。非专利产品生产商如果打算进入欧盟或美国市场，他们要么自行准备一套完整的登记资料，要么与资料拥有商协商，并支付适当的补偿费用，或者等到资料保护期满后再进入这些市场。

吡草醚的生产需通过多步才能完成，其关键中间体 1-(4-氯-2-氟-5-甲氧基苯基)乙酮可能较难购得，而其他关键中间体则来源广泛。

非专利产品生产商意欲进入欧盟和美国市场将比较困难，这是因为资料保护的存在给市场准入设置了壁垒。然而，这些生产商可以在进入欧美市场之前，先行开发其他市场。

参 考 文 献

[1] 农药科学与管理，2006，27 (11)：5.
[2] 浙江农业科学，2007 (2)：198.
[3] 环境化学，2006，25 (5)：655.
[4] 植物医生，2006，19 (1)：29.

嘧草硫醚（pyrithiobac-sodium）

$C_{13}H_{10}ClN_2NaO_4S$, 348.7

【化学名称】　2-氯-6-(4,6-二甲氧基嘧啶-2-基硫)苯甲酸钠盐（IUPAC）

2-氯-6-(4,6-二甲氧基嘧啶-2-基硫)苯甲酸钠盐（CA）

【CAS 登录号】　[123343-16-8]，钠盐；[123342-93-8]，酸

【其他名称】　Staple（杜邦、组合化学）

【理化性质】　原药含量≥930g/kg（澳大利亚的标准要求）；外观：室温下为灰白色粉末；熔点：233.8～234.2℃（分解）；蒸气压：4.80×10^{-6}mPa（25℃）；分配系数：$K_{ow}\lg P = 0.6$（pH 5），-0.84（pH 7）；相对密度：1.609。溶解度：在水中溶解度为 264g/L（pH 5），705g/L（pH 7），690g/L（pH 9），728g/L（非缓冲溶液）（均为 20℃）；在丙酮中溶解度为 812mg/L，甲醇中为 270×10^3mg/L，正己烷中为 10mg/L，二氯甲烷中为 8.38mg/L（均为 20℃）。

稳定性：在 27℃、pH 值为 5～9 的水中贮存 32d 稳定；在 54℃热贮 15d 稳定。pK_a：2.34。

【毒性】

（1）哺乳动物毒性　急性经口 LD_{50}：雄性大鼠为 3300mg/kg，雌性大鼠为 3200mg/kg。兔急性经皮 LD_{50}＞2000mg/kg。对兔皮肤无刺激性，对兔眼睛有刺激作用。大鼠吸入 LC_{50}（4h）＞6.9mg/L。NOEL：（2 年）雄性大鼠为每日 58.7mg/kg(bw)，雌性大鼠为每日 278mg/kg(bw)；（78 周）雄性小鼠为每日 217mg/kg(bw)，雌性小鼠为每日 319mg/kg(bw)。无致突变作用，对大鼠和兔无致畸作用，对大鼠无致癌作用。

毒性级别：世界卫生组织（有效成分）为 U 级，美国环保署（制剂）为Ⅲ级。

（2）生态毒性　鸟类：鹌鹑急性经口 LD_{50}＞2250mg/kg(bw)；野鸭和鹌鹑饲喂 LC_{50}（5d）均＞5620mg/kg(饲料)。鱼类 LC_{50}（96h）：蓝鳃太阳鱼＞930mg/L，虹鳟＞1000mg/L，羊头原鲷＞145mg/L。水蚤 LC_{50}（48h）＞1100mg/L。藻类：羊角月牙藻（*Selenastrum capricornutum*）EC_{50}（5d）为 107μg/L；羊角月牙藻 NOEC 为 22.8μg/L。蜜蜂 LD_{50}（48h，接触）＞25μg/蜂。

（3）环境归趋　动物：大鼠口服或静脉注射 5mg/kg 的药剂后，90％ 以上同位素标记的嘧草硫醚在 48h 内随尿液和粪便排出体外，主要代谢产物为 *O*-脱甲基衍生物。以 10mg/kg 浓度的饲料给服母鸡和山羊，绝大多数嘧草硫醚以母体化合物排出体外，*O*-脱甲基衍生物为主要的代谢产物；残留物在两动物肾脏中的浓度 ≤0.06mg/kg，肝脏、肌肉和脂肪中的残留浓度更低。

植物：叶面用药后，棉花叶片中的嘧草硫醚的量迅速减少；62 份试验资料表明，未发现残留物；叶面中发现的主要残留物为单脱甲基化后形成的苯酚及其葡萄糖共轭体。皮棉上成熟棉籽中未发现残留物。

土壤和环境：在环境降解中，微生物和光化学降解担当了主要角色；在粉砂土中的半衰期 DT_{50} 为 60d。K_d 为 0.32（沙壤土），0.60、0.38 和 0.75（3 种粉砂壤土）。

【剂型】　国外主要剂型有：可溶粉剂（SP）和可溶液剂（SL）等。

【开发与登记】　嘧草硫醚是由日本组合化学工业株式会社于 1988 年发现、并在 1991 年英国布赖顿植保会议上由 S. Takahashi 等报道的除草剂，用于棉花田防除阔叶杂草。由日本组合化学工业株式会社、庵原化学工业株式会社和杜邦公司联合开发。

1995 年由杜邦公司引入美国市场，用于棉花上。其登记资料因此获得了 10 年期的保护权。

1996 年在澳大利亚和墨西哥登记注册并进入市场。

由庵原化学工业株式会社在日本生产。

嘧草硫醚产品 Staple 以水溶性小袋包装销售。

1997 年，嘧草硫醚在美国市场的销售额达到 3100 万美元。

根据孟山都与杜邦公司的协议，嘧草硫醚与草甘膦的复配产品 Staple Plus 用于耐农达作物上。

2001 年，嘧草硫醚的销售额取得了 40％ 的增幅。

至 2010 年 8 月，嘧草硫醚未在中国登记。

【合成路线】

方法 1：

方法 2：

◆ 关键中间体：3-氯-2-甲基硝基苯、4,6-二甲氧基-2-甲基磺酰基嘧啶、2-巯基-4,6-二甲氧基嘧啶和2-氯-6-氨基苯甲酸重氮盐等。

3-氯-2-甲基硝基苯　　　　4,6-二甲氧基-2-甲基磺酰基嘧啶

2-巯基-4,6-二甲氧基嘧啶　　　　2-氯-6-氨基苯甲酸重氮盐

【分析和残留】 吴艳芳等和宋增涛等分别采用高效液相色谱法进行了嘧草硫醚原药和10％嘧草硫醚水剂的含量测定，均取得比较理想的结果。

【专利概况】 欧洲专利：日本组合化学工业株式会社-EP0315889，该专利申请日期为1988年11月2日，终止日期为2008年11月1日。

没有获得英国补充保护证书（SPCs）。

美国专利：拜耳作物科学公司-US 4923501，该专利终止日期为2008年10月27日。

中国专利：该品种由日本组合化学公司和庵原公司研制，并由这2个公司同时在中国申请并取得了3项专利，分别为ZL88107663.5（发明名称：除草剂组合物）、ZL92102225.5（发明名称：杀死莠草的方法）和ZL92102226.3（发明名称：嘧啶衍生物及其盐的制备方法），均于2008年11月4日到期。

【应用】 嘧草硫醚为支链氨基酸合成〔乙酰乳酸合成酶（ALS）或乙酰羟基酸合成酶（AHAS）〕抑制剂，其选择性源于新陈代谢的速率不同。受药植株停止生长，并黄化，继而末端组织坏死，植株死亡。

嘧草硫醚用于防除棉花上的阔叶杂草。芽后用药，施药量为40～105g/hm²，可防除番薯（*Ipomoea* spp.）、苍耳（*Xanthium* spp.）及苋（*Amaranthus* spp.）等杂草；芽前用药，施药量为35～50g/hm²，可防除苋（*Amaranthus* spp.）、刺金午时花（*Sida spinosa*）和苘麻（*Abutilon theophrasti*）等杂草。

李美等采用温室盆栽生物测定法，对比测定了10％嘧草硫醚水剂和50％乙草胺乳油、25％氟磺胺草醚乳油对棉花的安全性及除草活性差异。试验结果表明10％嘧草硫醚水剂土壤处理对棉花安全，高浓度茎叶处理对棉花有轻微药害。该药剂土壤处理对单、双子叶杂草均有较好的防效，对反枝苋、马唐、稗草的活性略高于乙草胺，对苘麻的防效明显高于乙草胺。10％嘧草硫醚水剂茎叶处理对反枝苋防效最好，其次为稗草、苘麻，对马唐仅有抑制作用；与25％氟磺胺草醚乳油相比，二者杀草谱相近，嘧草硫醚作用速度较慢，氟磺胺草醚作用速度较

快，但氟磺胺草醚不可用于棉田。

【小结】 嘧草硫醚是由日本组合化学工业株式会社于 1988 年发现，用于防除棉花上的阔叶杂草。

嘧草硫醚的欧洲和美国专利于 2008 年到期，1995 年被引入美国市场，并因此获得了 10 年期的资料保护权。其全球的销售额大部分产生于美国市场，一旦它的专利保护期满，将可能会引发非专利产品的市场竞争。

嘧草硫醚生产中涉及的中间体 2-巯基-4,6-二甲氧基嘧啶同时也被用于嘧啶肟草醚（pyribenzoxim）和环酯草醚（pyriftalid）的合成，其他起始原料来源广泛。因此从技术角度来看，嘧草硫醚对于非专利产品生产厂家而言应该具有吸引力。

参 考 文 献

[1] 农药，2009（7）：538.
[2] 农药，2009，48（2）：114.

砜嘧磺隆 （rimsulfuron）

$C_{14}H_{17}N_5O_7S_2$，431.4

【化学名称】 1-(4,6-二甲氧基嘧啶-2-基)-3-(3-乙基磺酰基吡啶-2-基磺酰基)
脲 （IUPAC）

N-[[(4,6-二甲氧基-2-嘧啶基)氨基]羰基]-3-乙基磺酰基-2-吡
啶磺酰胺 （CA）

【CAS 登录号】 ［122931-48-0］

【其他名称】 玉嘧磺隆；Matrix、Titus、Rush （杜邦）

【理化性质】 原药含量≥970g/kg （澳大利亚的标准要求）；或≥960g/kg
（欧盟的标准要求）。

外观：无色晶体；熔点：172～173℃ （纯度＞98％）；蒸气压：$1.5×10^{-3}$
mPa(25℃)；分配系数 $K_{ow}lgP(25℃)＝0.288(pH 5)$，$-1.47(pH 7)$；相对密
度：0.784(25℃)。溶解度：在水中＜10mg/L(25℃，非缓冲溶液)，7.3g/L(缓
冲溶液，pH 7)。

稳定性：在 25℃时水解，半衰期 DT_{50} 为 4.6d(pH 5)，7.2d(pH 7)，0.3d
(pH 9)。pK_a：4.0。

【毒性】

(1) 哺乳动物毒性　大鼠急性经口 $LD_{50}＞5000mg/kg$。兔急性经皮 $LD_{50}＞$
2000mg/kg。对兔皮肤无刺激性，对兔眼睛有中度刺激，对豚鼠的皮肤无致敏作
用。大鼠吸入 $LC_{50}(4h)＞5.4mg/L(空气)$。NOEL：（2 年）雄性大鼠为 300mg/
kg，雌性大鼠为 3000mg/kg；（18 个月）小鼠为 2500mg/kg；（1 年）狗为
50mg/kg。2 代大鼠繁殖研究的无作用剂量为 3000mg/kg。无致畸或致癌作用。
Ames 试验无致突变作用。

毒性级别：世界卫生组织 （有效成分）为 U 级。

(2) 生态毒性　鸟类急性经口 LD_{50}：鹌鹑＞2250mg/kg，野鸭＞2000mg/
kg。鹌鹑和野鸭饲喂 LC_{50} 均＞5620mg/kg。鱼类 LC_{50} （96h）：蓝鳃太阳鱼和虹
鳟鱼均＞390mg/L，鲤鱼＞900mg/L，羊头原鲷为 110mg/L。水蚤 LC_{50} (48h)
＞360mg/L。蜜蜂：$LD_{50}(接触)＞100\mu g/蜂$，（饲喂）＞1000mg/kg。蚯蚓 （*Eis-*

enia foetida）LC_{50}(14d)＞1000mg/kg。

（3）环境归趋　动物：迅速代谢，并通过尿液和粪便排出体外。

植物：砜嘧磺隆在玉米、马铃薯和番茄等植物体内的降解主要通过两条途径，即分子脲桥的断裂降解，迅速代谢为无害的惰性化合物，以及砜嘧磺隆分子的嘧啶环羟基化，再与植物体内葡萄糖轭和。砜嘧磺隆在玉米体内代谢快，而在杂草体内的代谢较缓慢。其半衰期 DT_{50} 在玉米中为 6h，大穗看麦娘中为 46h，假高粱中为 25d，高粱（*Sorghum bicolor*）中为 52d。

土壤和环境：在土壤中主要通过化学途径（微生物降解较少）迅速降解。主要代谢产物为[1-(3-乙基磺酰基)-2-吡啶基]-4,6-二甲氧基-2-嘧啶胺。降解速度受 pH 值的影响，化合物在中性 pH 值土壤中最稳定，在碱性和酸性土壤中降解比较迅速。土壤半衰期 DT_{50} 为 10～20d（25℃，实验室研究）。

【剂型】　主要剂型为水分散粒剂（WG，25％）。

【开发与登记】　砜嘧磺隆是由 H. L. Palm 等在 1989 年英国布赖顿植保会议上首次报道的磺酰脲类除草剂。

1991 年在法国首次登记。

1993 年在德国和西班牙登记，1995 年在英国登记。

1996 年在意大利登记其与嗪草酮（metribuzin）的复配产品 Pilar 以及与特丁津（terbuthylazine）的复配产品 Titer 和 Wonder。

1999 年其与噻吩磺隆（thifensulfuron-methyl）的复配产品 Basis 在法国上市。

杜邦公司把砜嘧磺隆作为氰草津（cyanazine）的替代品推出。

砜嘧磺隆被安排在欧盟农药登记评审产品第 2 组，2007 年 2 月 1 日该产品列入欧盟农药登记指令（91/414）附录 1，并获得自该日起 5 年期登记资料保护权。

砜嘧磺隆 2001 年的销售额达到 5500 万美元。2003 年的销售额达到 8500 万美元。

根据 2010 年 9 月中国官方公布的信息，美国杜邦公司在中国获得 99％砜嘧磺隆原药和 25％砜嘧磺隆水分散粒剂的正式登记。国内相关企业登记产品有上海杜邦农化有限公司 25％砜嘧磺隆水分散粒剂的正式登记（分装）和河北宣化农药有限责任公司 50％砜嘧·莠去津可湿性粉剂的正式登记以及江苏省农用激素工程技术研究中心有限公司 95％砜嘧磺隆原药的临时登记。

国外生产商主要是杜邦公司，并在美国登记了多个砜嘧磺隆原药、单剂及其复配制剂，如 25％砜嘧磺隆＋50％烟嘧磺隆、1.3％砜嘧磺隆＋2.7％烟嘧磺隆＋85.3％莠去津、50％砜嘧磺隆＋25％噻吩磺隆、6.5％砜嘧磺隆＋51.7％二氯吡啶酸＋6.5％烟嘧磺隆＋19.1％唑嘧磺草胺等。

【合成路线】

方法1：磺酰氨基甲酸酯法

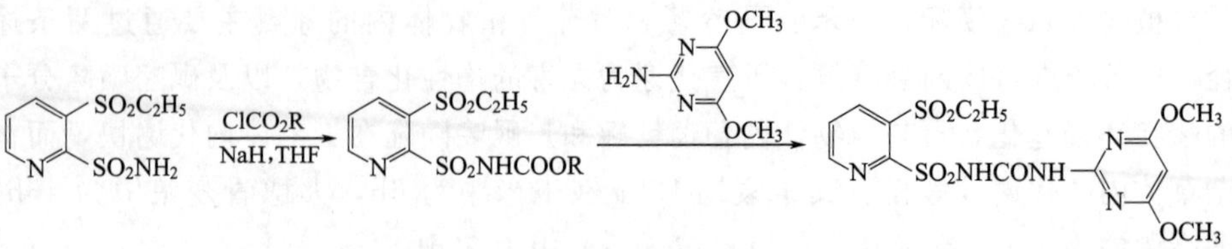

方法2：磺酰基异氰酸酯法

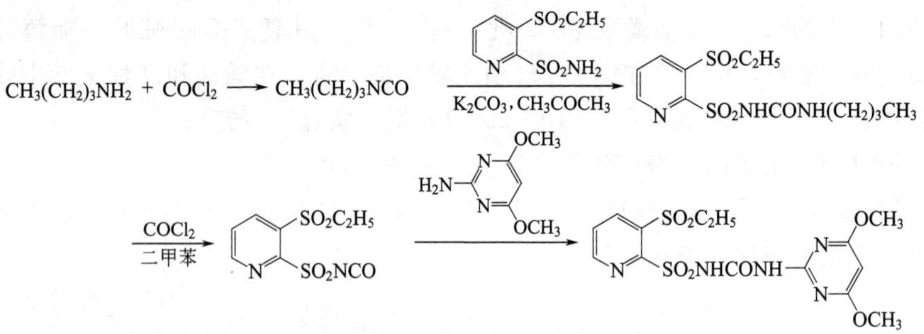

方法3：嘧啶异氰酸酯法

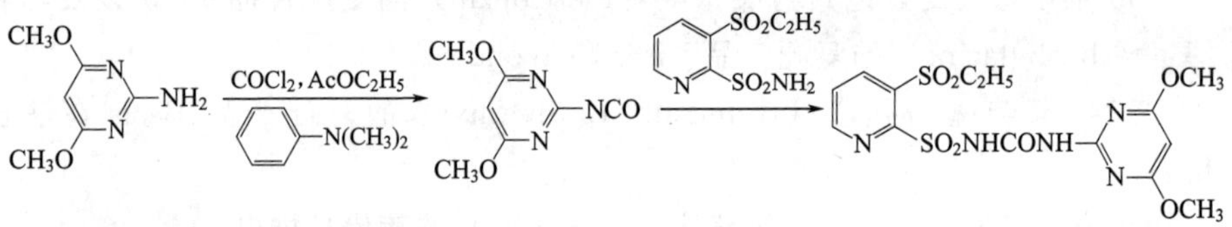

方法4：嘧啶氨基甲酸苯酯法

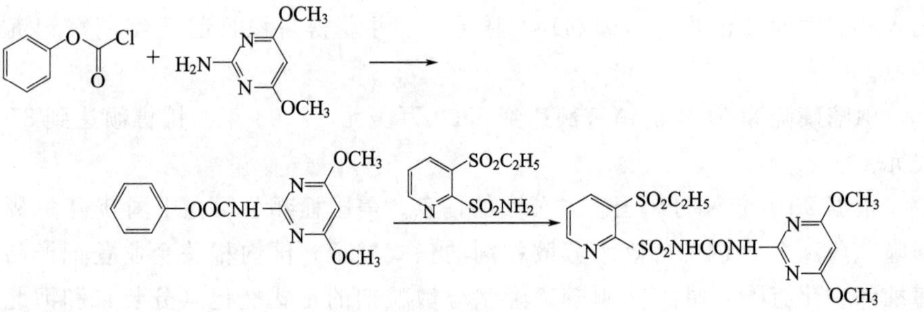

◆ 关键中间体：3-乙基磺酰基-2-氨磺酰基吡啶、2-氨基-4,6-二甲氧基嘧啶和 3-乙基磺酰基吡啶-2-磺酰基异氰酸酯等。

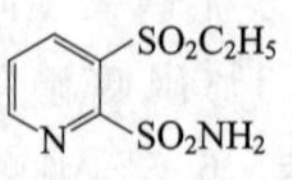

3-乙基磺酰基-2-氨磺酰基吡啶 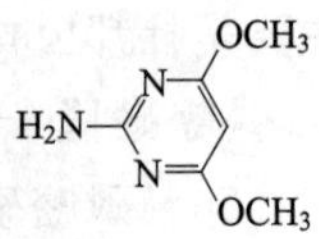　　　　2-氨基-4,6-二甲氧基嘧啶

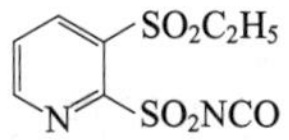

3-乙基磺酰基吡啶-2-磺酰基异氰酸酯

◆ 中间体 3-乙基磺酰基-2-氨磺酰基吡啶的合成

方法 1：2-氟吡啶法

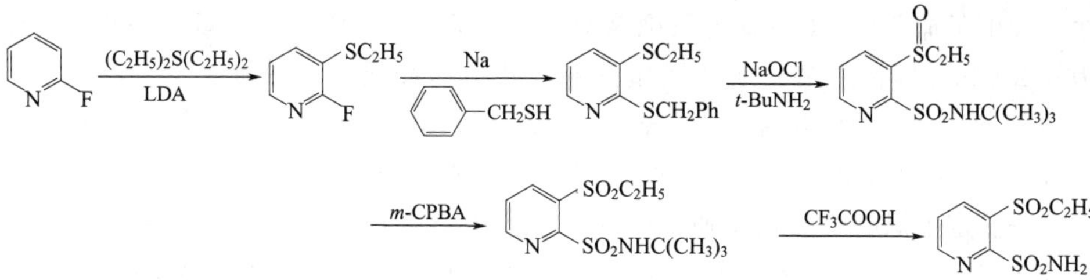

方法 2：3-乙磺酰基-2-巯基吡啶法

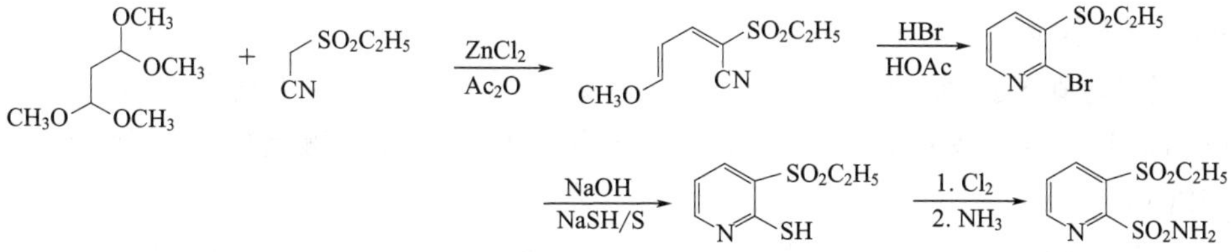

◆ 中间体乙磺酰基乙腈的合成

$$CH_3CH_2SH \xrightarrow[THF]{NaOH} CH_3CH_2SNa \xrightarrow{ClCH_2CN} CH_3CH_2-S-CH_2CN \xrightarrow[HOAc]{H_2O_2} CH_3CH_2-SO_2-CH_2CN$$

◆ 中间体 3-乙基磺酰基吡啶-2-磺酰基异氰酸酯的合成

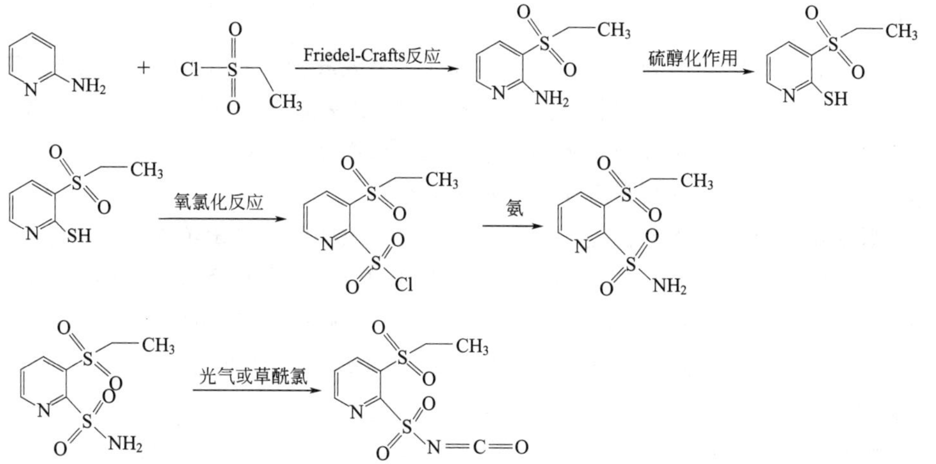

【分析和残留】 产品：采用气液色谱法（GLC）分析；残留：采用高效液相

色谱法（HPLC）分析。

王利兵等在试验研究的基础上建立了高效液相色谱法分离测定新型除草剂砜嘧磺隆的方法。方法采用参比波长的方法，克服系统误差，采用内标标准曲线法校准带标监控仪器状况的方法定量，避免了仪器漂移的影响，具有优于一般定量方法的精密度和准确度，可用于原药及制剂的定量分析。黄士忠等采用气相色谱法（配电子捕获检测器）研究了砜嘧磺隆在玉米和土壤中的残留量，最小检测量为 0.2×10^{-11} g，土壤、玉米籽和玉米茎叶中的最低检测浓度为 0.002mg/kg，添加标准样品的回收率和变异系数分别为 85.72％、87.89％、90.20％ 和 3.37％、1.86％、3.67％。La Rochelle 等建立了 HP/ESI-MS/MS 方法，并用该方法测定了砜嘧磺隆在作物中的残留量。样品用 0.1 mol/L 磷酸钾（pH7）：甲醇溶液＝4：1（体积比）提取。提取液离心后用 0.5％醋酸稀释，用 SPE Oa-sis柱净化浓缩，萃取柱萃取后用氮气吹干，定容检测，添加回收率为 86％～99％，最小检测量为 0.01mg/kg。

【专利概况】 欧洲专利：杜邦公司-EP0273610，该专利申请日期为 1987 年 12 月 4 日，专利终止日期为 2007 年 12 月 3 日。没有获得英国补充保护证书（SPCs）。

美国专利：杜邦公司-US 5102444，该专利终止日期为 2009 年 4 月 6 日。

中国专利：该品种由美国杜邦公司开发，获中国专利授权，专利号 ZL87107320.X（发明名称：吡啶磺酰脲类除莠剂），此专利已于 2007 年 12 月 8 日到期。此外，1996 年 9 月 11 日中国授予该品种行政保护（NB-US 96091107），现保护期已满。

国内企业有砜嘧磺隆与嗪草酸的组合物专利已获授权，另有砜嘧磺隆与苯氧乙酸类除草剂的组合物及砜嘧磺隆与甲基磺草酮的组合物专利申请，目前尚未授权。

【应用】 砜嘧磺隆为支链氨基酸合成〔乙酰乳酸合成酶（ALS）或乙酰羟基酸合成酶（AHAS）〕抑制剂，通过阻碍必需的氨基酸——缬氨酸和异亮氨酸的生物合成，使细胞停止分裂、植物停止生长。该产品为选择性除草剂，具有内吸作用，由根部和叶部吸收并迅速传输到分生组织。

砜嘧磺隆是一种磺酰脲类芽后除草剂，可有效防除玉米田绝大多数一年生和多年生禾本科杂草及一些阔叶杂草，也用于马铃薯和番茄，一般用量为 15g/hm²。大多数情况下对大部分作物而言，砜嘧磺隆是安全的。

【小结】 砜嘧磺隆由杜邦公司发现，并于 1989 年首次报道，1991 年首先进入欧洲市场。

砜嘧磺隆的欧洲专利已于 2007 年 12 月 3 日终止，没有获得英国补充保护证书（SPCs），美国专利已于 2009 年 4 月 6 日到期。

砜嘧磺隆已于 2007 年 2 月 1 日被列入欧盟农药登记指令（91/414）附录 1，并获得 5 年的资料保护权。在此期间，对于要想进入欧洲或美国市场的非专利产品生产厂商而言，他们要么自行准备一套完整的登记资料，要么与资料持有者共享其登记资料，并支付资料补偿费用，或者等到资料保护期满后再进入该市场。

砜嘧磺隆与二氯吡啶酸、烟嘧磺隆、唑嘧磺草胺、莠去津、嗪草酮、特丁津和噻吩磺隆等组成许多复配产品，使市场进一步细分，并且享有良好的品牌形象，有效地限制了非专利厂商的竞争。

砜嘧磺隆合成的关键中间体之一——2-氨基-4,6-二甲氧基嘧啶来源广泛，它同时还用于合成其他十多种磺酰脲类除草剂。另一关键中间体 3-乙基磺酰基吡啶-2-磺酰基异氰酸酯的合成涉及一些技术难点，如光气化反应和硫醇化作用，从而给生产带来一些困难。嘧啶氨基甲酸苯酯法避开了光气的使用，或许更适合工业化生产。然而，磺酰脲类除草剂的使用剂量很小，因此，当产品进入市场时，其实际生产成本通常不是决定产品成本的主要因素。

尽管存在资料保护和市场约束等因素，对于广大非专利生产厂家而言，砜嘧磺隆还是很有吸引力的产品，现在已经有新加坡的 Fertiagro 公司等生产商生产该产品。

由于资料保护的作用，使得众多非专利生产厂家的产品难以进入欧盟和美国市场。然而，在进入欧美市场之前，他们可以首先开发其他许多市场。

参 考 文 献

[1] 世界农药大全——除草剂卷. 北京：化学工业出版社，2002：15.

[2] 环境科学进展，1999，7（5）：34.

[3] Powley C R, In: Handbook of Residue Analytical Methods for Agrochemicals. Fohm: Wiley & Son Ltd., 2003：400.

[4] Cotterill E G. Determination of the Sulfonylurea Herbicides Chlorsulfuron and Metsulfuron-methyl in Soil, Water and Plant Material by Gas Chromatography of Their Pentafluorobenzyl Derivatives. Pesticide Sci, 1992, 35：291.

[5] 农业环境科学学报，2007，（05）：1607.

[6] 世界农药，2002，（3）：47.

[7] 玉嘧磺隆小试合成工艺研究. 武汉：华中师范大学，2007.

[8] 农药，2007（09）：614.

[9] 农业环境保护，2001，20，（4）：245.

[10] 农业环境保护，2002，21（4）：343.

[11] La Rochelle J H, Major L J, Rossi P G. Analytical Method for the Quantitation of DPX-E9636 in Corn. Du Pont Report No. Amrl124-88 RV1, 1989.

磺草酮 (sulcotrione)

$C_{14}H_{13}ClO_5S$，328.8

【化学名称】 2-(2-氯-4-甲磺酰基苯甲酰基)环己烷-1,3-二酮（IUPAC）

2-[2-氯-4-(甲基磺酰基)苯甲酰基]-1,3-环己二酮（CA）

【CAS 登录号】 ［99105-77-8］

【其他名称】 Mikado（拜耳作物科学公司）

【理化性质】 原药含量≥90%；外观：白色固体（原药为浅棕色固体）；熔点：139℃（原药为 131～139℃）；蒸气压：$5×10^{-3}$mPa(25℃)；分配系数：K_{ow} lg$P$<0(未标明 pH 值)；亨利常数：$9.96×10^{-6}$Pa·m^3/mol(计算值)。溶解度：在水中溶解度为 165mg/L（25℃）；可溶于丙酮和氯苯等有机溶剂。

稳定性：在有/无光照的水中皆稳定。在高达 80℃ 的温度下，稳定。pK_a：3.13(23℃)。

【毒性】

(1) 哺乳动物毒性 大鼠急性经口 LD_{50}>5000mg/kg。兔急性经皮 LD_{50}>4000mg/kg。兔通过皮肤的吸收率低，对兔皮肤无刺激性，对兔眼睛有轻微刺激性。对豚鼠皮肤有较强的致敏作用。吸入 LC_{50}(4h)>1.6mg/L。NOEL：（2 年）大鼠为 100mg/kg ［每日 0.5mg/kg(bw)］。ADI：0.005mg/kg。对大鼠和兔无致畸作用。活体研究证明无遗传毒性。

(2) 生态毒性 鸟类：鹌鹑和野鸭饲喂 LC_{50} 均>5620mg/kg。鱼类 LC_{50} (96h)：虹鳟为 227mg/L，镜鲤鱼为 240mg/L。水蚤 LC_{50}(48h)>200mg/L。藻类：羊角月牙藻（*Selenastrum capricornutum*）EC_{50}(96h) 为 1.2mg/L。蜜蜂：局部施药和口服对蜜蜂毒性都较低，LD_{50}>200μg/蜂。蠕虫 LC_{50}(14d)>1000mg/kg(土壤)。

(3) 环境归趋 动物：通过尿液迅速排出体外，主要代谢产物为 4-羟基磺草酮。

植物：通过生成 2-氯-4-甲磺酰基苯甲酸而失去活性。

土壤和环境：在土壤中迅速降解，（实验室）半衰期 DT_{50} 为 15～74d，（田间）半衰期 DT_{50} 为 1～11d。主要代谢产物为 2-氯-4-甲磺酰基苯甲酸。K_{oc} 为 44

（高 pH 值，砂质黏壤土）～940（低 pH 值，砂土）。对土壤微生物无不良影响。

【剂型】 主要剂型有悬浮剂（SC，26％）和水剂（AS，15％）等。

【开发与登记】 磺草酮是由美国施多福化学公司的科学家们创制的三酮类除草剂，1983 年获得专利保护。后来，施多福化学公司的农药股权被 ICI 收购（成为捷利康农化公司，继而发展为现在的先正达公司）。1991 年英国布赖顿植保会议上首次报道了磺草酮，该产品主要通过叶面吸收，根系也有一定的吸收作用，用于防除玉米和甘蔗田阔叶杂草及禾本科杂草。

磺草酮的商品名为 Mikado，这是一个叶面用芽后除草剂，主要用于玉米田。

1993 年在法国登记并进入市场。1995 年，即已获得法国玉米芽后阔叶杂草除草剂市场 12％的份额。在其他欧洲国家和南非销售。

1995 年在德国登记。

1996 年在意大利登记。由于法国市场的火爆销售和产品进入德国市场，1996 年磺草酮在欧洲市场的销售额翻番。

1999 年，捷利康磺草酮系列产品的销售额达到 6340 万美元，其中 90％以上来自于欧洲市场。

为了满足欧盟垄断委员会的要求，先正达将磺草酮在欧洲的权益剥离给了拜耳公司。2001 年 2 月 1 日，拜耳公司耗资 1.15 亿欧元收购了磺草酮的专利、登记、商品名称 Mikado 及生产加工技术的权利。

2001 年，当拜耳公司开始销售除草剂 Mikado 时，其除草剂的销售额增加了约 5000 万美元。这是一个重要的战略转移，拜耳公司通过增加在欧洲玉米除草剂市场的份额，进一步加强了其在除草剂业务领域的地位。

2000 年 5 月 31 日，先正达公司向欧盟递交了磺草酮作为现有活性成分评估的登记申请，该产品被列入评估产品第 3 组；2001 年 10 月 2 日，欧委会宣布其登记资料完成；2009 年 9 月 1 日，磺草酮被列入欧盟农药登记指令（91/414）附录 1，其登记资料因此获得了 5 年期的保护权。

根据 2010 年 9 月中国官方公布的信息，沈阳科创化学品有限公司取得 3 个正式登记，分别是 98％磺草酮原药、15％磺草酮水剂、30％磺草·乙草胺悬乳剂；临时登记共有 15 个产品，其中 98％磺草酮原药有 3 个，15％磺草酮水剂有 2 个，26％磺草酮悬浮剂 1 个，复配制剂 24％烟嘧·磺草·莠悬浮剂 1 个，磺草·莠去津悬浮剂 8 个，含量在 30％～45％之间。

【合成路线】

339

◆ 关键中间体：2-氯-4-甲磺酰基苯甲酰氯和1,3-环己二酮等。

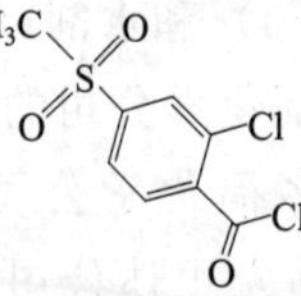

2-氯-4-甲磺酰基苯甲酰氯 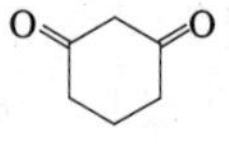　　　　　1,3-环己二酮

◆ 中间体2-氯-4-甲磺酰基苯甲酰氯的合成

方法1：

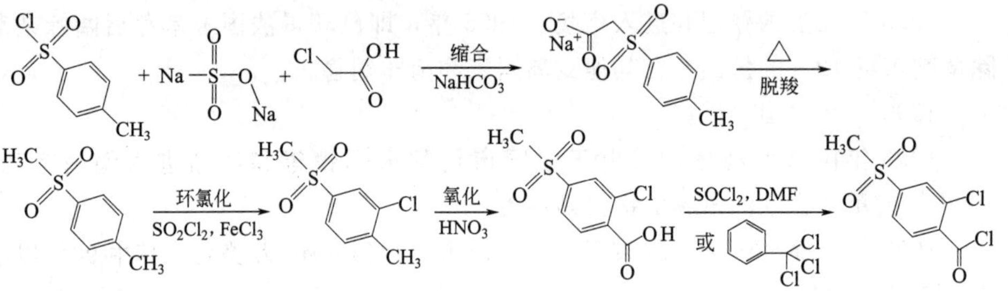

方法2：

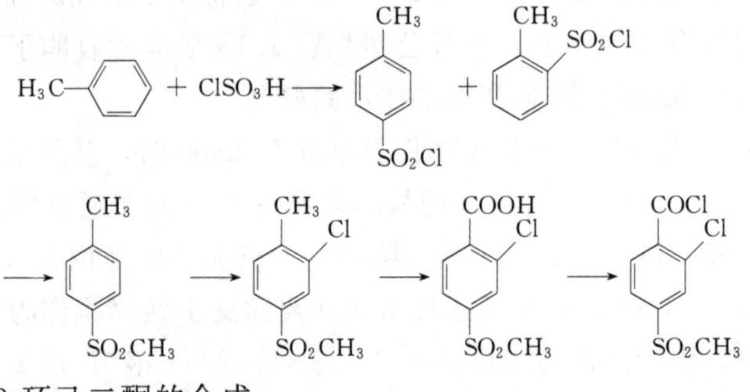

◆ 中间体1,3-环己二酮的合成：

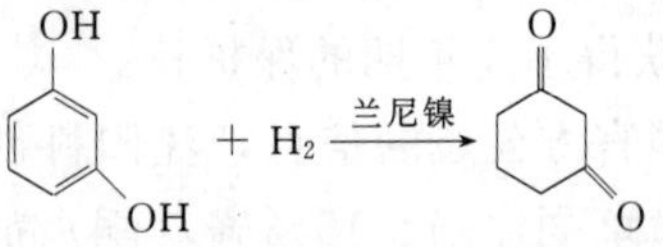

【分析和残留】　分析：国内关于磺草酮的分析报道一般都采用液相色谱法，如姜欣等采用反相高效液相色谱外标法对磺草酮进行了定量，方法的标准偏差为0.43，变异系数为0.64％，平均回收率为99.4％；邵建果等进行了15％磺草酮水剂的反相高效液相色谱测定；宋丽华等进行了2,4-滴丁酯·磺草酮乳油的高效液相色谱分析研究；徐妍等分别进行了25％磺草酮·2甲4氯水剂高效液相色谱分析和30％磺草酮·乙草胺悬浮乳剂高效液相色谱分析研究。

残留：张锡珍等通过试验建立了磺草酮在土壤中残留的高效液相色谱分析方法，并对分析条件进行了筛选优化，所得方法的平均回收率为90％～110％，变异系数小于 3%。

【专利概况】 欧洲专利：先正达公司-EP0137963，该专利申请时间为 1984 年 8 月 17 日，终止时间为 2004 年 8 月 16 日。

英国补充保护证书（SPCs）：

① 比利时：EU SPC BE970042，最长有效期至 2008 年 1 月 21 日。

② 法国：EU SPC FR970028，最长有效期至 2008 年 1 月 21 日。

③ 意大利：EU SPC IT970010，最长有效期至 2008 年 1 月 21 日。

④ 荷兰：EU SPC NL971018，最长有效期至 2008 年 1 月 20 日。

美国专利：先正达公司-US4780127，该专利终止时间为 2005 年 10 月 24 日。

【应用】 磺草酮为对羟苯基丙酮酸双加氧酶（HPPD）抑制剂，主要通过叶部吸收，但也可通过根部吸收。

芽后用药，防除玉米和甘蔗田阔叶杂草和禾本科杂草，用药量为 200～300g/hm²。

国内有较多报道围绕磺草酮及其复配制剂对玉米田杂草的防除。如周小军等报道了磺草酮防除夏玉米地杂草的效果，试验结果表明，15%磺草酮水剂对玉米地常见的马唐、旱稗、凹头苋、马齿苋、碎米莎草、鳢肠、千金子等多种杂草均有较好的防除效果，杀草谱广，对玉米安全。在生产上使用 15%磺草酮水剂宜在杂草 3～4 叶期均匀喷雾，用量为 200mL/667m² 为宜。用于防除玉米田杂草试验的复配制剂有 40%磺草酮·莠去津悬浮剂、25% 2,4-滴二甲胺·磺草酮水溶剂、24%磺草酮·烟嘧磺隆·莠去津悬浮剂等。此外，丁君等在温室栽培条件下，进行了磺草酮与莠去津混用对稗草及反枝苋的防效研究，其结果表明，二者混用后，对稗草表现出明显的增效作用，对反枝苋表现为相加作用。

【小结】 磺草酮是由美国施多福公司发现的三酮类除草剂，1983 年获得专利保护。该产品主要通过叶面吸收，但根系也有一定的吸收作用，用于防除玉米和甘蔗田阔叶杂草及禾本科杂草。商品名为 Mikado 的磺草酮产品，叶面应用，主要用于玉米田。

为了满足欧盟垄断委员会的要求，先正达将磺草酮在欧洲的权益剥离给了拜耳公司。2001 年 2 月 1 日，拜耳公司取得了磺草酮的专利、登记、商品名称 Mikado 及生产加工技术的权利，为此耗资 1.15 亿欧元。

磺草酮的欧洲专利于 2004 年到期，而 SPCs 在利比亚、法国、意大利和荷兰的最长保护期至 2008 年 1 月 21 日或者 20 日。美国专利于 2005 年 10 月 24 日届满。

2009 年 9 月 1 日，磺草酮被列入欧盟农药登记指令（91/414）附录 1，其登记资料因此而获得了 5 年期的保护权。如果非专利生产厂商要进入欧盟市场，他们必须自行准备一套完整的登记资料，或者与资料持有商协商，抑或等到资料保护期满后再进入该市场。

磺草酮的生产工艺比较简单，其关键中间体 2-氯-4-甲磺酰基苯甲酸的生产原料来源广泛，因此从技术角度来看，该产品对非专利生产厂家还是很有吸引力的。

如果不管知识产权和市场限制的作用，那么磺草酮对于非专利生产厂家而言仍应该是颇具吸引力的产品，目前已有 4 家中国公司登记生产磺草酮原药。

参 考 文 献

[1] 农药，2001，(7).26.
[2] 农药，2004，(3).118.
[3] 农药，2006，(5).329.
[4] 杂草科学，2008，(2).67.
[5] 安徽化工，2009，(3).71-73.
[6] 吉林农业，2008，(5).14.
[7] 化学工程师，2009，(2).29.
[8] 农药研究与应用，2007，(4).27.

甲磺草胺（sulfentrazone）

$$C_{11}H_{10}Cl_2F_2N_4O_3S, 387.2$$

【化学名称】 $2',4'$-二氯-$5'$-（4-二氟甲基-4,5-二氢-3-甲基-5-氧-$1H$-1,2,4-三唑-1-基）甲基磺酰苯胺（IUPAC）

N-［2,4-二氯-5-（4-二氟甲基-4,5-二氢-3-甲基-5-氧-$1H$-1,2,4-三唑-1-基）苯基］甲基磺酰胺（CA）

【CAS 登录号】 ［122836-35-5］

【其他名称】 Authority、Boral、Capaz、Ismiss Turf、Spartan（富美实）；Cover（杜邦）

【理化性质】 原药含量≥92.2%（美国环保署的标准要求）；外观：棕黄色固体，熔点：121～123℃；蒸气压：1.3×10^{-4} mPa（25℃）；分配系数：$K_{ow}\lg P = 1.48$；相对密度：$1.21(20℃)$。溶解度：在水中溶解度为 0.11mg/g（pH 6），0.78mg/g(pH 7)，16mg/g(pH 7.5)（均为 25℃）；可溶于丙酮和其他极性有机溶剂。

稳定性：对水解稳定。在水中易光解。

【毒性】

（1）哺乳动物毒性　大鼠急性经口 LD_{50} 为 2855mg/kg。兔急性经皮 LD_{50}＞2000mg/kg。对兔皮肤无刺激性，对兔眼睛有轻微的刺激性。对豚鼠皮肤无致敏作用。大鼠 $LC_{50}(4h)$＞4.14mg/L。NOEL：对大鼠的致畸研究表明，其无作用剂量为 10mg/(kg・d)。Ames 试验、小鼠淋巴瘤细胞试验和小鼠活体微核试验表明，无致突变作用。

毒性级别：美国环保署（制剂）为Ⅲ级。

（2）生态毒性　鸟类：野鸭急性经口 LD_{50}＞2250mg/kg；野鸭和鹌鹑饲喂 $LC_{50}(8d)$ 均＞5620mg/kg。鱼类 $LC_{50}(96h)$：蓝鳃太阳鱼为 93.8mg/L，虹鳟＞130mg/L。水蚤 $LC_{50}(48h)$ 为 60.4mg/L。

（3）环境归趋　动物：在大鼠体内，几乎所有的给服药剂甲磺草胺在动物服药后 72h 内随尿液排出体外。

植物：大豆中，超过 95% 的甲磺草胺母体化合物在 12h 内代谢为非极性的环羟甲基同系物，同时，这一化合物很快转化为 3 个极性代谢物，其中两个为糖苷衍生物，一个为非糖苷代谢物。

土壤和环境：在土壤中稳定，半衰期 DT_{50} 为 18 个月。在 pH 值为 5~9 的水中，对水解稳定，但很易发生光解作用（$DT_{50} < 0.5d$）。对有机物的亲和力低（K_{oc} 为 43），但只在含沙量高的土壤中移动。生物蓄积水平低。

【剂型】 主要剂型有：悬浮剂（SC，39.6%）、水分散粒剂（WG，75%）和可湿性粉剂（WP，80%）等。

【开发与登记】 甲磺草胺是由富美实公司发现、1991 年在英国布赖顿植保会议上报道的除草剂，该产品用于防除阔叶杂草和莎草，芽前用药还可以防除禾本科杂草，主要用于甘蔗和大豆等作物。甲磺草胺主要通过植物的根部吸收，敏感植株在发芽和光照后死亡，播种前、播前早期（种植前 30d 内）或芽前用药皆可。

公司开发了甲磺草胺的许多复配产品，与其复配的活性成分主要有：氯嘧磺隆（chlorimuron-ethyl）、氯酯磺草胺（cloransulam-methyl）和异噁草松（clomazone）等。

1995 年，甲磺草胺首先在葡萄牙和巴西登记，商品名分别为 Capaz 和 Boral。

1997 年，甲磺草胺首次在美国登记，用于大豆田，商品名为 Authority。根据"联邦杀虫剂、杀菌剂和杀鼠剂法案"，为了支持新农药化学品或现有农药新使用的登记，甲磺草胺的登记公司获得了 10 年期的资料独占权，保护期起自新活性物质的首个登记日。没有资料所有权公司的许可，其他登记商无权使用保护期内的登记资料。

1998 年，富美实公司将甲磺草胺在美国大豆市场的独家销售权授予给杜邦公司，遗憾的是，由于耐农达大豆等的影响，甲磺草胺的销售令人失望，2001 年，杜邦公司为此向富美实公司支付了 2000 万美元的罚金。这项协议因此而改为非独家销售，目前，富美实公司在美国市场销售甲磺草胺用于大豆和其他作物，同时，该产品还销往其他市场。

2006 年，道农业科学公司和富美实公司为了开发用于大豆田的甲磺草胺和氯嘧磺隆复配产品，达成了联合供应协议，从而为农户提供了在草甘膦用药前，播种前和芽前处理药剂。

甲磺草胺的主要适用作物有：鹰嘴豆、豇豆、干豆、山葵、利马豆、菠萝、大豆、草莓、甘蔗、向日葵、烟草和草坪等。

甲磺草胺的主要市场包括：阿根廷、巴西、印度尼西亚、以色列、葡萄牙、泰国和美国等。

【合成路线】

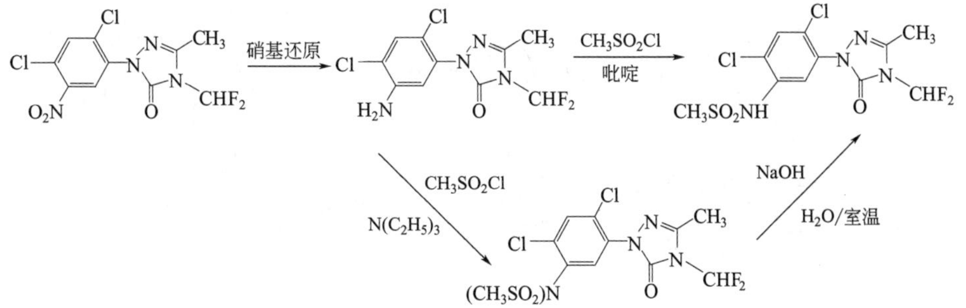

◆ 关键中间体：2,4-二氯-5-硝基苯胺、2,4-二氯-5-硝基苯肼、一氯二氟甲烷和 2-(2,4-二氯-5-硝基苯基)-4-二氟甲基-3,4-二氢-5-甲基-3H-1,2,4-三唑-3-酮（取代三唑啉酮）等。

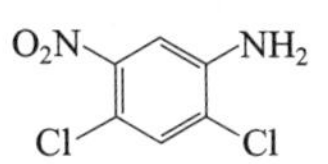

2,4-二氯-5-硝基苯胺 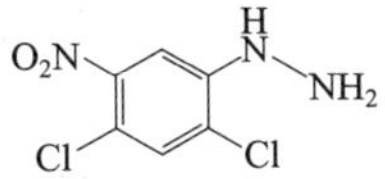　　　　2,4-二氯-5-硝基苯肼 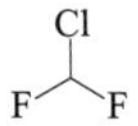　　　　一氯二氟甲烷

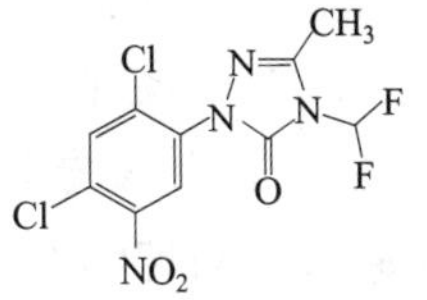

2-(2,4-二氯-5-硝基苯基)-4-二氟甲基-3,4-二氢-5-甲基-3H-1,2,4-三唑-3-酮

◆ 中间体取代三唑啉酮的合成：

方法 1：

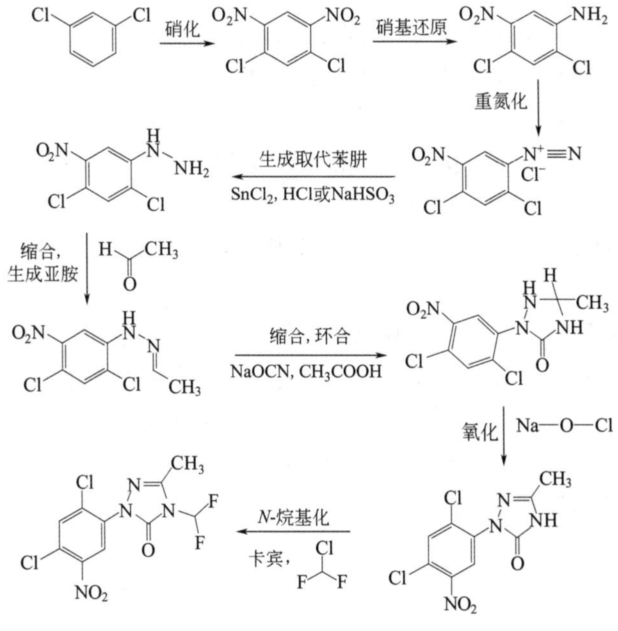

345

方法 2：

【分析和残留】 采用反相高效液相色谱法（rp-HPLC）或气相色谱法（GC）分析。

【专利概况】 欧洲专利：富美实公司-EP 0294375，该专利申请日为 1986 年 12 月 10 日，专利到期日为 1998 年 12 月 10 日。该专利在申请 12 年后没有延续，这很可能是因为甲磺草胺并没有在欧洲市场开发的缘故。

美国专利：先正达公司-US 4818275，该专利已于 2006 年 4 月 3 日期满。

【应用】 甲磺草胺为原卟啉原氧化酶抑制剂，即通过抑制叶绿素生物合成过程中原卟啉原氧化酶而引起细胞膜破坏，使叶片迅速干枯、死亡。该产品通过根部和叶片吸收，主要在质外体传输，韧皮部移动较少。

甲磺草胺主要用于防除大豆、甘蔗和烟草上的一年生阔叶杂草、一些禾本科杂草及莎草（*Cyperus* spp.）。芽前或播前施药。

【小结】 甲磺草胺是由美国富美实公司发现、并于 1991 年在英国布赖顿植保会议上报道的除草剂，它可以有效防除阔叶杂草和莎草，芽前用药还可防除禾本科杂草，主要用于甘蔗和大豆。市售甲磺草胺有许多复配产品，其配伍主要有氯嘧磺隆、氯酯磺草胺和异噁草松等。

2006 年 4 月 3 日，甲磺草胺的美国专利已经到期，其美国登记资料的 10 年保护期也于 2007 年届满。

虽然甲磺草胺的生产工艺不算复杂，但富美实公司在美国的 Baltimore 生产厂曾发生腐蚀问题，因此，甲磺草胺的生产很可能采取外购的方式。

自 2006 年 4 月 4 日起，甲磺草胺在美国的专利已经过期，其登记资料的保护也已期满，所以进入美国市场应该是可以的，但目前，还没有发现甲磺草胺的非专利产品生产商参与市场竞争。

磺酰磺隆 （sulfosulfuron）

$C_{16}H_{18}N_6O_7S_2$，470.5

【化学名称】 1-(4,6-二甲氧基嘧啶-2-基)-3-(2-乙基磺酰基咪唑并[1,2-a]吡啶-3-基)磺酰脲（IUPAC）

N-[[(4,6-二甲氧基-2-嘧啶基)氨基]羰基]-2-(乙基磺酰基)咪唑并[1,2-a]吡啶-3-磺酰胺（CA）

【CAS 登录号】 [141776-32-1]

【其他名称】 Maverick、Monitor、Outrider（孟山都）；Image（Heranba）；Munto（Crop Health）

【理化性质】 原药含量≥980g/kg(欧盟的标准要求)；或≥950g/kg(澳大利亚的标准要求)。

外观：白色、无嗅固体；熔点：201.1～201.7℃；蒸气压：8.81×10^{-8}mPa (25℃)；分配系数：K_{ow}lg$P$<1(pH 5，9)；亨利常数：8.15×10^{-7}Pa·m^3/mol (pH 5)，8.83×10^{-9}Pa·m^3/mol(pH 7)，2.97×10^{-8}Pa·m^3/mol(pH 9)(计算值)；相对密度：1.5185(20℃)。溶解度：在水中溶解度为 17.6mg/L(pH 5)，1627mg/L(pH 7)，482mg/L(pH 9)(均为 20℃)。在丙酮中溶解度为 0.71g/L，甲醇中为 0.33g/L，乙酸乙酯中为 1.01g/L，二氯甲烷中为 4.35g/L，二甲苯中为 0.16g/L，庚烷中<0.01g/L(均为 20℃)。

稳定性：在<54℃贮存 14d 稳定。水解半衰期 DT_{50} 为 7d(pH 4)，48d(pH 5)，168d(pH 7)，156d(pH 9)(均为 25℃)。pK_a：3.51(20℃)。

【毒性】

(1) 哺乳动物毒性 大鼠急性经口 LD_{50}＞5000mg/kg。大鼠急性经皮 LD_{50}＞5000mg/kg。对兔皮肤无刺激性，对兔眼睛有中度刺激性。对豚鼠皮肤无致敏作用。几乎没有吸入毒性。ADI：0.24mg/kg(bw)。Ames 试验、CHO/HGPRT 突变试验、对中国仓鼠离体染色体畸变试验、人体淋巴细胞的离体培养试验以及小鼠微核试验均呈阴性。

毒性级别：美国环保署（制剂）为Ⅲ级，欧盟级别为 N；R50，R53。

(2) 生态毒性 鸟类：鹌鹑和野鸭急性经口 LD_{50} 均＞2250mg/kg；鹌鹑和

野鸭饲喂 LC_{50}（5d）均＞5620mg/kg。鱼类 LC_{50}（96h）：虹鳟＞95mg/L，鲤鱼＞91mg/L，蓝鳃太阳鱼＞96mg/L，羊头原鲷＞101mg/L。水蚤 EC_{50}（48h）＞96mg/L。藻类：绿藻［羊角月牙藻（*Selenastrum capricornutum*）］E_bC_{50}（3d）为0.221mg/L，E_rC_{50}（3d）为0.669mg/L；EC_{50}（5d）蓝绿藻［水华鱼腥藻（*Anabaena flos-aquae*）］为0.77mg/L。其他水生生物：浮萍［*Lemna gibba*（G3）］IC_{50}（14d）＞1.0μg/L。蜜蜂：LD_{50}（经口）＞30μg/蜂；（经皮）＞25μg/蜂。蠕虫 LC_{50}＞848mg/kg（土壤）。其他有益生物：对步甲（*Bembidion tetracolum*）、狼蛛（*Pardosa* spp.）、梨盲走螨（*Typhlodromus pyri*）及缢管蚜茧蜂（*Aphidius rhopalosiphi*）等无害。

（3）环境归趋　动物：大鼠体内的磺酰磺隆可迅速排出体外，只发生有限的代谢，在组织中的残留可忽略不计。O-脱甲基化作用（生成脱甲基磺酰磺隆）以及嘧啶环上的环羟基化作用构成了磺酰磺隆的两个主要代谢途径。牲畜体内的磺酰磺隆也迅速排出体外。在山羊和母鸡的奶、蛋、器官和组织中几乎没有磺酰磺隆残留物的转移和滞留。

植物：磺酰磺隆在小麦谷粒中几乎没有残留（可忽略不计）。芽后处理小麦后，其小麦饲料及秸秆中的主要成分为未代谢的磺酰磺隆。磺酰脲桥断裂后生成的磺酰胺为主要代谢物。次要代谢物包括：通过氧化脱甲基化作用生成的脱甲基磺酰磺隆，以及开环形成的胍的同系物。在轮作作物中有少量吸收，主要代谢物为自由和共轭的磺酰胺。

土壤和环境：土壤中的主要降解途径为磺酰脲链的水解断裂，生成相应的磺酰胺和二甲氧基嘧啶胺。DT_{50}（实验室）为32d（粉砂壤土，pH 7.6，有机物含量0.8%），35d（砂壤土，pH 6.8，有机物含量1.6%），53d（壤质砂土，pH 5.8，有机物含量3.9%）；在其他一些土壤中的半衰期 DT_{50} 较长。光解也是一种环境消散的方式，其半衰期 DT_{50} 为3d。在欧洲11个点的田间试验中，施药于裸土后的半衰期 DT_{50} 平均为24d（11～47d）；DT_{90} 平均为261d。尽管磺酰磺隆在土壤中降解迅速，但其对后茬敏感作物的药害仍可能发生。在水/沉积物系统中的降解相当迅速，河流中的 DT_{50} 为32d（pH 7.0，有机物含量1.7%），池塘中的 DT_{50} 为20d（pH 7.0，有机物含量2.9%）（均为20℃）。在水相中，河流中的 DT_{50} 为19.5d，池塘中的 DT_{50} 为16d。根据田间消散试验和欧盟渗漏计测定研究结果，磺酰磺隆移动性有限；一项耗时3年的研究表明，渗漏计淋溶液中，磺酰磺隆的平均浓度小于0.01μg/L。

【剂型】　国外磺酰磺隆的主要剂型为水分散粒剂（WG）。

【开发与登记】　磺酰磺隆是由日本武田药品工业株式会社（现住友化学武田农药有限公司）发现，由 S. K. Parrish 等于1995年在英国布赖顿植保会议上报道的。

磺酰磺隆虽由武田药品工业株式会社发现和生产，但由孟山都公司开发，主要用于小麦，也有一些用于马铃薯。

主要市场位于美国、印度和波兰。

1997 年，孟山都向欧盟递交了磺酰磺隆作为新活性成分评估的登记申请，爱尔兰作为报告撰写成员国。到 2001 年中期，欧盟已经用了 5 年的时间评估磺酰磺隆，期间，通过临时登记进行销售。由于欧盟评估进程缓慢，2002 年，磺酰磺隆的临时登记延长了 2 年。2002 年 7 月 1 日，该产品被列入欧盟农药登记指令（91/414）附录 1，并因此获得了从这一天起算的 10 年期资料保护权。

作为小麦除草剂，用于北美和欧洲市场。

1997 年引入瑞士和捷克市场。

1998 年在波兰和斯洛伐克登记，同年进入爱尔兰市场。

1999 年孟山都 75％的磺酰磺隆干悬浮剂在美国和加拿大登记。

2000 年进入法国市场，并在南非、澳大利亚和印度销售。同年，还进入德国、英国、匈牙利和丹麦市场。

2000～2001 年进入西班牙市场。

2002 年日本武田药品工业株式会社与住友化学联合投资，成立了住友化学武田农药有限公司，2007 年住友化学收购了武田 40％的股权。

Philagro 在法国销售磺酰磺隆。

Rallis 公司在印度销售磺酰磺隆产品 Fateh。

2006 年孟山都印度公司以 390 万美元的价格将磺酰磺隆的权利卖给了住友化学。

至 2010 年 9 月，磺酰磺隆未在中国登记。

【合成路线】

方法 1：

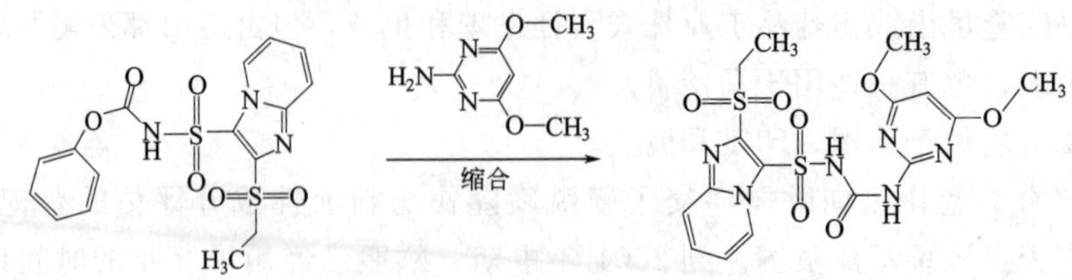

缩合

方法2：

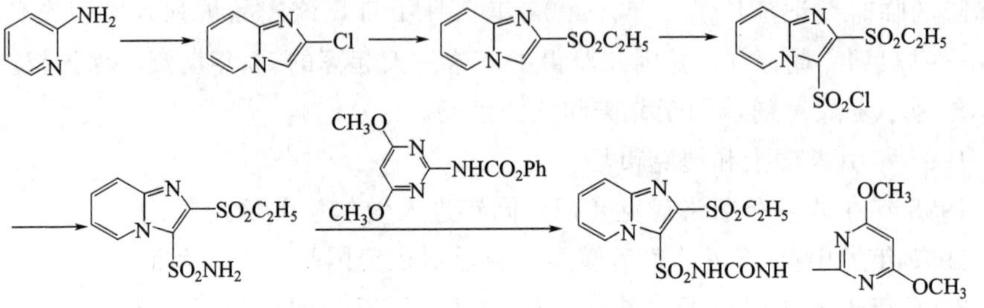

◆ 关键中间体：氯甲酸苯酯、2-氨基-4,6-二甲氧基嘧啶和 2-氨基吡啶等。

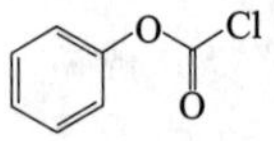

氯甲酸苯酯 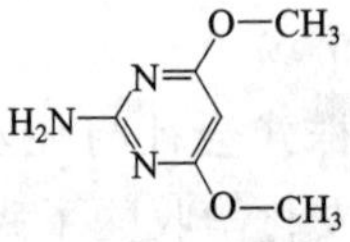　　　　　2-氨基-4,6-二甲氧基嘧啶 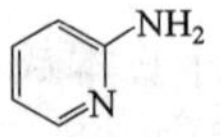　　　　　2-氨基吡啶

◆ 中间体氯甲酸苯酯的合成

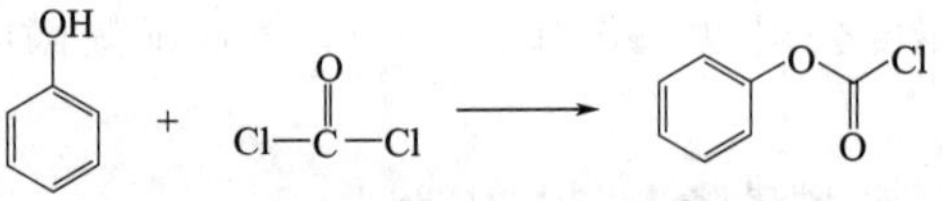

◆ 中间体 2-氨基-4,6-二甲氧基嘧啶的合成

方法1：

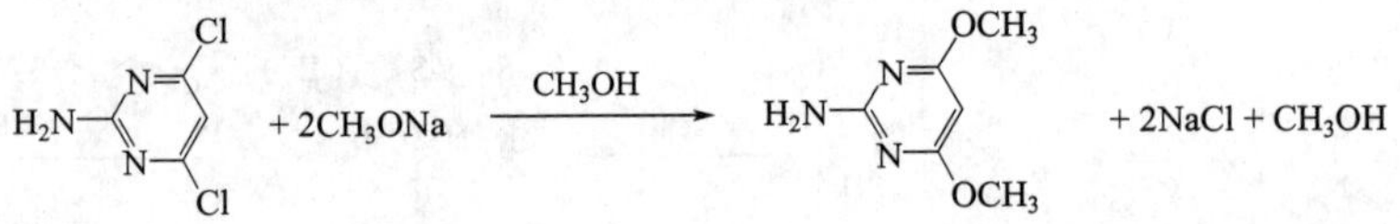

方法2：

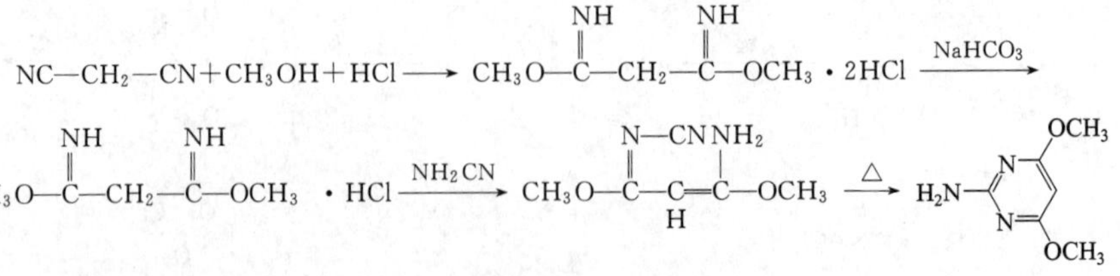

【分析和残留】 采用带紫外检测器的高效液相色谱法（HPLC）分析。

【专利概况】 欧洲专利：住友化学武田农药有限公司-EP 0238070，该专利

350

申请日期为 1987 年 3 月 18 日，终止日期为 2007 年 3 月 17 日。

英国补充保护证书（SPCs）为：SPC/GB01/035 EP 0238070-磺酰磺隆或其盐，最长有效期至 2010 年 12 月 31 日。

美国专利：住友化学武田农药有限公司- US 5017212，该专利终止日期为 2008 年 5 月 20 日。

中国专利：该品种由日本武田制药公司研制，1991 年申请中国专利并获授权，专利号为 ZL91109202.1（发明名称：除草剂），将于 2011 年 9 月 26 日到期。

【应用】 磺酰磺隆为支链氨基酸合成［乙酰乳酸合成酶（ALS）或乙酰羟基酸合成酶（AHAS）］抑制剂，通过阻碍必需的氨基酸——缬氨酸和异亮氨酸的生物合成，使细胞停止分裂、植物停止生长。其选择性源于磺酰磺隆可在植物体内迅速代谢。该产品为内吸性除草剂，通过植物的根系、叶面吸收，并传输到共质体和质外体。

在 $10\sim35g/hm^2$ 剂量下，可有效防除谷类（如小麦等）作物田一年生阔叶杂草和禾本科杂草；也可用于非作物领域。

【小结】 磺酰磺隆虽由日本武田药品工业株式会社（现住友化学武田农药有限公司）发现，但由孟山都公司开发，主要用于小麦田，并有一些用于马铃薯田。

磺酰磺隆的欧洲专利终止于 2007 年 3 月 17 日，由于英国补充保护证书（SPCs）的作用，使该专利保护期延长至 2010 年 12 月 31 日，美国专利保护期到 2008 年 5 月 20 日截止。

2002 年 7 月 1 日，磺酰磺隆被列入欧盟农药登记指令（91/414）附录 1，并获得自该日起 10 年期的资料保护权，从而使该产品的资料保护大大超过其最初的专利保护。非专利生产厂家如果想进入欧盟市场，他们必须自行准备一套完整的登记资料，或者与资料持有商协商，也可以等到资料保护期满后再进入该市场。

尽管磺酰磺隆除草剂的一些中间体来源困难或/和工艺不易操作，但总的来说，其生产工艺不算复杂。其关键中间体 2-氨基-4,6-二甲氧基嘧啶还用于许多其他磺酰脲类除草剂的生产，因此该中间体来源广泛。印度是磺酰磺隆的主要市场之一，目前已有许多印度公司宣称生产磺酰磺隆。

由于专利和资料保护的作用，在 2012 年之前，非专利产品生产厂家进入欧盟市场将很困难。然而，在此之前他们可以将目标先瞄准其他市场。

噻唑烟酸（thiazopyr）

$C_{16}H_{17}F_5N_2O_2S$，396.4

【化学名称】 2-二氟甲基-5-(4,5-二氢-1,3-噻唑-2-基)-4-异丁基-6-三氟甲基烟酸甲酯（IUPAC）

2-二氟甲基-5-(4,5-二氢-2-噻唑基)- 4-(2-甲基丙基)-6-三氟甲基-3-吡啶羧酸甲酯（CA）

【CAS 登录号】 ［117718-60-2］

【其他名称】 Mandate、Visor（道农业科学公司）

【理化性质】 原药含量≥900g/kg（澳大利亚的标准要求），或≥95.1%（美国的标准要求）。外观：浅棕色晶状固体，具有硫黄气味；熔点：77.3～79.1℃；蒸气压：0.27mPa(25℃)；分配系数：$K_{ow}lgP=3.89(21℃)$；相对密度：1.373(25℃)。溶解度：在水中溶解度为 2.5mg/L(20℃)；在甲醇中溶解度为 28.7g/100mL，正己烷中为 3.06g/100mL(均为 20℃)。

稳定性：在水中的光解半衰期 DT_{50} 为 15d。

【毒性】

(1) 哺乳动物毒性 大鼠急性经口 $LD_{50}>5000mg/kg$。兔急性经皮 $LD_{50}>5000mg/kg$。对兔眼睛有轻微的刺激性，对兔皮肤几乎没有刺激性。对豚鼠皮肤无致敏作用。大鼠吸入 $LC_{50}(4h)>1.2mg/L$(空气)。NOEL：(2 年) 大鼠为每日 0.36mg/kg(bw)；(1 年) 狗为每日 0.5mg/kg(bw)。无致突变作用，无遗传毒性，无致畸作用。

毒性级别：美国环保署（制剂）为Ⅲ级。

(2) 生态毒性 鸟类：鹌鹑急性经口 LD_{50} 为 1913mg/kg；鹌鹑和野鸭饲喂 LC_{50} (5d) 均>5620mg/kg。鱼类 LC_{50} (96h)：蓝鳃太阳鱼为 3.4mg/L，虹鳟为 3.2mg/L，羊头原鲷为 2.9mg/L。黑头呆鱼生命周期 NOEC 为 0.092mg/L。水蚤 $LC_{50}(48h)$ 为 6.1mg/L。藻类 EC_{50}：月牙藻 (Selenastrum) 为 0.04mg/L，鱼腥藻 (Anabaena) 为 2.6mg/L，骨条藻 (Skeletonema) 为 0.094mg/L。其他水生生物：EC_{50} 东部牡蛎为 0.82mg/L，糠虾为 2.0mg/L。浮萍 (Lemna gibba) IC_{50} (14d) 为 0.035mg/L。蜜蜂 $LD_{50}>100\mu g$/蜂。蠕虫 LC_{50} (14d) >1000mg/kg(土壤)。其他有益

生物：在实验室研究中，对蜘蛛无害，对捕食螨和甲虫微毒，对寄生蜂有中等危害。

（3）环境归趋　动物：迅速、广泛地代谢，并排出体外。大鼠肝脏微粒体通过硫和碳的氧化作用以及通过氧化脱酯化作用将给服药剂氧化。蓝鳃太阳鱼的生物富集因子为 220；并迅速排出体外，14d 内 98% 的药剂排出体外。

植物：对几种植物的研究表明，在植物体内，噻唑烟酸分子中的二氢噻唑环首先发生代谢作用，在植物加氧酶的作用下，母体化合物被代谢生成亚砜、砜、羟基衍生物和噻唑等；另外，噻唑烟酸也会发生脱酯化作用，生成相应的羧酸。

土壤和环境：噻唑烟酸在土壤中通过土壤微生物和水解作用发生降解。在美国多点进行的土壤消散研究表明，平均半衰期 DT_{50} 为 64d（8～150d）。垂直移动性极小，46cm 以下几乎检测不到数据。在正常使用情况下，单酸代谢物的垂直移动性也非常小。在土壤中，没有明显的光解作用，但在水溶液中的半衰期 DT_{50} 为 15d，从而表明，噻唑烟酸对地表水污染的可能性很有限。

【剂型】　主要剂型有：乳油（EC）、颗粒剂（GR）和可湿性粉剂（WP）等。

【开发与登记】　噻唑烟酸是孟山都公司于 1992 年推出的除草剂，1994 年噻唑烟酸的全球权利卖给了罗姆哈斯公司（现道农业科学公司）。

孟山都把氟硫草定（dithiopyr）和噻唑烟酸的所有权利卖给了罗姆哈斯公司（现道农业科学公司）。

2000 年 5 月 31 日罗姆哈斯公司（现道农业科学公司）向欧盟递交了噻唑烟酸作为现有活性成分评估的登记资料，但至 2003 年 7 月 25 日，有关噻唑烟酸的所有登记都被撤销，该产品也未被列入欧盟农药登记指令（91/414）附录 1。

噻唑烟酸比氟硫草定有着更广泛的杂草防治谱。

噻唑烟酸最早登记用于柑橘和棉花。

噻唑烟酸在美国的最早登记时间为 1999 年。

根据"联邦杀虫剂、杀菌剂和杀鼠剂法案"，为了支持新农药化学品或现有农药新使用的登记，噻唑烟酸的登记商可以获得为期 10 年的资料保护权，起始时间为新活性物质的首个登记日。没有资料拥有公司的许可，其他登记商无权使用保护期内的登记资料。

【合成路线】

方法 1：

方法 2：

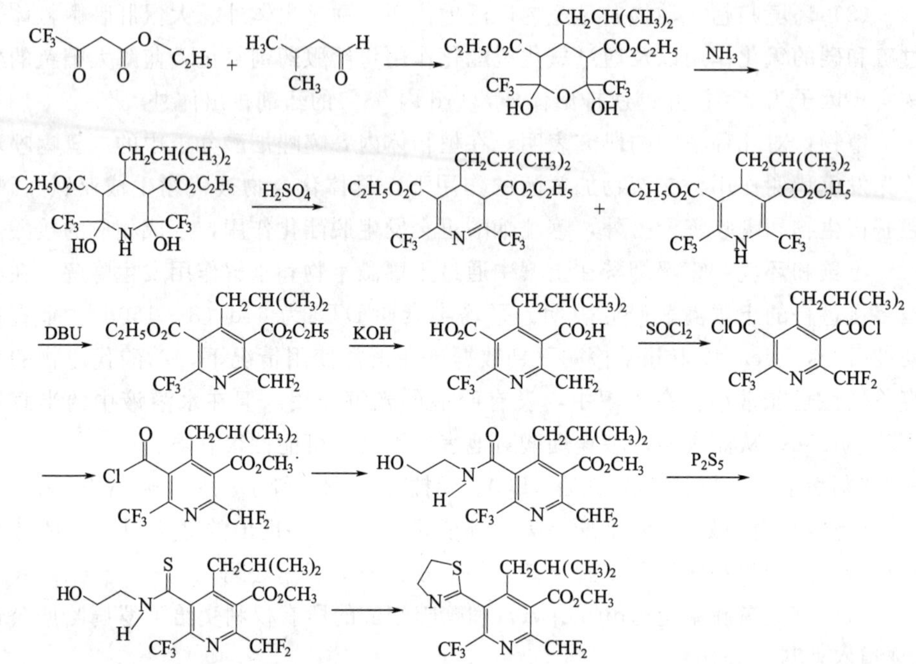

◆ 关键中间体：1,1,1-三氟-3-(4,5-二氢-2-噻唑基)-2-丙酮、3-甲基丁醛和 4,4,4-三氟乙酰乙酸甲酯等。

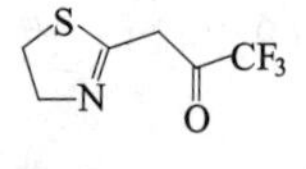

1,1,1-三氟-3-(4,5-二氢-2-噻唑基)-2-丙酮 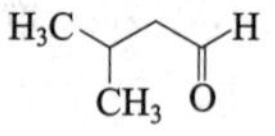   3-甲基丁醛 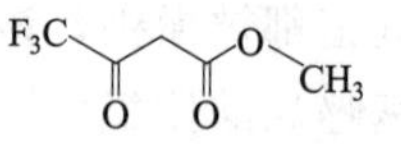   4,4,4-三氟乙酰乙酸甲酯

◆ 中间体 1,1,1-三氟-3-(4,5-二氢-2-噻唑基)-2-丙酮的合成

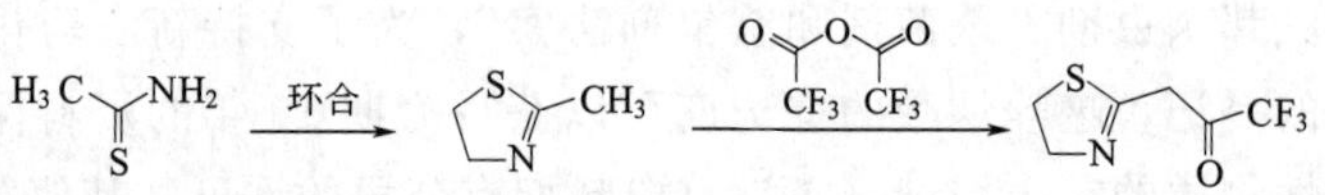

【专利概况】 欧洲专利：孟山都，授权给罗姆哈斯（现道农业科学公司）-EP 0278944，该专利申请时间为 1988 年 2 月 8 日，终止时间为 2008 年 2 月 7 日。没有获得英国补充保护证书（SPCs）。

美国专利：道农业科学公司-US 4988384，该专利终止时间为 2008 年 1 月 28 日。

【应用】 噻唑烟酸通过干扰纺锤体微管的形成，来抑制细胞分裂。主要症状为：根部生长受抑，分生组织膨大，还可能表现为子叶下轴或者节间膨大，但对种子发芽没有影响。

芽前处理，防除果树、葡萄、柑橘、甘蔗、凤梨、苜蓿和林地里的一年生禾

354

本科杂草和一些阔叶杂草，通常施药量为 0.1～0.56kg/hm²。

【小结】 噻唑烟酸是孟山都公司 1992 年投放市场的除草剂，1994 年该产品的全球权利卖给了道农业科学公司。芽前施用噻唑烟酸，可防除果树、葡萄、柑橘、甘蔗、凤梨、苜蓿和林地等一年生禾本科杂草和一些阔叶杂草。

噻唑烟酸在欧盟和美国的专利已于 2008 年到期。由于道农业科学公司从欧盟指令（91/414）评估系统中撤销了噻唑烟酸的登记申请，所以，该产品未被列入附录 1 中。

噻唑烟酸生产工艺中的关键中间体 1,1,1-三氟-3-(4,5-二氢-2-噻唑基)-2-丙酮并不直接用于其他农药产品的生产中，而且也未在其他任何领域使用，不过，该中间体的合成比较简单，因此，从技术角度来看，噻唑烟酸对于非专利产品生产厂商还是很有吸引力的。

氟胺磺隆（trifluosulfuron-methyl）

$$C_{17}H_{19}F_3N_6O_6S,\ 492.4$$

【化学名称】 2-[4-二甲基氨基-6-(2,2,2-三氟乙氧基)-1,3,5-三嗪-2-基氨基甲酰基氨基磺酰基]间甲苯甲酸甲酯（IUPAC）

2-[[[[[4-二甲基氨基-6-(2,2,2-三氟乙氧基)-1,3,5-三嗪-2-基]氨基]羰基]氨基]磺酰基]-3-甲基苯甲酸甲酯（CA）

【CAS 登录号】 [126535-15-7]

【其他名称】 Debut、Safari、Upbeet（杜邦）；TFS 50（Landgold）

【理化性质】 原药含量≥97.9%（加拿大的标准要求）；外观：白色晶状固体；熔点：160～163℃（原药 155～158℃）；蒸气压：6×10^{-7} mPa（25℃）；分配系数：$K_{ow}\lg P = 0.96$（pH 7）；亨利常数：$< 5.9 \times 10^{-5}$ Pa·m³/mol（pH 7）；相对密度：1.45。溶解度：在水中溶解度为 1mg/L（pH 3），3.8mg/L（pH 5），260mg/L（pH 7），11 000mg/L（pH 9）（均为 25℃）；在二氯甲烷中溶解度为 580mg/mL，丙酮中为 120mg/mL，甲醇中为 7mg/mL，甲苯中为 2mg/mL，乙腈中为 80mg/mL（均为 25℃）。

稳定性：在水中迅速水解，半衰期 DT_{50} 为 3.7d（pH 5），32d（pH 7），36d（pH 9）（均为 25℃）；pK_a：4.4。

【毒性】

（1）哺乳动物毒性 大鼠急性经口 $LD_{50} > 5000$mg/kg。兔急性经皮 $LD_{50} > 2000$mg/kg。对兔皮肤和眼睛无刺激性。对豚鼠皮肤无致敏作用。大鼠吸入 LC_{50}（4h）> 5.1mg/L。NOEL：（1 年）狗为 875mg/kg；（18 个月）小鼠为 150mg/kg；（2 年）雄性大鼠为 100mg/kg，雌性大鼠为 750mg/kg。ADI：（英国）0.05mg/kg。Ames 试验无致突变作用。

毒性级别：世界卫生组织（有效成分）为 U 级。

（2）生态毒性 鸟类：野鸭和鹌鹑急性经口 LD_{50} 均为 2250mg/kg；野鸭和鹌鹑饲喂 LC_{50} 均 > 5620mg/kg。鱼类 LC_{50}（96h）：蓝鳃太阳鱼为 760mg/L，虹鳟为 730mg/L。水蚤 LC_{50}（48h）> 960mg/L。绿藻 EC_{50}（120h）为 0.62mg/L。浮萍（*Lemna gibba*）LC_{50}（14d）为 9.0μg/L。蜜蜂经口 LD_{50}（48h）> 1000mg/kg。

蚯蚓 $LD_{50} > 1000mg/kg$。

（3）环境归趋　在土壤中，通过化学和微生物机制迅速降解。在碱性条件下，微生物降解为重要的代谢途径，但在中性和酸性条件下，微生物降解所起的作用较少，因为化学水解速率很快。土壤中的半衰期 DT_{50} 为 3d，不可能发生生物蓄积。

【剂型】　主要剂型为水分散粒剂（WG）。

【开发与登记】　氟胺磺隆是 L. A. Peeples 等于 1991 年 1 月 25 日在英国布赖顿植保会议上报道的磺酰脲类除草剂，由杜邦公司开发上市。

芽后施用氟胺磺隆，可防除甜菜田阔叶杂草和禾本科杂草。

1991 年首次报道，1993 年首次在法国登记。

1996 年进入英国市场。

1996 年在美国和意大利获准登记。

1998 年在加拿大登记。

2000 年 5 月 31 日，杜邦公司向欧盟递交了氟胺磺隆作为现有活性成分评估的登记资料；2001 年 10 月 2 日，欧委会宣布其登记资料完成，并归入评估产品第 3 组；2010 年 1 月 1 日，氟胺磺隆被列入欧盟农药登记指令（91/414）附录 1，由此，其登记资料获得了这一天起算的 5 年期保护权。

随着东欧市场的开发，氟胺磺隆的销售额逐渐增长。

【合成路线】

方法 1：

方法 2：

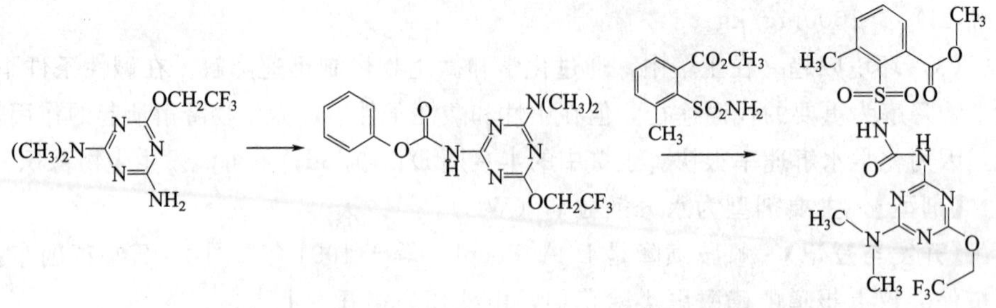

◆ 关键中间体：2-氨基-4-二甲基氨基-6-(2,2,2-三氟乙氧基)-1,3,5-三嗪和 2-氨磺酰基间甲苯甲酸甲酯等。

2-氨基-4-二甲基氨基-6-(2,2,2-三氟乙氧基)-1,3,5-三嗪   2-氨磺酰基间甲苯甲酸甲酯

◆ 中间体 2-氨基-4-二甲基氨基-6-(2,2,2-三氟乙氧基)-1,3,5-三嗪的合成

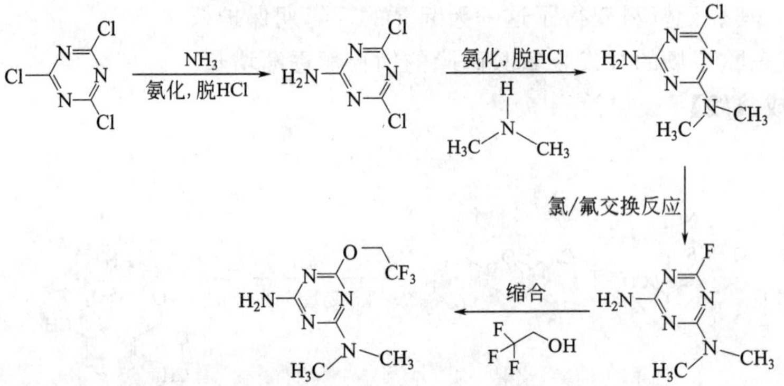

◆ 中间体 2-氨磺酰基间甲苯甲酸甲酯的合成

方法 1：

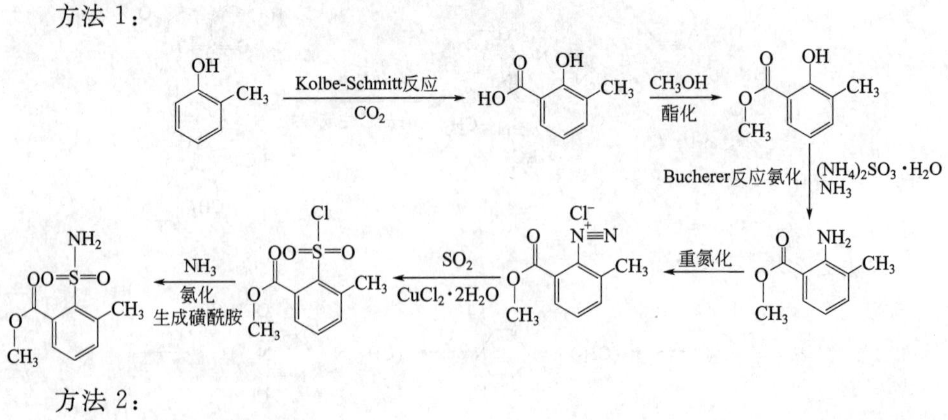

方法 2：

358

【分析和残留】 采用带紫外检测器的液相色谱法（HPLC）分析。

【专利概况】 欧洲专利：杜邦公司-EP 0336587，该专利申请日期为 1989 年 3 月 16 日，终止日期为 2009 年 3 月 15 日。没有获得英国补充保护证书（SPCs）。

美国专利：杜邦公司-US 5090993，该专利终止日期为 2009 年 2 月 24 日。

【应用】 氟胺磺隆为支链氨基酸合成（乙酰乳酸合成酶 ALS 或乙酰羟酸合成酶 AHAS）抑制剂，它通过抑制植株中所必需的氨基酸——缬氨酸和异亮氨酸的生物合成来阻止细胞分裂和植物生长，其选择性源于氟胺磺隆能在甜菜中迅速代谢。该产品为芽后选择性除草剂，受药植株的症状首先发生在分生组织。

芽后用药，可防除甜菜田许多一年生和多年生阔叶杂草，用药量为 10～30g/hm²。

【小结】 氟胺磺隆是由杜邦公司于 1991 年首次报道的、并于 1993 年首先引入法国市场的磺酰脲类除草剂。芽后用药，防除甜菜田阔叶杂草和禾本科杂草。

氟胺磺隆在欧盟的专利已于 2009 年 3 月 15 日终止，没有获得英国补充保护证书（SPCs）。其美国专利也已于 2009 年 2 月 24 日终止。

2010 年 1 月 1 日，氟胺磺隆被列入欧盟农药登记指令（91/414）附录 1，由此，其登记资料保护期终止于 2014 年 12 月 31 日。所以，如果非专利产品公司想进入欧盟市场，他们必须自行准备一套完整的登记资料，或者与资料持有商协商，抑或等到资料保护期满后再进入这片市场。

氟胺磺隆的生产工艺中涉及两个关键中间体，即 2-氨磺酰基间甲苯甲酸甲酯和 2-氨基-4-二甲基氨基-6-(2,2,2-三氟乙氧基)-1,3,5-三嗪，这两个独特的中间体只用于农药生产，因此不易获得，需要由厂家自制或者由合同生产商生产。然而，磺酰脲类除草剂用量很小，所以，其生产成本往往不是该产品打入市场的主要成本。

由于资料保护的作用，非专利产品生产商将很难进入欧盟市场。而氟胺磺隆在美国的专利保护和登记资料保护都已于 2009 年到期，所以这些生产商可以首先开发包括美国在内的欧盟外市场。

三氟甲磺隆（tritosulfuron）

$$C_{13}H_9F_6N_5O_4S, \quad 445.3$$

【化学名称】 1-(4-甲氧基-6-三氟甲基-1,3,5-三嗪-2-基)-3-(2-三氟甲基苯磺
酰基)脲（IUPAC）

N-[[(4-甲氧基-6-三氟甲基-1,3,5-三嗪-2-基)氨基]羰基]-2-
(三氟甲基)苯磺酰胺（CA）

【CAS 登记号】 [142469-14-5]

【其他名称】 Corto、Biathlon、Biathion（巴斯夫）

【剂型】 主要剂型为水分散粒剂（WG，71.4%）。

【开发与登记】 三氟甲磺隆为乙酰乳酸合成酶抑制剂，1994 年由巴
斯夫公司发现。这是一个新的磺酰脲类除草剂，可用于冬、春小麦和玉米
上，具有广泛的杂草防治谱，并对猪殃殃（*Galium aparine*）具有一定的
防效。

巴斯夫公司已经开发了三氟甲磺隆单剂，并开发了该产品与助剂的桶混产
品，以提高其对玉米田杂草的防效。复配产品 Arrat（25%三氟甲磺隆＋50%麦
草畏）已在智利、捷克、匈牙利和斯洛伐克登记，其 75%的水分散粒剂 Mocarz
在波兰登记。巴斯夫公司已经向英国递交了三氟甲磺隆的登记申请，该产品一旦
获准登记，将开发用于玉米田，芽后防除阔叶杂草。

巴斯夫公司预估三氟甲磺隆的峰值销售额将达 2 亿美元。

2001 年，巴斯夫公司向欧盟递交了三氟甲磺隆作为新活性成分评估的登记
申请；2002 年，欧盟植物健康常务委员会（德国为报告撰写成员国）宣布资料
完成，从而允许成员国临时登记含三氟甲磺隆的产品，有效期为 4 年；2007 年，
由于欧盟评估进程缓慢，所以三氟甲磺隆的临时登记延长了两年；2008 年 12 月
1 日，三氟甲磺隆被列入欧盟农药登记指令（91/414）附录 1，其登记资料也因
此获得了从这一天起算的 10 年期保护权。

三氟甲磺隆的主要适用作物有玉米和小麦。其主要市场包括：智利、捷克、
德国、匈牙利、立陶宛、波兰、罗马尼亚、斯洛伐克和英国等。

【合成路线】

◆ 关键中间体：2-三氟甲基苯胺、2-三氟甲基苯磺酰氯、2-三氟甲基苯磺酰胺、三氟乙酸甲酯和2-氨基-4-甲氧基-6-三氟甲基-1,3,5-三嗪等。

2-三氟甲基苯胺　　　2-三氟甲基苯磺酰氯　　　2-三氟甲基苯磺酰胺

三氟乙酸甲酯　　　　2-氨基-4-甲氧基-6-三氟甲基-1,3,5-三嗪

◆ 中间体 2-三氟甲基苯磺酰氯的合成

方法 1：

方法 2：

◆ 中间体 2-氨基-4-甲氧基-6-三氟甲基-1,3,5-三嗪的合成

方法 1：

方法2：

方法3：

$CF_3CN \longrightarrow CF_3C(=NH)OCH_3 \longrightarrow CF_3C(=NCN)OCH_3$

$NH_2CN \longrightarrow H_2NC(=NH)OCH_3$

【专利概况】 欧洲专利：巴斯夫公司-EP 0559814，该专利申请日为 1991 年 11 月 20 日，专利到期日为 2011 年 11 月 19 日。没有获得英国补充保护证书（SPCs）。

美国专利：巴斯夫公司-US 5478798，2012 年 12 月 25 日该专利保护期满。

【应用】 三氟甲磺隆为支链氨基酸合成（乙酰乳酸合成酶 ALS 或乙酰羟基酸合成酶 AHAS）抑制剂，它通过抑制植物体所必需的氨基酸——缬氨酸和异亮氨酸的生物合成来阻止细胞分裂和植物生长。

三氟甲磺隆可以广泛防除谷物和玉米上的阔叶杂草。

【小结】 三氟甲磺隆为乙酰乳酸合成酶抑制剂，1994 年由巴斯夫公司发现，它是一个新的磺酰脲类除草剂，用于冬、春小麦和玉米上，具有广泛的杂草防治谱，并对猪殃殃（Galium aparine）具有一定的防效。

巴斯夫公司已经开发了三氟甲磺隆的单剂，并开发了它与麦草畏的复配产品。三氟甲磺隆的主要市场在东欧，公司预估其峰值销售额为 2 亿美元。

2011 年 11 月 19 日，三氟甲磺隆在欧洲的专利到期；其美国专利保护期将于 2012 年 12 月 25 日届满，没有获得英国补充保护证书（SPCs）。

2001 年，巴斯夫公司向欧盟递交了三氟甲磺隆作为新活性成分评估的登记申请，2008 年 12 月 1 日，该产品列入了欧盟农药登记指令（91/414）附录 1，因此，其登记资料获得了这一天起算的 10 年期保护权。

三氟甲磺隆的生产工艺类似于其他磺酰脲类除草剂，许多非专利产品生产商可以生产广泛的磺酰脲类产品。然而，在三氟甲磺隆的合成中，有两个关键中间体 2-三氟甲基苯磺酰胺和 2-氨基-4-甲氧基-6-三氟甲基-1,3,5-三嗪并不用于其他农药的合成，所以，这两个中间体可能很难从市场上买到，因此，必须要自行生产或通过合同生产商生产。

短期内，三氟甲磺隆提供给非专利产品生产商的机会有限，这是因为该产品的主要市场在欧洲，其资料保护成为市场准入的一个主要壁垒。

植物生长调节剂

环丙酰草胺（cyclanilide）

$$C_{11}H_9Cl_2NO_3, \quad 274.1$$

【化学名称】 1-(2,4-二氯苯氨基羰基)环丙烷羧酸（IUPAC）

1-[[(2,4-二氯苯基)氨基]羰基]环丙烷羧酸（CA）

【CAS 登录号】 [113136-77-9]

【其他名称】 环丙酰胺酸；Finish、Finish 6 Pro、Stance SC（拜耳作物科学公司）

【理化性质】 原药含量≥960g/kg（澳大利亚的标准要求），或≥985g/kg（美国的标准要求）；外观：白色粉末状固体；熔点：195.5℃；蒸气压：<0.01mPa（25℃）；8×10^{-3}mPa（50℃）；分配系数：$K_{ow}\lg P=3.25$（21℃）；亨利常数≤7.41×10^{-5}Pa·m³/mol（计算值）；相对密度：1.47（20℃）。溶解度（g/L，20℃）：在水中为 0.037（pH 5.2），0.048（pH 7），0.048（pH 9）；丙酮中为 52.9，乙腈中为 5.0，二氯甲烷中为 1.7，乙酸乙酯中为 31.8，正己烷中＜0.001，甲醇中为 59.1，正辛醇中为 67.2，异丙醇中为 68.2。

稳定性：对光解相对稳定，对水解稳定。pK_a：3.5（22℃）。

【毒性】

(1) 哺乳动物毒性 大鼠急性经口 LD_{50}：雌性为 208mg/kg，雄性为 315mg/kg。兔急性经皮 LD_{50}＞2000mg/kg，对皮肤有轻微刺激性。大鼠吸入 LC_{50}(4h)＞5.15mg/L。NOEL（2 年）：大鼠为 7.5mg/kg(bw)。鼠伤寒沙门菌基因回复突变试验和 CHO/HGPRT 试验均呈阴性。

毒性分级：美国环保署（制剂）为 I 级；欧盟分类：Xn；R22｜N；R51，R53。

(2) 生态毒性 鸟类急性经口 LD_{50}：鹌鹑为 216mg/kg(bw)，野鸭＞215mg/kg(bw)；饲喂 LC_{50}(8d)：鹌鹑为 2849mg/kg(饲料)，野鸭为1240mg/kg

（饲料）。鱼类 LC_{50}（96h）：蓝鳃太阳鱼＞16mg/L，虹鳟＞11mg/L，羊头原鲷为49mg/L。水蚤 EC_{50}（48h）＞13mg/L。对藻类中等毒性。其他水生生物：东方牡蛎 EC_{50}（96h）为 19mg/L；糠虾 LC_{50}（96h）为 5mg/L；浮萍（*Lemna gibba*）EC_{50}（14d）＞0.22mg/L；水华鱼腥藻（*Anabaena flos-aquae*）EC_{50}（120h）为0.08mg/L。蜜蜂 LD_{50}（接触）＞100g/蜂。对蠕虫中等毒性。

（3）环境归趋　动物：主要以母体化合物的形式迅速排泄出体外。

植物：在植物中几乎不降解，环丙酰草胺为主要残留物。

土壤/环境：低至中等水平持效作用，好氧条件下半衰期 DT_{50} 为 15～49d。主要通过微生物降解。中至低等水平流动性（平均 K_{oc} 为 346），因此几乎不产生淋溶作用。

【剂型】　主要剂型有悬浮剂（SC）等。主要产品有：Finish（60g/L 环丙酰草胺＋480g/L 乙烯利）；Finish 6 Pro（45g/L 环丙酰草胺＋720g/L 乙烯利）；Stance SC（22g/L 环丙酰草胺＋88g/L 甲哌鎓）。

【开发与登记】　环丙酰草胺由罗纳-普朗克公司（现拜耳作物科学）开发、1994 年首次报道的棉花生长调节剂。

1996 年，罗纳-普朗克公司（现拜耳作物科学）向欧盟递交了环丙酰草胺作为新有效成分评估的登记申请，2001 年 11 月 1 日环丙酰草胺被列入欧盟农药登记指令（91/414）附录 1，公司由此获得了自该日起 10 年期登记资料保护权。

1995 年，环丙酰草胺首先在阿根廷以棉花生长调节剂取得登记。1997 年 6 月，在美国取得环丙酰草胺与乙烯利复配制剂 Finish 的登记注册。拜耳在美国取得登记的产品还包括 98.5% 环丙酰草胺原药以及环丙酰草胺与甲哌鎓（mepiquat chloride）的复配制剂。根据"联邦杀虫剂、杀菌剂和杀鼠剂法案（FIFRA）"，新有效成分的登记公司在美国同样可获得自首个登记日起为期 10 年的资料保护权。

环丙酰草胺主要在棉花生产国登记，如澳大利亚、巴西、希腊和美国等。

【合成路线】

方法 1：

方法 2：

◆ 关键中间体：2,4-二氯苯胺和1-氯羰基环丙烷羧酸乙酯等。

2,4-二氯苯胺　　　　　　　　1-氯羰基环丙烷羧酸乙酯

【分析和残留】 产品分析一般采用高效液相色谱法（HPLC）。残留分析一般采用气液色谱法（GLC）。

【专利概况】 欧洲专利：拜耳作物科学公司-EP 0262209，该专利申请日为1987年3月30日，终止日为2007年3月29日。

没有获得英国补充保护证书（SPCs）。

美国专利：拜耳作物科学公司-US 5123951，该专利终止日为2009年6月22日。

【应用】 环丙酰草胺抑制生长激素的极性运输。该产品作为棉花生长调节剂，与乙烯利（ethephon）复配在季末使用，促进棉花吐絮、落叶，抑制顶端优势。

【小结】 环丙酰草胺是一种用于棉花的植物生长调节剂，主要在棉花生产国如澳大利亚、巴西、希腊和美国登记注册。它主要与乙烯利复配成悬浮剂进行销售。

环丙酰草胺在欧盟的专利于2007年3月29日到期，在美国的专利于2009年6月22日到期。该品种1997年在美国取得首个登记，同时获得10年的登记资料保护权。2001年11月1日，环丙酰草胺被列入欧盟农药登记指令（91/414）附录1，拜耳作物科学公司由此获得了自该日起10年期登记资料保护权。

环丙酰草胺的生产工艺和技术路线相对成熟，生产商可以比较容易地生产出纯度高于960g/kg（澳大利亚标准）或985g/kg（美国标准）的产品。

资料保护（2011年10月31日环丙酰草胺在欧盟的资料保护期满）对非专利厂商进入市场所设置的障碍将很快排除，然而，环丙酰草胺用于小市场，且主要与乙烯利复配，所以，拜耳作物科学公司的市场地位将是牢固的，因其在乙烯利市场同样占据有利位置。

参 考 文 献

农药，2002，(10)：17.

除草剂安全剂

吡唑解草酯（mefenpyr-diethyl）

$C_{16}H_{18}Cl_2N_2O_4$（二元酸 $C_{12}H_{10}Cl_2N_2O_4$），373.2（二元酸 317.1）

【化学名称】 (RS)-1-(2,4-二氯苯基)-5-甲基-2-吡唑啉-3,5-二羧酸二乙酯（IUPAC）

1-(2,4-二氯苯基)-4,5-二氢-5-甲基-1H-吡唑-3,5-二羧酸二乙酯（CA）

【CAS 登录号】 [135590-91-9]；[135591-00-3]，二酸

【理化性质】 原药含量≥930g/kg(澳大利亚的标准要求)；外观：白色至浅棕色晶体；熔点：50～52℃；蒸气压：$6.3×10^{-3}$ mPa(20℃)；$1.4×10^{-2}$ mPa(25℃)；分配系数：$K_{ow} lgP=3.83$(pH 6.3，21℃)；亨利常数：$2.55×10^{-4}$ Pa·m^3/mol(20℃)；相对密度：约 1.31(20℃)。溶解度：在水中溶解度为 20mg/kg(pH 6.2，20℃)；在丙酮中溶解度＞500g/L，甲苯中＞400g/L，乙酸乙酯中＞400g/L，甲醇中＞400g/L(均为 20℃)。

稳定性：在酸、碱条件下水解。

【毒性】

(1) 哺乳动物毒性 大鼠和小鼠急性经口 LD_{50}＞5000mg/kg。大鼠急性经皮 LD_{50}＞4000mg/kg。对兔皮肤和眼睛无刺激性。对豚鼠皮肤无致敏作用。大鼠吸入 LC_{50}(4h)＞1.32mg/L。NOEL：(2 年) 大鼠为每日 48mg/kg(bw)，小鼠为每日 71mg/kg(bw)。离体和活体试验均无致突变作用。

(2) 生态毒性 鸟类：日本鹌鹑急性经口 LD_{50}＞2000mg/kg。鱼类：LC_{50}(96h) 鲤鱼为 2.4mg/L，虹鳟为 4.2mg/L。水蚤 LC_{50}(48h) 为 53mg/L。藻类：舟形藻（*Navicula pelliculosa*）EC_{50} 为 1.65mg/L。栅藻（*Scenedesmus subspicatus*）E_bC_{50}(72h) 为 5.8mg/L。其他水生生物：浮萍（*Lemna gibba*）EC_{50}＞12mg/L。蜜蜂：LD_{50}（经口，48h）＞900μg/蜂；（接触）＞700μg/蜂。蚯蚓

（*Eisenia foetida*）LC_{50}（14d）＞1000mg/kg（土壤）。

（3）环境归趋　土壤/环境：非生物水解半衰期 DT_{50}＞365d（pH 5），40.9d（pH 7），0.35d（pH 9）（均为25℃）。光解半衰期 DT_{50} 为2.9d。在土壤中通过水解、微生物降解和光解等过程完全矿化；DT_{50}＜10d。不淋溶（在淋溶液中，没有一个残留化合物浓度＞0.1μg/L）。

【剂型】　主要剂型有：水乳剂（EW）、悬浮剂（SC）和悬乳剂（SE）等。

【开发与登记】　吡唑解草酯是由赫司特公司发现，赫司特公司在经过多次易主（从艾格福到安万特）之后，现并入拜耳作物科学公司。吡唑解草酯为除草剂安全剂，通过取代解草唑（fenchlorazole-ethyl）用作谷物除草剂精噁唑禾草灵（fenoxaprop-P-ethyl）的安全剂。拜耳作物科学公司声称，吡唑解草酯在保证精噁唑禾草灵安全性方面优于解草唑，从而降低了安全剂的用药量，提高了复配产品中除草剂精噁唑禾草灵的浓度，有效地保证了作物的安全，确保了除草剂的药效。

吡唑解草酯通过促使除草剂精噁唑禾草灵在作物中快速解毒、在杂草中水解为具有除草活性的噁唑禾草灵酸而发挥作用。

1997年，吡唑解草酯与精噁唑禾草灵的复配产品首次在德国开发，澳洲新农公司从拜耳公司收购了精噁唑禾草灵在德国以及精噁唑禾草灵＋吡唑解草酯在比利时的市场开发权。

其他含有吡唑解草酯的产品包括：Chekker ［碘甲磺隆钠盐（iodosulfuron-methyl sodium）＋酰嘧磺隆（amidosulfuron）＋吡唑解草酯安全剂）］，2001年在法国开发；Hussar OF（碘甲磺隆钠盐＋精噁唑禾草灵＋吡唑解草酯安全剂），2001年在法国开发；Atlantis WG［0.6％碘甲磺隆钠盐＋3％甲基二磺隆（mesosulfuron-methyl）＋9％安全剂吡唑解草酯］，2003年在英国开发。

吡唑解草酯的主要适用作物为小麦和大麦。澳大利亚、奥地利、法国、德国、英国和美国等是其主要市场。

1997年8月，美国环保署（EPA）根据第18条紧急豁免的有关规定，授权吡唑解草酯临时用于北达科他州和蒙大拿州的小麦上，1998年根据该规定进一步授权用于大麦田。

根据欧盟农药登记指令（91/414），吡唑解草酯并不需要登记，但它必须根据国家条例进行登记。

【合成路线】

方法1：

368

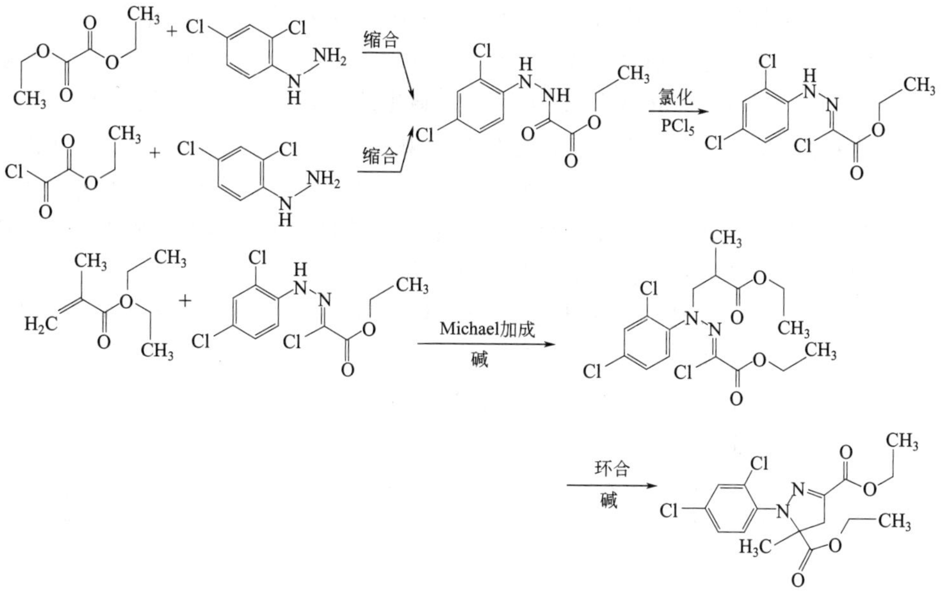

方法 2：

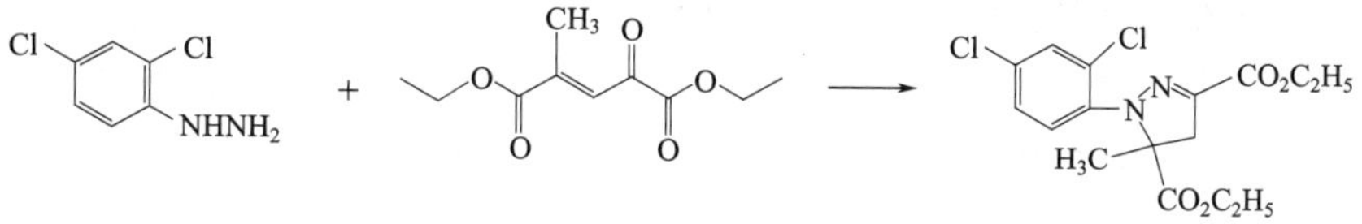

◆ 关键中间体：2,4-二氯苯胺、2,4-二氯苯肼、草酸二乙酯和草酰氯单乙酯等。

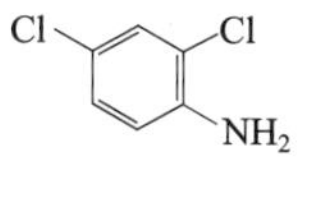

| 2,4-二氯苯胺 | 2,4-二氯苯肼 | 草酸二乙酯 | 草酰氯单乙酯 |

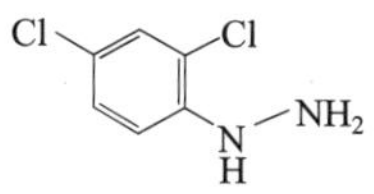

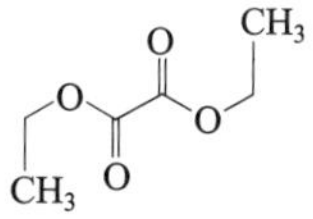

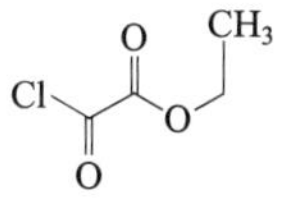

【专利概况】 欧洲专利：赫司特公司（现拜耳作物科学公司)-EP 0635996，该专利申请日为 1990 年 11 月 26 日，专利终止日为 2010 年 11 月 25 日。

没有获得英国补充保护证书（SPCs）。

美国专利：

① 赫司特公司（现拜耳作物科学公司)-US 5700758，这是关于吡唑解草酯用于作物保护的方法专利。该专利将于 2014 年 12 月 22 日到期。

② 赫司特公司（现拜耳作物科学公司)-US 5703008，这是关于吡唑解草酯复配产品（用于作物保护）的专利。该专利保护期将于 2014 年 12 月 29 日届满。

【应用】 吡唑解草酯增强了甲基二磺隆（mesosulfuron-methyl）等除草剂在谷类作物中，而不是在杂草中的代谢。

作为除草剂安全剂，吡唑解草酯与精噁唑禾草灵（fenoxaprop-P-ethyl）复配使用，选择性地防除小麦、黑麦、黑小麦和一些大麦上的杂草。目前，它与碘甲磺隆（iodosulfuron-methyl）或与甲基二磺隆的复配产品也在开发之中。

【小结】 吡唑解草酯是由赫司特公司（现拜耳作物科学公司）发现，作为除草剂安全剂，该产品开发用于替代解草唑，以确保谷物用除草剂精噁唑禾草灵的使用安全。吡唑解草酯通过促使精噁唑禾草灵在植物中快速解毒以及在杂草中快速水解成具有除草活性的相应的酸而发挥作用。

1997 年，公司在德国首先开发了吡唑解草酯与精噁唑禾草灵的复配产品，其他陆续开发的含吡唑解草酯的复配产品包括：Chekker（碘甲磺隆钠盐＋酰嘧磺隆＋吡唑解草酯）、Hussar OF（碘甲磺隆钠盐＋精噁唑禾草灵＋吡唑解草酯）以及 Atlantis WG（碘甲磺隆钠盐＋甲基二磺隆＋吡唑解草酯）等。

2010 年 11 月 25 日，吡唑解草酯在欧洲的专利到期，其美国专利将分别于 2014 年 12 月 22 日及 2014 年 12 月 29 日届满。没有申请英国补充保护证书（SPCs）。

吡唑解草酯的生产工艺相对简单，许多非专利及合同生产商应该都能生产。

非专利农药生产公司进入吡唑解草酯市场的机会主要受制于精噁唑禾草灵的市场，2008 年，精噁唑禾草灵的销售额达到 2.03 亿欧元，较上年增长 8.6％。一旦吡唑解草酯的专利期满，非专利产品生产商将必须与精噁唑禾草灵的开发商进行合作。

附录 1 2009～2013 年过专利保护期的农药品种

2009～2013 年期间过专利保护期的农药品种共有 41 个，其中杀虫剂 7 个、杀菌剂 16 个、除草剂 18 个。在某些地区某些品种也可能专利保护期超过 2013 年，也有部分产品经授权，允许延长专利保护期，专利到期时间在 2011～2015 年。

序号	农药类别	英文名称	中文名称
1	杀虫剂	acetamiprid	啶虫脒
2	杀虫杀螨剂	acibenzolar-S-methyl	苯并噻二唑
3	杀虫剂	bifenazate	联苯肼酯
4	杀虫剂	clothianidin	噻虫胺
5	杀虫剂	emamectin benzoate	甲维盐
6	杀虫剂	thiacloprid	噻虫啉
7	杀虫剂	indoxacarb	茚虫威
8	杀菌剂	azoxystrobin	嘧菌脂
9	杀菌剂	cyazofamid	氰唑磺菌胺
10	杀菌剂	cyprodinil	嘧菌环胺
11	杀菌剂	famoxadone	噁唑菌酮
12	杀菌剂	fenamidone	咪唑菌酮
13	杀菌剂	iprovalicarb	异丙菌胺
14	杀菌剂	picoxystrobin	啶氧菌酯
15	杀菌剂	quinoxyfen	喹氧灵
16	杀菌剂	silthiofam	硅噻菌胺
17	杀菌剂	spinosad	多杀菌素
18	杀菌剂	spiroxamine	螺环菌胺
19	杀菌剂	trifloxystrobin	肟菌酯
20	杀菌剂	triticonazole	灭菌唑
21	杀菌剂	zoxamide	苯酰菌胺
22	杀菌剂	kresoxim-methyl	醚菌酯
23	蔬菜杀菌剂	fenhexamid	环酰菌胺
24	除草剂	amicarbazone	氨唑草酮
25	除草剂	cafenstrole	苯酮唑,唑草胺
26	除草剂	carfentrazone-ethyl	氟唑草酮

序号	农药类别	英文名称	中文名称
27	除草剂	cinidon-ethyl	吲哚酮草酯
28	除草剂	cyclosulfamuron	环丙嘧磺隆
29	除草剂	ethoxysulfuron	乙氧嘧磺隆
30	除草剂	florasulam	双氟磺草胺
31	除草剂	flufenacet	氟噻草胺
32	除草剂	flupyrsulfuron-methyl-sodium	氟啶嘧磺隆
33	除草剂	indanofan	茚草酮
34	玉米新型除草剂	isoxaflutole	异噁唑草酮
35	除草剂	mefenpyr-diethyl	吡唑解草酯
36	除草剂	mesotrione	硝磺草酮
37	除草剂	pricolinafen	氟吡草胺
38	除草剂	propoxycarbazone	丙苯磺隆
39	除草剂	pyraflufen-ethyl	吡草醚
40	除草剂	sulfentrazone	磺酰唑草酮,甲磺草胺
41	除草剂	tritosulfuron	三氟甲磺隆

附录 2 农药剂型名称及代码

代码	英文名称	剂型名称	代码	英文名称	剂型名称
AE	aerosol	气雾剂	LA	lacquer	涂膜剂
AS	aqueous solution	水剂	LS	solution for seed treatment	拌种液剂
BA	bag	药袋	MC	smoke coil	蚊香
BB	block bait	饵块	ME	micro-emulsion	微乳剂
BF	block formulation	块剂	MF	mulching film	药膜
BG	bait gel	胶饵	MG	micro granule	微粒剂
BP	powder bait	饵粉	MP	mogh-proofer	防蛀剂
BR	bripuette	缓释剂	OF	oil miscible flowable concentrate	油悬浮剂
CB	bait concentrate	浓饵剂	OL	oil miscible liquid	油剂
CC	cockroach coil	蟑香	OP	oil dispersible powder	油分散粉剂
CG	encapsulated granule	微囊粒剂	PA	paste	糊剂
CP	contact powder	触杀粉	PN	paint	涂抹剂
CS	aqueous capsule suspension	微囊悬浮剂	RA	repellent paste	驱虫膏
DC	dispersible concentrate	可分散液剂	RB	bait	饵剂
DP	dustable powder	粉剂	RE	repellent	驱避剂
EA	effervescent granule	泡腾粒剂	SC	aqueous suspension concentrate	悬浮剂
EB	effervescent tablet	泡腾片剂	SE	aqueous suspoemulsion	悬浮剂
EC	emulsifiable concentrate	乳油	SF	spray fluid	喷射剂
ED	electrochargeable liquid	静电喷雾液剂	SG	water soluble granule	可溶粒剂
EG	emulsifiable granule	乳粒剂	SL	soluble concentrate	可溶液剂
EO	emulsion, water in oil	油乳剂	SO	spreading oil	展膜油剂
EW	emulsion, oil in water	水乳剂	SP	water soluble powder	可溶粉剂
FG	fine granule	细粒剂	ST	water soluble tablet	可溶片剂
FO	smoke fog	烟雾剂	TB	tablet DT	片剂
FT	smoke tablet	烟片	TC	technical material	原药
FU	smoke generator	烟剂	TK	technical concentrate	母药
GB	granuoar bait	饵粒	TM	tank mixture	桶混剂
GG	macro granule	大粒剂	UL	ultralow-volume concentrate	超低容量液剂
GP	flo-dust	漂浮粉剂	VP	vapour releasing product	熏蒸剂
GR	granule	颗粒剂	WBA	water-based aerosol	水基气雾剂
GW	water soluble gel	可溶胶剂	WG	water dispersible granule	水分散粒剂
HN	hot fogging concentrate	热雾剂	WP	wettable powder	可湿性粉剂
KN	cold fogging concentrate	冷雾剂	WT	water dispersible tablet	可分散片剂

主要参考文献

[1]　GB 4839—2009. 农药中文通用名称.

[2]　Tomlin C D S. The e-Pesticide Manual 14th, 2006-2007.

[3]　农业部农药检定所. 农药电子手册, 2010.

[4]　www. alanwood. net/pesticides/index _ en _ frame. html.

[5]　http：//ec. europa. eu/sanco _ pesticides/public/index. cfm？ event ＝ activesubstance. selection& a＝1.

[6]　Enigma 市场研究公司的调研报告.

[7]　中华人民共和国国家知识产权局网：http：//www. sipo. gov. cn.

[8]　欧洲专利网：http：//ep. espacenet. com.

[9]　美国专利网：http：//www. uspto. gov.

[10]　刘长令. 国外农药品种手册（增补本）. 全国农药信息总站, 2000.

[11]　刘长令. 世界农药大全·杀菌剂卷. 北京：化学工业出版社, 2006.

[12]　刘长令. 世界农药大全·除草剂卷. 北京：化学工业出版社, 2006.

[13]　冯坚, 顾群, 柏亚罗等. 英汉农药名称对照手册. 第 3 版. 北京：化学工业出版社, 2008.

[14]　薛振祥. 农药中间体手册. 北京：化学工业出版社, 2004.

[15]　章思规. 精细有机化学品技术手册. 北京：科学出版社, 1991.

[16]　骆焱平, 符悦冠. 农药专业英语. 北京：化学工业出版社, 2009.

农药英文名称索引

A

Abound	104
Acaban	38
Acanto	171
Acapela	171
Acarifas	86
Acaritan	38
Accent	302
acetamiprid	1
acibenzolar-S-methyl	98
Acramite	7
Acrobat	125
Actigard	98
Adjust	1
Affirm	25
Aim	231
Akari	38
Akizon	302
Alert	12
Alios	210
amicarbazone	220
Amistar	104
Amtrak	120
Ardent	161
Asalto	38
Ascend	43
Assail	1
Assors	177
Atlas	151
Attribut	317
Attribute	317
Aurora	231
Authority	343
Avatar	56
Avaunt	56
Axor	64
azoxystrobin	104

B

Balance	268, 286
Bankit	104
Banlep	25
Bariard	92
Baroque	30
Battalion	220
beflubutamid	224
Benchmark	273
Betoline	136
Beyond	277
Biathion	360
Biathlon	360
bifenazate	7
Bingo	238
Bion	98
Blitz	43
Blizzard	246
Boost	98
Boral	343
Boramae	34
Borneo	30
Boxer	257
Broadsmash	257
Brodal	246
Buongiorno	197

C

Cadou	263

cafenstrole	228	dimethomorph	125
Callisto	291	Dinaman	283
Calypso	92	Dinamic	220
Capaz	343	Docious	113
Caramba	167	Domark	197
carfentrazone-ethyl	231	Drago	263
Celest	151	Ductis	268
Censor	136	Dynamite	38
Charter	210		
Chess	73	**E**	
Chipco Choice	43	Eclahra	52
chlorfenapyr	12	Eclesis	52
Chorus	120	Eclipse	297
Chu-Jin	12	Econal	246
Cierto	52	Ecopart	321
cinidon-ethyl	238	EF-1343	257
clothianidin	18	Elevate	146
Clutch	18	Elite	302
Comanché	86	EM-1	25
Corto	360	emamectin benzoate	25
Cosmos	43	Eminent	197
Cover	343	Enable	141
cyazofamid	113	Endeavor	73
cyclanilide	364	Epik	1
cyclosulfamuron	242	ethoxysulfuron	252
cyprodinil	120	etoxazole	30

D

Danitoron	38	famoxadone	130
Danitron	38	Famoxate	130
Dantotsu	18	fenamidone	136
Dasul	302	fenazaquin	34
Debut	356	fenbuconazole	141
Decree	146	fenhexamid	146
Define	263	Fenican	246
Demitan	34	Fenomen	136
Denim	25	fenpyroximate	38
diflufenican	246	Fenstop	136

F

376

Festival	125	Icon	43
Finish	364	Image	347
Finish 6 Pro	364	imazamox	277
fipronil	43	Impulse	192
Flint	202	indanofan	283
Floramite	7	Indar	141
florasulam	257	indoxacarb	56
fludioxonil	151	Intrepid	12
flufenacet	263	Intruder	1
flupyrsulfuron-methyl-sodium	268	Invest	242
flurtamone	273	Ioniz	246
Fortress	183	iprovalicarb	157
Forum	125	Ismiss Turf	343
Forum R	125	isoxaflutole	286
fosthiazate	52		
Frontline	43	**J**	
Fulfill	73	Jin-Qiu	242
Fullswing	18	**K**	

G

		KB Guepes	43
Gazel	1	Kejia	113
Gazelle	1	Kendo	38
Gemstone	104	Kiron	38
Ghibli	302	Koban	310
Gladium	252	Kotetsu	12
Goliath	43	kresoxim-methyl	161
Géoxe	151	Kruga	141
Grachitor	228	Kruga 5EC	141
Grazie	252	Kusastop	283
Grizli	12	**L**	

H

		Lama	302
Heritage	104	Landgold Strobilurin 250	104
Hero	252	Latitude	188
Hokuguard	197	Legacy	246
		Legato	246
I		Legend	183
Ichiyonmaru	242	Lexus	268

Lexus Solo 268
Lospel 197
Lotus 238
lufenuron 64

M

Magister 34
Mandate 352
Manhao 38
Masaï 86
Matador 34
Match 64
Matrix 332
Maverick 347
Medallion 151
mefenpyr-diethyl 367
Melody 157
Meridien 277
Merlin 286
mesotrione 291
metconazole 167
Meteor 38
Metis 43
metosulam 297
Mikado 338
Milagro 302
Mildicut 113
Milicut 113
Miro 38
Mistral 302
Mito-kohne 7
Monitor 347
Mospilan 1
Motivel 302
Munto 347
Mythos 177
Naja 38

N

Nemathorin 52
nicosulfuron 302
Nikos 257
Nisshin 302
novaluron 69

O

Oklar 268
Olympus 317
Olympus 104
Onehope 302
Orbit 238
Ortiva 104
Ortus 38
Orysa 242
Oscar 86
Outrider 347

P

Pamanrin 38
Paraat 125
Password 146
pethoxamid 310
Phantom 12
Pico 313
picolinafen 313
Picosolo 313
picoxystrobin 171
Pirate 12
Platform 231
Plenum 73
Poncho 18
Powergizer 277
Prabhaav 25
Premis 25 210
Premis 210

Pride Ultra	34	Samson		302
Primus	257	Sanson		302
Prince	43	Saphire		151
Priori	104	Saurus		1
Proclaim	25	Savior		151
Profil	1	Scala		177
Program	64	Scholar		151
propoxycarbazone	317	Secure	12,	30
Prosper	192	Sequel		38
Protege	104	Shark		231
Pylon	12	Shinnema		52
pymetrozine	73	silthiofam		188
pyraflufen-ethyl	321	Sinal		297
Pyranica	86	Skol		252
pyrimethanil	177	Sniper		313
pyrithiobac-sodium	327	Solar		238
quinoxyfen	183	Spartan		343
		spinosad		79

Q

		spiroxamine		192
Quintec	183	Spotlight		231
		Stalker		12

R

		Stance SC	364
		Staple	327
Rampage	12	Steward	56
Ranman	113	Stroby	161
Raptor	277	Successor 600	310
Real	210	sulcotrione	338
Reason	136	sulfentrazone	343
Regent	43	sulfosulfuron	347
Rescate	1	Sunrice	252
Reward	141	Sunrise	252
Rimon	69	Sunstar	252
rimsulfuron	332	Supreme	1
Roulette	273	Surpass 5	141
Rumo	56	Sweeper	277
Rush	332		

S

T

Safari	356	Tacco	297

tebufenpyrad	86			
Tega	202		**U**	
Teldor	146	Unix		120
Termidor	43	Upbeet		356
Terror	38			
tetraconazole	197		**V**	
Texas	43	Vangard		120
TFS 50	356	Vapcomore		1
thiacloprid	92	Vega		238
thiazopyr	352	Violin		43
Tiara	263	Visor		352
Tigrex	246			
Titus	332		**Y**	
Tornado	56	Yu Nong Le		302
trifloxystrobin	202			
triflusulfuron-methyl	356		**Z**	
Tristar	1	Zodiac TX		246
triticonazole	210	Zoom		30
tritosulfuron	360	zoxamide		215
Tropical	277	Zoxium		215
Turkoise	34	ZX		104